牟燕飞 何笑冬 吴 毅 /主编

常见肿瘤诊疗实践

Diagnosis and Treatment of Common Tumors

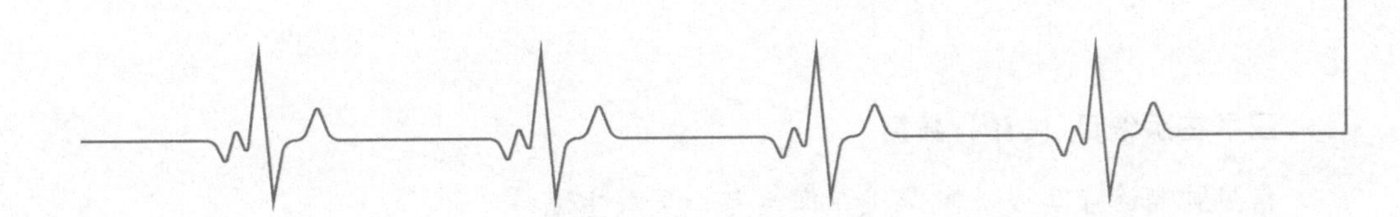

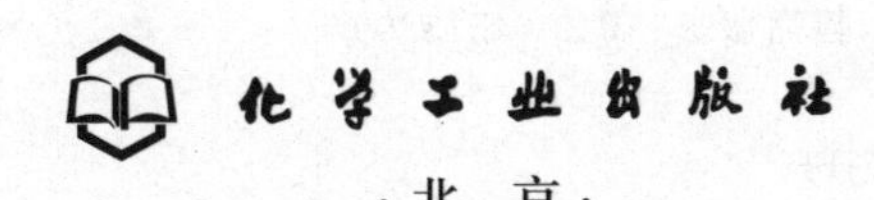

·北 京·

内容简介

本书以常见肿瘤为中心，以循证医学为指导，注重相关知识的实用性，全面而系统地阐述了肿瘤科常见病的诊断及治疗，主要包括胸部肿瘤、腹部肿瘤、乳腺癌、浅表肿瘤、骨与软组织肿瘤、肿瘤的介入治疗及肿瘤科常见急危重症，重点讲述了临床常见肿瘤的病理学诊断和临床治疗，还补充了一些新抗肿瘤药和新靶向药物、新化疗方案以及综合治疗的新观点与近年发表的新资料，以期提高肿瘤内科医生治疗水平，提高肿瘤患者生存率和治愈率。

本书具有科学性、先进性、规范性和实用性，易于学习、理解和掌握。全书从临床实用的角度出发，理论与临床实践紧密结合，使医学生和医务工作者能够更准确、全面地掌握常见肿瘤的诊断技术与治疗方案。

图书在版编目（CIP）数据

常见肿瘤诊疗实践 / 牟燕飞，何笑冬，吴毅主编
. —北京：化学工业出版社，2022.9
ISBN 978-7-122-42305-4

Ⅰ.①常… Ⅱ.①牟… ②何… ③吴… Ⅲ.①肿瘤-诊疗 Ⅳ.①R73

中国版本图书馆 CIP 数据核字（2022）第 180727 号

责任编辑：张　蕾　　　　文字编辑：翟　珂　陈小滔
责任校对：王　静　　　　装帧设计：史利平

出版发行：化学工业出版社（北京市东城区青年湖南街 13 号　邮政编码 100011）
印　　装：北京七彩京通数码快印有限公司
787mm×1092mm　1/16　印张 22¾　字数 571 千字　　2024 年 6 月北京第 1 版第 1 次印刷

购书咨询：010-64518888　　　　售后服务：010-64518899
网　　址：http://www.cip.com.cn
凡购买本书，如有缺损质量问题，本社销售中心负责调换。

定　　价：128.00 元

编写人员名单

主　　编　牟燕飞　重庆大学附属肿瘤医院

何笑冬　重庆大学附属肿瘤医院

吴　毅　重庆大学附属肿瘤医院

副主编　杨　燕　重庆大学附属肿瘤医院

陈利辉　重庆大学附属肿瘤医院

马　犇　重庆大学附属肿瘤医院

唐　利　重庆大学附属肿瘤医院

周明明　重庆大学附属肿瘤医院

敖　飞　重庆大学附属肿瘤医院

编　　者　马　犇　重庆大学附属肿瘤医院

邓永春　重庆大学附属肿瘤医院

牟燕飞　重庆大学附属肿瘤医院

杨　燕　重庆大学附属肿瘤医院

李　勇　重庆大学附属肿瘤医院

何笑冬　重庆大学附属肿瘤医院

陈利辉　重庆大学附属肿瘤医院

张　辉　重庆大学附属肿瘤医院

吴　毅　重庆大学附属肿瘤医院

周明明　重庆大学附属肿瘤医院

敖　飞　重庆大学附属肿瘤医院

唐　利　重庆大学附属肿瘤医院

前言

随着人们生活方式的改变和精神压力的增加，肿瘤在人群中的发病率呈增高趋势，成为严重威胁人们生命安全的多发病和常见病。同时，肿瘤学也是临床医学中更新和发展较为迅速的学科。近年来，现代医学对恶性肿瘤的治疗手段包括手术、化疗、放疗、内分泌治疗、靶向药物治疗、生物治疗等，均取得了较大的进展，各种新药物和新技术不断涌现。

本书全面而系统地阐述了常见肿瘤的诊断及治疗，重点讲述了临床常见肿瘤的病理学诊断和临床治疗。本书在参考国内外大量相关文献的基础上编纂而成，具有科学性、先进性、规范性和实用性，易于学习、理解和掌握，使医务工作者和医学生能够更准确和全面地了解常见肿瘤的诊断技术与治疗方案，为临床工作打下坚实的基础。

本书在编写过程中对稿件进行了多次修改，但由于编写经验不足，加之时间有限，书中难免存在不足之处，敬请广大读者提出宝贵的修改建议，以期再版时修正完善。

编者

2024 年 1 月

目录

第一章 胸部肿瘤 / 1

第一节 肺癌…… 1
第二节 食管癌 …… 11

第二章 腹部肿瘤 / 32

第一节 胃癌 …… 32
第二节 肝细胞癌 …… 53
第三节 结直肠癌 …… 76

第三章 乳腺癌 / 96

第一节 乳腺癌的病因及发病机制 …… 96
第二节 乳腺癌的分类、病理和分级 …… 99
第三节 乳腺癌的临床表现…… 107
第四节 乳腺癌的诊断和鉴别诊断…… 111
第五节 乳腺癌的手术治疗…… 118
第六节 乳腺癌的放射治疗…… 151
第七节 乳腺癌的化疗…… 172
第八节 乳腺癌的靶向治疗…… 176
第九节 乳腺癌的免疫治疗…… 202

第四章 浅表肿瘤 / 208

第一节 恶性黑色素瘤…… 208
第二节 皮肤基底细胞癌和鳞状细胞癌…… 220

第五章 骨与软组织肿瘤 / 231

第一节 原发性骨肿瘤…… 231
第二节 软组织肉瘤…… 237
第三节 尤因肉瘤…… 249
第四节 软骨肿瘤…… 254

第六章 肿瘤的介入治疗 / 264

第一节 食管癌的介入治疗…… 264

第二节　胃癌的介入治疗 …… 266
第三节　原发性肝癌的介入治疗 …… 269
第四节　胰腺癌的介入治疗 …… 280
第五节　胆道肿瘤的介入治疗 …… 286
第六节　大肠癌的介入治疗 …… 291

第七章　肿瘤科常见急危重症　/ 303

第一节　发热性中性粒细胞减少 …… 303
第二节　颅内压增高 …… 305
第三节　脊髓压迫症 …… 307
第四节　上消化道大出血 …… 320
第五节　急性腹泻综合征 …… 321
第六节　急性肿瘤溶解综合征 …… 323
第七节　高钙血症与低钠血症 …… 328
第八节　上腔静脉综合征 …… 330
第九节　恶性胸腔、腹腔积液 …… 333
第十节　心脏压塞 …… 341
第十一节　大咯血 …… 343
第十二节　急性肾衰竭 …… 348
第十三节　药物性肝衰竭 …… 353

参考文献　/ 357

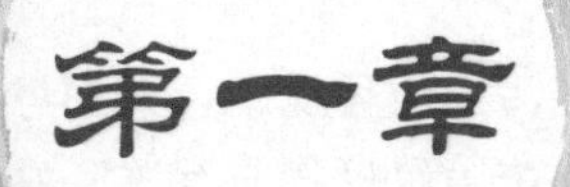

第一章 胸部肿瘤

第一节 肺癌

肺癌是起源于肺部支气管黏膜或腺体的恶性肿瘤，亦称支气管肺癌，是最常见的肺部原发性恶性肿瘤。常有区域性淋巴转移和血行播散。

一、流行病学特征及病因

（一）流行病学

肺癌是当今世界上严重威胁人类健康和生命的恶性肿瘤之一，它的发病率在多数国家都有明显增长的趋势。全世界每年有220万左右新增肺癌患者，在女性及青年人群中发病率均迅速增长。近20年我国的肺癌发病率和病死率均有较大幅度增高。肺癌是增长率最快的恶性肿瘤之一，在我国许多大城市，肺癌已在恶性肿瘤的发病率中占据第1位。

尽管目前肺癌的早期诊断和综合治疗有了较大进展，但其5年生存率仍处于较低水平。全世界每年死于肺癌的患者达180万人左右，在癌症死亡中肺癌已是男性的第1位死亡原因，女性为第2位死亡原因。

（二）病因

肺癌的病因尚不明确，但与年龄有关，尤其40岁以上，发病年龄一般自50岁后迅速上升，在70岁达高峰，70岁以后略下降。男性肺癌患者多于女性。可能病因如下。

1. 吸烟

吸烟与肺癌的关系已经通过大量研究证明。据调查，80%～90%的肺癌与吸烟有关，肺癌患者中75%有重度吸烟，且发病率和病死率与吸烟的年限和剂量呈依赖关系，每日吸烟

40 支以上者，发病率比不吸烟者高 4～10 倍。吸烟量越多，吸烟年限越长，肺癌病死率越高。烟草中的苯并芘等多种致癌物质和烟雾中所含的二氧化碳、烟碱、亚硝胺及微量的砷等可导致支气管上皮细胞纤毛脱落、上皮细胞增生、鳞状上皮化生、核异形变等病理改变。国外的研究结果表明：家庭及办公室内若有人吸烟，则不吸烟者每日从空气中所吸入的有害物质并不少于吸烟者，而且不吸烟者对烟草中有害物质的刺激反应大于吸烟者。

2. 空气污染

有研究表明：肺癌的发生与空气污染有关，若长期处于空气污染的环境中，人们患肺癌的概率明显增大。污染主要来自汽车废气、工业废气等，与苯并芘等致癌物质有关。女性肺癌的发病与室内空气污染有关，如烹调时的油烟（菜油和豆油高温加热后产生的油烟凝聚物）等。

3. 职业因素

从事石棉、烟尘、无机砷化合物、氯甲醚、铬、镍、氡、芥子气、氯乙烯、煤烟和沥青，以及接触大量电离辐射的人，肺癌发病率高，且与吸烟有协同致癌作用。

4. 不良饮食习惯

维生素 A 及其衍生物 β-胡萝卜素能抑制化学致癌物诱发的肿瘤。食物中缺乏或减少维生素 A 的摄入或血清维生素 A 含量低时，患肺癌的危险性增高。

5. 慢性肺部疾病

肺部慢性炎症、结核瘢痕等与肺癌有显著的关系。

6. 遗传因素

myc、*ras*、*c-erb*B 等已对确定为与肺癌相关的基因。基因 *p53*、*Rb* 及第 3 对染色体短臂基因上部分区域的缺失也可能促进肺癌的发生。

二、病理分类及临床分期

肺癌的生长速度和转移扩散与癌肿的组织学类型、分化程度等生物特征有关。肺癌发病部位以右肺为多见，上叶多于下叶。癌肿可分布于主支气管到细支气管。

（一）按解剖学分类

1. 中央型肺癌

癌肿位置接近肺门称为中央型肺癌，肿瘤多发生在段支气管以上至主支气管，约占肺癌的 3/4，多为鳞状上皮癌和小细胞未分化癌。

2. 周围型肺癌

位于肺的周围部分者称为周围型肺癌，肿瘤多发生在段支气管以下的小支气管和细支气管，以腺癌为多见。

（二）按组织病理学分类

1. 非小细胞肺癌

非小细胞癌占所有肺癌的 85%以上，主要包括鳞状细胞癌（鳞癌）、腺癌、大细胞癌等。其中，以鳞癌最常见，在原发性肺癌中约占50%，男性多见，与吸烟的关系最密切，患者的年龄多在50岁以上，以中央型肺癌多见。鳞癌生长相对缓慢、转移较晚，通常先经淋巴转移，手术切除效果较好，但对放射治疗（放疗）和化学治疗（化疗）的效果不如小细胞癌敏感。腺癌是美国最为常见的肺癌，以女性多见，也是非吸烟者中发生率最高的类型。腺癌多数起源于较小的支气管上皮，以周围型为主，易侵犯胸膜。腺癌富有血管，早期即可发生血行转移至肝、脑和骨，对化疗、放疗敏感性较差。大细胞癌较少见，恶性程度较高，多为中央型，癌细胞分化程度低，常常在发生脑转移后才被发现，预后很差。细胞呈双向分化或间变，约80%呈腺样分化，10%呈鳞状分化，因此难以与腺癌和鳞癌区分。

2. 小细胞肺癌（SCLC，又称小细胞未分化癌）

小细胞肺癌恶性程度高，多见于男性，患者患病年龄较轻，对化疗、放疗较敏感。近年来，小细胞肺癌的发病率有明显增高趋势。小细胞肺癌好发于肺门附近的主支气管，倾向于黏膜下生长，可引起管腔狭窄，多为中央型；局部外侵较早，生长快，远处转移多见，以淋巴转移为主，常转移至脑、肝、肾、肾上腺等。早期侵犯肺门、纵隔淋巴结及血管。因此，在初次确诊时60%～88%的患者已全身转移。

（三）临床分期

肺癌分期对确定治疗方案和判断预后很重要。临床一般采用国际抗癌联盟（UICC）和国际肺癌研究协会（IASLC）公布的第8版肺癌TNM分期，见表1-1。

表1-1 第8版肺癌TNM分期

分期	
原发肿瘤（T）分期	
T_x	未发现原发肿瘤或者通过痰细胞学检测或支气管灌洗发现癌细胞，但影像学及支气管镜未发现
T_0	无原发肿瘤的证据
T_{is}	原位癌
T_1	肿瘤最长径≤3cm，周围包绕肺组织及脏层胸膜，未累及叶支气管近端以上位置
T_{1a}	肿瘤最长径≤1cm
T_{1b}	1cm＜肿瘤最长径≤2cm
T_{1c}	2cm＜肿瘤最长径≤3cm
T_2	3cm＜肿瘤最长径≤5cm，或肿瘤有以下任意一项：侵犯主支气管，但未侵及隆突；侵及脏层胸膜；有阻塞性肺炎或者部分肺不张
T_{2a}	3cm＜肿瘤最长径≤4cm
T_{2b}	4cm＜肿瘤最长径≤5cm
T_3	5cm＜肿瘤最长径≤7cm；直接侵犯以下任何一个器官：胸壁（包含肺上沟瘤）、膈神经、心包；全肺肺不张；同一肺叶出现孤立性癌结节。符合以上任何一个条件即归为T_3
T_4	肿瘤最长径＞7cm；无论大小，侵及以下任何一个器官：纵隔、心脏、大血管、隆突、喉返神经、主气管、食管、椎体、膈肌；同侧不同肺叶内孤立性癌结节

续表

分期	
区域淋巴结（N）分期	
N_x	无法评估
N_0	无区域淋巴转移
N_1	同侧支气管周围和（或）同侧肺门淋巴结以及肺内淋巴结有转移
N_2	同侧纵隔内和（或）隆突下淋巴结转移
N_3	对侧纵隔、对侧肺门、同侧或对侧前斜角肌及锁骨上淋巴转移
远处转移（M）分期	
M_x	无法评估
M_0	无远处转移
M_1	
M_{1a}	胸腔或心包积液；对侧或双侧肺肿瘤结节；胸腔或心包结节；上述情况合并发生
M_{1b}	单个器官单处转移
M_{1c}	单个或多个器官多处转移

三、临床表现

肺癌的临床表现与肿瘤发生的部位、大小、类型、发展阶段、有无并发症或转移等有密切关系。有5%～10%的患者发现肺癌时无症状。

1. 早期表现

肺癌早期可无明显症状，当病情发展到一定程度时，常出现以下症状。

（1）刺激性干咳　通常为肺癌的首发症状。

（2）痰中带血或血痰　多见于中央型肺癌。

（3）胸痛　表现为持续性、不规则的胸部钝痛或隐痛。

（4）发热　以低热多见，偶有高热。早期为肿瘤引起肺部炎症所致，晚期因继发感染、肿瘤坏死所致。

（5）气促　多因肿瘤阻塞气道或并发肺炎、肺不张以及胸腔积液而导致。当呼吸道症状超过两周，经治疗不能缓解，尤其是痰中带血、刺激性干咳或原有呼吸道症状加重，要高度警惕肺癌存在的可能性。

2. 侵及纵隔症状

当肺癌侵及纵隔时可出现如下症状。

（1）癌肿侵犯喉返神经时会出现声音嘶哑的表现。

（2）上腔静脉综合征（SVCS）是由于肿瘤本身或其转移的淋巴结病灶压迫上腔静脉，甚至在上腔静脉内部形成血栓，使上腔静脉回流受阻，引起阻塞综合征。患者表现为颜面部（特别是眼睛）、颈部、双上肢水肿以及胸前瘀血和静脉曲张，同时伴有面部潮红、咳嗽、头痛、流泪、呼吸困难等症状，严重者甚至因为脑部严重充血、水肿而导致意识不清、癫痫等表现。

（3）癌肿侵犯胸膜、胸导管及胸壁，可以引起持续剧烈的胸痛以及胸腔积液。胸腔积液往往为血性。大量积液可以引起气促。

（4）癌肿侵犯食管可引起吞咽困难。

（5）癌肿侵犯膈神经可引起膈肌麻痹。

3. 肺癌好发的转移部位及相应症状

（1）肺癌发生脑转移概率依次为小细胞肺癌、大细胞肺癌、腺癌、鳞癌。有20%～50%的肺癌患者会出现脑转移。主要表现为高颅压症状，如头痛、恶心、呕吐、眩晕、视物模糊、精神异常，还可出现癫痫、偏瘫、小脑功能障碍及失语。小细胞肺癌可侵犯脑膜，其症状类似于脑转移，当怀疑脑膜转移时，行腰椎穿刺应慎重。脊髓转移可导致脊髓压迫，引发截瘫。

（2）骨是肺癌常见转移部位，多见脊柱、髂骨、股骨、肱骨、肋骨。其表现为持续固定部位的骨痛、血浆碱性磷酸酶或血钙升高，有发生病理性骨折的风险。脊柱转移时可压迫椎管，导致阻塞及脊髓压迫症状。

（3）右上腹痛，肝大，碱性磷酸酶、谷草转氨酶、乳酸脱氢酶或胆红素升高应当考虑肝转移的可能。

（4）小细胞肺癌易发生胰腺转移，患者可出现胰腺炎症状或阻塞性黄疸。

（5）肾上腺及腹膜后淋巴结转移也较为多见，临床上多无特异性症状。

（6）肺癌可转移到全身任何部位的淋巴结，以锁骨上淋巴结最为多见。

（7）皮下转移时可在皮下触及结节。

（8）血行转移到其他器官可出现转移器官的相应症状。

4. 副肿瘤综合征

（1）神经肌肉综合征　小脑皮质变性、周围神经病变、肌无力。

（2）肺源性骨关节增生　常见杵状指、长骨骨膜炎。

（3）分泌促性腺激素引起男性乳房发育。

（4）小细胞肺癌可能出现异位的促肾上腺皮质腺激（ACTH）或促黑色素细胞刺激激素（MSH）分泌增加，引发身体暴露部位、乳头、嘴唇、颊黏膜、外阴等部位的皮肤色素沉着。

（5）上叶尖部肺癌可侵入和压迫位于胸廓入口的组织器官，如第一肋骨、锁骨下动脉、锁骨下静脉、臂丛神经、颈交感神经等，产生剧烈胸痛，上肢静脉怒张、水肿，臂痛和上肢运动障碍，同侧上睑下垂、瞳孔缩小、眼球内陷、面部无汗等颈交感神经综合征表现，称为Homer综合征（霍纳综合征）。

（6）弥散性血管内凝血（DIC）可出现于各种细胞类型的肺癌，其原因与肿瘤组织释放促凝血因子有关。主要症状为皮下瘀斑、紫癜、血肿、血尿。

5. 心血管症状

肺癌患者出现心血管症状可由肿瘤本身引起，也可由副肿瘤综合征引起。

（1）中央型肺癌易累及心包或心肌而引发心包积液出现心脏压塞的症状，临床上表现为心律不齐、心动过速或心房颤动，吸气时常有静脉怒张。

（2）腺癌患者可发生非细菌性栓塞性心内膜炎。

（3）小细胞肺癌偶尔伴发类癌综合征，主要表现为面部潮红、二尖瓣或主动脉瓣狭窄。

四、诊断

（一）影像检查

1. 胸部 X 线检查

胸部 X 线检查是早期发现肺癌的一个重要手段，也是术后随访的方法之一。

2. 胸部 CT 检查

胸部 CT 检查可以进一步验证病变所在的部位和累及范围，也可大致区分其良、恶性，是目前诊断肺癌的重要手段。低剂量螺旋胸部 CT 可以有效地发现早期肺癌，而 CT 引导下经胸肺肿物穿刺活检是重要的获取细胞学、组织学诊断的技术。

3. B 型超声检查

B 型超声检查主要用于检查腹部重要器官以及腹腔、腹膜后淋巴结有无转移，也用于双锁骨上窝淋巴结的检查；对于邻近胸壁的肺内病变或胸壁病变，可鉴别其囊、实性及进行超声引导下穿刺活检；超声还常用于胸腔积液抽取定位。

4. MRI 检查

MRI 检查对肺癌的临床分期有一定价值，特别适用于判断有无脊柱、肋骨以及颅脑转移。

5. 骨扫描（骨 ECT）检查

用于判断肺癌骨转移的常规检查。

6. PET-CT 检查

在诊断肺癌纵隔淋巴结转移时较 CT 的敏感性、特异性高。

（二）内镜检查

（1）纤维支气管镜检查　是诊断肺癌最常用的方法，包括纤维支气管镜直视下刷检、活检以及支气管灌洗获取细胞学和组织学诊断。上述几种方法联合应用可以提高检出率。

（2）经纤维支气管镜引导透壁穿刺纵隔淋巴结活检术（TBNA）和纤维超声支气管镜引导透壁淋巴结穿刺活检术（EBUS-TBNA）　经纤维支气管镜引导透壁淋巴结穿刺活检有助于精确治疗前 TNM 分期的 N 分期。经纤维超声支气管镜引导透壁淋巴结穿刺活检术（EBUS-TBNA）能为肺癌 N_1 和 N_2 的精确病理诊断提供安全可靠的支持。

（3）纵隔镜检查　作为确诊肺癌和评估 N 分期的有效方法，是目前临床评价肺癌纵隔淋巴结状态的金标准。尽管 CT、MRI 以及近年应用于临床的 PET-CT 能够对肺癌治疗前的 N 分期提供极有价值的证据，但仍然不能取代纵隔镜的诊断价值。

（4）胸腔镜检查　胸腔镜可以准确地进行肺癌诊断和分期，对于经纤维支气管镜和经胸壁肺肿物穿刺针吸活检术（TTNA）等检查方法无法取得病理标本的早期肺癌，尤其是肺部微小结节病变，行胸腔镜下病灶切除，即可以明确诊断。对于中晚期肺癌，胸腔镜下可以行淋巴结、胸膜和心包的活检，胸腔积液及心包积液的细胞学检查，为制订全面治疗方案提供可靠依据。

（三）其他检查技术

1. 痰细胞学检查

痰细胞学检查是目前肺癌简单方便的无创伤性诊断方法之一，连续三天留取清晨深咳后的痰液进行痰细胞学涂片检查可以获得细胞学诊断。

2. 经胸壁肺肿物穿刺针吸活检术（TTNA）

TTNA 可以在 CT 或 B 超引导下进行，诊断周围型肺癌的敏感度和特异性上均较高。

3. 胸腔穿刺术

当胸腔积液原因不清时，可以进行胸腔穿刺，以进一步获得细胞学诊断，并可以明确肺癌的分期。

4. 胸膜活检术

当胸腔积液穿刺未发现细胞学阳性结果时，胸膜活检可以提高阳性检出率。

5. 浅表淋巴结活检术

对于肺部占位病变或已明确诊断为肺癌的患者，如果伴有浅表淋巴结肿大，应当常规进行浅表淋巴结活检，以获得病理学诊断，进一步判断肺癌的分期，指导临床治疗。

（四）血液免疫生化检查

1. 血液生化检查

肺癌患者血浆碱性磷酸酶或血钙升高考虑骨转移的可能，血浆碱性磷酸酶、谷草转氨酶、乳酸脱氢酶或胆红素升高考虑肝转移的可能。

2. 血液肿瘤标志物检查

（1）癌胚抗原（CEA）　目前血清中 CEA 的检查主要用于判断肺癌预后以及对治疗过程的监测。

（2）神经特异性烯醇化酶（NSE）　是小细胞肺癌首选标志物，用于小细胞肺癌的诊断和治疗反应监测。

（3）细胞角蛋白片段 19（CYFRA21-1）　对肺鳞状细胞癌诊断的敏感性、特异性有一定参考意义。

（4）鳞状细胞癌抗原（SCC）　对肺鳞状细胞癌疗效监测和预后判断有一定价值。

（五）组织学诊断

组织病理学诊断是肺癌确诊和治疗的依据。

（六）肺癌的鉴别诊断

1. 良性肿瘤

常见的有肺错构瘤、支气管肺囊肿、巨大淋巴结增生、炎性肌纤维母细胞瘤、硬化性血管瘤、结核瘤、动静脉瘘等。

2. 结核性病变

结核性病变是较常见也是最容易与肺癌相混淆的病变，临床上容易误诊、误治或延误治疗。对于临床上难于鉴别的病变，应当反复做痰细胞学检查、纤维支气管镜检查及其他辅助检查，甚至开胸探查。还可进行诊断性抗结核治疗并密切随访。结核菌素试验阳性不能作为排除肺癌的指标。

3. 肺炎

大约有 1/4 的肺癌早期以肺炎的形式出现。对起病缓慢，症状轻微，抗感染治疗效果不佳或反复在同一部位发生的肺炎应当高度警惕有肺癌可能。

4. 其他

包括发生在肺部的一些少见、罕见的良、恶性肿瘤，如肺纤维瘤、肺脂肪瘤等。

五、治疗

（一）治疗原则

采取综合治疗的原则，即根据患者身体状况，肿瘤细胞学、病理学类型，侵及范围（临床分期）和发展趋向，采取多学科综合治疗（MDT）模式，有计划、合理地应用手术、化疗、放疗和生物靶向等治疗手段。以期达到根治或最大程度控制肿瘤，提高治愈率，改善患者的生活质量，延长患者生存期的目的。目前肺癌的治疗仍以手术治疗、放射治疗和药物治疗为主。

（二）手术治疗

手术切除是肺癌的主要治疗手段，也是目前临床治愈肺癌的唯一方法。肺癌手术分为根治性手术与姑息性手术，应当力争根治性切除，以期达到最佳、彻底的切除肿瘤，减少肿瘤转移和复发，并且进行最终的病理 TNM 分期，指导术后综合治疗。

1. 手术适应证

（1）Ⅰ、Ⅱ期和部分ⅢA 期（$T_3N_{1\sim2}M_0$；$T_{1\sim2}N_2M_0$；$T_4N_{0\sim1}M_0$）非小细胞肺癌和部分小细胞肺癌（$T_{1\sim2}N_{0\sim1}M_0$）。

（2）经新辅助治疗（化疗或化疗加放疗）后有效的 N_2 期非小细胞肺癌。

（3）部分ⅢB 期非小细胞肺癌（$T_4N_{0\sim1}M_0$）如能局部完全切除肿瘤者，包括侵犯上腔静脉、其他毗邻大血管、心房、隆突等。

（4）部分Ⅳ期非小细胞肺癌，有单发对侧肺转移，单发脑或肾上腺转移。

（5）临床高度怀疑肺癌的肺内结节，经各种检查无法定性诊断，可考虑手术探查。

2. 手术禁忌证

（1）全身状况无法耐受手术，心、肺、肝、肾等重要脏器功能不能耐受手术者。

（2）绝大部分诊断明确的Ⅳ期、大部分ⅢB 期和部分ⅢA 期非小细胞肺癌以及分期晚于 $T_{1\sim2}N_{0\sim1}M_0$ 期的小细胞肺癌。

（三）放射治疗

肺癌放疗包括根治性放疗、姑息放疗、辅助放疗和预防性放疗等。

1. 非小细胞肺癌（NSCLC）

（1）对于接受手术治疗的 NSCLC 患者，如果术后病理显示手术切缘阴性而纵隔淋巴结阳性（pN_2），除了常规接受术后辅助化疗外，建议加用术后放疗。对于切缘阳性的 pN_2 肿瘤，如果患者身体许可，建议采用术后同步放化疗。对切缘阳性的患者，放疗应当尽早开始。

（2）Ⅰ期不能接受手术治疗的 NSCLC 患者，放射治疗是局部控制病灶的有效手段之一。

（3）对于因身体原因不能接受手术的Ⅱ～Ⅲ期 NSCLC 患者，如果身体条件许可，应当给予放疗结合同步化疗。

（4）对于有广泛转移的Ⅳ期 NSCLC 患者，部分患者可以接受原发灶和转移灶的放射治疗，以达到姑息减症的目的。

2. 小细胞肺癌（SCLC）

（1）局限期 SCLC 经全身化疗后部分患者可以达到完全缓解，但是如果不加用放疗，胸内复发的风险很高。加用放疗不仅可以显著降低局部复发率，而且死亡风险也显著降低。

（2）广泛期 SCLC 患者远处转移灶经化疗控制后加用放疗可以提高肿瘤控制率，延长生存期。

如果病情许可，小细胞肺癌的放射治疗应当尽早开始，可以考虑与化疗同步进行。如果病灶巨大，放射治疗导致肺损伤的风险过高的话，也可以考虑先采用 2～3 个周期的化疗，然后尽快开始放疗。

3. 预防性脑照射

（1）局限期小细胞肺癌患者，在胸内病灶经治疗达到完全缓解后推荐加用预防性脑照射。

（2）广泛期小细胞肺癌在化疗有效的情况下，加用预防性脑照射亦可降低小细胞肺癌脑转移的风险。

（3）非小细胞肺癌全脑预防照射应根据患者的情况权衡利弊后确定。

4. 晚期肺癌患者的姑息放疗

晚期肺癌患者的姑息放疗主要目的是解决因原发灶或转移灶导致的局部压迫症状、骨转移导致的疼痛以及脑转移导致的神经症状等。对于此类患者可以考虑采用低分割照射技术，使患者更方便得到治疗，同时可以更迅速地缓解症状。

（四）肺癌的药物治疗

肺癌的药物治疗包括化疗和分子靶向药物治疗（EGFR-TKI 治疗）。化疗分为姑息化疗、辅助化疗和新辅助化疗。

1. 晚期 NSCLC

（1）一线药物治疗：含铂两药方案为标准的一线治疗；EGFR 突变患者，可选择靶向药物治疗；有条件者，在化疗基础上可联合抗肿瘤血管药物。

（2）二线药物治疗可选择多西紫杉醇，EGFR 突变患者可选择靶向药物 EGFR-TKI。

（3）三线药物治疗可选择 EGFR-TKI 或进入临床试验。

2. 不能手术切除的 NSCLC

推荐放疗、化疗联合治疗，根据具体情况可选择同步或序贯放疗和化疗。同步治疗推荐化疗药物为依托泊苷/顺铂或卡铂（EP/EC）与紫杉醇或多西紫杉醇/铂类。序贯治疗化疗药物可参照一线药物治疗。

3. NSCLC 围手术期辅助治疗

（1）完全切除的Ⅱ～Ⅲ期 NSCLC，推荐含铂两药方案术后辅助化疗 3～4 个周期。

（2）辅助化疗始于患者术后体力状况基本恢复正常，一般在术后 3～4 周开始。

（3）新辅助化疗：对可切除的Ⅲ期 NSCLC 可选择含铂两药、2 个周期的术前新辅助化疗，一般在化疗结束后 2～4 周进行手术。术后辅助治疗应当根据术前分期及新辅助化疗疗效，有效者延续原方案或根据患者耐受性酌情调整，无效者则应当更换方案。

4. 小细胞肺癌（SCLC）

（1）局限期小细胞肺癌（Ⅱ～Ⅲ期）推荐放、化疗为主的综合治疗。化疗方案推荐依托泊苷＋顺铂（EP）或依托泊苷＋卡铂（EC）方案。

（2）广泛期小细胞肺癌（Ⅳ期）推荐化疗为主的综合治疗。化疗方案推荐 EP、EC 或顺铂加拓扑替康（IP）或加伊立替康（IC）。

（五）非小细胞肺癌的分期综合治疗模式

1. Ⅰ、Ⅱ期非小细胞肺癌

（1）首选手术治疗，对于肺功能差的患者可以考虑行解剖性肺段或楔形切除术加肺门、纵隔淋巴结清除术。

（2）完全手术切除的ⅠA 期肺癌患者不适宜进行术后辅助化疗。完全切除的ⅠB 期患者，不推荐术后辅助化疗作为常规。完全切除的Ⅱ期非小细胞肺癌推荐术后辅助化疗。

（3）切缘阳性的Ⅰ、Ⅱ期肺癌推荐再次手术。任何原因无法再次手术的患者，推荐术后化疗加放疗。

2. Ⅲ期非小细胞肺癌

（1）可切除的局部晚期非小细胞肺癌

① T_3N_1 的 NSCLC 患者，首选手术治疗，术后行辅助化疗。

② 部分 $T_4N_{0\sim1}$ 患者：a. 相同肺叶内的卫星结节，在新的分期中，此类肺癌为 T_3 期，首选治疗为手术切除，也可选择术前新辅助化疗，术后辅助化疗。b. 其他可切除的 $T_4N_{0\sim1}$ 期非小细胞肺癌，可酌情首选新辅助化疗，也可选择手术切除；如为完全性切除，考虑术后辅助化疗；如切缘阳性，术后行放疗和含铂方案化疗。

③ 肺上沟瘤的可手术患者，建议先行同步放化疗，然后行手术＋辅助化疗。

（2）不可切除的局部晚期非小细胞肺癌　①影像学检查提示纵隔的团块状阴影，纵隔镜检查阳性的非小细胞肺癌。②大部分的 T_4 和 N_3 非小细胞肺癌。③$T_4N_{2\sim3}$ 患者。④胸膜转移结节、恶性胸腔积液和恶性心包积液患者。

3. Ⅳ期非小细胞肺癌

Ⅳ期非小细胞肺癌建议先获取肿瘤组织进行表皮生长因子受体（EGFR）突变检测，根据EGFR突变状况制订相应的治疗策略。Ⅳ期肺癌以全身治疗为主要手段，以提高患者生活质量、延长生命为治疗目的。

（1）对于EGFR敏感突变的Ⅳ期非小细胞肺癌，推荐吉非替尼或厄洛替尼一线治疗。

（2）一线化疗失败的Ⅳ期非小细胞肺癌，推荐多西紫杉醇、培美曲塞二线化疗以及吉非替尼或厄洛替尼二线或三线口服治疗。

（3）对EGFR野生型或突变状况未知的Ⅳ期非小细胞肺癌，如果功能状态评分（PS）为0～1分，应当尽早开始含铂两药方案的全身化疗。对不适合铂类治疗的患者，可考虑非铂类两药联合化疗。

（六）小细胞肺癌分期综合治疗模式

（1）Ⅰ期SCLC采用手术＋辅助化疗（方案为EP或EC，一般进行4～6个周期）。

（2）Ⅱ～Ⅲ期SCLC采用放、化疗联合。

① 可选择序贯或同步治疗。

② 序贯治疗推荐2个周期诱导化疗后同步化、放疗。

③ 经过规范治疗达到疾病控制者，推荐行预防性脑照射（PCI）。

（3）Ⅳ期SCLC采用以化疗为主的综合治疗，以期改善生活质量。

① 一线推荐EP/EC、IP、ⅠC。

② 3～6个月内复发者推荐拓扑替康、伊立替康、吉西他滨或紫杉醇治疗。

③ 6个月后疾病进展可选择初始治疗方案。

（杨　燕）

第二节　食管癌

食管癌是原发于食管黏膜上皮的恶性肿瘤。食管癌是常见的消化道恶性肿瘤之一，发病率在不同国家/地区差距较大。亚洲、非洲东部和南部、法国北部等国家和地区，食管癌发病率显著高于其他地区。从现有流行病学资料看，食管癌在我国总体发病水平呈下降趋势。

一、食管解剖

食管是连接咽与胃之间长管状的肌性器官，是消化道中最狭窄的部分。它上承咽喉部，起始于环状软骨下缘水平（约第6颈椎平面），下行沿脊柱前方经颈部、胸部上后纵隔，至第10胸椎水平穿经横膈的食管裂孔进入腹腔，于第11胸椎水平终止于腹腔内的胃食管连接部与胃连接。

（一）食管的长度及管径

男性食管长度为21～30cm（平均25cm），女性食管长度为20～27cm（平均23cm）。成人自门齿距食管起始部距离为15cm，距左主支气管越过食管处为24～26cm，距食管下端食管胃黏膜移行部的长度平均为40cm。食管的管腔有弹性，一般管径为1.5～2.5cm，平均

2cm，自上向下逐渐变粗。非进食状态下，食管管腔前后壁相贴，管腔闭合，仅存在少量稀薄黏液。进食时，管腔可随食团的通过依次做不同程度的扩张，在正常情况下，直径5cm的食团能顺利通过狭窄的食管而无阻塞感。食管在消化道是比较固定的器官，尤其是食管上下两端。但在吞咽、仰头、呼吸时，食管入口的后壁可上下移动约一个颈椎的距离。由于食管较为固定，因此也极易受到其周围组织的压迫而移位。

（二）食管的弯曲、狭窄与膨大

食管有2个弯曲、3个狭窄和2处膨大。

1. 2个弯曲

食管的走行从任何方向观察并非直线状，具有一定的弯曲度。食管自正中起始，向下行轻度左偏达颈根部和胸腔的上部形成第一弯曲，第4～5胸椎高度最明显，比气管约偏左0.5cm。此后食管逐渐向右，至第5胸椎处复原至正中位置。在相当于第7～8胸椎处，食管再次偏左2～3cm，然后向前穿过横膈食管裂孔，形成第2个弯曲。从矢状面看，大部分食管与脊柱保持密切接触，随脊柱的颈、胸段前后弯曲。直立位时食管胸段形成向前的光滑凹面弧度，可能是仰卧位时食管对胃食物反流清除延迟的原因。

2. 3个狭窄

正常情况下食管有3个解剖学狭窄。第1个狭窄为食管入口，位于环状软骨下缘及食管起始处或食管上括约肌的部位（第6颈椎水平），是3个狭窄中最窄的部位，直径约1.3cm，距门齿14～16cm。第2个狭窄为食管平左主支气管交叉处，相当于胸骨角或第4～5胸椎之间的水平，是由于主动脉弓从其左壁越过和左主支气管横越食管前壁压迫食管所致，其管径平均1.5～1.7cm，距门齿24～26cm。第3个狭窄为食管穿过横膈食管裂孔处，在第10～11胸椎平面，是由于膈肌和膈肌脚的收缩使食管腔缩小所致，其管径平均1.6～1.9cm，距门齿37～42cm。

这些狭窄对人体具有重要意义。首先是它们对人体的生理保护作用。静息状态下，食管两端（第1和第3狭窄处）处于闭合状态。第1个狭窄主要是阻止吸气时空气从咽进入食管，第3个狭窄可防止胃内容物反流入食管。吞咽状态下，当食团抵达食管上口并刺激该处黏膜，反射性引起食团前方的食管环形肌舒张，后方的食管肌层收缩，形成原发性蠕动，由此推动食团通过第1个狭窄，并继续沿食管向下推进进入食管下段，使食管下括约肌松弛，使食团顺利进入胃内。第1和第3个狭窄属于生理性狭窄。第2个狭窄为解剖性狭窄，无生理意义。食管狭窄是食管异物容易滞留的部位，也是损伤、穿孔、溃疡、瘢痕和憩室的好发部位。

3. 2处膨大

食管在3个狭窄之间形成2处相对的膨大部分。第1处位于第1和第2个狭窄之间，长度约10cm，最大管径约1.9cm；第二处位于第2和第3个狭窄之间，长15～17cm，最大管径约2.2cm。

（三）食管的解剖特点

国际抗癌联盟将食管分为颈段和胸段。

1. 颈段食管

颈段食管短且位置较深，位于颈椎之前。颈段食管从下咽部到胸骨切迹，长度5～8cm，距门齿 18cm。在非进食情况下，食管入口保持关闭，关闭长度 2.5～4.5cm。颈段食管紧贴在气管之后，借气管食管肌相连，无血管穿行。食管与气管两侧形成的浅沟内分别有左、右喉返神经及气管-食管动脉通过。

2. 胸段食管

胸段食管分为上、中、下三段。上胸段食管从胸骨切迹到气管分叉，距门齿 24cm；气管分叉至贲门入口，为中、下胸段食管，距门齿 32cm 段为中胸段食管，距门齿 40cm 段为下胸段食管。胸段食管上接颈段食管，从胸廓入口进入上纵隔，位于气管和脊柱之间并稍偏左，下至横膈的食管裂孔，长 15～18cm。食管下行约至第 4 胸椎水平，主动脉弓末端部分跨越食管左侧，食管由此稍偏向下行，进入后纵隔。在后纵隔，食管先位于胸主动脉至右方，从第 7 胸椎水平开始向左斜越过胸主动脉前方，至第 8 胸椎以下，胸主动脉隐与食管与脊柱之间，食管左侧开始被纵隔胸膜覆盖。在降主动脉左前方，食管穿过横膈食管裂孔进入腹部。气管分叉以下，食管前壁与心包相邻，相当于左心房部位。左心房扩大时可以压迫食管并将其推向后方。下胸段食管为食管裂孔至贲门段，是食管最短的一段，成人 2.5～3cm。食管在第 10 胸椎平面穿经横膈的食管裂孔进入腹腔弯向左侧，终止于胃贲门处。食管腹部的右面与胃小弯相连，左面与胃底相接，两者在此处形成夹角，称为 His 角。正常人在非进食情况下，这个部位处于关闭状态，保证食物由食管到胃的单向流动，防止胃内容物反流到食管。

二、病因

根据食管癌流行病学资料，食管癌发生具有地域聚集性和民族差异性，提示食管癌的发生与环境、生活习惯、遗传等因素相关。

1. 不良饮食习惯

（1）食管癌的发生与食管长期受到刺激和慢性损伤有关。长期吃粗硬食物、热汤、滚粥、火锅等，或吃饭快吞、咀嚼不细等，可导致食管黏膜的物理性损伤，如慢性经久不愈的损伤持续存在，可导致食管黏膜上皮细胞间变或不典型增生等病理改变。

（2）长期吸烟和饮酒。吸烟者患食管癌的危险与吸烟量、烟龄长短等成正相关。长期大量饮高浓度酒者，患食管癌的危险性增加。

2. 环境因素

（1）食管癌在我国农村发病率高于城市。

（2）在食管癌高发的河南林县，其粮食、酸菜、井水中均可以检测到含量较高的硝酸盐和亚硝酸盐，其含量和食管上皮增生、食管癌的患病率成正相关。

（3）环境中大量存在的真菌及其分泌的毒素。流行病学资料显示，在食管癌高发地区的粮食中检出粮食被真菌污染情况比低发地区高 2～15 倍。

（4）食管癌高发地区土地贫瘠，膳食中维生素、蛋白质及必需脂肪酸缺乏，可导致食管黏膜上皮增生、间变，进一步引起癌变。膳食成分中维生素 B_2 和铁、钼、锌等缺乏与食管癌发生相关。

3. 遗传易感因素

食管癌具有比较显著的家庭聚集现象，高发地区连续三代或三代以上出现食管癌患者的家庭屡见不鲜。

4. **其他**

慢性炎症（如食管炎）、贲门失弛缓症、食管瘢痕、白斑病等均有癌变的危险。

三、病理与分期

（一）癌前病变

食管癌主要病理类型为鳞癌和腺癌，两者癌前状态和病变有区别。

1. **食管鳞癌的癌前病变**

鳞癌是我国食管癌常见的病理类型。食管黏膜轻至中度不典型增生是一个活跃的可以逆转的病理学改变，较少有人演变为癌；重度不典型增生是稳定的病理学改变，有较高概率演变为癌，因此重度不典型增生被称为癌前病变。

2. **食管腺癌的癌前病变**

Barrett 食管是指由各种原因（包括慢性反流性食管炎）引起的食管下段黏膜的复层鳞状上皮被单层柱状上皮所替换的一种病理现象。有流行病学调查显示，Barrett 食管与食管腺癌发生密切相关，是其癌前病变。

（二）病理学

食管恶性肿瘤组织学类型以上皮来源的最多见，常见病理类型为鳞癌和腺癌。我国食管癌中鳞癌占 90%～95%，少数为腺癌、肉瘤及小细胞癌等。中晚期食管癌大体形态学表现为以下几型。

（1）髓质型　以浸润性生长为主，可以沿食管周径和腔内浸润，表面常有溃疡。

（2）溃疡型　有深溃疡形成，溃疡表面有炎性渗出，溃疡可穿透浆膜浸润邻近器官或穿孔。

（3）缩窄型　肿块浸润食管全周，呈环形生长，造成管腔狭窄，常较早出现梗阻。

（4）腔内型　多伴有较宽的基底或蒂与食管相连，表面有糜烂或不规则小溃疡。

（三）食管癌分期

食管癌分期对指导患者治疗及判断预后有重要价值，患者预后与初诊时临床分期相关。按照美国癌症联合委员会第 8 版食管癌 TNM 分期、分类、分化程度如表 1-2 所示。

表 1-2　第 8 版食管癌 TNM 分期、分类、分化程度

分期	
原发肿瘤（T）分期	
T_x	原发肿瘤不能确定
T_0	无原发肿瘤证据
T_{is}	重度不典型增生
T_1	侵犯黏膜固有层、黏膜肌层或黏膜下层
T_{1a}	侵犯黏膜固有层或黏膜肌层
T_{1b}	侵犯黏膜下层

续表

分期	
原发肿瘤（T）分期	
T_2	侵犯食管肌层
T_3	侵犯食管纤维膜
T_4	侵犯食管周围结构
T_{4a}	侵犯胸膜、心包、奇静脉、膈肌或腹膜
T_{4b}	侵犯其他邻近结构，如主动脉、椎体、气管
区域淋巴结（N）分期	
N_x	淋巴结状态无法评估
N_0	无淋巴转移
N_1	有1～2枚区域淋巴转移
N_2	有3～6枚区域淋巴转移
N_3	≥7枚区域淋巴转移
远处转移（M）分期	
M_0	无远处转移
M_1	有远处转移
食管鳞癌位置（L）分类，位置定义以肿瘤中心为参考	
L_x	肿瘤位置不能确定
Upper	上段，颈部食管至奇静脉弓下缘
Middle	中段，奇静脉弓下缘至下肺静脉下缘
Lower	下段，下肺静脉下缘至胃，包含食管胃交界部
食管腺癌分化程度（G），如果对“未分化”癌组织的进一步检测为腺体组织，则分类为 G_3 腺癌	
G_x	分化程度不能确定
G_1	高分化癌，大于95％肿瘤细胞为分化较好的腺体组织
G_2	中分化癌，50％～95％肿瘤细胞为分化较好的腺体组织
G_3	低分化癌，肿瘤细胞成巢状或片状，小于50％有腺体形成
食管鳞癌分化程度，如果对“未分化”癌组织进一步检测为鳞状细胞组分或如果在进一步检测后仍为未分化癌，则分类为 G_3 鳞癌	
G_x	分化程度不能确定
G_1	高分化癌，角质化为主，伴颗粒层形成和少量非角质化基底样细胞成分，肿瘤细胞排列成片状、有丝分裂少
G_2	中分化癌，组织学特征多变，从角化不全到低度角化。通常无颗粒形成
G_3	低分化癌，通常伴有中心坏死，形成大小不一巢样分布的基底样细胞。巢主要由肿瘤细胞片状或路面样分布组成，偶可见角化不全或角质化细胞

四、临床表现

（一）早期症状

早期食管癌症状并不明显，很多患者因此而忽略，这也是早期食管癌发现困难的主要原因。早期症状主要有进食后食管内轻度哽噎感、食管腔内疼痛、异物感、闷胀不适感、烧灼感等。

（二）进展期症状

进展期食管癌因肿瘤生长浸润造成食管管腔狭窄而出现食管癌的典型症状。

（1）进行性吞咽困难　开始进食硬质食物时难以下咽，需饮汤水送下；接下来则不能吞咽硬食，逐步改为软质、半流质或流质饮食。梗阻严重时，流质乃至唾液均不能下咽，患者出现明显消瘦。部分患者因炎症水肿减轻和坏死组织脱落，食管梗阻症状可略有改善。食管胃结合部腺癌在肿瘤生长到较大体积时才出现吞咽困难。

（2）疼痛　溃疡性肿瘤及肿瘤外浸时可出现胸骨后肩胛持续性钝痛。当有持续性胸背疼痛时应警惕肿瘤外侵压迫肋间神经。食管胃结合部腺癌患者，可因胃酸刺激溃疡出现上腹部和剑突下疼痛。

（3）呕吐、呕血、黑便　呕吐往往发生在梗阻严重的患者，进食后发生；癌组织溃疡可引起呕血和黑便。

（三）晚期食管癌

症状多为肿瘤压迫、浸润周围组织和器官而产生。

（1）压迫气管引起咳嗽、呼吸困难；穿破气管发生气管食管瘘时，可出现进食呛咳、发热、肺炎或肺脓肿。

（2）侵犯喉返神经可引起声音嘶哑；侵犯膈神经可引起膈神经麻痹，发生呼吸困难或膈肌反常运动；侵犯纵隔可引起纵隔炎和致命性大出血。

（3）肿瘤转移可引起锁骨上淋巴结肿大、黄疸、腹腔积液及骨骼疼痛等。

（4）恶病质，极度消瘦和衰竭。

五、诊断

（一）影像学诊断

1. X 线钡餐造影

食管、胃 X 线钡餐造影是诊断食管癌和食管-胃交界处肿瘤最常用的方法，病变部位黏膜的改变是观察重点，可以确定肿块的部位、长度、有无外侵、外侵的范围和程度以及梗阻的情况。对于吞咽困难的患者，食管 X 线钡餐造影是一项非常必要的检查，可以对食管黏膜、食管扩张度和活动度以及病理改变进行评价。食管癌病理类型不同，X 线钡餐造影表现不同。浸润型食管癌表现为管腔狭窄；腔内型表现为突入管腔的较大龛影；溃疡型肿块表现为凹凸不平的溃疡影；黏膜下扩散导致的食管曲张型食管癌，表现为食管黏膜变硬、迂曲。

2. CT 检查

CT 可以用来评价肿瘤生长情况，显示肿瘤外侵范围及其与邻近结构的关系，对于判断有无纵隔或腹腔淋巴结转移有优越性。

3. 其他

PET 评价食管癌原发肿瘤及远处转移的准确率高于 CT，但是和 CT 一样不能判断食管壁的层次。MRI 在诊断食管癌方面的价值不如 CT，可以在冠状面和矢状面显示肿瘤的长度。骨扫描可以协助判断有无骨转移。

（二）食管脱落细胞学检查和食管内镜检查

1. 脱落细胞学检查

食管脱落细胞学检查难以对食管癌细胞进行准确分级，难以得出确切的病理类型。出血倾向、食管静脉曲张、深溃疡、放疗后、恶病质和严重高血压者谨慎行食管脱落细胞学检查。

2. 内镜检查

食管内镜检查对于食管癌的诊断非常重要，可以了解肿瘤部位、大小、长度以及阻塞情况。内镜下对肿瘤行常规活检和细胞学检查，可以明确诊断，判定食管癌组织学类型和癌细胞分化程度。即使内镜不能通过狭窄段也应在狭窄段上方活检。内镜检查结合影像学检查是诊断食管癌较为理想的方法。

3. 食管内镜超声

食管内镜超声对于食管黏膜下、壁内、腔外病变及纵隔淋巴结有绝对的优势，为食管癌提供较为准确的 T 及 N 分期。

4. 其他

胸腔镜和腹腔镜是评估食管癌分期的有效方法，与无创性检查相比，可以更准确地判断食管癌局部侵犯、淋巴结及远处转移。支气管镜对评价颈部及胸上段食管癌对气管和支气管的侵犯非常重要，CT 表现为隆突下方巨大肿块或隆突下淋巴结肿大者均应行支气管镜检查。

六、治疗

（一）手术治疗

为治疗食管癌的主要根治性手段之一。食管癌手术的目的主要有两个方面：一是根治性切除肿瘤，以期使患者获得长期生存；二是恢复消化道功能，解除梗阻，提高生活质量。因此，只要患者全身状况尚可，除有远处转移的Ⅳ期病例外，均应争取手术治疗；对于Ⅳ期病例，如全身情况允许，为解除进食梗阻症状，也可以有选择地进行姑息性手术。常用手术切除方式如下。

1. 根治性手术

Ⅱ期以内及部分Ⅲ期食管癌病例，除彻底切除肿瘤外，连同食管周围的脂肪结缔组织一并切除，并做区域淋巴结清扫。区域淋巴结清扫分为二野清扫术和三野清扫术。二野清扫术是给予纵隔和胃上部淋巴结清扫，三野清扫术包括颈部、胸部和腹部区域淋巴结清扫。近年来，三野清扫术越来越受到推荐，该手术以胃或结肠做食管重建术。

2. 不经胸食管钝性剥脱术

适用于心肺功能不全不能耐受开胸的早期食管癌患者。食管分离是经颈部切口向下游离，经腹部切口通过裂孔向上或用手指、器械钝性向上游离，将食管剥脱或内翻剥脱，然后将胃牵拉到颈部行食管胃吻合术。

3. 胸腔镜和电视胸腔镜手术

现已用于食管癌的分期和食管切除手术，不少患者因心肺原因不能耐受开胸手术而采用胸腔镜手术，与常规开胸手术相比可以减少手术并发症，尤其是呼吸道并发症。

4. 内镜下黏膜切除术（EMR）、多环黏膜套扎切除术（MBM）和内镜下黏膜剥离术（ESD）

EMR、MBM、ESD是早期食管癌即 $T_{1a}N_0M_0$ 期的主要治疗方式，具有诊断和治疗的双重作用，通过对切除标本进行病理检查，确认癌灶浸润深度和判断切除是否完全。多数学者认为其适应证如下：①病灶长度<3cm，宽度<1/2食管周径；②食管黏膜上皮内癌，黏膜内癌未侵及黏膜下层，不伴淋巴转移；③食管上皮重度不典型增生及Barrett食管黏膜高度腺上皮不典型增生。

5. 姑息性手术

姑息性手术是指肿瘤已有远处转移、侵犯重要生命脏器或有广泛淋巴转移，无法全部切除肿瘤，而给予部分切除或利用机体的脏器重建消化道，缓解患者吞咽困难的外科手术方法，如各种转流手术、食管腔内置管术和胃、空肠造瘘术等。这类手术并不能延长患者的生存期，主要为了减轻吞咽困难，改善生活质量。

（二）化疗

对于可切除的局限期食管癌，外科手术是标准的治疗手段，但是单纯手术的5年生存率低于40%，许多患者在手术后不久即出现局部复发和转移，疗效不尽如人意。为此，如何提高R0切除率，减少局部复发和远处转移是食管癌综合治疗所追求的目标。近年来，综合应用手术、放疗和化疗治疗局限期食管癌正逐渐成为新的标准治疗模式。局部晚期或远处转移患者则以姑息化疗为主，注重延长生存及提高生活质量。

1. 可切除局限期食管癌

（1）术前新辅助化疗　术前新辅助化疗理论上具有如下优点：①术前肿瘤血运完整，有利于保持靶病灶局部化疗药物的作用；②降低肿瘤病期，提高手术切除率；③早期消灭亚临床远处转移灶，减少术中肿瘤种植性转移；④可评价肿瘤对化疗药物体内敏感性；⑤术前放化疗具有相互增敏的协同作用。但新辅助化疗也有缺陷，表现在：①可能因放化疗毒性导致围手术期患者并发症的发生率与病死率提高，甚至导致相关毒性死亡；②部分治疗无效或病情进展的患者会错失手术切除的时机。最常用的药物为顺铂（DDP）和5-氟尿嘧啶（5-FU）。

最早的一项大型Ⅲ期临床试验并未证明新辅助化疗带来获益。RTOG 8911试验纳入440名患者，随机分为二组：一组接受3周期新辅助化疗（顺铂 $100mg/m^2$ 第1天，5-FU $1000mg/m^2$ 第1～5天，每4周重复），2～4周后手术；另一组单纯手术。两组术后并发症和病死率相似（均为 6%）。新辅助化疗组有 24%患者因化疗毒性和疾病进展未手术，而手术组为 11%，化疗组有效率为 19%。两组总生存时间无显著差异，分别为 14.9 个月和 16.1 个月（P=0.53），R0 切除率为 62%和 59%。

相反，在英国 MRC OE02 临床试验中，802 名患者随机分为单纯手术组和新辅助化疗加手术组，化疗方案为顺铂 80mg/m^2 第 1 天，5-FU 1000mg/m^2 第 1～4 天，每 3 周重复。术后并发症相似，术后病死率均为 10%。新辅助化疗组明显具有生存优势。两组总生存时间分别为 13.3 个月和 16.8 个月（P=0.004），随访 6 年结果，仍具有长期生存益处。

这两项临床试验结果迥异的可能解释是，RTOG 8911 化疗组毒性较大，手术率较低，并且手术与化疗的间隙延长。此外，MRC OE02 组鳞癌比例相对较低（31%比 48%）。最近的荟萃分析显示，新辅助化疗对鳞癌患者效果不明显。目前 MRC OE02 方案是英国可手术腺癌患者的标准治疗。

来自日本的 JCOG 9907 临床试验的结果，对于Ⅱ、Ⅲ期食管鳞癌患者，术前顺铂加 5GFU 新辅助化疗 2 周期，较术后化疗无病生存期和总体生存时间均受益。另一项法国的 FFCD 9703 临床试验，入组为胃及食管下段腺癌患者，一组术前 2 周期顺铂加 5GFU 化疗，术前化疗有效的患者，术后推荐再行化疗；另一组为单纯手术。随访 5.7 年，两组 5 年无病生存期为 34%和 21%，5 年总生存率分别 38%和 24%。

Meta 分析提示，术前化疗仅能提高大约 4%的无病生存期及总生存时间，因此单用新辅助化疗存有争议。

（2）新辅助放化疗　联合应用化疗和放疗既能发挥克服单纯放疗引起转移灶的控制，又能通过同期化放疗的放射增敏作用，增加放疗的局控率，术前新辅助放化疗是可手术食管癌研究的焦点。

近年来，有 4 项 Meta 分析提示，术前放化疗可提高食管癌患者的预后。有学者选取 9 个临床随机对照研究，共 1116 人，结果发现，术前放化疗对比单纯手术 3 年生存率明显提高（OR 0.66；P=0.016）。

有学者收集了 1983—2006 年的比较新辅助放化疗和单纯手术的 10 个随机研究（n=1209），结果发现，术前放化疗可降低食管癌患者的死亡风险（HR=0.81，P=0.002），死亡相对危险度 19%，2 年生存率提高 13%。对于局限期的食管腺癌，与单纯手术相比，新辅助放化疗能提高生存率（HR=0.90，P=0.05），并可使食管癌患者的 2 年生存率增加 7%。术前放化疗对食管鳞癌与腺癌的预后均可获益，术前化疗仅能使食管腺癌获益，而鳞癌无效。可能原因是食管腺癌多属于胸下段或食管胃交界处，发生中、上纵隔淋巴结转移的机会较少；而鳞癌往往有局部淋巴结转移，单纯术前化疗难以使肿瘤降期，结合术前放疗则可有效减少淋巴结转移病灶，提高生存期。

（3）根治性放化疗　所谓根治性放化疗是指食管癌患者放化疗后无须手术。有以下两项临床试验支持该观点。

法国的 FFCD9102 研究中，纳入 444 名局限期食管癌（90%鳞癌），经术前同步放化疗后，259 名患者随机分为手术组和继续同步放化疗组，结果 2 年生存率分别为 40%和 34%，中位生存期分别为 19.3 个月和 17.7 个月，均无显著性差异。提示，术前同步放化疗有效者甚至可以无需手术。但该研究存有争议：研究中没有利用超声内镜作为术前分期常规检查，手术没有质控。

德国入组 172 名食管鳞癌患者，随机接受诱导化疗 3 周期后，分为两组，一组同步放化疗后再手术，另一组仅同步放化疗未手术。两组总生存率没有差异，5年生存率分别为27.9%和17.0%，手术组复发率低，但手术相关死亡明显升高。

仅此两项研究并未改变目前的临床实践，但是对于不能耐受手术风险的患者，根治性放化疗无疑是一项可行方案。

(4) 术后辅助化疗　食管癌术后辅助化疗的价值存有疑问。日本学者报告的JCOG 9204试验结果，120例食管鳞癌患者术后接受2周期顺铂联合5-FU化疗，与单纯手术比较，术后辅助化疗能提高5年无病生存率（55%比45%；$P=0.037$）。亚组分析发现淋巴结转移的患者，术后辅助化疗能提高5年无病生存率（52%比36%；$P=0.041$）。5年生存率联合组61%，对照组52%，无显著性差异。

美国E8296研究55例有淋巴结转移的食管腺癌，术后接受4周期紫杉醇联合顺铂辅助化疗，2年总生存率显著优于INT_0113（历史对照）试验（60%比38%；$P=0.0008$），学者认为术后辅助化疗可提高局部晚期食管癌R0切除术后患者的生存。

有专家分析了3项临床试验结果，术后化疗并未改善总生存。也有学者收集6项临床试验（$n=1001$）进行Meta分析，发现辅助化疗不能改善食管癌预后，但对于淋巴结转移的患者有提高生存期的趋势。

2. 晚期食管癌姑息化疗

晚期食管癌姑息化疗与最佳支持治疗相比，能改善生活质量，延长生存。

(1) 顺铂联合5-氟尿嘧啶方案（CF方案）　顺铂和5-氟胞嘧啶抗癌谱广，是化疗的基本用药。顺铂属细胞周期非特异性药物，主要作用靶点为DNA，作用于DNA链间及链内交链，形成DDP-DNA复合物，干扰DNA复制或与核蛋白及胞质蛋白结合，从而抑制癌细胞的DNA复制过程，并损伤其细胞膜上结构。5-FU为细胞周期特异性药，主要抑制S期肿瘤，其在体内先转变为5-氟-2-脱氧尿嘧啶核苷酸，后者抑制胸腺嘧啶核苷酸合成酶，组织脱氧尿嘧啶核苷酸转变为脱氧胸腺嘧啶核苷酸，从而抑制DNA的生物合成。

顺铂（60～100mg/m^2）联合5-氟尿嘧啶（750～1000mg/m^2，持续静脉输注4～5天）是最为有效的方案之一，有效率35%～40%，中位生存期8～10个月。CF方案基础上加用蒽环类、紫杉类、伊立替康等均未能证明明显优于CF方案。

(2) 紫杉类方案　紫杉类药物包括紫杉醇和多西紫杉醇，其作用机制是能促进微管的聚合和稳定，阻断有丝分裂、抑制肿瘤生长，是治疗食管癌最有效的药物之一。

紫杉醇（PTX）最早用于治疗晚期食管癌。应用紫杉醇单药治疗晚期食管癌和贲门癌患者，有效率32%，中位缓解期17周。有学者应用PTX 200～250mg/m^2，联合DDP 75mg/m^2，有效率44%，但有11%相关治疗死亡。因此，应用PTX 180mg/m^2＋DDP 60mg/m^2的2周方案，有效率43%，中位生存期9个月，不良反应可耐受。

据报道单用多西紫杉醇（TXT）75mg/m^2的3周方案，治疗21例晚期食管癌。结果显示，有效率20%，但毒性反应相对较大，严重的粒细胞减少有88%，需及时予粒细胞集落刺激因子支持。有学者应用DOC方案治疗晚期食管癌，包含TXT（35mg/m^2，第1、8天）联合奥沙利铂（50mg/m^2，第1、8天）、卡培他滨（1500mg，第1～10天），有效率43%，安全性良好。

(3) 奥沙利铂方案　奥沙利铂（L-OHP）为第三代铂类药物，与顺铂无交叉耐药，抗癌谱广。有研究发现应用奥沙利铂联合氟尿嘧啶和亚叶酸钙组成FOLFOX方案治疗35例晚期食管癌，中位生存期7.1个月。荷兰的研究者采用奥沙利铂联合卡培他滨一线治疗晚期食管腺癌，总缓解率39%，中位生存期8个月，1年生存率26%。有报告奥沙利铂联合卡培他滨治疗食管鳞癌，缓解率43.8%，中位生存期10个月。有学者报道了一项Ⅲ期随机对照试验（REAL-2），比较卡培他滨（X）和氟尿嘧啶（F）、奥沙利铂（O）和顺铂（C），一线治疗晚期食管胃结合处腺癌及胃癌，随机分为ECF、ECX、EOF和EOX四个组。结果显示4组方案缓解率、无进展生存率均无差异，EOX比ECF方案有提高总生存的趋势，表明对于晚期食管癌，奥沙利铂可代替顺铂，卡培他滨可代替氟尿嘧啶。德国也有学者报告，FLO（5-氟尿嘧啶/四氢叶酸钙/奥沙利铂）优于FLP方案（5-氟尿嘧啶/四氢叶酸钙/顺铂）。

（4）卡培他滨方案　卡培他滨（希罗达）是新一代口服氟尿嘧啶类药物，在肝脏和肿瘤组织被代谢为有抗肿瘤活性的5-FU。广泛应用于结直肠肿瘤、乳腺癌和胃癌中。有学者采用顺铂联合卡培他滨方案治疗晚期食管鳞癌，总有效率57.8%，中位生存期11.2个月。REAL-2试验也证实卡培他滨可代替5-FU，作为晚期食管癌联合治疗的选择。

（5）喜树碱类药物　伊立替康（CPT-11）是代表性药物，属拓扑异构酶Ⅰ抑制剂，通过与拓扑异构酶Ⅰ-DNA形成稳定的复合物，从而阻断DNA合成，进而触发细胞死亡。

德国研究者发现，CPT-11单药有效率为22%。在CPT-11联合顺铂方案治疗晚期食管癌的Ⅱ期临床研究中，有效率36%～58%，中位生存期9个月左右。有专家比较CPT-11联合DDP或CF/5-FU方案，有效率分别为28%和42%，学者认为CPT-11联合5-FU方案似更有效。CPT-11联合TXT方案有效率尚可，但不良反应较大，耐受性差。

（6）抗代谢类药物　吉西他滨（GEM）是嘧啶类周期特异性抗肿瘤药物，主要作用于G_1/S期，并抑制核苷酸还原酶。主要用于胰腺癌、肺癌等实体肿瘤，对食管癌也有一定疗效。

美国西南协作组用GEM 1000mg/m^2第1、8、15天联合顺铂100mg/m^2第15天方案治疗64例晚期食管癌，耐受性良好，中位生存期7.3个月。英国有学者报告，GEM联合DDP的3周方案治疗局部晚期或转移性食管癌，有效率45%，中位生存期11个月，亚组分析提示，鳞癌的有效率明显高于腺癌分别为71%和33%。此外也有GEM联合5-FU的零星报告，有效率31.4%，中位生存期9.8个月。

（三）放射治疗

1. 放疗定位

胸中段或胸下段食管癌：体膜固定，模拟定位时采取手臂高举过头顶的仰卧体位。

颈段或胸上段食管癌：头颈肩膜固定，模拟定位时仰卧位、颈部稍伸展、双上肢置于体侧。

食管癌术后放疗：头颈肩膜固定，模拟定位时仰卧位、颈部稍伸展、双上肢置于体侧。

推荐采用图像引导为基础的精确放疗技术，如3D-CRT、IMRT、VAMT等以减少对周围正常组织的损伤；推荐采用4D-CT、呼吸控制系统等以减少呼吸运动胸壁位移的影响。

外科手术时留置金属夹有利用于确定手术切除边界和（或）不可切除的残留病灶所在位置，这对术后放疗靶区的设计起重要作用。

2. 放疗靶区及剂量推荐

（1）根治性放疗/放化疗

① 肿瘤区（GTV）的确定

a. 食管癌GTV包括食管原发肿瘤（GTV primary）和肿大淋巴结（GTV nodal，GTV-nd)。确定GTV的影像学检查包括食管钡餐造影、内窥镜检查（食管镜、支气管镜）、CT扫描、PET和PET-CT、食管超声内镜。

b. GTV：以CT片显示食管原发肿瘤（前后左右）大小为GTV，并参照食管造影、内镜和PET-CT等。与CT相比，镜检长度和造影长度与实体肿瘤长度较为接近。

c. GTV-nd：结合纵隔淋巴结密度和形态。单个淋巴结肿大，短径≥10mm；同一部位多个淋巴结肿大，短径≥5mm；特殊部位如食管旁、气管食管沟、心膈角淋巴结长径≥5mm。也有学者认为气管食管沟淋巴结一旦显影就进行勾画。CT判断纵隔淋巴结有无转移，主要根据所发现的淋巴结大小进行推断，单以10mm为标准可能会漏照较多的癌性淋巴结，应协同PET-CT进行辅助诊断。

② 临床靶区（CTV）

a. CTV的确立来源于病理学研究，因为食管癌具有直接浸润、壁内浸润、多中心起源和跳跃性转移的特点，所以目前CTV的定义仍存在争议。CTV包括原发肿瘤和区域淋巴结。

b. CTVt：病理学研究显示除非是全食管照射，无论食管原发肿瘤外放边界如何，漏照肿瘤的概率是始终存在的，故制订CTVt时需综合考虑靶区照射的安全性和患者的耐受性。目前NCCN指南建议的CTVt包括原发瘤沿食管/贲门方向外扩3～4cm，轴向外扩1cm范围。日本食管癌治疗指南将CTVt分为两步实现，命名为CTV_1和CTV_2。CTV_1：内窥镜检查或CT所显示GTV的整体食管环周，头脚方向3～4cm，并包括区域淋巴结在内的高危范围。CTV_2：为CTV_1照射40～46Gy后，缩野至食管原发病变头脚方向2cm，径向外扩0.5cm以及转移淋巴结外扩约0～0.5cm范围。

c. 淋巴结引流区：食管癌淋巴结转移极为复杂，缺乏明显节段性，涉及部位多，范围广泛。NCCN指南自2018年起对食管癌选择性淋巴引流区照射（ENI）区域有相对具体的推荐，CTVn的范围取决于原发肿瘤的位置。颈段食管癌CTVn包括双侧锁骨上和较高危的颈部淋巴引流区，尤其是N_1及以上的患者；胸上段食管癌CTVn包括双侧锁骨上及食管旁淋巴结；胸中段CTVn包括食管旁淋巴结；胸下段食管癌CTVn包括食管旁、胃左、脾门和腹腔淋巴引流区。

d. 日本食管癌指南对CTVn的建议为，颈段食管癌CTVn包括颈段食管癌，即从颈深至气管分叉淋巴结；胸上段食管癌CTVn包括从锁骨上淋巴结至中纵隔食管旁淋巴结；胸中段食管癌CTVn包括从锁骨上淋巴结至下纵隔食管旁淋巴结或从喉返神经和上纵隔淋巴结至胃旁淋巴结；胸下段食管癌CTVn包括从喉返神经和上纵隔淋巴结至胃旁淋巴结；对于高龄或存在并发症的患者建议只照射原发肿瘤周围淋巴结区域。

e. 我国各肿瘤中心对CTVn的定义并不相同，选择性淋巴引流区照射（ENI）和累及野照射（IFI）目前尚无定论。

③ 计划靶体积（PTV）：GTV及CTV所在部位体内运动度＋摆位误差（可以根据实测结果和IG-RT使用情况）。一般为CTV基础上外扩0.6～0.8cm。

④ 照射剂量：研究显示在同步化疗基础上，标准放疗剂量为50.4Gy。日本多采用60Gy为标准放疗剂量，但同步放化疗期间多采用分段治疗。我国目前常用剂量为60Gy（2.0Gy/次，30次，5次/周）。对于放疗前有深在溃疡、穿孔和瘘高危的患者，单次剂量不应高于1.8Gy，放疗总剂量也应做出相应调整。

⑤ 同步化疗方案：指南Ⅰ类推荐为5-FU＋顺铂、5-FU＋奥沙利铂或紫杉醇和卡培他

滨，其他备选方案（2B类证据）为顺铂联合紫杉醇或多西他赛、伊立替康联合顺铂、紫杉醇联合氟尿嘧啶或卡培他滨。

⑥ 正常组织限量：14Gy≤双肺平均<16Gy，25%≤V_{20}<28%，15%≤V_{30}<18%，患者肺功能较差或同步化疗时剂量限制应更严格；脊髓最高剂量<45Gy；心脏平均剂量≤30Gy；胃 V_{40}<40%，胃不能有高剂量点。

（2）新辅助治疗

① CROSS研究显示新辅助放化疗较单纯手术可提高局部进展期食管癌和AEG生存率且治疗相关毒性反应可耐受。但75%的患者为食管下段和食管胃结合部腺癌，且病理类型中食管鳞癌仅占23%。我国NEOCRTE5010研究证实可手术切除食管鳞癌新辅助放化疗优于单纯手术，但目前尚无5年生存率的随访研究结果。

② 虽然新辅助放化疗的价值逐渐明确并引起重视，但术前放疗靶区范围国内外研究存在较大差异，临床研究严重匮乏，无不同照射范围的临床研究对比。CROSS研究对于靶区建议，GTV为原发病变和区域肿大淋巴结，PTV为GTV近端扩4cm，远端扩3～4cm，轴向扩2cm的范围，放疗剂量41.4Gy。NEOCRTE5010研究GTV为原发食管肿瘤和转移淋巴结，CTV为亚临床病灶（食管肿瘤上下3cm正常食管）及相应食管旁淋巴引流区，PTV在CTV基础上外扩8mm，放疗剂量40Gy。

（3）术后放疗

① NCCN指南建议食管腺癌患者若未接受过术前放化疗，经过R0切除术后淋巴结阴性的 $pT_{2\sim4a}$ 分期患者可以观察或采用术后放化疗，而术后淋巴结阳性者建议术后放化疗或者术后化疗。未接受术前放化疗的 T_1N_0 和进行过术前放化疗的 T_nN_n 患者可进行观察。

② NCCN指南对于鳞癌患者，R0切除术后无论T和N状况如何均建议观察。而国内学者对于食管鳞癌术后辅助放疗的价值尚有不同见解，国内学者多建议 $T_{3\sim4}$ 期和（或）淋巴结阳性患者可行术后预防性照射，但循证医学证据尚不充分。此外，术后放疗价值的研究主要基于传统的左胸单切口入路手术方式，该术式胸腹两野淋巴结清扫程度有限，而目前食管癌根治术在右胸入路两切口和三切口及腔镜技术下的术后辅助放疗价值，临床数据尚不多见。此外，术后预防性照射的CTV范围尚未达成共识，大小野照射似乎对生存的影响不大，越来越多的学者倾向于以高危复发区域作为术后预防性照射的重点，即双侧锁骨上+中上纵隔区域，并根据食管原发肿瘤病变部位进行适当调整。

3. 放疗并发症及处理

可根据RTOG放射损伤分级标准或CTCAE通用毒性事件标准毒副反应评价，必要时予以对症治疗。

① 放射性食管炎

a. 解除食管平滑肌痉挛和保护食管黏膜：硫糖铝0.5g，3～4次/天，饭前半小时服。

b. 抑制胃酸、雷尼替丁或奥美拉唑。

c. 对症治疗：止吐、止血、镇静、抗感染。

d. 皮质激素的应用：3级以上食管炎可考虑应用，以减轻放射损伤，改善病程，必要时应用抗生素预防感染。

e. 注意饮食：应予以高热量、高蛋白质、高维生素易消化的饮食。

② 放射性肺炎：重症放射性肺炎危及生命，需引起高度重视。

a. 肾上腺皮质激素：单日累计计量20～40mg甲基强的松龙或相当剂量激素药物（4mg

甲基强的松龙相当于0.75mg地塞米松或20mg氢化可的松或5mg强的松）的短程激素治疗。

b.中医药治疗：养阴清肺法、活血化瘀法、清肺化痰法、解毒散结润肺法等。

c.抗生素：放射性肺炎是一种非感染性炎症，但多数患者合并细菌或真菌感染，抗生素一般用于并发有感染的急性放射性肺炎。

③ 放射性心脏损伤（RHID）：目前对RHID尚缺乏行之有效的治疗方法，因此做好RIHD的防护非常重要。最根本的措施是尽可能减少胸部放疗过程中心脏所受到的辐射剂量，加强对胸部肿瘤治疗患者的心脏监测，早期发现RHID。有文献报道复方丹参、中药生脉注射液、血活素、氟伐他汀、依那普利、激素（小剂量）、1,6-二磷酸果糖、核糖、泛癸利酮、左卡尼汀等对RIHD有一定疗效。

④ 食管穿孔和出血：食管穿孔被认为是灾难性的并发症之一，最常见于胸背部疼痛、临床分期为T_4期、溃疡型食管癌患者。放疗中穿孔可能是肿瘤的消退速度与正常组织修复不均衡所致。需禁经口进食，可行胃造瘘术。呕血发生率为1%～3%，严重者危及生命。对于那些有明显溃疡，特别是有毛刺状突出的较深溃疡患者，放疗应根据情况慎重选择。

（四）食管癌的分子靶向治疗

近年来，导致肿瘤增殖、迁移、血管新生、细胞凋亡和生存恶化的重要信号通路不断地被发现和识别。针对这些特定信号通路的干预，已经开发出多种分子靶向药物用来改善恶性肿瘤的治疗效果。分子靶向治疗药物，具有靶向选择性、高效性、低毒性的特点，在肺癌、肠癌、白血病等肿瘤中取得较好的疗效。虽然食管癌的靶向治疗受到越来越多的关注和研究，但疗效仍不理想。目前，食管癌的靶向治疗主要集中在表皮生长因子受体（EGFR）、血管内皮生长因子及其受体家族（VEGF/VEGFR）、哺乳动物西罗莫司靶蛋白（mTOR）等。截至目前，美国食品药品监督管理局（FDA）没有批准任何一种靶向治疗药物用于食管癌的治疗。

1.靶向表皮生长因子受体的治疗

表皮生长因子受体（EGFR）家族包括HER1（erbB1，EGFR）、HER2（erbB2，NEU）、HER3（erbB3）及HER4（erbB4）。EGFR一般是指HER1（erbB1），是原癌基因*c-erb*B1的表达产物，属于受体酪氨酸激酶（RTK），为Ⅰ型跨膜生长因子受体，EGFR可调控细胞生长、分化、凋亡和血管生成，与恶性肿瘤的生长、侵袭及转移有密切关系。食管癌患者中40%～80%存在*c-erb*B1高表达，高表达*c-erb*B1患者的预后常很差，*c-erb*B1高表达可以作为预后和疗效预测因子。EGFR高表达与食管癌的恶性程度有关，抑制EGFR信号通路，可抑制肿瘤细胞的生长，EGFR可成为食管癌治疗的作用靶点。靶向食管癌EGFR的药物主要分类两大类：一类是作用于EGFR的配体结合区的单克隆抗体，主要有西妥昔单抗、帕尼单抗、尼妥珠单抗等；另一类是作用于胞内酪氨酸激酶的ATP结合区的小分子化合物抑制剂，主要有吉非替尼、厄洛替尼等。但是疗效肯定的单克隆抗体，为作用于HER2（NEU）的曲妥珠单抗等。

（1）抗EGFR（erbB1）单克隆抗体　此类靶向治疗的药物主要有西妥昔单抗、帕尼单抗和尼妥珠单抗。

① 西妥昔单抗：西妥昔单抗是一种嵌合单克隆 IgG_1 抗体靶向表皮生长因子受体，其联合化疗或放疗在结直肠癌、头颈部肿瘤中均具有较好的作用。因 *c-erb*B1 在食管癌患者中高表达，食管癌患者可能是西妥昔单抗治疗的适应人群。在一项前瞻性随机研究中，有学者报道 32 例转移性食管鳞状细胞癌患者接受西妥昔单抗＋顺铂＋氟尿嘧啶治疗，对照组 30 例接受顺铂＋氟尿嘧啶治疗；除皮疹和腹泻之外，西妥昔单抗不加重 3～4 级不良反应，西妥昔单抗联合组与对照组的疾病控制率分别为 75％和 57％，无进展生存时间分别为 5.9 个月和 3.6 个月，总生存时间分别为 9.5 个月和 5.5 个月。结果说明西妥昔单抗联合化疗能明显提高化疗的疗效，且安全。在另一项研究中，探讨了 28 例可切除的局部晚期食管癌患者，术前接受西妥昔单抗联合顺铂、多西他赛及同步放疗的临床试验中，68％的患者表现为完全和接近完全病理退缩，且安全性良好。该组合治疗的毒性与其他癌症治疗的毒性相似，其中皮肤毒性是最主要的不良反应；也未发现西妥昔单抗增加术后病死率，认为该方案可行。基于该方案高的组织病理应答率及 R0 切除率，建议开始Ⅲ期临床研究。近来，有学者进行了一项前瞻性、多中心的Ⅱ期临床研究，采用西妥昔单抗联合放化疗治疗 55 例不能手术切除、局部晚期食管鳞状细胞癌（ESCC）患者，化疗药物为紫杉醇和顺铂，结果显示 55 例患者中 45 例完成治疗，44 例有效，其中 29 例为 CR、15 例为 PR。在另一项中国学者的研究中，同样为西妥昔单抗联合紫杉醇、顺铂及放疗，结果支持西妥昔单抗用于食管鳞状细胞癌的治疗，并且 *c-erb*B1 高表达患者的有效率更高。上述Ⅱ期临床试验显示西妥昔单抗治疗食管癌疗效肯定。

但在 SCOPE 研究中，有学者采用西妥昔单抗联合顺铂＋卡培他滨＋根治性放疗（联合组）治疗局限性食管癌 129 例，对照组 129 例不给予西妥昔单抗，两组均以食管鳞状细胞癌为主。共给予化疗 4 个周期，在第 3、第 4 周期同步给予放疗。结果显示联合组的 OS 为 22.1 个月、对照组为 25.4 个月，联合组的非血液学毒性更常见。其结果显示对于适合根治性放化疗的食管癌患者不推荐在标准放化疗的基础上添加西妥昔单抗。同样，也有学者进行小样本研究，采用西妥昔单抗＋伊立替康＋顺铂联合放疗，新辅助治疗局部晚期食管癌和食管胃结合部腺癌，不支持西妥昔单抗用于食管癌。上述几项研究均不支持西妥昔单抗用于食管癌患者的治疗。有文献记载进行的Ⅱ期临床研究显示西妥昔单抗联合同步放化疗治疗局部晚期、临床上不能手术的食管癌患者 21 例，化疗药物为伊立替康和顺铂，结果显示中位 OS、中位 PFS 分别为 11.2 个月、6.4 个月，治疗相关性死亡 2 例患者，3 级不良反应率为 47.6％，4 级为 28.6％；52.4％出现血液学毒性、23.8％出现乏力。其结果表明患者耐受性很差，提示西妥昔单抗联合放化疗的方案还有待进一步优化。另外，还有研究报道西妥昔单抗虽不增加放疗相关毒性反应，但可能增加皮肤反应及超敏反应。也有学者在Ⅱ期临床试验中，评估了西妥昔单抗治疗食管腺癌和食管胃结合部腺癌的疗效及不良反应，初步研究显示西妥昔单抗联合铂类与 5-FU 缓解率较高，不良反应主要为中性粒细胞减少及皮疹。

总之，上述结果提示，西妥昔单抗治疗食管癌患者的疗效存在争议，似乎其疗效与病理类型相关，在食管鳞状细胞癌患者中的疗效较为肯定。西妥昔单抗在食管癌的治疗地位还需要进一步探讨，下一步如何筛选出食管癌患者中西妥昔单抗的适合人群，将是研究的重点之一。

② 帕尼单抗：帕尼单抗是一种完全人源化的 IgG_2 单克隆抗体，靶向作用于表皮生长因子受体。早期报道了帕尼单抗治疗 10 例晚期食管癌，其中 1 例部分缓解，缓解时间为 19.1

个月，认为帕尼单抗对食管癌患者可能有效。一项Ⅱ/Ⅲ期 REAL-3 研究评估了帕尼单抗联合表柔比星、奥沙利铂和卡培他滨（EOC）作为一线方案治疗无法手术、转移性或局部晚期的食管癌，具体为：EOC 对照组为表柔比星 50mg/m^2（第 1 天）、奥沙利铂 130mg/m^2（第 1 天）、卡培他滨 1250mg/m^2（第 1～21 天），每 21 天为 1 个周期，共 8 个周期。帕尼单抗组为表柔比星 50mg/m^2（第 1 天）、奥沙利铂 100mg/m^2（第 1 天）、卡培他滨 1000mg/m^2（第 1～21 天），帕尼单抗 9mg/kg（第 1 天），每 21 天为 1 个周期，共 8 个周期。开始的Ⅱ期试验结果显示该方案的有效率为 56%，但毒性较大，主要是 3 级腹泻，进而导致在Ⅲ期临床试验中降低了剂量。由于较低的生存率，Ⅲ期试验中，入组 533 例患者后，试验提前终止。Ⅲ期临床试验的结果显示，帕尼单抗组 OS 为 8.8 个月，标准组为 11.3 个月（P=0.001）。帕尼单抗组的 3/4 级腹泻率（17%比 11%）、皮肤毒性（14%比 1%）、血栓（12%比 7%）均高于对照组。研究者认为该方案对未经治疗的食管癌患者的总生存时间没有改善，与标准 EOC 方案相比较，总体生存时间反而降低，调整后的 ECO 方案中奥沙利铂和卡倍他滨的剂量降低，可能是总体生存时间降低的原因之一。总之，帕尼单抗用于食管癌的治疗也存在争议。目前，没有帕尼单抗用于食管鳞状细胞的报道。下一步如何筛选出食管癌患者中帕尼单抗的适合人群，也是需要解决的问题之一。

③ 尼妥珠单抗：尼妥珠单抗为我国第一个用于治疗恶性肿瘤的单克隆抗体药物，作用机制类似于西妥昔单抗，与 EGFR 结合，阻断 EGFR 与其配体的结合，并对 *c-erb*B1 过度表达的肿瘤具有抗血管生成、抗细胞增殖和促凋亡作用。从分子水平逆转肿瘤细胞的恶性生物学行为，具有靶向性强、特异性高和毒副作用低等特点，并能显著增强放化疗效果。Ⅱ期临床试验结果显示，尼妥珠单抗用于晚期食管癌患者的治疗，不论是与化疗联合，还是与放化疗联合，疗效均较好，患者耐受性好。有专家研究了尼妥珠单抗联合同步放化疗治疗局部晚期食管鳞状细胞癌，未观察到尼妥珠单抗的剂量限制性毒性，11 例患者的 1 年局部无进展生存率为 100%，1 年的总生存率为 67%，患者耐受性好，未观察到尼妥珠单抗的最大耐受剂量，推荐剂量为每周 400mg。某学者开展的一项Ⅱ期临床研究，尼妥珠单抗联合放疗治疗 42 例Ⅱ～Ⅳ期食管癌患者，有效率为 52.4%，疾病控制率为 92.9%。中位生存时间为 14 个月，中位无进展生存时间为 10 个月。研究者认为该方案耐受性较好，值得进一步研究。有学者开展了一项Ⅱ期临床试验也报道了类似的结果，采用尼妥珠单抗联合顺铂、5-FU 及放疗治疗食管癌，尼妥珠单抗剂量为每周 200mg，尼妥珠单抗组的客观有效率、疾病控制率均高于对照组，而且尼妥珠单抗的耐受性好。*c-erb*B1 高表达组的客观有效率和疾病控制率高于低表达组；认为该方案安全、有效，建议开展Ⅲ期临床试验。最近，有研究发现尼妥珠单抗联合放疗或联合放化疗治疗 66 例食管鳞状细胞癌患者，放疗剂量为 61Gy，尼妥珠单抗的剂量以每周 200mg 为主。结果 50%的患者发生 3～4 级不良反应，尼妥珠单抗相关的毒性为 1 级皮肤反应 1 例、2 例 2 级输液相关反应，中位总生存时间（OS）为 26.0 个月，中位无进展生存时间（PFS）为 16.7 个月。2 年的 OS、PFS、局部控制率分别为 54 个月、37 个月、80%。结果显示尼妥珠单抗联合放疗或放化疗安全、不良反应可耐受，疗效令人鼓舞。

(2) EGFR 酪氨酸激酶抑制剂　EGFR 酪氨酸激酶抑制剂（EGFR-TKIs）是一类口服小分子化合物，进入细胞内，结合酪氨酸激酶胞内区的 ATP 结合位点，通过对酪氨酸激酶磷酸化的抑制，阻断酪氨酸自身磷酸化，从而抑制 EGFR 激活，阻滞信号转导，促进细胞凋亡，减少肿瘤浸润与转移。此类药物包括作用于 EGFR 的吉非替尼、厄洛替尼以及同时作用于 EGFR 和 HER2（erbB2）的拉帕替尼等。EGFR-TKI 治疗食管癌，是否需要检测 *c-erb*B1 突变，目前没有定论。

① 吉非替尼：近来已有多项研究评估吉非替尼在治疗食管癌方面的疗效，吉非替尼不但可以单药用于食管癌的治疗，而且还可以与放化疗联合，但更多的文献支持单药用于食管癌的治疗。有学者进行了一项Ⅱ期临床试验，吉非替尼单药二线治疗 36 例食管癌（26 例腺癌、9 例鳞状细胞癌、1 例鳞腺癌），口服吉非替尼 500mg/d；虽未见有效患者，但无进展生存时间（PFS）为 59 天，中位生存期为 164 天，高表达 *c-erb*B1 患者的疾病控制率为 66.7%、中位疾病进展时间（TTP）为 153 天、中位生存期为 233 天，不良反应主要为腹泻、皮疹、转氨酶升高及呕吐，研究结果显示吉非替尼对女性、*c-erb*B1 高表达的食管癌患者可能具有更高的应答率。一项开放的、两个中心、非对照的Ⅱ期临床试验，对 27 例晚期食管腺癌患者进行吉非替尼二线治疗，口服吉非替尼 500mg/d，结果显示其疾病控制率达到 37%，不良反应较轻。有学者采用同步放化疗联合吉非替尼治疗 80 例 T_3、N_1 或 M_{1a} 的食管癌和食管胃结合部腺癌，吉非替尼与术前同步放化疗一起给予 4 周，术后再恢复。结果显示吉非替尼不增加治疗毒性，但增加皮疹、腹泻等不良反应率，估计 3 年总生存率为 42%，可能较同步放化疗患者具有生存优势，但术后吉非替尼维持治疗很难进行。上述结果说明吉非替尼二线治疗晚期食管癌具有轻度的活性。另一项Ⅱ期临床试验对复发或转移性食管癌和食管胃结合部腺癌 58 例患者进行了研究，给予吉非替尼 250mg/d，持续 8 周，结果显示 7%的患者部分缓解、17%的患者疾病稳定，临床获益者持续时间为 6.1 个月；所有患者的中位生存期为 5.5 个月，1 年和 2 年的生存率分别为 24.6%和 12.5%，结果表明吉非替尼对复发或转移性食管癌患者的疗效有限，但耐受性可，研究者认为进一步研究需要更好地选择患者。另一项多中心、双盲、安慰剂对照的随机Ⅲ期临床试验，采用吉非替尼治疗化疗后进展的食管癌患者，224 例患者为吉非替尼组、225 例为安慰剂组，两组之间的总生存时间没有差异。除吉非替尼组可改善吞咽疼痛外，总体生活质量、进食等两组均无差异。吉非替尼组的中位无进展生存时间优于安慰剂组。吉非替尼组的腹泻、皮肤毒性发生率较高。8 周时，吉非替尼组的疾病控制率稍优于安慰剂组。由此得出结论：吉非替尼作为二线方案用于不加选择的食管癌患者的治疗，不能提高总生存时间；然而，对于生命期望值较短、难以治疗的食管癌患者，吉非替尼有缓解症状的作用。

总之，吉非替尼治疗食管癌具有轻微的疗效，可能对食管鳞状细胞癌、女性、*c-erb*B1 高表达的食管癌患者的疗效更好，但需要大样本的进一步验证。另外，研究发现吉非替尼除具有抗肿瘤活性外，还能增强 EGFR 阳性肿瘤细胞的放射敏感性，故吉非替尼与放疗联合的研究值得关注。

② 厄洛替尼：厄洛替尼不但可单药使用，而且可与化疗药物、放疗或放化疗联合应用于食管癌的治疗。早期开始的研究主要为厄洛替尼联合放化疗。一项Ⅰ期临床试验，给予厄洛替尼联合放疗＋5-FU＋顺铂治疗食管癌，结果表明厄洛替尼 150mg/d 的用量安全、患者耐受性好，不良反应以 1～2 级为主。随后，有学者报道厄洛替尼联合同步放化疗治疗 24 例局部晚期食管癌的Ⅱ期临床试验结果，化疗药物为紫杉醇和顺铂，结果 2 年的总生存率、局部控制率、无复发生存率分别为 70.1%、87.5%、57.4%，发生的 3～4 级不良反应主要为白细胞减少和血小板减少，分别为 16.7%、8.3%，研究者认为该方案耐受性好，疗效可。

另外，也有厄洛替尼联合放疗治疗晚期食管癌的研究报道。采用同步厄洛替尼与放疗联合治疗不能耐受放化疗的18例局部晚期食管鳞状细胞癌患者，临床分期为Ⅱ～Ⅳ期。中位总生存时间为21.1个月，中位无进展生存时间为12个月。2年的总生存率、无进展生存率、局部无复发生存率分别为44.4%、38.9%、66.7%。结果表明该方案有效、耐受性好。另一项前瞻性、多中心Ⅱ期临床试验，采用厄洛替尼联合放疗治疗17例老年胸部食管癌或食管胃结合部腺癌患者，患者不适合以铂类为基础的化疗，结果显示中位生存期为7.3个月，估计无进展生存时间为4.5个月，估计1年存活率为29%，5例患者有3～4级治疗相关的毒性反应；并且发现EGFR扩增和从不吸烟的食管癌患者其生存期明显延长。有学者采用厄洛替尼联合放疗治疗33例老年食管癌患者（>70岁），中位生存期为16.3个月，1年、2年的总生存率分别为66.3%、49.7%，大多数毒性为1～2级，且可控。结果提示厄洛替尼联合放疗治疗老年食管癌患者安全、有效。

多项临床试验证实厄洛替尼联合化疗治疗晚期转移性食管腺癌有效。一项Ⅱ期临床试验采用厄洛替尼联合改良的FOLFOX6方案，治疗转移性或晚期食管癌和食管胃结合部腺癌33例，结果显示2例完全缓解、15例部分缓解，客观有效率为51.5%，中位PFS为5.5个月，中位OS为11.0个月。最常见的3～4级不良反应为腹泻（24%）、恶心/呕吐（11%）、皮疹（8%）、外周神经毒性（8%）。结果表明该方案有效、毒性可耐受，值得进一步研究。

另外，厄洛替尼单药也可用于食管癌的治疗，据报道厄洛替尼单药二线治疗转移性食管癌30例，其中6例患者*c-erb*B1表达阴性，24例*c-erb*B1高表达，24例患者中仅2例有效，鳞状细胞癌与腺癌的疾病进展时间不同，前者3.3个月，后者1.6个月，厄洛替尼二线治疗转移性食管癌的疗效较差。

总之，虽然已有多项研究显示厄洛替尼治疗食管癌有较好的有效性和安全性，但尚未有明确的令人信服的报道，故仍需要进一步的大样本、多中心、随机的临床研究来证实。

③ 拉帕替尼：拉帕替尼是一种口服的小分子表皮生长因子受体（EGFR）酪氨酸激酶抑制剂，具有可逆性，作用于细胞内的EGFR（erbB1）和HER2（erbB2）的ATP位点，阻止肿瘤细胞磷酸化和激活，阻止erbB1和erbB2的同质和异质二聚体的形成，进一步阻断下调信号。LOGIC研究为一项多中心安慰剂对照Ⅲ期临床试验，治疗方案为拉帕替尼＋奥沙利铂、卡培他滨，评估一线治疗HER2阳性（FISH法）晚期或转移性胃癌、食管癌或食管胃结合部腺癌的疗效，无论是OS还是PFS，拉帕替尼组与对照组均无显著性差异，为阴性结果。LOGIC亚组分析显示，亚洲人群和60岁以下患者明显获益。另外，增加拉帕替尼，除了腹泻和皮肤毒性加重外，其余毒性并不增加。

虽多项研究显示EGFR酪氨酸激酶抑制剂联合化放疗具有较好的有效性和安全性，但仍需要进行大样本、多中心、随机的临床实验去证实。

（3）靶向erbB2的抗体　HER2又称erbB2，是表皮生长因子受体家族的成员之一，该蛋白的胞外区结合不同的配体，启动细胞内的分子信号转导，最终从多个途径影响肿瘤细胞的生物活动。目前，可用于治疗HER2阳性肿瘤的靶向药物主要有曲妥珠单抗，曲妥珠单抗为抗HER2的单克隆抗体。ToGA是第一个使用曲妥珠单抗联合化疗治疗不能手术的局部晚期、复发和（或）转移性HER2胃癌和食管胃结合部腺癌的国际多中心随机Ⅲ期临床研究。594例患者随机分组，曲妥珠单抗联合5-FU/卡培他滨＋顺铂或单纯化疗治疗，曲妥珠单抗组和对照组的有效率分别为47%、35%，总生存时间分别13.8个月、11.1个月，中位无进展生存时间分别为6.7个月、5.5个月，中位疾病进展时间分别为7.1个月、5.6

个月，曲妥珠单抗联合化疗较单纯化疗能显著改善各项疗效指标。而且，除心脏毒性、腹泻外，其他不良反应两组之间无显著统计学差异。结果表明曲妥珠单抗可以作为一线药物用于治疗局部晚期、复发和（或）转移性 HER2 阳性胃癌或食管胃结合部腺癌患者。早期开展的一项曲妥珠单抗联合顺铂治疗转移性胃癌、食管胃结合部腺癌的Ⅱ期临床研究，治疗 22 例 HER2 阳性患者，有效率为 32%，疾病控制率为 64%，提示曲妥珠单抗有较好的疗效。

曲妥珠单抗治疗食管鳞状细胞癌的研究报道很少见，而且针对食管腺癌的研究报道也只是小样本。有学者开展了曲妥珠单抗联合紫杉醇、顺铂＋放疗治疗食管腺癌的Ⅰ期临床研究，具体方案为剂量顺铂每周 25mg/m^2，紫杉醇每周 50mg/m^2，均连续给药 6 周，放疗剂量为 50.4Gy，曲妥珠单抗第 1 周的最大首剂量 4mg/kg，以后每周 2mg/kg，连续 5 周。结果表明曲妥珠单抗不增加治疗毒性，可足量给药。随后，有学者采用曲妥珠单抗联合紫杉醇、顺铂＋放疗治疗 *c-erb*B2 高表达局部晚期食管腺癌 19 例，中位生存期为 24 个月，2 年生存率为 50%，结果显示该方案有效，并不增加毒性。目前，有关曲妥珠单抗治疗食管癌的研究报道仍缺乏大样本的实验结果，特别是食管鳞状细胞癌。但若食管癌患者 *c-erb*B2 阳性高表达，可考虑用曲妥珠单抗。

2. 靶向血管内皮生长因子及其受体家族的治疗

血管内皮生长因子及其受体家族（VEGF/VEGFR），在肿瘤血管新生过程中起到非常重要的作用，可促进血管和淋巴管内皮细胞增殖，并形成新的血管，并促进肿瘤生长和转移。作用于 VEGF/VEGFR 的药物，可抑制血管的形成，从而抑制肿瘤生长和转移。抗肿瘤血管生成治疗的特点：药物容易接近靶细胞，不易产生耐药；特异性较高、不良反应少，可多次、长期用药；对多种肿瘤治疗有效；与其他血管生成抑制剂联合应用具有协同效应；可与其他治疗方法，如化疗、放疗、免疫治疗等联合给药；可能使微小转移灶处于休眠状态，有利于控制肿瘤转移和复发。

VEGF 在食管癌的病理性血管生成的过程中起着关键的调节作用，是食管癌生长和转移的重要原因之一。不论是食管腺癌，还是食管鳞状细胞癌，VEGF 均存在高表达。食管腺癌患者 VEGF 过度表达率为 30%～60%，这与不良预后有关。VEGF 在食管鳞状细胞癌患者中表达率为 24%～74%，与食管鳞状细胞癌的侵袭密切相关。阻断 VEGF/VEGFR 通路可影响血管的形成，主要有两类：一是作用于 VEGF 的单克隆抗体；二是作用于 VEGFR 的小分子酪氨酸激酶抑制剂（VEGFR-TKI)。下面重点介绍作用于 VEGF 的单克隆抗体。

（1）贝伐珠单抗　贝伐珠单抗是一种作用于 VEGF 的重组人源化单克隆抗体，可与 VEGF 特异性结合，阻碍 VEGF 活性，从而抑制肿瘤血管生成，抑制肿瘤的生长和转移。一项贝伐珠单抗联合化疗一线治疗胃癌和食管胃结合部腺癌的Ⅱ期临床研究，有效率为 65%～67%，中位疾病进展时间为 8.3～12 个月，中位生存期为 12.3～16.8 个月，贝伐珠单抗不增加化疗药的毒性，提示贝伐珠单抗是安全有效的。一项贝伐珠单抗联合卡培他滨和奥沙利铂治疗 37 例转移性或无法切除胃食管腺癌患者的临床研究，结果 35 例临床有效，中位 PFS 为 7.2 个月，中位 OS 为 10.8 个月，缓解率为 51.4%，不良反应可耐受，说明该方案安全、有效。

围术期化疗为局部晚期胃食管腺癌的标准治疗手段，有学者在化疗的基础上联合贝伐珠单抗，选用 ECX 化疗方案，围术期治疗 99 例胃食管腺癌患者，87%完成术前化疗。结果显示，在ECX化疗方案的基础上增加贝伐珠单抗，于围术期用于治疗胃食管腺癌，该方案可行，毒性可耐受，对手术结果无负性影响。有学者开展了一项前瞻性Ⅱ期临床研究，贝伐珠单抗＋顺铂＋5-FU作为新辅助治疗方案用于治疗局部晚期可手术切除的食管癌患者，22例食管腺癌，6例食管鳞状细胞癌，结果有效率为39％，R0切除率为43％，中位OS为17个月，也认为该方案有效、耐受性好，但似乎不提高手术切除率和OS。

有学者进行了一项前瞻性研究，将贝伐珠单抗和厄罗替尼两种靶向治疗药物与放化疗联合。化疗药物为紫杉醇、卡铂、5-FU，用于局部晚期食管癌或食管胃结合部腺癌的术前新辅助治疗；病理类型为鳞状细胞癌、腺癌或腺鳞状细胞癌。共入组62例患者，其中44例完成新辅助治疗，29％患者获得病理学完全缓解，35％获得部分病理学缓解，不良反应以白细胞减少、中性粒细胞减少、黏膜炎、腹泻、食管炎为主。结果显示：在新辅助放化疗方案中加入贝伐珠单抗和厄洛替尼，并无生存获益；虽然总的不良反应发生率没有增加，但靶向药物特异性毒性很明显，研究者不建议进一步研究。

贝伐珠单抗治疗食管癌的研究，主要以食管胃结合部腺癌为主，针对食管腺癌的临床研究很少。虽然多项研究结果显示贝伐珠单抗安全有效，但仍缺乏大型的临床试验结果。

（2）雷莫芦单抗（Ramucirumab）：雷莫芦单抗是一种作用于VEGFR-2的单克隆抗体，一项Ⅲ期临床试验表明雷莫芦单抗单药二线治疗胃癌和食管胃结合部腺癌，较安慰剂具有生存优势，两者的中位生存期分别为5.2个月、3.7个月，提示雷莫芦单抗可能对食管腺癌有效。

3. 靶向哺乳动物西罗莫司靶蛋白（mTOR）的治疗

食管腺癌患者的磷酸化哺乳动物西罗莫司靶蛋白（p-mTOR）的高表达率为20％，与较低的生存率有关，预后差。而p-mTOR在食管鳞状细胞癌表达率为49.7％，预后很差。提示mTOR可以作为食管癌治疗的靶点。目前，mTOR抑制剂依维莫司已被批准上市。

4. 其他

（1）重组人血管内皮抑制素　重组人血管内皮抑制素注射液（恩度）为血管生成抑制类生物制品，通过抑制形成血管的内皮细胞迁移，抑制肿瘤新生血管的生成，可阻断肿瘤细胞的营养供给，从而抑制肿瘤的增殖与转移。有学者采用恩度联合多西他赛＋5-FU＋奈达铂，序贯立体定向放射治疗，治疗1例复发的食管癌患者，患者获得完全缓解，症状完全消失，持续无进展生存＞8个月。

（2）索拉非尼　索拉非尼是一种多激酶抑制剂，作用靶点为RAF、VEGFR-2、VEGFR-3、PDG-FR-β、KIT和FLT-3，通过抑制这些激酶的活性，从而抑制肿瘤细胞生长和肿瘤血管生成。据报道索拉非尼联合多西他赛＋顺铂治疗晚期胃癌和食管胃结合部腺癌44例。治疗方案为索拉非尼400mg，每日2次（第1～21天）；多西他赛75mg/m^2（第1天）；顺铂75mg/m^2（第1天），每21天重复。结果显示部分缓解18例，中位OS为13.6个月，中位PFS为5.8个月，该方案治疗有效，不良反应可以耐受。由于该研究不是针对食管腺癌，考虑食管腺癌的生物学行为与食管胃结合部腺癌相近，食管腺癌患者可以考虑应用索拉非尼。但索拉非尼在食管癌的临床应用价值仍需进一步探讨。

总之，食管癌的靶向治疗仍需进一步的临床研究，靶向药物如何联合放化疗以能达到最佳疗效是将来研究的重点，有望把食管癌的治疗推向新的阶段，从而延长食管癌患者的生存期和提高其生存质量。多种靶向治疗药物的联合也可能是食管癌患者治疗的重要方向。目前食管癌的靶向治疗主要集中在食管腺癌，其疗效仍不尽人意；对于食管鳞状细胞癌的靶向治疗的疗效也不尽人意。这说明针对单一靶点治疗的药物不足以遏制食管癌的病情进展，未来食管癌的靶向治疗重点将放在多靶点联合应用、靶点药物联合放化疗、寻找更加特异的靶向治疗药物上。

综上所述，食管癌的综合治疗模式一直未统一。尽管许多临床试验研究结果存有分歧，但围手术期的辅助放化疗正逐渐为人接受。顺铂联合氟尿嘧啶的方案是晚期食管癌的标准方案，新的化疗药物、新的联合方案显示出较好的疗效，但多来自小型Ⅱ期临床试验，需进一步开展大型随机对照试验研究。分子靶向药物治疗食管癌尚处于早期阶段，需进一步筛选出真正能获益的患者亚群，开展个体化治疗，是今后研究的方向。

（牟燕飞）

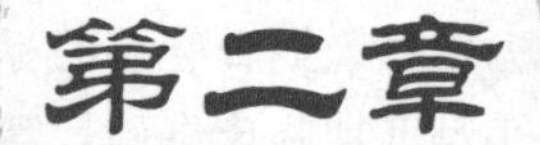

腹部肿瘤

第一节 胃癌

一、概述

胃癌是最常见的恶性肿瘤之一，就全世界而言，其发病率和病死率均居恶性肿瘤的前五位。在西方国家，胃癌的发病部位逐渐向近端偏移，最常见于近端胃小弯一侧，如贲门。

胃癌的危险因素包括幽门螺杆菌感染、吸烟、高盐饮食和其他饮食因素。有遗传性胃癌家族史者发生胃癌的风险升高，1%～3%的胃癌与遗传性胃癌易感综合征有关。胃癌以腺癌为主，具有异质性强、早期淋巴结转移、侵袭性强、发展迅速等特点，可以出现较高比例的腹膜种植性转移。

早期胃癌单纯手术治疗可以取得较好的效果，但胃癌经常到晚期才得以诊断。局部进展期胃癌患者的预后较差，穿透浆膜和淋巴结受累患者的5年生存率分别为<50%和20%。对于局部进展期胃癌患者，局部病灶的完整切除和足够的淋巴结清扫仍是根本治疗方法，辅助治疗的研究和实施则是为了在手术的基础上改善局部进展期胃癌患者的预后。

二、应用解剖与病理

掌握胃及毗邻器官结构的解剖和胃区域淋巴引流区的解剖知识是胃部肿瘤诊断和治疗的前提和基础。

（一）胃的形态和分部

1. 胃的形态

胃由贲门接于食管，下由幽门止于十二指肠。胃的上缘短而凹陷，称为胃小弯；下缘长而外凸，称为胃大弯。临床上通常以贲门口、角切迹和幽门口为标记，把胃分为贲门部、胃底、胃体和幽门部。

2. 胃的分部

根据日本的分型方法，以胃大弯、胃小弯三等分点的对应连线将胃分为上、中、下 3 个部分，分别以 U、M 和 L 记录，而食管和十二指肠分别以 E 和 D 记录（图 2-1）。可以根据侵犯的部位记录胃癌的位置，如果超出一个部位，所有受侵部位都应该根据侵犯程度以降序的方式进行记录，受侵犯体积较大的部分首先记录，如 LM 或 UML。

解剖学上食管胃结合部上、下各 2cm 范围被称为食管胃结合部区域（EGJ）。不论病理类型如何，中心位于该区域的肿瘤被定义为食管胃结合部肿瘤。EGJ 肿瘤的位置用 E（近端 2cm 范围）和 G（远端 2cm 范围）记录，主要侵犯的区域首先记录，如 E、EG、E＝G（两侧侵犯距离相等）、GE 或 G，同时记录肿瘤中心距离 EGJ 的长度。

西方国家则采用 Siewert 分型方法（图 2-1）将食管胃结合部肿瘤分为Ⅰ、Ⅱ和Ⅲ型。Ⅰ型为下段食管癌（常与 Barrett 食管相关），肿瘤中心位于解剖学食管胃结合部上 1～5cm 范围；Ⅱ型为贲门癌，肿瘤中心位于食管胃结合部上 1cm 至下 2cm 范围；Ⅲ型为贲门下肿瘤，肿瘤中心位于食管胃结合部下 2～5cm 范围。

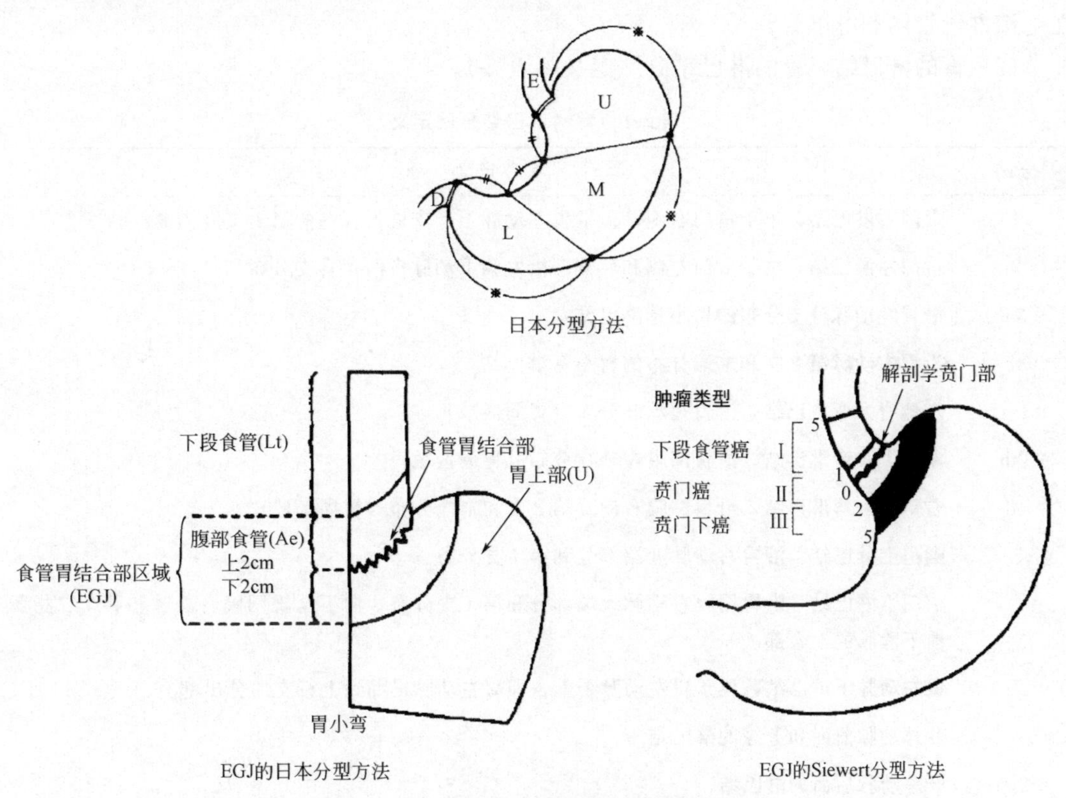

图 2-1　胃的分部及食管胃结合部的分型方法

（二）胃的血管与淋巴引流

1. 胃的血管

胃的血管丰富，动脉血供均来自腹腔干，以保证充分的营养，多支静脉回流入门静脉或脾静脉，门静脉高压时易受影响而形成静脉曲张。

（1）胃的动脉　全部来自腹腔干的分支，沿胃大弯和胃小弯形成两个动脉血管弓，然后从动脉弓上发出许多小的动脉分支，分布到胃大弯侧和胃小弯侧的胃壁。胃动脉包括：①胃左动脉，起于腹腔动脉；②胃右动脉，起源自肝固有动脉或胃十二指肠动脉；③胃网膜左动脉，起于脾动脉末端；④胃网膜右动脉，起自胃十二指肠动脉；⑤胃短动脉，系脾动脉末端的分支；⑥胃后动脉，系脾动脉分支；⑦左膈下动脉，由腹主动脉分出。胃的动脉间有广泛吻合支，如结扎胃左动脉、胃右动脉、胃网膜左动脉及胃网膜右动脉 4 根动脉中的任何 3 条，只要胃大弯、胃小弯动脉弓未受损，胃仍能得到良好血供。

（2）胃的静脉　与各同名动脉伴行，均汇入门静脉系统。胃的静脉包括：①胃左静脉，即胃冠状静脉；②胃右静脉；③胃网膜左静脉；④胃网膜右静脉；⑤胃短静脉；⑥胃后静脉。

2. 胃的淋巴引流

胃的淋巴系统发达，淋巴管相互吻合；胃周围淋巴结众多，有利于淋巴回流。胃癌时亦容易通过淋巴系统发生转移。

（1）胃的淋巴管　胃的淋巴管很丰富，在胃壁的黏膜层、黏膜下层、肌层和浆膜下都存在毛细淋巴管网和淋巴管。

（2）胃的淋巴结　胃的淋巴结分站定义见表 2-1。

表 2-1　胃的淋巴结分站定义

分站	定义
1	贲门右淋巴结，位于贲门右侧，包括胃左动脉上行支进入胃壁的第 1 支周围淋巴结
2	贲门左淋巴结，位于贲门左侧和后侧，沿左膈下动脉贲门食管支分布
3a	沿胃左动脉分支分布的胃小弯淋巴结
3b	沿胃右动脉第 2 支和末端分布的胃小弯淋巴结
4sa	左侧胃大弯淋巴结，沿胃短动脉分布（胃周区域）
4sb	左侧胃大弯淋巴结，沿胃网膜左动脉分布（胃周区域）
4d	右侧胃大弯淋巴结，沿胃网膜右动脉第 2 支和末端分布（胃周区域）
5	幽门上淋巴结，沿胃右动脉近端部分和第 1 支分布
6	幽门下淋巴结，沿胃网膜右动脉近端部分和第 1 支分布，向下至胃网膜右静脉和胰十二指肠前下静脉的汇合部
7	胃左动脉干淋巴结，位于胃左动脉干上，即胃左动脉根部到上行支的分出部
8a	肝总动脉前面和上缘的淋巴结
8p	肝总动脉后面的淋巴结
9	腹腔动脉周围淋巴结
10	脾门淋巴结，包括胰尾远端脾动脉附近淋巴结、胃短动脉根部淋巴结和胃网膜左动脉第 1 分支近端部分附近淋巴结
11p	近端脾动脉淋巴结，包括脾动脉起始部至胰腺尾端近端一半的范围

续表

分站	定义
11d	远端脾动脉淋巴结，包括脾动脉起始部到胰腺尾端远端一半的范围
12a	肝十二指肠韧带淋巴结，沿肝固有动脉分布，包括左、右肝管汇合处至胰腺上缘尾端一半的范围
12b	肝十二指肠韧带淋巴结，沿胆管分布，包括左、右肝管汇合处至胰腺上缘尾端一半的范围
12p	肝十二指肠韧带淋巴结，沿门静脉分布，包括左、右肝管汇合处至胰腺上缘尾端一半的范围
13	位于胰头至十二指肠乳头背面的淋巴结
14v	肠系膜上静脉旁淋巴结，沿肠系膜上静脉分布
15	结肠中动脉淋巴结，沿结肠中血管分布
16a1	腹主动脉旁淋巴结，分布于膈主动脉裂孔
16a2	腹主动脉旁淋巴结，分布于腹腔动脉起始部上缘至左肾静脉下缘的范围
16b1	腹主动脉旁淋巴结，分布于左肾静脉下缘至肠系膜下动脉起始部上缘的范围
16b2	腹主动脉旁淋巴结，分布于肠系膜下动脉起始部上缘至主动脉分叉的范围
17	位于胰头前缘胰鞘下的淋巴结
18	位于胰体下缘的淋巴结
19	膈下淋巴结，主要位于膈下动脉周围
20	位于膈食管裂孔的食管旁淋巴结
110	位于下纵隔的食管旁淋巴结
111	膈上食管旁外的淋巴结
112	后纵隔食管旁和食管裂孔旁外的淋巴结

（3）胃与相邻器官之间淋巴引流的联系

① 胃与食管：在贲门处，胃与食管壁内各层的毛细淋巴管和淋巴管可互相吻合；在贲门淋巴结、胃左淋巴结、胃胰淋巴结以及腹腔淋巴结等处，胃与食管的淋巴管亦可相互汇合。因此，胃贲门癌可经胃与食管壁内吻合的淋巴管侵及食管下段，并可通过胃壁外淋巴管转移至膈上淋巴结和食管旁淋巴结。

② 胃与十二指肠：胃黏膜层和黏膜下层的毛细淋巴管和淋巴管可越过幽门与十二指肠黏膜层和黏膜下层的毛细淋巴管和淋巴管相吻合。另外，胃与十二指肠的淋巴管可共同汇入幽门上、下淋巴结，肝淋巴结，胰十二指肠淋巴结或腹腔淋巴结等局部淋巴结。因此，胃幽门癌可侵及十二指肠。

③ 胃与肝：胃与肝淋巴管彼此之间不存在直接吻合，但它们的淋巴管可汇入同一局部淋巴结。胃幽门部与肝右叶的集合淋巴管可共同汇入肝淋巴结或幽门淋巴结；胃贲门部、胃体左侧部与肝左叶的淋巴管或共同汇入贲门淋巴结、胃左淋巴结、胃胰淋巴结以及膈下淋巴结。由于器官淋巴管的瓣膜较薄且柔软，在病理情况下淋巴可以逆流。因此，胃癌可转移至肝。

④ 胃与横结肠：胃与横结肠的淋巴管可在幽门下淋巴结、脾淋巴结和胃网膜左右淋巴

结处汇合，胃癌可经上述途径转移至横结肠。

⑤ 其他：胃癌患者在卵巢内亦可见到转移的癌细胞，可能是通过胃淋巴管的逆向转移。晚期胃癌患者可通过胸导管逆向蔓延至左侧锁骨上淋巴结，即 Virchow 淋巴结。

三、胃癌的发展与扩散

（一）胃癌的浸润

胃黏膜上皮癌变后首先在黏膜内蔓延播散。肿瘤突破黏膜肌层后可向外依次侵犯黏膜下层、浅肌层、深肌层、浆膜下层以及小网膜、肝、胰、横结肠、脾等邻近组织或器官。

（二）胃癌的转移

1. 淋巴转移

胃壁各层均存在淋巴管网，特别是黏膜下层及浆膜下层最为丰富，沿淋巴道扩散是胃癌的主要转移途径。一般按照淋巴引流顺序由近及远地发生淋巴结转移，但也存在“跳跃式”转移现象。

2. 血行转移

晚期胃癌常发生血行转移，以肝转移最为多见，其他常见的转移部位包括肺、骨、肾、肾上腺、脑等。

3. 种植性转移

当胃癌穿透浆膜后，癌细胞可自浆膜脱落并种植于腹膜、大小网膜或其他脏器表面，形成转移性结节，常见于直肠膀胱（子宫）凹陷形成种植性结节。腹腔种植是胃癌手术后复发最常见的类型，多表现为腹腔积液、癌性腹膜炎和不完全性肠梗阻。

4. 卵巢转移

卵巢转移性癌多来源于胃癌，常见两侧卵巢受累。卵巢转移的途径尚不完全清楚。

四、病理

WHO 将来源于胃的上皮性肿瘤分为癌和类癌两大类。癌又可分为腺癌肠型、腺癌弥漫型、乳头状腺癌、管状腺癌、黏液腺癌、印戒细胞癌、腺鳞癌、鳞癌、小细胞癌、未分化癌及其他类型癌。

最近，也有人根据分子亚型的改变，把胃癌分为 4 个亚型，但其临床应用还需要进一步验证。

五、临床表现与诊断

（一）胃癌的临床表现

1. 症状

早期胃癌症状可以不明显或出现与胃炎、胃溃疡相似的非特异性症状，最常见的为上腹部不适、疼痛和消化不良，并开始出现体重减轻。随着肿瘤的进展，以上早期症状加重，并可出现厌食、恶心、呕吐、黑便、贫血、呕血、腹胀、腹痛和吞咽困难等。如果胃癌晚期肿瘤外侵，依据肿瘤所在部位不同，可以侵犯其周围组织和器官，从而产生相应的症状。如肿瘤侵犯贲门时，可出现吞咽困难、吞咽异物感；侵犯幽门时，可导致幽门梗阻而出现呕吐宿食现象。

2. 体征

早期胃癌无明显阳性体征，腹部检查常无任何异常。部分患者有上腹部深压痛，伴有轻度肌抵抗感，可能是唯一值得注意的体征。进展期胃癌有时腹部可扪及肿块，多在上腹部偏右相当于胃窦处，质地坚硬，呈结节状，有压痛。当肿瘤向邻近组织或器官浸润时，肿块常固定不能推动。胃体肿瘤有时可触及，但发生在贲门及胃底者常不能扪及。肿瘤侵及结肠可以形成胃结肠瘘；肿瘤累及肝门造成胆管压迫梗阻，可形成梗阻性黄疸。如果出现转移，则可能出现相应的症状和体征。如当发生肝转移时，肝可肿大，并可扪及坚实结节。当出现远处淋巴结转移时，可发现左侧锁骨上淋巴结肿大，质地坚硬。当发生盆腔转移时，肛门指检在直肠膀胱陷凹可摸到肿块或结节；并发库肯勃瘤时，阴道检查可扪到两侧卵巢肿大，在下腹部可扪及包块。肿瘤穿透浆膜在腹腔种植时，可以产生腹腔积液，出现移动性浊音。当发生胸部转移出现胸腔积液时，同侧呼吸动度减低，局部叩诊呈浊音，听诊呼吸音减低。骨转移时可出现局部骨压痛，少数有局部肿块。脑转移时可出现相应的定位体征。

（二）胃癌影像学和实验室检查

对于恶性肿瘤的检查主要目的是明确分期，一般分为局部检查和全身检查。局部检查主要评估肿瘤的侵犯范围、深度及区域淋巴结状态，胃癌一般采用腹部增强 CT 扫描和上消化道造影，胃镜检查可获取肿瘤组织送病理活检。全身检查主要评估肿瘤是否存在转移，如 X 线胸片或胸部 CT、盆腔超声或盆腔 CT 扫描。晚期病变需要进行骨扫描，除外骨转移。实验室检查包括血常规、血液生化和肿瘤标记物。

1. 腹部 CT 检查

胃癌在检查时通常需要应用静脉造影剂和口服造影剂，而且早期就可以出现淋巴结转移，所以通常选用增强 CT 扫描作为临床分期的首选手段。多排螺旋 CT 检查对胃癌的诊断具有明显优势，高质量的分层图像和三维图像，可立体显示胃癌与周围组织器官的关系，对胃癌的范围、胃周血管和淋巴转移的情况更加清晰，明显提高了 CT 分期的准确性。值得注意的是，检查时需要使胃充盈，以利于显示胃癌病灶范围和外侵程度。

2. 上消化道造影检查

上消化道造影检查对于胃癌而言是不可或缺的，有利于显示胃镜和 CT 扫描不容易显示的肿瘤大体边界以及胃壁的僵硬程度和胃潴留情况。

3. 胃镜检查

胃镜检查是评估病灶和获取肿瘤组织活检的首选检查手段，不仅可以直视下观察病灶的范围，还可以取得活检组织，进行一些必要的治疗如止血等。

4. MRI 检查

MRI 检查对于胃癌的临床分期有一定价值，特别适用于判断局部浸润的深度、周围器官和组织有无侵犯以及肝脏、局部区域淋巴结有无转移。

5. 骨扫描检查

用于筛查胃癌骨转移的常规检查。当骨扫描提示骨可疑转移时，应对可疑部位进行 CT 或 MRI 检查。

6. PET-CT 检查

PET-CT 可用于胃癌的分期，但是弥漫型和黏液型病变对于示踪剂的浓聚水平较低，导致 PET-CT 的检出率较低。在区域淋巴结受侵的检测中，尽管 PET-CT 的特异性高于 CT 检查，但 PET-CT 的敏感性显著低于 CT。

7. 超声内镜检查

超声内镜（EUS）可用于评估肿瘤浸润深度。EUS 对肿瘤 T 分期和 N 分期的准确度分别为 65%～92%和 50%～95%，具体情况视操作而定。由于 EUS 探测深度浅，传感器的可视度有限，因此用于评估远处淋巴结转移的准确性并不令人满意。

8. 腹腔镜检查

腹腔镜能够发现其他影像学检查无法发现的转移灶，其局限性在于仅能进行二维评估，并且对肝转移及胃周淋巴结转移的评估作用有限。术前影像学提示为 T_3 和（或）N^+ 期患者，如果未接受术前治疗而准备直接手术治疗者，行腹腔镜检查可能有助于发现影像学隐匿性转移病灶。对于接受过术前治疗的患者，推荐行腹腔镜加腹腔灌洗细胞学检查。

9. 肿瘤标记物检查

（1）癌胚抗原（CEA） 一般情况下把 CEA 看作是消化道肿瘤特别是肠癌的标记物，但并不是消化道肿瘤的特异抗原，对其他肿瘤也有较高的敏感性，临床上 CEA 诊断胃癌的敏感性为 20%～30%。在治疗过程中监测和预测复发也有一定意义，有报道胃液的 CEA 含量高于血液。

（2）CA19-9 CA19-9 在消化道上皮内含量最高，是与胰腺癌、胆囊癌、胃癌和肠癌相关的标记物。在胃癌中的阳性率为 30%～40%，对随访监测具有一定作用。

（3）CA72-4 对各种上皮癌有较高的敏感性，各种消化系统肿瘤或卵巢癌时均可异常升高，在胃癌的诊断和病情监测中都表现出了较高的特异性和敏感性。作为胃癌的首选标记物，常与 CEA 或 CA19-9 同时测定，以提高对胃癌的诊断敏感性。CA72-4 和 CA19-9 是胃癌最敏感的标记物，CA72-4 对胃癌诊断的敏感性为 40%～50%，与 CA19-9 或与 CA19-9 和 CEA 同时测定可将早期诊断胃癌的敏感性提高 10%～20%。

（4）AFP 产生 AFP 的胃癌患者预后较差，并多见于进展期胃癌。在极少数早期胃癌中，若属于产生 AFP 的胃癌，则极易出现肝转移。持续的 AFP 升高，表明预后极差。

（5）CA50 CA50 在食管癌、胰腺癌、肝癌、胃癌等消化道肿瘤中升高，在肺癌等非消化道肿瘤中也升高。胃癌的阳性率为 47%～73%，可用于术后监测是否复发。

（6）CA242 在消化道肿瘤和其他系统肿瘤中也有较高表达，在胃癌的阳性率为 60%左右，但特异性不高。

（三）胃癌的诊断与鉴别诊断

胃癌的诊断依据病史、临床表现、组织病理学和（或）细胞学、影像学检查等。组织病理学和（或）细胞学检查是诊断胃癌最可靠的证据，也是胃癌诊断的金标准。其他诊断方法可帮助判断肿瘤的侵犯范围，确定临床分期及胃癌的定性诊断。

胃癌在临床上应该与胃的良性溃疡、巨大胃黏膜肥厚症、胃反应性淋巴组织增生、增生性息肉、胃腺瘤、胃间质瘤、胃淋巴瘤、胃神经内分泌肿瘤和卡波西（Kaposi）肉瘤等疾病相鉴别。

六、胃癌的分型与 TNM 分期

（一）胃癌的大体分型

1. 早期胃癌

（1）隆起型　又可分为有蒂隆起型和无蒂隆起型。

（2）浅表型　又可分为表浅隆起型、表浅平坦型和表浅凹陷型。同时具有表浅隆起和表浅凹陷的病灶根据表浅隆起/表浅凹陷的比例分为表浅凹陷＋表浅隆起型和表浅隆起＋表浅凹陷型。

（3）凹陷（溃疡）型　凹陷和表浅凹陷结合的病灶，根据凹陷/表浅凹陷的比例分为表浅凹陷＋凹陷型和凹陷＋表浅凹陷型。

2. 进展期胃癌

进展期胃癌是指肿瘤浸润超过黏膜下层，并可进一步浸润至浆膜层，此时肿瘤可发生直接浸润性扩散，且多伴有淋巴、腹膜和（或）血行转移，故也称中、晚期胃癌。进展期胃癌的分期主要根据肿瘤在黏膜面的形态和胃壁内浸润方式确定。

（1）Borrmann Ⅰ型（结节蕈伞型/结节隆起型）　肿瘤主要向腔内生长，隆起呈结节、息肉状，表面可有溃疡，溃疡较浅，切面界限较清楚。该型病变局限，浸润倾向不大，转移发生较晚。

（2）Borrmann Ⅱ型（局限溃疡型）　溃疡较深，边缘隆起，肿瘤较局限，周围浸润不明显。

（3）Borrmann Ⅲ型（浸润溃疡型）　溃疡基底较大，边缘呈坡状，周围及深部浸润明显，切面界限不清。

（4）Borrmann Ⅳ型（弥漫浸润型）　肿瘤组织在胃壁内呈弥漫浸润性生长，主要是在黏膜下层、肌层及浆膜下浸润。临床上常称之为“革囊胃”或“皮革胃”。

（二）组织学分型

胃癌分为腺癌、乳头状腺癌、管状腺癌、黏液腺癌、低黏附性癌（包括印戒细胞癌及其他变异型）、混合性腺癌、腺鳞癌、髓样癌、肝样腺癌、鳞状细胞癌、未分化癌、小细胞癌等。

不同的组织学类型具有不同的生物学表现，其与肿瘤的预后、发病年龄、转移方式有密切的关系，在肿瘤诊治中具有重要意义。

（三）分期

胃癌的分期是胃癌诊治计划设计的重要基础。UICC 及 AJCC 颁布了第 8 版胃癌 TNM

分期系统，分期如下。

T 分期

T_x：原发肿瘤无法评估。

T_0：无原发肿瘤证据。

T_{is}：原位癌，上皮内肿瘤，未侵犯黏膜固有层，高度不典型增生。

T_1：肿瘤侵犯固有层、黏膜层或黏膜下层。

T_{1a}：肿瘤侵犯黏膜固有层或黏膜肌层。

T_{1b}：肿瘤侵犯黏膜下层。

T_2：肿瘤侵犯固有肌层[1]。

T_3：肿瘤穿透浆膜下结缔组织，而尚未侵犯脏腹膜或邻近结构[2,3]。

T_4：肿瘤侵犯浆膜层（脏腹膜）或邻近结构[2,3]。

T_{4a}：肿瘤穿透浆膜层（脏腹膜）。

T_{4b}：肿瘤侵犯邻近组织结构。

N 分期

N_x：区域淋巴结无法评估。

N_0：区域淋巴无转移。

N_1：区域淋巴转移 1～2 个。

N_2：区域淋巴转移 3～6 个。

N_3：区域淋巴转移 7 个及以上。

N_{3a}：区域淋巴转移 7～15 个。

N_{3b}：区域淋巴转移 16 个及以上。

M 分期

M_0：无远处转移。

M_1：存在远处转移。

（远处转移包括腹腔种植、腹腔细胞学检测阳性及非持续性延伸的大网膜肿瘤）

[1]肿瘤可以穿透固有肌层达胃肠韧带、肝胃韧带或大小网膜，但没有穿透覆盖这些结构的脏腹膜。在这种情况下，原发肿瘤的分期为 T_3。如果穿透覆盖胃韧带或网膜的脏腹膜，则应被分为 T_4 期。

[2]胃的邻近结构包括脾、横结肠、肝脏、膈肌、胰腺、腹壁肾上腺、肾脏、小肠以及后腹膜。

[3]经胃壁内扩展至十二指肠或食管的肿瘤不考虑为侵犯邻近结构，而是应用任何这些部位的最大浸润深度进行分期。

七、胃癌的治疗原则

胃癌的治疗应当采用多学科综合治疗的原则。综合治疗即根据患者的机体状况、肿瘤的病理学类型和临床分期，采用多学科综合治疗模式，有计划、合理地应用手术、化疗、放疗和靶向治疗等手段，以达到根治或最大限度地控制肿瘤、提高治愈率、改善患者生存质量、延长患者生存期的目的。

（一）ⅠA 期胃癌的治疗

内镜下黏膜切除术（EMR）/内镜下黏膜剥离术（ESD）可应用于淋巴结转移概率非常

小的早期胃癌。

1. $T_{1a}N_0M_0$ 期胃癌

在《日本胃癌治疗指南》中，对于 T_{1a} 期胃癌患者，在条件具备的医院，若病灶直径≤2cm，组织病理学为高分化或中分化，在无溃疡的情况下，可以选择内镜下切除术。在选择内镜下切除前必须精确评估胃壁肿瘤浸润的深度、肿瘤大小、组织学类型以及有无淋巴结转移。另外，需对术后病理检查进行详尽的评估。如果病理检查证实为低分化、具有血管浸润、淋巴结转移或侵犯胃壁黏膜下层深肌层，则认为切除不完全，应该考虑行胃切除及 D_1 淋巴结清扫术。

2. $T_{1b}N_0M_0$ 期胃癌

对于 T_{1b} 期患者，若病灶直径≤1.5cm，组织病理学为高分化或中分化，建议行胃切除及 D_1 淋巴结清扫术。对于不符合上述条件者，建议行胃切除及 D_1^+ 淋巴结清扫。

ⅠA 期胃癌患者的预后很好，术后辅助化疗并不能给患者带来生存获益，故ⅠA 期患者不主张进行术后辅助化疗或放疗，但仍需要定期随访。

（二）ⅠB 期胃癌的治疗

对于ⅠB 期患者（$T_1N_1M_0$ 和 T_2N_0MⅠ），D_2 根治术是目前包括我国在内的亚洲国家推荐的标准手术，也逐渐得到西方国家的认可。目前，该期患者术后的辅助治疗，应根据术后病理分期进行。如果体质状况较好，对于有淋巴结转移的ⅠB 期患者，只要能耐受化疗，均应进行术后辅助化疗。对于没有淋巴结转移的 T_2N_0 期患者，部分复发风险较小，尤其是术后恢复差的患者可以随访观察。如果有高危复发因素，应接受术后辅助化疗和放疗。不良因素包括肿瘤分化差、分级高、淋巴管或血管侵犯、年龄<50 岁等。

（三）Ⅱ期胃癌的治疗

标准 D_2 根治术适用于所有Ⅱ期（$T_1N_2M_0$、$T_2N_1M_0$、$T_3N_0M_0$、$T_{4a}N_0M_0$、$T_3N_1M_0$、$T_2N_2M_0$、$T_1N_3M_0$）胃癌。围手术期化疗是该期患者可以选择的一种术前治疗策略，MAGIC 研究奠定了术前新辅助化疗作为可切除胃癌患者的标准治疗地位。对于 EGJ 肿瘤，术前放化疗也是一种术前治疗的方法。

新辅助治疗较辅助治疗有如下优势：①使肿瘤缩小，进而使肿瘤切除更容易；②可提高手术切除率及 R0 切除率；③可能降低局部复发率和区域复发率；④可降低肿瘤细胞的活性，从而降低手术过程中腹膜种植的发生率；⑤相同剂量的术前化放疗可能较术后化放疗更有效，因为术前肿瘤的血供和氧合度较术后更丰富；⑥具有更好的耐受性。早期的研究显示放疗在不可切除胃癌中的有效性后，有学者也开始探索新辅助放疗在胃癌治疗中的价值。

对于Ⅱ期患者的辅助化疗，目前认为所有的Ⅱ期胃癌都应该接受辅助化疗，除非患者年龄或体质因素不能耐受。日本的 ACTS 试验表明，S-1 单药能够显著降低胃癌术后复发率。韩国的 CLASSIC 研究显示，XELOX 方案辅助化疗也可以提高生存。所以，目前常用的辅助化疗方案为 S-1 单药或 XELOX 方案。

关于辅助放疗，INT_0116Ⅲ期临床试验显示，同期放化疗可明显提高生存率，该研究使胃癌术后同期放化疗成为标准治疗。该试验经过 10 年长期随访后，仍然显示辅助放化疗的生存获益，表明对长期生存的影响并未随时间的增加而减弱。

（四）Ⅲ期胃癌的治疗

对于可切除患者，治疗方法同Ⅱ期，可进行围术期化疗；对于 EGJ 癌患者，则可以选择术前放化疗＋手术的方法进行治疗。《日本胃癌治疗指南》推荐手术加术后辅助化疗的治疗策略。对于不可切除患者，则推荐行 5-Fu 或紫杉醇为基础的放化疗（循证医学Ⅰ类证据）或化疗；治疗后对患者再进行评估，视情况制订进一步的治疗方案。而对于身体状况较差的患者，可选择同期以 5-Fu 或紫杉醇为基础的放化疗或姑息治疗。未采用术前放疗的患者，建议行术后辅助放化疗；术后辅助化疗建议选择联合治疗方案。

（五）Ⅳ期胃癌的治疗

Ⅳ期患者均发生了胃外的远处转移，已失去根治性手术的机会，以化疗为主的综合治疗能够缩小肿瘤，减轻症状，延长生命。姑息性放疗，姑息性改道，支架植入，肠内、外营养支持以及其他的最佳支持手段，对提高患者的生存质量、延长生存时间起着重要作用，也可参加临床试验。

八、胃癌的治疗

（一）手术治疗

手术治疗仍是目前最主要治疗胃癌的方法，也是可能治愈胃癌的唯一途径。由于诊断水平的不断提高，早期胃癌的发现率上升，加之手术技术的不断改进，使胃癌的治疗水平相应提高。在日本，胃癌术后五年存活率已达 60％以上，早期胃癌术后五年存活率可达 90％以上。

胃癌手术分为根治性手术与姑息性手术，应当力争根治性手术。胃癌根治性手术包括早期胃癌的 EMR、ESD、D_0 切除术和 D_1 切除术等，部分进展期胃癌（D_2）及扩大手术（D_{2+}）。D 表示淋巴结清除范围，如 D_1 手术指清扫区域淋巴结至第 1 站，D_2 手术指清除扫区域淋巴结至第 2 站，如果达不到第 1 站淋巴结清扫的要求，则视为 D_0 手术。胃癌姑息性手术包括胃癌姑息性切除术、胃空肠吻合术、空肠营养管置入术等。外科手术应当完整切除原发病灶，彻底清扫区域淋巴结。对呈局限性生长的胃癌，切缘距病灶应当至少 3cm；对呈浸润性生长的胃癌，切缘距病灶应当超过 5cm。邻近食管及十二指肠的胃癌，应当尽量完整切除病灶，必要时行术中冰冻病理检查，以保证切缘无癌残留。腹腔镜是近来发展较快的微创手术技术，在胃癌的应用目前应当选择Ⅰ期患者为宜。

1. 手术前评估

（1）CT　通过 X 线或内镜检查可发现胃内病变，活组织检查可证实胃癌诊断。可通过 CT 扫描进一步检查，有助于识别有无肝脏转移，有无胃外蔓延及淋巴转移。

（2）内镜超声检查　内镜超声检查可在术前确定胃癌的浸润深度和广度，特别是对小而早期的胃癌有帮助。Haraguchi 确定三种胃癌的容积形态类型，包括漏斗型、柱型及山型。

（3）内镜检查　早期胃癌病变由于部位、范围在术中较难确定，必须在术前仔细进行内镜检查，确定病变位置、大小、范围、个数。并且要特别注意检查残胃，对可疑病变可做术中冷冻切片加以判定，以保证残胃内无癌组织残留。

2. 手术方式的选择及适应证

(1) 缩小手术　切除范围小于标准根治术的各类根治性术式。

① 内镜下黏膜切除术和内镜下黏膜下切除术：内镜下黏膜切除术（EMR）在 20 世纪 80 年代即开始用于治疗早期胃癌，但对于较大、平坦的病变，EMR 不能一次完整切除，导致局部复发率较高，有资料显示，分 4 片切除后的局部复发率可达 24%左右。因而内镜下黏膜下切除术（ESD）技术开始逐渐应用于早期胃癌的治疗，其能一次性大块、完整地切除病灶。ESD 治疗早期胃癌的适应证为：高分化或中分化，无溃疡，直径<2cm，无淋巴结转移的黏膜内癌。术前采用超声内镜或窄带成像技术准确判断病变的范围、深度和性质是治疗的关键。与外科手术相比，ESD 具有创伤小、可以多次进行以及不通过手术即可获得完整的病理学资料等优点。

② 腹腔镜下手术：目前腹腔镜技术已逐渐成熟，并广泛应用于早期胃癌和进展期胃癌。

a. 腹腔镜早期胃癌手术：根据切除范围可分为腹腔镜胃腔内黏膜切除术、腹腔镜胃楔形切除术。与 ESD 相似，为对病灶的局部切除，并不清扫胃周淋巴结，术后有肿瘤残留和复发的风险。适应证为：黏膜内癌难以采用内镜下胃黏膜切除术；黏膜内癌隆起型直径<25mm 或凹陷型直径<15mm；无溃疡；黏膜内癌位于胃内、除前壁外的任何位置均应行腹腔镜胃腔内黏膜切除术；黏膜内癌位于除胃后壁以外的任何部位均应行腹腔镜胃楔形切除术。

b. 腹腔镜进展期胃癌手术：腹腔镜胃癌 D_2 根治术用于治疗部分较早期的进展期胃癌，微创优点明显，且在肿瘤完全切除、肿瘤周围有足够正常组织的切除范围及淋巴结清扫数量等方面与开腹手术无明显统计学差异，能达到对胃癌的根治性切除，近期疗效较满意，中远期疗效也与开腹手术相当。日本一个关于 272 例腹腔镜进展期胃癌手术的疗效研究发现，对其中 1%的胃癌患者行 D_0 淋巴结清扫，1%的胃癌患者行 D_1 淋巴结清扫，10%的胃癌患者行 $D_{1+\alpha}$ 淋巴结清扫，20%的胃癌患者行 $D_{1+\beta}$ 淋巴结清扫，68%的胃癌患者行 D_2 淋巴结清扫，中位随访时间为 20 个月，有 14 例胃癌患者出现肿瘤复发，5 年生存率与同期开腹手术相当。

c. 达芬奇机器人胃癌手术：达芬奇机器人系统应用于辅助胃癌根治术，有较好的近期疗效。达芬奇机器人系统具有手颤抖消除、动作比例设定及动作标准化等功能，显著提高了手术操作的精确性、稳定性和安全性，并且能获得三维立体图形，拥有类似开放式手术般的视野，为手术者提供了诸多便利，具有良好的应用前景。

d. 保留胃功能的根治性手术：包括保留幽门的胃部分切除术（PPG）、保留胃幽门迷走神经分支的 PPG（PPG-VP）和胃的节段切除术（SG）等。PPG 的适应证为：术前诊断为黏膜癌没有淋巴结转移者；单个病灶且位于胃体中 1/3 区域者；局限于黏膜下层的早期胃癌，直径<2cm。PPG 大大减少了传统的胃切除所致的倾倒综合征，减少术后肠道功能紊乱的发生，有效防止胆汁反流和胆囊结石的发生等，其治愈率和远期生存率与传统胃癌切除相比无明显差异。PPG-VP 是在 PPG 基础上不切断迷走神经干，并保留支配幽门区的迷走神经分支，能有效预防术后倾倒综合征、反流性胃炎，减少术后胃潴留等排空障碍等。SG 的适应证为：不适合 ESD 治疗，无淋巴结转移者，肿瘤直径<2cm。SG 也能减少早期倾倒综合征和反流性胃炎的发生，但可能出现餐后饱胀和胃溃疡等并发症。

e. 缩小淋巴清扫的改良根治术：改良 D_1 淋巴结清扫术，是指胃切除的范围小于胃的

2/3及淋巴结切除范围的缩小，淋巴结清扫范围是D_1＋NO.7，下部癌需追加清扫NO.8a淋巴结。手术适应证为ⅠA期（黏膜内癌、黏膜下癌）中不宜行EMR和ESD的黏膜内癌；癌灶≤2.0cm的低分化黏膜内癌；癌灶≤1.5cm的中高分化黏膜下深层癌。改良D_2淋巴结清扫术。淋巴结清扫范围扩大，包括清除胃周及胃左动脉周围（NO.7）、肝总动脉前（NO.8）和腹腔动脉干（NO.9）周围的淋巴结。适应证包括：癌灶≤1.5cm的低分化黏膜下癌；ⅠB期（黏膜内癌、黏膜下癌、N_1），肿瘤直径＜2cm；癌灶＞1.5cm的中高分化黏膜下深层癌，术前检查无淋巴结转移。

（2）标准根治术　胃切除范围为全胃2/3以上，淋巴结清除范围为D_2清除术，肿瘤浸润深度超过黏膜下层（肌层或以上）或伴有淋巴结转移但尚未侵犯邻近器官的，均应当行标准手术。关于进展期胃癌淋巴结清扫范围早期一直存在争议，日本等国家/地区选择D_2手术为其标准术式，欧美医师普遍认为D_2手术不能改善患者生存质量。荷兰胃癌协作组发表了一个长达15年的随访结果使东西方学者达成了共识，均选择D_2手术为标准术式。根治性手术的禁忌证为：①全身状况无法耐受手术；②局部浸润广泛无法完整切除；③已有远处转移的确切证据，包括远处淋巴结转移、腹膜广泛播散、肝脏3个以上转移灶等情况；④存在心、肺、肝、肾等重要器官功能明显缺陷，严重的低蛋白血症，贫血，营养不良等情况无法耐受手术者。胃周淋巴引流区域的淋巴结清扫是胃癌根治性手术的主要组成部分，不同部位胃癌淋巴结清扫范围存在差异。

（3）扩大手术　当肿瘤浸润邻近器官时，除行标准根治术外，应联合器官切除或淋巴结D_2以上或D_3清除术。原发癌或转移癌直接侵及周围器官，必须联合切除受侵器官才能根治或淋巴结N_2以上转移阳性，必须行D_2以上或D_3淋巴结清除术才能获得B级根治术。扩大手术常有下面几种方式：①联合胰、脾区切除术；②联合胰头十二指肠切除术；③腹主动脉旁淋巴结清除术；④左上腹内脏全切除术等。对可疑肝转移、腹腔转移结节或远隔淋巴结转移者，应行病理组织学确诊。

（4）姑息性手术　对于有远处转移或肿瘤侵犯重要器官无法切除，而同时合并出血、穿孔、梗阻等情况者可考虑姑息性手术，以解除症状、提高生活质量。姑息性手术包括两类：一类是不切除原发病灶的各种短路手术，如空肠造瘘术或胃空肠吻合术，其目的是解除梗阻，使患者能够进食以改善全身营养状况及创造条件接受其他治疗；另一类是切除原发病灶的姑息性切除术。目前不少学者认为行姑息性切除的胃癌患者可有一定的五年存活率，甚至可达10%左右。

3.手术步骤

远端胃癌根治术的主要步骤为：①游离大网膜和横结肠系膜前叶，切断胃网膜左动脉；②根部结扎胃网膜右静脉和动脉，清扫幽门下淋巴脂肪组织；③清扫幽门上淋巴脂肪组织，结扎胃右动脉；④横断十二指肠；⑤清扫肝十二指肠韧带、肝总动脉、胃左动脉、腹腔干、脾动脉，结扎胃左动脉；⑥断胃，一般切除胃的2/3或4/5，小弯侧在距胃食管交界下2cm，大弯侧在距肿瘤至少5cm；⑦消化道重建，可选择毕Ⅰ、毕Ⅱ及Roux-en-Y吻合等术式。

（1）切口　上腹部正中切口，上起剑突，下绕脐左侧达脐下2～3cm。进腹后由远及近进行探查，重点是肝脏、腹膜、盆腔、肠系膜上血管根部及腹主动脉周围淋巴结。

（2）游离大网膜和横结肠系膜前叶，必要时可切除脾结肠韧带。在脾脏下极脾动脉分出胃网膜左动脉处结扎、切断胃网膜左血管，清扫NO.4sb淋巴结。沿胃结肠共同干找到中结肠静脉和肠系膜上静脉，清除肠系膜上静脉周围淋巴脂肪组织（NO. 14v）。沿胃结肠共同干寻找到胃网膜右静脉的起始部，在根部结扎、切断胃网膜右静脉。横结肠系膜前叶在胰腺下缘与胰腺包膜延续，进一步自胰腺下缘向胰腺上缘、自胰腺中部向十二指肠游离胰腺包膜，直到发现胃十二指肠动脉，沿该动脉向下则找到胃网膜右动脉，在根部结扎、切断胃网膜右动脉，清扫NO. 6淋巴结。

（3）找到十二指肠上动脉，仔细结扎、切断。自球部开始清除肝十二指肠韧带淋巴脂肪组织，主要清除肝动脉周围组织。找到胃右动脉，在根部结扎、切断，清扫NO. 5淋巴结及NO. 12a淋巴结。

（4）游离结扎、切断胰头于十二指肠之间小的血管、脂肪组织，充分游离十二指肠。用关闭器或Kocher钳切断、关闭十二指肠。

（5）清扫肝总动脉淋巴结（NO. 8），腹腔干及胃左动脉周围淋巴结（NO. 9、NO. 7），脾动脉周围淋巴结（NO. 11p）及贲门右及小弯侧淋巴结（NO. 1、NO. 3）。

（6）断胃　一般切除胃的2/3或4/5。一般小弯侧在距胃食管交界下2cm，大弯侧在距肿瘤至少5cm，一般多在脾下极水平。

（7）消化道重建　可选择毕Ⅰ、毕Ⅱ及Roux-en-Y吻合等术式。

4. 手术前后注意事项

胃癌患者往往营养状况较差，可有贫血、低蛋白血症，尤其是伴幽门梗阻、胃壁水肿、胃腔内感染较重者。术前后应注意改善全身状况，目前采用胃肠道外营养支持疗法改善全身状况。术前充分洗胃及胃肠减压，可减轻胃壁水肿和胃内感染，有利于吻合口的愈合。当病变可能累及横结肠系膜根部时，术前应做肠道准备，以便术中有可能联合切除部分横结肠。部分患者在术前放置鼻胃管时应同时放置营养导管，以备术后可经肠道补充营养。行根治术的患者，尤其是胰包膜切除和淋巴结清除范围较广者，必须放置引流。个别患者可能有短期的胰液漏出。术后给予胃肠道外营养，大大有利于病情的恢复，为尽早进行综合治疗创造良好的条件。

（二）胃癌的放疗

对于局部进展期胃癌患者，局部病灶的完整切除和足够的淋巴结清扫仍是根本的治疗方法，辅助治疗的研究和实施则是为了在手术的基础上改善局部进展期胃癌患者的预后。根据与手术配合的时机可以分为新辅助和辅助治疗。胃癌放疗的发展经历了姑息治疗、辅助治疗再到新辅助治疗的阶段，放疗技术也不断进步，胃癌放疗的相关临床问题也逐渐明确。

1. 放疗适应证

（1）姑息性放疗适应证　①局部晚期无法达到R0切除或未达到R0切除的患者；②任何原因无法接受手术治疗的患者；③胃癌脑转移、骨转移等转移病灶的减症治疗；④远处转移灶控制后局部病灶的放疗或减症放疗。

（2）术后辅助放疗适应证　R0切除术后辅助放疗适用于：①一般情况较好，KPS≥70；②$T_{3\sim4}$期和（或）淋巴结阳性或切缘阳性；③无远处转移的证据；④肺、肝、肾、心功能无严重损伤。

（3）术前新辅助放疗适应证　①一般情况较好，KPS≥70；②$T_{3\sim4}$期和（或）淋巴结阳性食管胃结合部腺癌患者；③无远处转移的证据；④肺、肝、肾、心脏功能无严重损伤。

建议放疗技术采用三维适形放疗（3D-CRT）或者调强放疗技术（IMRT）。

2. 靶区概念与勾画

（1）GTV　3D-CRT 和 IMRT 的 GTV 定义为影像学和病理评估的疾病范围大小（原发病灶＋转移淋巴结＋术后残留病灶），即在 CT、PET-CT、MRI、超声、胃镜和造影等影像学检查所见及病理检查的阳性病灶，临床体检发现的肿块经病理检查证实的病灶都属于 GTV。

对于采用术前放疗的患者，内镜下放置银夹有利于确定肿瘤的局部边界。确定原发灶的 GTV 需要结合增强 CT 扫描、上消化道造影和内镜下标记等综合分析后确定。PET-CT 显像检查对于 GTV 的勾画可提供一定的参考价值。此外，传统的方法认为淋巴结最大短径≥1cm 应该包括在 GTV 中。实际上，有些患者区域淋巴结转移＜1cm 很常见，PET-CT 检查可以提供帮助，比 CT 检查特异性更高。

（2）CTV　是指在 GTV 的基础上再包括亚临床病灶的范围，CTV 考虑到了目前影像学上不能显示的微小病灶。

① 术前放疗：对于胃癌术前放疗而言，CTV 包括了原发灶外放一定范围形成的体积＋转移淋巴结外放一定范围形成的体积＋需要预防性照射的区域淋巴引流区。其中，原发灶纵向外放距离一般为 3～5mm，横向外放距离为 6～8mm；转移淋巴结的外放范围一般为 3～5mm；需要预防性照射的淋巴引流区包括 D_2 范围的淋巴结加上 16a～16b1 范围的腹主动脉旁淋巴结区域。

② 术后放疗：对于术后放疗而言，CTV 包括切缘不足的吻合口、十二指肠残端或残胃、肿瘤床和需要预防性照射的淋巴结引流区域。需要预防性照射的淋巴引流区域为高复发风险的区域，包括未清扫的 D_2 范围淋巴引流区域、胰腺周围淋巴结区域和腹主动脉旁淋巴结区域（主要为 16a2 和 16b1 区）。

（3）ITV 靶区的确定　ITV 为 CTV 加器官运动所导致的 CTV 体积变化的范围。胃癌患者内部器官的运动主要受呼吸运动的影响。获得 ITV 靶区的主要方法是四维 CT 扫描，包括一个呼吸周期内不同时相的一组图像进行融合，在普通模拟机上测量腹部肿瘤运动的范围，采用慢速 CT 扫描的方法等。

（4）PTV　由 CTV 外扩一定边界形成，这一边界包括器官运动、摆位误差及每日放疗的重复性误差或者 ITV 加上摆位误差及每日放疗的重复性误差。随着呼吸运动在不同的方向也有不同的移动范围，因而在靶区勾画方面应该采用个体化的治疗原则。

3. 体位固定及 CT 模拟定位范围

胃癌放疗计划剂量的计算参考图像是 CT 扫描所得图像，患者一般在 CT 模拟机下行定位 CT 扫描。定位 CT 扫描时，患者应该处在与治疗一致的位置，采用适当的固定技术，使患者不易移动而相对舒适，便于治疗计划的实施。常用的定位固定装置为真空体模或热塑体模。一般采用螺旋 CT 扫描，层厚 3～5mm，造影剂增强便于腹腔内靶体积的勾画。也可以采用平扫定位 CT 计算剂量，与增强定位 CT 进行融合，以作为勾画靶区的参考。

定位 CT 扫描的范围：上界为气管分叉，根据肿瘤的部位和淋巴结转移情况适当上移至胸廓入口；下界为肾下缘或主动脉分叉较低者（最好包括部分髂骨）。

4. 正常组织的勾画和剂量体积限制

腹部照射中的主要剂量限制器官是肝、脊髓、肾、心脏、小肠、胰腺和肺等。设计放疗计划时，必须使这些正常组织的受照射剂量控制在可耐受的范围之内。

（1）腹腔正常组织照射剂量-体积限制　放疗计划系统应用剂量体积参数直方图（DVH）评估正常组织的照射耐受剂量。胃癌放疗计划DVH评估的正常组织器官中主要的剂量限制器官是肝、脊髓、肾、心脏、小肠、胰腺和肺等。在胃癌接受高剂量放疗后，肾和肝是两个容易发生晚期反应的器官，同时脊髓和小肠也会部分受到照射。虽然在适形照射的条件下不会超过限制剂量，但是需要注意的是避免热点。

对于肝的限量，QUANTEC报告建议肝的平均受照量＜30Gy。在临床实践中，除非由于需要包括肝门淋巴结区域导致靶区体积覆盖较多的肝实质，很多治疗技术包括AP/PA都可以满足此要求。鉴于在我国患者肝癌研究中获得的数据，目前采用的平均肝受照量建议＜23Gy。

肾的剂量限制则尚不确定，很少有精确定义，且临床相关的终点事件确定的肾放疗效应的相关剂量-体积资料仅供参考。常用的Emami估算模型更多基于临床判断，而不是详细的剂量和体积资料，并且应用肾硬化作为终点来估计肾的耐受剂量。QUANTEC报告中肾的剂量限制差异较大，并非来自于胃癌放疗的资料（而是精原细胞瘤和淋巴瘤）。在多数病例中，胃癌的放疗常伴随着相对高剂量的单侧或双侧的肾照射，所以应保证实施时满足剂量限制条件。

小肠的剂量限制在较高剂量照射时需要特别注意，小肠受到较高剂量（＞50Gy）后会有部分患者出现肠腔狭窄或出血。

3D-CRT和IMRT常规分割放疗正常组织的剂量限制、体积限制标准为：①≥95%的等剂量面必须包绕计划靶体积（PTV）；②肺组织V20≤30%，V5≤65%，16Gy≤肺平均剂量＜18Gy；③心脏V30≤46%，V45＜60%，心脏平均剂量≤26Gy；④小肠V15＜120mL（基于小肠袢体积），V45＜195mL（基于腹腔体积），小肠最高剂量＜50Gy；⑤脊髓最大剂量≤50Gy；⑥肾V15≤50%，肾平均剂量≤16Gy；⑦胰腺V45＜50%，胰腺平均剂量≤26Gy。

（2）正常组织勾画

① 肺的勾画：建议在CT图像上勾画充气的肺实质，而不包括胸腔积液和不张的肺。可以使用自动勾画工具，但必须设置适当的勾画阈值。在每层治疗计划CT图像上勾画，自动勾画的靶区必须经过人工检查或修改。近端支气管束，离肺门＜1cm的血管应该包括在肺内。左、右肺可以勾画成为1个器官，也可以分开勾画成为两个器官。

② 心脏的勾画：应该包括整个心脏，从心底部至心尖部，心底部从升主动脉的起始开始勾画。

③ 小肠的勾画：有两种勾画和计算方法。一种是基于小肠袢体积的勾画；另一种是基于腹腔体积的勾画。

④ 脊髓的勾画：治疗胃癌建议勾画由椎管而组成脊髓的体积，从气管分叉开始至双侧肾下缘。

⑤ 肾的勾画：建议两侧肾分开进行勾画和计算剂量，建议在CT图像上勾画肾实质。

⑥ 胰腺的勾画：建议在CT图像上勾画胰腺实质，包括胰腺勾突、胰头和胰体尾。

5. 放疗剂量

放化疗联合治疗总剂量45～50.4Gy，每次1.8～2.0Gy，每周5次，共5～6周。

6. 放疗技术

（1）放疗技术的选择　放疗的目标是取得最大的肿瘤控制和最小的正常组织损伤。近

10年来，放疗技术取得了很大的进步。先进的放疗技术如四维放疗模拟技术、IMRT、容积调强弧形治疗技术（VMAT）、图像引导放疗（IGRT）、生理运动控制技术（ABC技术、PBG技术、门控技术）等的使用减少了正常组织的毒性。

（2）AP/PA、3D-CRT和IMRT的比较　鉴于胃癌靶区的复杂性和单纯的AP/PA前后野照射的传统技术较多的毒性反应以及三维精确放疗技术的发展，为了提高疗效，对于新的放疗技术的需求也越来越迫切，首先应用的是3D-CRT技术。早期报道显示，3D-CRT技术较AP/PA野照射提高了靶区的覆盖并降低了肾的照射剂量。此后更多的学者开始探索IMRT技术应用于胃癌术后放疗，并且很多计划和剂量学研究对3D-CRT和IMRT技术进行了比较。这些研究显示IMRT技术有降低肾、脊髓和肝照射剂量的趋势，有少量的研究报道了临床结果。有学者比较了胃癌术后放疗应用IMRT技术和3D-CRT技术的临床结果和毒性反应，该研究有31例患者接受了IMRT技术，26例患者接受了3D-CRT技术，≥2级急性胃肠道不良反应在两组类似（61.5%对比61.2%）。但是，3D-CRT组有3例患者由于毒性反应而中断治疗，IMRT组则没有患者因为毒性反应而中断治疗。IMRT降低了肾和肝的照射剂量。中位随访1.3年，3D-CRT组有3例患者发生3级晚期反应，均为小肠梗阻，在IMRT组有1例患者发生了小肠狭窄的3级晚期反应。该研究显示，IMRT技术能更好地保护肾功能，在其他术前治疗的研究中也有类似报道。

某肿瘤医院经整合呼吸因素后对3D-CRT和MIRT在胃癌术后放疗中的剂量学因素进行了分析，提示整合呼吸移动因素后，IMRT较3D-CRT有更好的靶区覆盖率和较低的肝及左肾受照量。尽管很多研究报道了IMRT技术可降低肾的照射剂量，由于各研究在研究设计、剂量限制、毒性终点定义和靶区勾画等方面的差异和异质性，目前还不能确定IMRT较3D-CRT有绝对的优势。

（3）4D-CT和呼吸控制技术　四维放疗（4D-CT）是解决呼吸运动而引起肿瘤运动的一种理想工具。由4D-CT图像而设计的放疗计划使放射野的轮廓随呼吸运动而改变，始终保持在呼吸的每一个时相与肿瘤轮廓勾画相一致。由此可明显减少PTV所设定的照射野的体积，减少正常组织受照的体积和剂量。

4D-CT模拟定位时患者采集10个呼吸周期用于设计治疗计划，模拟时医师根据常规模拟机或者4D-CT运动观察呼吸运动幅度决定是否使用腹部加压。患者采用立体框架固定或者真空体模或者热塑体模固定。图像传输至治疗计划系统，综合平均图像代表总的10个时相的综合平均数。GTV在最大正常吸气时相和最大正常呼气时相上勾画，ITV产生于此两个时相的综合。GTV综合了10个时相的信息，由医师精确确定，用于创建GTV-ITV。CTV定义为GTV-ITV外放3～5mm，CTV均匀外放5mm形成PTV。对于肿瘤运动幅度＜5mm者，可以简单地外扩PTV边界。但对于肿瘤运动幅度＞1cm者，肿瘤运动个体化测定及减少运动的管理是需要的。

对于呼吸运动引起的靶区移动的解决方法，某肿瘤医院进行了初步的研究，并且研发了新的呼吸控制方法——被动呼吸控制（PBG）技术。有学者报道了新的门控系统，在保持一定精度的基础上，较目前商用的门控技术可以延长患者呼吸控制的时间（15～25s），从而提高需要控制呼吸运动的治疗效率。

7. 放射源的选择

放射源的选择以4～10MV的光子射线为优，对于肥胖患者也可以采用15～18MV的光子射线进行照射。

8. 放疗期间的观察及放疗后的随访

（1）放疗期间的观察　患者的一般状况是保证放疗计划完成的重要条件。应观察患者的饮食、睡眠、体重等一般情况以及放疗不良反应的情况。白细胞计数原则上每周复查1次，但遇白细胞计数偏低的患者，则至少每周2次或隔日1次检查血常规。

肿瘤的退缩情况、有无发生远处转移和体重及体表轮廓的变化，是放疗期间重要的观察指标，尤其是目前采用精确放疗的时代。由于根治性放疗持续照射间期较长，因此，有足够的时间让临床医师在放疗期间观察肿瘤的退缩情况和体表轮廓的改变，临床医师可根据肿瘤退缩及位置移动情况适当地调整放疗计划。

腹部照射的急性放射反应常在放疗开始后2周内出现，但因患者的耐受性不同出现的时间和强度不同。如果临床上出现急性放射性食管炎/胃肠炎的表现，应加强对症处理和支持治疗，帮助患者尽可能度过急性反应期。如出现3级以上急性反应，则必须停止放疗，并给予相应的积极处理。

（2）放疗结束后的随访　对于胃癌术后放疗患者，放疗结束后一般在3个月内复查腹部CT，评估局部情况，观察正常组织的放射损伤情况；以后每3～6个月进行病史和体格检查、腹部增强CT扫描和肿瘤指标检查，持续2年；此后每年至少随访一次病史和体格检查、腹部增强CT、胸部和盆腔CT扫描。如有症状，可提前行腹部CT复查。如出现骨转移症状如局部疼痛，可做骨放射性核素扫描，可疑处做X线摄片或者MRI扫描，观察骨质有无破坏，确定是否发生骨转移并决定下一步的治疗方案。

对于新辅助治疗患者，治疗结束后应在1～2个月内及时进行复查评估；如果没有明显进展和转移，应在放疗结束6～8周后进行手术治疗；对局部不可切除的姑息性治疗患者，也应进行复查评估；如果转化为可切除，则建议进行根治性手术治疗。

（三）化学治疗

胃肠道肿瘤对化疗的反应性普遍较差，但胃癌对化疗的反应性相对较好。化疗分为姑息性化疗、辅助化疗和新辅助化疗，应当严格掌握临床适应证，并在肿瘤内科医师的指导下施行。化疗应充分考虑患者的病期、体力状况、生活质量及患者意愿，并注意监测及防治不良反应，避免治疗过度或治疗不足。及时评估化疗疗效，酌情调整药物和剂量。对于术后患者化疗是辅助性治疗，而对于晚期患者及各种原因不能手术的患者，化疗是其主要的治疗手段。化疗的方法可采用单一药物化疗，但更多是联合药物化疗，有时化疗可与激素及放疗联用。给药途径有口服给药、静脉给药及腹腔内给药等。

1. 常见的化疗药物

以下几种药物对胃癌有一定的疗效，可单独使用，有效率为20%～25%，但持续时间短。

（1）顺铂　是目前治疗进展期胃癌最常用的化疗药物，主要通过阻滞G_2期细胞周期，与DNA分子形成链内或链间交叉连接或组织DNA的复制，影响肿瘤细胞蛋白质的翻译等来发挥治疗作用。单用19%的患者能产生明显的部分缓解，长期使用易产生耐药性，且有一定的毒副作用。

（2）氟尿嘧啶　临床应用也较多，实际有效率为20%，有效期短，平均4～5个月。该药抑制胸腺嘧啶核苷酸合成酶，从而抑制DNA的合成。该药可静脉或口服，以前者多用，其剂量和服药时间目前仍不统一。最常见的给药方法是每天或每周大剂量注射，几天或几周连续给药，也是一种替代疗法。

卡培他滨和替吉奥胶囊都是氟尿嘧啶的前体，口服后以原型在胃肠道吸收，经肝脏或在肿瘤组织内转化为氟尿嘧啶，从而杀伤肿瘤细胞。卡培他滨较氟尿嘧啶在肿瘤组织中有高选择性，替吉奥胶囊可增加氟尿嘧啶在体内的停留时间，增加有效率。卡培他滨和替吉奥胶囊是治疗进展期胃癌有效的药物，能减少不良反应和缩短住院时间。

（3）紫杉烷　包括紫杉醇和多西他赛等。主要通过在癌细胞分裂时与微管蛋白结合，使微管稳定和聚合，阻断有丝分裂，从而抑制肿瘤生长。紫杉醇主要作用于 G_2/M 期，而多西他赛主要作用于 S 期。紫杉醇和多西他赛治疗进展期胃癌的临床有效率相当，达 24%左右。

（4）奥沙利铂　为第三代络铂类化合物，作用机制与顺铂类似，通过 DNA 复合体的形成来介导。体外研究证实奥沙利铂对顺铂和氟尿嘧啶耐药的癌细胞株仍有明显的抑制作用。临床研究提示奥沙利铂治疗进展期胃癌的疗效与顺铂相当，但严重不良反应发生率明显降低，特别是对血液毒性和脱发方面的不良反应明显减轻。

（5）伊立替康　是拓扑异构酶Ⅰ抑制剂，能使拓扑异构酶Ⅰ失活，引起 DNA 断裂，阻碍 DNA 复制和合成，最终抑制细胞分裂，具有广谱抗肿瘤活性。单药治疗进展期胃癌的有效率为 23%，与顺铂联用是目前有效的方案，主要不良反应是腹泻和中性粒细胞减少症。

2. 化疗分类

（1）姑息性化疗　适用于全身状况良好、主要器官功能基本正常的无法切除、复发或姑息性切除术后的患者，目的为缓解肿瘤导致的临床症状，改善生活质量及延长生存期。

常用的化疗药物包括氟尿嘧啶、顺铂、表柔比星、紫杉醇、多西他赛、奥沙利铂、伊立替康、替吉奥胶囊、卡培他滨等。化疗方案包括两药联合或三药联合方案，两药方案包括氟尿嘧啶/亚叶酸钙（LV）＋顺铂（FP）、卡培他滨＋顺铂、替吉奥胶囊＋顺铂、卡培他滨＋奥沙利铂（XELOX）、奥沙利铂＋氟尿嘧啶（FOLFOX）、卡培他滨＋紫杉醇等。三药方案适用于体力状况好的晚期胃癌患者，常用者包括表柔比星＋顺铂＋氟尿嘧啶及其衍生方案[表阿雷素＋奥沙利铂＋希罗达、表阿雷素＋顺铂＋卡培他滨（ECX）、表柔比星＋奥沙利铂＋氟尿嘧啶（EOF）]、DCF 及其改良方案等。对全身状态差、高龄患者，考虑采用口服氟尿嘧啶类药物或紫杉类药物的单药化疗。

（2）辅助化疗　胃癌在行根治性手术后仍有较高的复发率，因此有必要行辅助化疗。尽管有部分国外学者认为，单独根治性手术与根治术＋辅助化疗相比，后者并无明显益处。但国内大部分学者认为，术后辅助性化疗可延长患者的生存期，并发现化疗有明显预防肝转移的作用。某医院报道，胃癌根治术后辅助化疗的五年存活率为 45.4%，未加化疗的为 29.8%。辅助化疗的对象：术后病理分期为ⅠB 期伴淋巴结转移者，术后病理分期为Ⅱ期及以上者。辅助化疗一般需患者术后全身状况基本恢复正常后开始，一般在术后 3～4 周，联合化疗在 6 个月内完成，单药化疗一般不宜超过 1 年。辅助化疗方案推荐氟尿嘧啶类药物联合铂类的两药联合方案。对临床病理分期为ⅠB 期、全身状况差、高龄、不耐受两药联合方案者，考虑采用口服氟尿嘧啶类药物的单药化疗。

（3）新辅助化疗　是指恶性肿瘤在实施手术治疗或放疗之前给予的全身化疗。MAGIC 试验和 RTOG9904 试验确定了新辅助化疗在胃癌治疗中的地位，对新辅助化疗敏感患者的预后要明显优于不敏感者。新辅助化疗可以达到降期目的以提高胃癌 R0 切除率，可以使胃癌病灶缩小或消失，防止术后肿瘤血供、淋巴引流改变影响化疗效果。可以消除潜在的微转移灶，降低术后转移复发的可能。对无远处转移的局部进展期胃癌（$T_{3/4}$、N^{+}），推荐新辅助化疗，应当采用两药或三药联合的化疗方案，不宜单药应用。胃癌的新辅助化疗推荐ECF（表柔比星＋顺铂＋氟尿嘧啶）及其改良方案。MAGIC试验是第一个胃癌新辅助化疗相关的Ⅲ期临床试验，将患者随机分为ECF组和单用手术治疗组，结果显示ECF组术后病理分期和淋巴结阳性率减低，R0切除率和五年生存率增加。新辅助化疗的时限一般不超过3个月，应当及时评估疗效，并注意判断不良反应，避免增加手术并发症。但采用新辅助化疗存在因手术延期而使肿瘤进展的风险。

（四）靶向治疗

1. 曲妥珠单抗

ToGA研究是首个在人表皮生长因子受体-2（HER-2）阳性胃癌患者中评价曲妥珠单抗联合顺铂及一种氟尿嘧啶类药物的前瞻性多中心随机Ⅲ期临床研究。这项研究证实对于HER-2阳性的晚期胃癌患者，曲妥珠单抗联合标准化疗的疗效优于单纯化疗。该研究中，594例HER-2阳性的局部晚期或复发转移性胃和胃食管腺癌患者随机分组，分别接受曲妥珠单抗联合化疗（5-FU或卡培他滨联合顺铂）或单纯化疗，结果显示，曲妥珠单抗联合化疗组较单纯化疗组的中位总生存时间明显改善，分别为13.5个月和11.1个月，有效率也显著提高（47.3%和34.5%）。两组安全性相似，并未出现非预期不良事件，症状性充血性心力衰竭发生率没有统计学差异，这一研究结果奠定了曲妥珠单抗联合化疗在HER-2阳性的晚期胃癌或食管癌患者中的标准治疗地位。

2. 贝伐珠单抗

AVAGAST研究评估了贝伐珠单抗联合XP方案对比单用XP方案治疗774例进展期胃癌患者的疗效。研究结果显示，联合贝伐珠单抗组和单纯化疗组的中位OS分别为12.1个月和10.1个月（$P=0.1002$），主要研究终点未能达到。而次要研究终点，客观有效率（46%和37%）和PFS（6.7个月和5.3个月）均得到显著改善。亚组分析显示，不同国家患者的获益程度存在差异，其中美洲患者从贝伐珠单抗联合治疗中获益程度最大，而亚洲患者获益程度较低，进一步分析显示亚洲患者单纯化疗组生存期明显长于欧美国家患者，且接受二线治疗患者的比例也高于欧美人群，可能影响了OS的判断。虽然AVAGAST主要研究终点未达到，但该研究显示的客观有效率和PFS的改善提示贝伐珠单抗联合化疗具有肯定的抗肿瘤活性，其能否作为进展期胃癌的推荐治疗药物，仍需更多的临床研究数据支持。亚组分析显示不同国家患者的获益程度存在差异，这可能与东西方国家胃癌患者的组织学类型不同有关（西方以弥漫型为主，东方以肠型为主），而不同组织学类型胃癌对药物治疗的反应亦存在差异。

3. 西妥昔单抗

EXPAND试验入组870例未行切除术的晚期胃腺癌或食管胃结合部腺癌患者随机接受顺铂（第1天80mg/m^2）＋卡培他滨（1000mg/m^2，2次/天，第1天晚上至第15天早上）联合或不联合西妥昔单抗（初始剂量400mg/m^2，然后每周250mg/m^2）的治疗。患者平均年龄59～60岁，3/4为男性，1/3为胃癌。结果显示，西妥昔单抗组与单纯化疗组相比，主要终点指标无进展生存期呈非显著性下降，分别为4.4个月和5.6个月，风险比（HR）为

1.09（P=0.3158），OS和总缓解率（ORR）也未见受益，中位OS分别为9.4个月和10.7个月（HR=1.0，P=0.96），ORR分别为30%和29%，结果提示卡培他滨+顺铂一线化疗方案中联合西妥昔单抗后未能使晚期胃癌患者受益。

4. 帕尼单抗

REAL-3是一项随机、多中心、Ⅱ/Ⅲ期临床试验，纳入了553名未经治疗的晚期或转移性食管、食管胃结合部和胃腺癌或未分化癌患者，随机分配入组：EOC［50mg/m^{2}表柔比星，第1天；130mg/m^{2}奥沙利铂，第1天；1250mg/(m^2·d)卡倍他滨，第1～21天］或调整过的EOC［表柔比星50mg/m^2，第1天；奥沙利铂100mg/m^2，第1天；卡倍他滨1000mg/(m^2·d)，第1～21天］加上帕尼单抗9mg/kg，第1天。结果显示帕尼单抗组患者的生存期更短，中位OS为8.8个月，而标准EOC方案为11.3个月（HR=1.37，P=0.013），PFS也有降低的趋势（6.0个月和7.4个月，P=0.068），安全性方面，两组间3级或以上的不良事件总发生率没有显著差异，结果提示帕尼单抗联合ECO方案不仅没有改善未经治疗的食管胃癌患者结局，实际上，与标准EOC方案相比，总体生存期反而明显降低，原因推测调整后的ECO方案中奥沙利铂和卡倍他滨剂量降低可能对疗效有一定的影响。

5. 依维莫司

依维莫司是西罗莫司的衍生物，为口服的哺乳动物雷帕霉素靶蛋白（mTOR）丝氨酸-苏氨酸激酶抑制剂，在蛋白合成、细胞生长代谢与增殖和血管生成方面起着重要作用。GRAN$_1$TE-1研究是一项随机、双盲、多中心Ⅲ期临床研究，旨在评价依维莫司治疗一线或二线化疗失败的进展期胃癌的疗效，共入组656例患者，其中55.3%患者来自亚洲，47.7%患者仅接收过一线化疗。依维莫司10mg/d联合最佳支持治疗对比安慰剂联合最佳支持治疗，未能达到主要研究终点，即未改善总生存时间（OS：5.39个月和4.34个月，HR=0.90，P=0.1244）；但延长了无进展生存（PFS：1.68个月和1.41个月，HR=0.66，P=0.0001），6个月PFS率分别为12.0%和4.3%；总缓解率（ORR）分别为4.5%和2.1%。最常见的3/4度不良反应为贫血（16.0%和12.6%）、食欲下降（11.0%和5.6%）、乏力（7.8%和5.1%）。

6. Ramucirumab（RAM，IMC-1121B）

Ramucirumab是一种靶向VEGF受体2的全人源IgG1单克隆抗体。一项安慰剂对照、双盲、Ⅲ期国际临床试验，RE-GARD研究旨在评估RAM在含铂类和（或）氟尿嘧啶类药物一线联合治疗后进展的转移性胃或GEJ腺癌患者中的疗效和安全性。在该研究中患者被按照2∶1的比例随机接受RAM（8mg/kg，静脉注射）联合最佳支持治疗或安慰剂联合最佳支持治疗（每2周1次）直至疾病进展、出现不可接受的毒性反应或死亡。符合条件的为因转移性疾病接受一线治疗后4个月内或辅助治疗后6个月内疾病进展的患者。主要终点是OS，次要终点包括PFS、12周PFS率、总缓解率（ORR）和安全性。结果显示RAM和安慰剂组的中位OS分别为5.2个月和3.8个月，OS的HR为0.776（95% CI为0.603～0.998，P=0.0473），RAM和安慰剂组的中位PFS分别为2.1个月和1.3个月，HR为0.483（95% CI为0.376～0.620，P<0.0001），RAM和安慰剂组的12周PFS率分别为40%和16%，ORR分别为3.4%和2.6%，疾病控制率分别为49%和23%（P<0.0001）。高血压、腹泻和头痛是RAM最常见的不良反应。结果提示在一线治疗后进展的转移性胃或

食管胃结合部（AEG）腺癌中，RAM与安慰剂治疗相比，存在具有统计学显著性的总生存（OS）和无进展生存（PFS）获益，且安全性可接受。

7. Rilotumumab 原癌基因 c-Met 编码肝细胞生长因子（HGF）和散射因子（SF）的高亲和力受体

在各种肿瘤包括胃癌中 c-Met 和 HGF 都已不受管制，并且与不良预后相关。*Met* 基因的扩增继发蛋白质的过度表达及激酶的激活，进而激活胃癌和食管胃结合部腺癌患者 c-Met 信号传导途径，胃癌组织中 c-Met 的阳性率差异较大，基因扩增在 2%～10%，蛋白表达阳性率在 20%～80%。目前针对 c-Met 靶点有不少靶向药物在临床前和小规模临床研究中均表现出良好的疗效。Rilotumumab（AMG 102）是一种特异性抑制肝细胞生长因子（HGF），进而抑制其下游 c-Met 信号通路的全人源化单抗。ASCO 年会上，一项关于 Rilotumumab 治疗晚期胃癌的Ⅱ期研究虽然样本量较小，但也引起了极大关注。研究纳入并未进行人群筛选的晚期胃癌或胃食管接合部癌患者，随机分入 ECX 组（表柔比星、顺铂及卡培他滨）、ECX＋Rilotumumab（7.5mg/kg）组及 ECX＋Rilotumumab（15mg/kg）组。结果显示，主要研究终点 PFS 达到统计学差异，联合 Rilotumumab 后，可将 PFS 由 4.2 个月延长至 5.6 个月（$P=0.045$）。如前所述，此类针对全人群的化疗联合靶向药物并未延长 OS，但针对 HGF/Met 途径的探索性研究显示，免疫组化检测的 Met 蛋白高表达者 OS 得到明显延长。全组共 90 例标本可成功检测 Met 蛋白表达，其中高表达者 38 例（42%），接受 Rilotumumab 治疗者的 OS 较安慰剂组延长达 1 倍（11.1 个月和 5.7 个月）；但 HER-2 表达状况，*Met* 基因拷贝数以及循环血 HGF 及可溶性 *Met* 表达水平与 OS 并无相关。小样本Ⅱ期研究中疗效预测标志物的结果为后续Ⅲ期研究提供了筛选依据，Ⅲ期研究将采用与 TOGA 研究类似的思路，Met 高表达者方可进入研究，比较 Rilotumumab 或安慰剂联合化疗的疗效，以证实阻断 c-Met 途径治疗晚期胃癌的价值。

目前还有一些Ⅲ期临床试验正在进行，用以证实上述药物与标准化疗联合在晚期胃癌和食管胃结合部腺癌患者中的疗效和安全性。与结直肠癌不同，晚期胃癌化疗中尚缺乏高特异性的疗效预测因子，进一步分析分子标志物与临床获益的相关性有助于寻找对靶向治疗敏感的胃癌患者，从而为个体化治疗提供帮助。

（敖　飞）

第二节　肝细胞癌

肝细胞癌（HCC）简称肝癌，是威胁人类健康的肿瘤性疾病之一。全球发病率逐年增长，新发病例已超过 90 万/年，居于恶性肿瘤的第 6 位，死亡病例超过 80 万/年，位居肿瘤相关死亡的第 3 位。肝癌在我国高发，我国新发病例 41 万/年，死亡病例 39 万/年，在恶性肿瘤死亡顺位中排第 2 位，仅次于肺癌。HCC 疗效不尽如人意的最主要原因是诊断较晚。大部分肝癌患者发现时已到晚期，不能进行有效的根治性治疗。由于血清甲胎蛋白（AFP）的临床应用和各种影像学技术的进步，特别是 AFP 和超声显像用于肝癌高危人群的监测，使肝癌能够在无症状和体征的亚临床期做出诊断，加之外科手术技术的成熟以及各种局部治疗等非手术治疗方法的发展，使肝癌的预后较过去有了明显提高。但是，目前 HCC 总的治疗状况仍然是手术根治率低、复发率高、预后差。

一、病因

本病在世界任何地区都有发现，任何原因导致的慢性肝病都可能在肝癌发生和发展过程中起着重要的作用。流行病学和实验研究均表明病毒性肝炎与肝细胞癌的发生有着特定的关系，目前比较明确的与肝癌有关系的病毒性肝炎有乙型肝炎和丙型肝炎。在我国，以乙型肝炎与肝癌关系最为密切，90%的肝癌患者有乙型肝炎病毒（HBV）感染背景。

（一）病毒性肝炎

（1）乙型肝炎病毒与肝癌的相关性

① 肝细胞癌与 HBsAg 携带者的发生率相关，原发性肝癌高发的地区同时也是 HBsAg 携带率较高的地区。我国有约 8600 万 HBV 携带者，每年尚有约 100 万新生儿因其母亲为携带者而面临乙肝病毒感染风险。

② 肝癌患者慢性 HBV 感染的发生率明显高于对照人群。

③ 在有肝癌病史的家族中，其成员也多为 HBsAg 阳性慢性肝炎或肝硬化患者。说明除了可能的遗传因素外，HBV 感染仍是主要的致癌因素。

④ 分子生物学研究发现肝癌细胞的 DNA 中整合有 HBV-DNA 的碱基序列。HBV 的基因组为两条成环状互补的 DNA 链。HBV-DNA 的基因组包含 S 区、X 基因、C 区及 P 基因。S 区编码 HBsAg；X 基因编码 HBxAg，C 区编码 HBcAg 及 HBeAg。HBV-DNA 整合到肝细胞的 DNA 后，可能通过与癌基因和（或）抑癌基因的相互作用，从而激活癌基因和（或）导致抑癌基因的失活而致癌。综上所述，HBV 感染是导致肝癌发生的重要因素。尽管有大量线索提示 HBV 与肝癌的关系密切，但是 HBV 导致肝癌发生的确切机制和过程仍不十分清楚。

（2）丙型肝炎病毒与肝癌的关系　丙型肝炎与乙型肝炎相似，也可发生慢性肝炎和肝硬化，并在此基础上诱发肝癌。我国肝癌患者中 HCV 感染率较低，且其中有一部分为双重感染，提示 HCV 感染尚不是我国肝癌的主要病因。但近年来，与输血和使用生物制品有关的 HCV 感染有增多趋势，并可能导致某些 HBsAg 阴性肝癌的发生，因此对 HCV 的预防和诊治不容忽视。

（二）黄曲霉毒素

黄曲霉毒素（AF）与肝癌的关系在动物实验中已得到证实，黄曲霉毒素中以黄曲霉毒素 B1 的肝毒性最高。其与人类肝癌的关系主要来自流行病学证据，流行病调查发现黄曲霉毒素污染地区居民肝癌的发病率较其他地区为高。黄曲霉毒素在肝内很快转化为具有活性的物质，其代谢产物是一种环氧化物，可与 DNA 分子的鸟嘌呤碱基在 N7 位共价键结合，干扰 DNA 的正常转录。

（三）环境因素

在我国肝癌高发的江苏启东、广西扶绥、上海南汇等地的流行病学调查表明，饮用塘水人群的肝癌发病率较高，饮用深井水、河水人群的肝癌发病率较低，这可能与池塘水受蓝绿藻产生的微囊藻毒素污染有关。高发地区水土中硝酸盐及亚硝酸盐的含量较高，水源中铜、锌、镍含量高，钼含量较低。在启东发现肝癌的发病率较高与土壤及农作物中缺硒有关，美国也曾报道肝癌的发病率与环境中的硒含量呈负相关，微量元素与肝癌之间的关系尚待进一步研究。

二、病理

（一）外观分型

（1）大体分型

① 弥漫型：癌结节弥漫分布全肝。

② 巨块型：瘤体直径＞10cm。

③ 块状型：瘤体直径为5～10cm，根据肿块数量和形态，又分为单块型、融合块状型和多块状型。

④ 结节型：瘤体直径为3～5cm，根据结节数量和形态，又可分为单结节型、融合结节型和多结节型。

⑤ 小癌型：瘤体直径＜3cm。

（2）按肿瘤大小分型　①微小肝癌（直径≤2cm）；②小肝癌（2cm＜直径≤5cm）；③大肝癌（5cm＜直径≤10cm）；④巨大肝癌（＞10cm）。

（3）根据肝癌生长方式分型　可分为膨胀型、浸润型、混合型、弥漫型和特殊型。

（二）组织学分型

肝细胞癌典型特征是细胞甚大，呈颗粒状，为嗜酸性，排列成索状或假叶状。同一病例中有时可见结节性增生、腺瘤和肝癌等不同病变同时存在，且常伴有肝硬化。Edmondson根据分化程度将肝细胞癌分为Ⅰ～Ⅳ级，但分化好和分化差的小肝癌其预后并无肯定的差别。

Edmondson-Steiner分级法如下。

1. Ⅰ级

癌细胞高分化，核/质比接近正常。

2. Ⅱ级

癌细胞中度分化，但核/质比增加，核染色更深。

3. Ⅲ级

癌细胞分化较差，核/质比更高，核异质明显，核分裂多见。

4. Ⅳ级

癌细胞分化最差，胞质少，核染色质浓染，细胞形状极不规则，排列松散。

（三）肝癌的临床分型分期

1. TNM分期

T：原发灶

T_x：原发灶无法评估。

T_0：未发现原发灶。

T_1：单发病灶≤2cm，或者单发病灶>2cm但无血管受侵。

T_{1a}：单发病灶≤2cm。

T_{1b}：单发病灶>2cm但无血管受侵。

T_2：单发病灶>2cm，且侵犯血管或者多发病灶，均≤5cm。

T_3：多发病灶，至少一个病灶>5cm。

T_4：单发或者多发病灶，无论肿瘤大小，侵犯门静脉或者肝静脉分支（包括门脉左右支、肝静脉左中右三支）；原发灶直接侵犯邻近器官（不包括胆囊）或者穿透脏腹膜。

N：区域淋巴结

N_x：区域淋巴结无法评估。

N_0：无区域淋巴结转移。

N_1：有区域淋巴结转移。

M：远处转移

M_0：无远处转移。

M_1：有远处转移。

2. AJCC 临床分期

分期	T	N	M
ⅠA期	T_{1a}	N_0	M_0
ⅠB期	T_{1b}	N_0	M_0
Ⅱ期	T_2	N_0	M_0
ⅢA期	T_3	N_0	M_0
ⅢB期	T_4	N_0	M_0
ⅣA期	$T_{1\sim4}$	N_1	M_0
ⅣB期	$T_{1\sim4}$	$N_{0\sim1}$	M_1

（四）肝癌的转移

肝癌转移的发生率与疾病的病程发展、肿瘤的生物学特性以及机体的免疫功能等因素密切相关，可分为肝内转移和肝外转移。转移的途径有血行播散、淋巴道转移、直接浸润和种植性转移。医源性转移多与手术操作有关，肝癌破裂可导致腹腔内广泛转移。

1. 肝内转移

肝细胞癌中含有丰富的血窦，癌细胞有向血窦生长的趋势，并经此侵犯肝门静脉分支，形成肝门静脉癌栓，导致肝内播散。多先在同侧肝内播散，然后累及对侧肝。晚期病例常见癌栓波及肝门静脉的主要分支或主干，引起或加重门静脉高压。肝癌分化程度高，有明显包膜，呈膨胀型生长者转移发生率较低。有学者报道无肝硬化肝癌的转移率显著高于肝硬化肝癌的转移率，分别为8.3%和60.9%。如肝癌局部单核及T淋巴细胞浸润多，机体免疫功能好，则可阻遏癌细胞的生长和转移。

2. 肝外转移

由于肿瘤细胞的侵袭，肝内门静脉和肝静脉内可有癌栓形成，因此约1/3的肝癌病例可有肝外的远处转移；以邻近的淋巴结和肺内最多，肋骨或脊柱次之。肝外转移癌细胞多通过肝静脉进入体循环转移至全身。最常见的转移部位为肺，占50%左右，其次为骨、肾上腺、肾、皮肤肌肉、脑等处。肺部转移可为单个结节，也可为某一肺叶内的多个结节，甚至肺内呈弥散分布的多个小圆形病灶。早期常无明显症状，晚期可出现咳嗽、痰中带血、气急、胸痛等。骨转移多见于脊椎骨、髂骨、肋骨、股骨及颅骨等处，表现为疼痛、局部肿胀和功能障碍等，偶见病理性骨折。

3. 淋巴道转移

以肝门淋巴结最为常见，晚期可转移至胰头、腹腔、腹主动脉、腹膜后、胃、纵隔、气管隆嵴、颈部及锁骨上淋巴结。肝癌也可直接蔓延、浸润至邻近器官组织。右肝膈顶部肝癌可直接浸润横膈，右肝下段癌则易侵犯结肠，中肝叶下段肝癌常侵犯胆囊属常见；左外叶肝癌多侵犯胃壁小弯侧。

4. 腹膜种植性转移

除常见于肝癌结节破裂外，手术操作中不注意无瘤技术所致的医源性种植也不少见。

三、诊断

（一）症状与体征

原发性肝癌的临床表现极不典型，其症状一般多不明显，特别是在病程早期。通常5cm以下小肝癌约70%无症状，无症状的亚临床肝癌亦70%左右为小肝癌。症状一旦出现，说明肿瘤已经较大，其进展则一般较迅速，通常在数周内即呈现恶病质，往往在几个月至1年内即衰竭死亡。临床表现主要是两方面：①肝硬化的表现，如腹水、侧支循环的发生，呕血及肢体水肿等；②肿瘤本身所产生的症状，如体重减轻、周身乏力、肝区疼痛及肝增大等。

1. 分型

（1）肝硬化型　患者原有肝硬化症状，但近期出现肝区疼痛、肝大、肝功能衰退等表现或者患者新近发生类似肝硬化的症状，如食欲缺乏、贫血、清瘦、腹水、黄疸等，而肝大不明显。

（2）肝脓肿型　患者有明显的肝大，且有显著的肝区疼痛，发展迅速和伴有发热及继发性贫血现象，极似肝单发性脓肿。

（3）肝肿瘤型　此型较典型，患者本属健康而突然出现肝大及其他症状，无疑为一种恶性肿瘤。

（4）癌转移型　临床上仅有癌肿远处转移之表现，而原发病灶不显著，不能区别是肝癌或其他癌肿；即使肝大者亦往往不能鉴别是原发性还是继发性肝癌。

上述几种类型以肝肿瘤型最为多见，约50%的患者以上腹部肿块为主诉，其次则为肝脓肿型，约1/3以上的病例有上腹部疼痛和肝大。肝癌的发生虽与肝硬化有密切关系，但临床上肝癌患者有明显肝硬化症状者并不如想象中之多见。

2. 症状

肝癌患者虽有上述各种不同的临床表现，但其症状则主要集中在全身和消化系统两个方面。60%～80%的患者有身体消瘦、食欲缺乏、肝区疼痛及局部肿块等症状，其次如乏力、腹胀、发热、腹泻等亦较常见，30%～50%的患者有此表现；而黄疸和腹水则较国外报道者少，仅约20%的患者有此症状。此外，还可以有恶心、呕吐、水肿、皮肤或黏膜出血、呕血及便血等症状。

3. 体征

患者入院时约50%有明显的慢性病容。阳性体征中以肝大最具特征：几乎每个病例都有肝大，一般在肋下5～10cm，少数可达脐平面以下。有时于右上腹或中上腹可见饱满或隆起，扪之有大小不等的结节（或肿块）存在于肝表面，质多坚硬，并伴有各种程度的压痛和腹肌痉挛，有时局部体征极似肝脓肿。唯当腹内有大量腹水或血腹和广泛性的腹膜转移时，可使肝的检查发生困难，而上述的体征就不明显。约1/3的患者伴有脾大，多数仅恰可扪及，少数亦可显著肿大至脐部以下。20%的患者有黄疸，大多为轻、中度。其余肝硬化的体征如腹水、腹壁静脉曲张、蜘蛛痣及皮肤黏膜出血等亦时能发现；其中腹水尤属常见，约40%的患者有腹水。

（二）并发症

原发性肝癌的并发症可由肝癌本身或并存的肝硬化所引起。这些并发症往往也是导致或促进患者死亡的原因。

1. 癌结节破裂出血

肝癌可因肿瘤发展、坏死软化而自行破裂，也可因外力、腹内压增高（如剧烈咳嗽、用力排便等）或在体检后发生破裂。巨块型肝癌发生破裂的机会较结节型多见。当肝癌破裂后，患者有剧烈腹痛、腹胀及出冷汗，严重时可发生休克。肝癌因破裂小所致的内出血量少，往往可被大网膜黏着而自行止血，3～5天后症状即能自行缓解。体检时可发现腹部有压痛、反跳痛和肌紧张，重者脉搏细速、血压低、腹部膨胀、有移动性浊音等。肝癌破裂引起的大出血可在短期内导致患者死亡。如手术止血，部分患者可延长生命。也有早期小癌结节破裂经手术切除而长期生存者。

2. 肝性脑病

通常为肝癌终末期的并发症，这是由于肝癌或同时合并的肝硬化导致肝实质广泛的严重破坏所致。肝癌出现肝性脑病，其预后远较其他肝病并发的肝性脑病为严重。损害肝的药物、出血、感染、电解质紊乱、大量利尿药的应用或放腹水等常为诱发肝性脑病的因素。

3. 消化道出血

大多数因肝硬化或癌栓导致肝门静脉高压，引起食管胃底静脉曲张破裂而出血。患者常因出血性休克或诱发肝性脑病而死亡。此外，晚期肝癌患者亦可因胃肠道黏膜糜烂、溃疡加上凝血功能障碍而引起广泛渗血等现象。

4. 其他并发症

原发性肝癌因长期消耗，机体抵抗力减弱或长期卧床等而易并发各种感染，尤其在化疗或放疗所致白细胞减少的情况下，更易出现肺炎、败血症、肠道及真菌感染等并发症。靠近膈面的肝癌可直接浸润或通过淋巴、血液转移引起血性胸腔积液。也可因癌破裂或直接向腹腔浸润、播散而出现血性腹水。

（三）化验检查

近年来用于肝癌检测的血清标记物主要有：①甲胎蛋白（AFP）及其异质体；②GP73蛋白；③各种血清酶，如γ谷氨酰转肽酶同工酶Ⅱ（GGT-Ⅱ）、碱性磷酸酶同工酶Ⅰ（ALP-Ⅰ）、岩藻糖苷酶（AFU）、5′-核苷酸磷酸二酯酶同工酶Ⅴ（5′-NPD-Ⅴ）。其中AFP的诊断价值最大。对于AFP阴性肝癌的诊断，以上几种血清标记物联合应用，具有一定的诊断价值。

1. 甲胎蛋白（AFP）及其异质体

甲胎蛋白为一种胚胎专一性甲种球蛋白，由胚胎肝实质细胞和卵黄囊细胞合成。

AFP的临床应用价值在于：①AFP为临床诊断原发性肝癌高度专一性的指标，临床发现有60%～70%的原发性肝癌AFP升高，如按标准诊断，假阳性率仅为2%；②鉴别诊断原发性肝癌与其他肝病；③通过普查，早期发现肝癌；④评价手术或其他疗法的疗效，判断预后。AFP阳性肝癌根治性切除的，AFP通常在术后1～2个月转阴。术后AFP不能降至正常或降而复升者，提示有癌细胞残存。观察肝癌患者经治疗后的AFP变化，亦可判断疗效和估计预后。

2. GP73蛋白

GP73蛋白是存在于高尔基体的一种跨膜蛋白，首先发现其存在于正常人肝组织中，GP73主要由胆管内皮细胞表达，而肝细胞表达很少甚至不表达。近年来，国内研究也证实GP73蛋白在肝细胞癌患者血清中显著升高，血清GP73蛋白对肝细胞癌的诊断亦是一个较好的检测指标，具有较好的敏感度和特异度，且均高于AFP。

3. γ谷氨酰转肽酶同工酶Ⅱ（GGT-Ⅱ）

应用聚丙烯酰胺梯度凝胶电泳可将GGT分离出12～13条区带，其中GGT-Ⅱ和Ⅱ带是肝癌特异性同工酶带。GGT-Ⅱ对肝癌诊断的阳性率为25%～75%，且与AFP无关。国内有学者报道其对肝癌的敏感性为79.7%，优于AFP，特异性为96.4%，与AFP接近，是诊断肝癌较好的标记物之一。

4. 岩藻糖苷酶（AFU）

岩藻糖苷酶是一种广泛存在于人和动物组织液中的溶酶体水解酶。可用分光光度比色法或荧光比色法检测其活性，正常值为450mmol/(mL·h)。肝细胞癌患者血清中AFU活性显著高于肝硬化和继发性肝癌。但AFU升高亦可见于病毒性肝炎、糖尿病、突眼性甲状腺肿及胃肠道癌肿。其诊断敏感性为75%，特异性为90%。

5. 碱性磷酸酶同工酶Ⅰ（ALP-Ⅰ）

ALP-Ⅰ增高多见于中、晚期肝癌，小肝癌中仅占12%。ALP-Ⅰ对肝癌的诊断特异性高达98.6%，但敏感性较低，仅16.7%。ALP-Ⅰ有助于少数AFP阴性肝癌的诊断。

6. 5′-核苷酸磷酸二酯酶同工酶Ⅴ（5′-NPD-Ⅴ）

5′-核苷酸磷酸二酯酶同工酶Ⅴ是一种非核酸酶，其活性与肝癌的生长速度相平行。在AFP阳性肝癌中阳性率为84.6%～85.7%，AFP阴性肝癌其阳性率为76%。但转移性肝癌可达72%～98%。良性肝病的假阳性率仅为8.3%～13.3%，可供鉴别。

（四）影像学检查

1. 超声检查

超声检查为非侵入性检查，对人体组织无任何不良影响，其操作简单、直观准确、费用低廉、方便无创、广泛普及，可用于肝癌的普查和治疗后随访。实时超声造影对于小肝癌的鉴别诊断具有重要的临床价值，常用于肝癌的早期发现和诊断，对于肝癌与肝囊肿、肝血管瘤的鉴别诊断较有参考价值，而术中超声直接在开腹后的肝表面探查，避免了超声衰减和腹壁、肋骨的干扰，可发现术前CT、超声检查皆未发现的肝内小病灶。超声造影（CEUS）诊断肝细胞癌是目前一种重要的新型影像诊断技术，CEUS又称增强超声成像，是能实时检测肝细胞癌的组织血流动态改变特征的有效方法。CEUS是在普通超声的基础上，经静脉注射超声造影剂，可以观察肿瘤的血液灌注和微血管网分布状况，从而有助于更准确地判断病灶的血供特点。但是，超声检查容易受到检查者经验、手法和细致程度的影响。

2. CT检查

CT检查是一种安全、无创伤、高分辨力的检查方法。对肝癌的定位诊断很有价值。CT能显示肿瘤的大小、位置、数目及与周围脏器和大血管的关系，可检出1cm左右的早期肝癌，并有助于了解是否伴发肝外转移，如肝门淋巴结、胰头后淋巴结等。结合增强扫描可以判断病变的性质，对肝癌与肝血管瘤的鉴别有较大的价值。平扫下肝癌多为低密度占位，边缘清晰或模糊，部分有包膜的肝癌可显示晕圈征。较大的肝癌可见更低密度的坏死区，少数肝癌可见钙化。肝癌在动脉期尤以注药20s内强化最为明显，癌灶密度高于周围肝组织。30～40s后造影剂进入细胞间隙转入实质期，病灶又恢复为低密度，显示更为清晰。近年快速发展起来的肝CT灌注成像（HCTPI）技术，特别是64层螺旋CT全肝灌注成像，具有扫描范围广、空间分辨力高、血流测量准以及可重复性强等优点，临床实践证明其在肝癌的诊断中具有重要意义。

3. MRI检查

MRI检查是在发现磁共振现象的基础上发展起来的一种新型医学影像学技术。MRI具有较高的软组织分辨力，多序列、多参数成像，对直径≤3.0cm的肝细胞癌检出率甚至高于螺旋CT，常规MRI平扫检出率为70%～80%，加用动态增强扫描可以使检出率达90%以上，在检查和鉴别诊断上，MRI拥有比CT更多的优势，包括更高的软组织对比度和血管内对比剂的敏感性以及更多类型的序列。与CT相比其优点为无电离辐射，能获得横断面、冠状面、矢状面3种图像，对肿瘤与肝内血管的关系显示更佳；对软组织的分辨力高；对肝癌与肝血管瘤、囊肿及局灶性结节性增生等良性病变的鉴别价值优于CT。国外报道MRI对＞2cm肝癌的检出率为97.5%，＜2cm者为33.3%，检出最小的肝癌为1.5cm。近年有采用钆离子螯合剂作对比增强剂成像，提高了MRI对微小病灶的检出率，并有助于肿瘤性质的判断。原发性肝癌在T_1加权像上多为低信号占位，少数为等信号或高信号，坏死液化信号更低；伴有出血或脂肪变性则局部呈高信号区；钙化表现为低信号。在T_2加权像上，绝大多数肝癌表现为强度不均的高信号区，少数呈等信号区；液化坏死区信号强度很高；钙化则为点状低信号。肝门静脉或肝静脉癌栓在T_1加权像和质子密度像上呈稍高的信号；在T_2加权像上为较低的信号强度。假包膜在T_1加权像表现为肿瘤周围的低信号带，

在 T_2 加权像上内层纤维组织为低信号带，外层丰富的受压的小血管或胆管则为高信号带。T_1 加权像可显示清晰的肝血管解剖，对指导手术有很大的参考价值。

4. 数字减影血管造影（DSA）

DSA 对小肝癌的定位诊断是目前各种方法中最优者，其诊断阳性率为 90%以上，可显示 0.5～1.0cm 的微小肿瘤。但由于肝动脉造影为侵入性检查，故不列为首选。其应用指征为：①临床高度怀疑肝癌或 AFP 阳性而其他影像检查正常者；②其他影像学检查疑有肝占位病变，但结果不一致或难以确定病变性质者；③术前怀疑有 1～2cm 的子灶需做 CTA 以确定位置和数目指导手术者；④肝癌行肝动脉栓塞化疗者。原发性肝癌的肝动脉造影主要特征为早期动脉相肿瘤血管团，肿瘤实质期染色，动脉变形、移位、增粗，动、静脉瘘，肿瘤包绕动脉征以及“池状”或“湖状”造影剂充盈区等。

5. 正电子发射体层显像技术（PET）及单光子发射计算机体层显像（SPECT）

SPCET、PET、PET/CT 等技术能利用病变细胞内各种物质代谢的原理显像病变组织，能在肝细胞形态结构未出现明显改变前探测出其功能上的变化，对肝癌的早期监测，良、恶性肿瘤的鉴别，分化程度的判断及转移灶的发现有着较高的临床价值。以核素标记的 AFP 或抗人肝癌单抗行放射免疫显像等新技术，使肝癌的检出率有所提高，可检出最小约 2cm 的癌灶。

（五）肝穿刺活体组织检查

肝穿刺活检对确定诊断有一定帮助。但由于其阳性率不高，可能导致出血、癌肿破裂和针道转移等，一般不作为常规方法。对无法确诊的肝内小占位，在 B 超下行细针穿刺活检，可望获得病理学证据。

（六）原发性肝癌的诊断标准

结合肝癌发生的高危因素、影像学特征及肿瘤标志物信息，可参考图 2-2 对肝癌进行诊断。

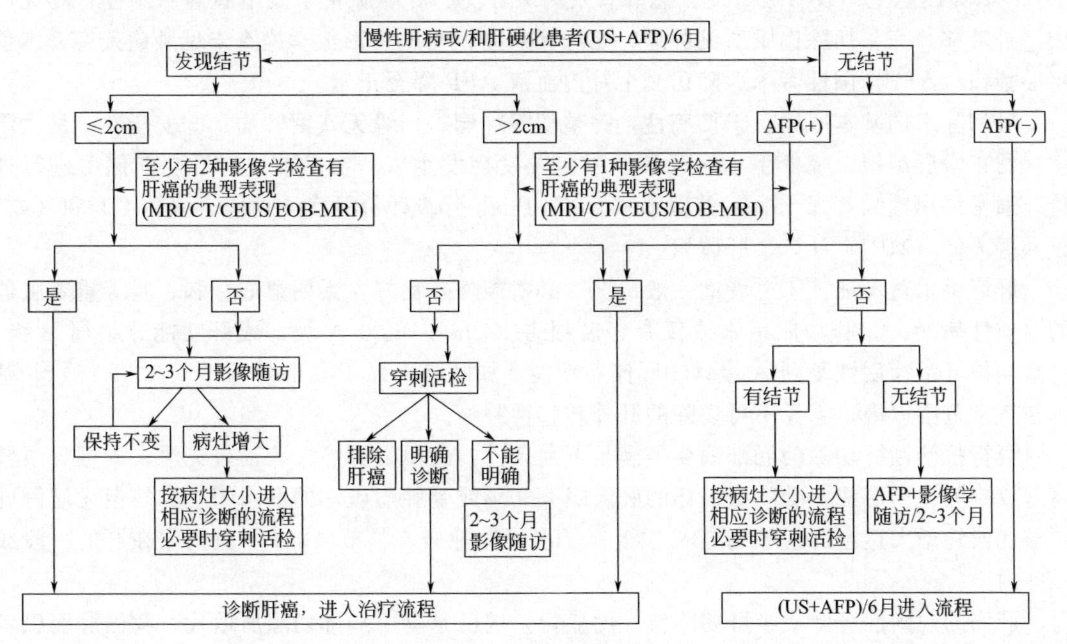

图 2-2 肝癌诊断流程

四、治疗

原发性肝癌是一种恶性程度高、浸润和转移性强的癌症，治疗首选手术。然而，多数患者就诊时已是中晚期，只能接受介入、消融、放疗、化疗等非手术治疗。以索拉非尼为代表的分子靶向药物的出现，为这类患者提供了新选择。原发性肝癌的治疗以根治性切除疗效较好；对不能切除的肝癌，可通过手术或非手术的综合疗法，使肿瘤缩小后再行二期或两步切除，抑或达到减缓肿瘤发展，延长生存期的目的；某些类型的小肝癌可以通过各种非手术方法的局部治疗而达到治愈的目的；晚期患者无法耐受各种治疗时，应以保肝、改善全身状况及对症处理为主，以减轻痛苦，提高生活质量。对手术、化疗、放疗、中医中药、免疫治疗和其他支持疗法、对症处理等综合措施，要从整体出发，针对病情合理选用，才能达到提高疗效的目的。

（一）手术治疗

目前手术仍是治疗原发性肝癌疗效最好的方法。随着现代肝外科手术技术的进步，肿瘤大小并不是手术的关键限制因素。能否切除和切除的疗效不仅与肿瘤大小和数目有关，还与肝功能、肝硬化程度、肿瘤部位、肿瘤界限、有无完整包膜及静脉癌栓等有非常密切的关系。近年随着对原发性肝癌基础和临床研究的不断深入，使肝癌手术治疗的概念得到不断更新，手术治疗的手段更为丰富、安全、有效。包括：①根治性切除；②姑息性切除；③术中局部治疗；④不能切除肝癌的二期或两步切除；⑤术后复发与转移的再手术；⑥肝移植；⑦肝癌并发症的手术等。

1. 根治性切除

肝细胞癌的根治性切除包括肝切除术和肝移植术。根治性切除是指：①肿瘤数目不超过2个；②无门脉主干及一级分支、总肝管及一级分支、肝静脉主干及下腔静脉癌栓；③无肝内、外转移，完整切除肉眼所见肿瘤，切缘无残癌；④术后影像学检查未见肿瘤残存，术前甲胎蛋白（AFP）阳性者术后随访2个月内血清AFP降至正常。

肝切除术的基本原则：①彻底性，完整切除肿瘤，切缘无残留肿瘤；②安全性，最大限度保留正常肝组织，降低手术病死率及手术并发症发生率。在术前应对肝功能储备进行评价，通常采用吲哚菁绿15min储留率和Child-Pugh分级评价肝实质功能，采用CT和（或）磁共振成像（MRI）计算余肝体积。

肝癌手术适应证：①患者的一般情况（必备条件）良好，无明显心、肺、肾等重要脏器的器质性病变；②肝功能正常或仅有轻度损害（Child-Pugh A级）或肝功能分级属B级，经短期护肝治疗后恢复到A级；③肝储备功能［如吲哚菁绿15min储留率（ICGR15）］基本在正常范围以内；④无不可切除的肝外转移性肿瘤。

可行根治性肝切除的局部病变须满足下列条件：①单发肝癌，表面较光滑，周围界限较清楚或有假包膜形成，受肿瘤破坏的肝组织＜30%或受肿瘤破坏的肝组织＞30%但无瘤侧肝明显代偿性增大达全肝组织的50%以上；②多发性肿瘤，结节＜3个，且局限在肝的一段或一叶内。

肝癌的规则性肝叶或半肝切除曾一度盛行，现已基本由局部切除所取代。我国肝癌患者多合并肝硬化，在根治切除的前提下，尽量保留正常肝组织，对保护肝功能、促进术后恢复、减少并发症的发生和降低病死率都非常重要。一般认为切缘以距肿瘤1～2cm为宜。为使切除彻底，可采用术中B超探测切缘周边区，以发现可能残存的子癌或卫星灶。对肝门静脉癌栓采用特制的弯头吸引管吸除后，再局部注入抗癌药物或无水乙醇。同时应注意术中操作，避免医源性转移。近年有学者主张采用肝段切除，以提高切除的彻底性。肿瘤单发，相对较小，有完整包膜，无癌栓，分化较好者预后较好，部分可获长期生存。

2. 姑息性切除

可行姑息性切除的局部病变须符合下列条件：①3～5个多发性肿瘤，超越半肝范围者，行多处局限性切除；②肿瘤局限于相邻2～3个肝段或半肝内，无瘤肝组织明显代偿性增大达全肝的50%以上；③肝中央区（中叶或Ⅳ、Ⅴ、Ⅷ段）肝癌，无瘤肝组织明显代偿性增大达全肝的50%以上；④肝门部有淋巴结转移者，切除肿瘤的同时行淋巴结清扫或术后治疗；⑤周围脏器受侵犯者一并切除。

姑息性切除还涉及以下几种情况：肝癌合并肝门静脉癌栓（PVTT）和（或）腔静脉癌栓、肝癌合并胆管癌栓、肝癌合并肝硬化门静脉高压以及难切性肝癌的切除。此外，对于不适宜姑息性切除的肝癌，应考虑姑息性非切除外科治疗，如术中肝动脉结扎和（或）肝动脉、肝门静脉插管化疗等。

肝癌广泛转移或伴黄疸、腹水、下肢水肿以及有严重心、肺、肾疾病，全身情况不良者，应视为手术禁忌证。

3. 术中局部治疗

通过各种冷、热的物理或化学疗法直接作用于肿瘤局部，以杀灭肿瘤细胞，减轻机体的肿瘤负荷，阻抑肿瘤发展，延长患者存活期。目前包括射频高温疗法、微波固化、高功率激光气化、氩氦刀冷冻、液氮冷冻、术中无水乙醇瘤内注射及肿瘤内照射等。多适用于表浅的肿瘤，结合术中B超和插入式装置，亦可用于深部肿瘤。小的癌结节可完全坏死。大的肝癌则难以完全消灭肿瘤组织。但仍不失为一种根治性切除之外的治疗方法，与去肝动脉疗法及术后放疗、化疗配合使用，可望提高不能切除肝癌的治疗效果。

4. 不能切除肝癌的二期或两步切除

二期切除是指在首次手术探查中由于肝癌巨大或累及肝门区而无法一期切除的病例，经去肝动脉疗法和（或）术中间质治疗为主的综合治疗，使肿瘤缩小或余肝再生，使瘤体偏离肝门区，而再行切除。未做手术探查，直接采用介入栓塞化疗和（或）无水乙醇注射等治疗措施而致肿瘤缩小或再次切除者，则称为两步切除或序贯切除。不能切除的肝癌能否经治疗后获二期或两步切除，与肿瘤的生物学特性，单发或多发，有无包膜，肝硬化程度，是否伴卫星结节及有无肝门静脉癌栓有关，亦与所采用的治疗方法有关。根据经验，右肝单个的巨大肿瘤，包膜完整，无癌栓及卫星癌灶，经行HAL＋OHAE＋DDS化疗或介入栓塞化疗（THACE）合并无水乙醇注射（PEI）者，有更多机会获得二期或两步切除。国内文献已有162例肝癌二期切除的报道：术后1年、3年、5年存活率可达到96.2%、85%、60%，其疗效与小肝癌根治性切除相近。但不能切除肝癌总的二期切除率并不高，为8.4%～28.2%。应当指出，肝癌不能切除的标准受影像检查和手术者主观因素及技术水平的影响，因此不能切除肝癌的报道中可能有部分病例是“相对”不能切除。

5. 术后复发与转移的再手术

原发性肝癌术后的远期疗效较差，主要与术后复发和转移有关。如能根据复发的部位、大小以及全身情况给予适当的治疗，确能达到缓解症状，延长生存期，甚或达到完全治愈的目的。近年由于AFP或B超已作为肝癌术后监测随访的常规手段，使一些早期复发与转移的病例获得再切除，提高了肝癌患者的术后生存率。

6. 肝移植

目前，我国每年开展数千例肝移植手术，其中肝癌患者比例高达40%。在我国，肝癌肝移植仅作为补充治疗，用于无法手术切除，不能进行射频、微波和TACE治疗，肝功能不能耐受的患者。关于肝移植适应证，国际上主要采用米兰标准和加州大学旧金山分校（UCSF）标准；而国内尚无统一标准，已有多家单位提出了不同标准，主要有上海复旦标准、杭州标准及成都标准等。这些标准对于无大血管侵犯、淋巴结转移及肝外转移的要求比较一致，但对肿瘤的大小和数目的要求不尽相同。我国的标准扩大了肝癌肝移植的适应证范围，能使更多的肝癌患者因手术受益，可能更为符合我国国情和患者的实际情况，但有待于依据高水平的循证医学证据而形成相对统一的标准。

7. 肝癌并发症的手术

肝癌结节破裂出血与食管胃底曲张静脉破裂出血经常规治疗难以控制，而无黄疸、腹水、远处广泛转移和门静脉主支癌栓者可手术治疗。肝癌结节破裂出血手术时有切除可能者，应争取切除；对无法切除或不宜切除者可行肝动脉结扎和裂口缝合或纱布填塞压迫出血。食管胃底曲张静脉破裂出血经非手术治疗，包括三腔二囊管压迫、内镜下硬化剂注射或套扎无效者，可酌情考虑手术止血，但有较高的病死率。

（二）射频消融

射频消融治疗（RFA）是肿瘤局部透热治疗的一种，以影像引导或直接将电极针导入肿瘤组织，通过射频在电极针周围产生极性分子震荡导致发热，使治疗区域温度达50℃以上，中央区域可达100℃以上，使局部细胞坏死。目前的射频消融治疗系统，一次凝固坏死区的直径可达3～5cm。肝癌的射频消融治疗可通过开腹术中、腹腔镜和经皮穿刺3种途径，目前应用最多的是经皮穿刺局部射频消融治疗（RFA）。

1. RFA的适应证

①单个肿瘤病灶大小＜5cm，尤其是＜3cm；肝内病灶少于3个，每个病灶不超过3cm，无手术指征或有手术指征但因肿瘤部位手术切除困难。②复发性小肝癌手术困难的。③合并肝硬化，肝功能为Child A级或B级，且无大量腹水。④无手术指征的大肝癌或多发肝癌TACE后。

2. RFA的禁忌证

①黄疸较重，腹水较多，一般情况较差者。②已有远处转移或门静脉癌栓已形成者。③严重心、肺、肾功能损害者。④糖尿病、高血压控制不佳者。⑤肝内或膈下有急性炎症或脓肿者。

3. RFA的基本要求

消融范围应力求包括0.5cm的癌旁组织，以获得“安全边缘”。对边界不清、形状不规则浸润型癌，在邻近组织及结构许可的条件下建议扩大瘤周安全范围达1cm或以上。评估疗效的方法是消融术后1个月左右，采用对比增强CT及MRI或超声造影判定肿瘤是否被完全消融。若经3次消融仍不能获得完全消融，应放弃消融疗法，改用其他治疗。

4. RFA的主要并发症

有皮肤灼伤、迷走神经反射、气胸、胸腔积液、肝胆管损伤、肝脓肿、内出血等。

（1）出血　主要原因是肝穿刺、肝硬化本身及肿瘤消融不完全。术中B超探查可最大限度避免穿刺引起的血管损伤，拔针前行针道消融可减少针道出血。术前尽可能改善患者的凝血功能，术后给予止血药物，将减少肝硬化本身所致的出血。腹带加压包扎将减少肝表面穿刺点的出血。

（2）邻近组织脏器损伤　主要包括邻近的消化道、肾及血管、胆管系统及胸膜等，最常见的为胃肠穿孔。预防方法：严格选择RFA的患者，必要时进行开腹RFA将最大限度地减少邻近组织脏器的损伤。

（3）电极板皮肤烫伤　因射频治疗输出能量较高，治疗时间较长或使用电极板面积较小，发生皮肤烫伤的可能性较高，尤其是开腹全麻的情况下更不易发现。严格、规范放置和使用电极板将减少电极板皮肤烫伤的发生率。

（4）感染　主要包括肝脓肿和腹膜炎，胸腔感染较少见。常见的致病菌为大肠埃希菌、粪链球菌及肠球菌等。可行腹部影像学检查结合穿刺液培养明确诊断。治疗上可经皮穿刺置管引流和静脉使用抗生素，在药敏试验结果出来前可经验应用，如第三代头孢菌素等。

（5）迷走神经反射　射频产生的高温对肝包膜及肝内迷走神经刺激所产生的迷走神经反射，可引起心率减慢、心律失常、血压下降，严重者可导致死亡。术前可给予阿托品或山莨菪碱预防迷走神经反射。对于术前已有窦性心动过缓且阿托品试验阴性者，可给予安装临时起搏器，以防发生心搏骤停。

（6）针道种植性转移　其发生率为0.2%～2.8%，多因术中未进行针道消融或消融不彻底所致，另外与肿瘤病理分级、术中活检及肿瘤位置有一定关系。通过对针道的充分毁损可降低针道种植的发生。

（7）术后发热、疼痛　发热的主要原因为术后肿瘤凝固性坏死炎症吸收，一般低于38.5℃。有报道指出，体温与消融时间呈正相关，消融时间在25min以内患者体温可维持在正常范围，消融时间控制在60min以内，体温不会超过38℃。疼痛多因肿瘤邻近肝包膜，术中、术后肝包膜张力增加引起。对于发热及肝区疼痛持续时间较长和温度较高的应警惕感染的发生。对于疼痛剧烈的应严密监测生命体征，排除腹腔内出血及邻近脏器组织的损伤。

（8）肾功能损害　射频消融术治疗因高温使癌细胞坏死，大量蛋白分解，其产物血红蛋白被吸收入血液可产生血红蛋白尿。术后嘱患者多饮水，静脉输液治疗，密切观察尿量、颜色及性质。

（9）凝血功能障碍　肝癌患者肝功能已有一定程度的损害，加上射频消融术导致肝功能进一步损害，加重凝血功能障碍。应加强病情的观察，了解患者有无鼻出血、牙龈出血及皮肤、黏膜出现散在的瘀点、瘀斑。行创伤性治疗时是否有出血不止的现象，监测出凝血时间的变化。

RFA已成为肝癌综合治疗的一个重要方法，尤其对无手术指征或肿瘤生长部位不利于手术切除的小肝癌的临床疗效显著。

（三）局部药物注射

1. 适应证

B超引导下经皮无水乙醇注射治疗（PEI）已广泛应用于治疗肿瘤≤5cm，肿瘤个数≤3个，尤其以单个肿瘤≤3cm因严重肝硬化不能切除肝癌的治疗。

2. 禁忌证

有严重出血倾向、重度黄疸、中等量以上腹水、肿瘤巨大、肿瘤边界不清以及全身情况不能耐受治疗者属禁忌。

3. 作用机制

可能有：①高渗脱水作用；②对肿瘤细胞直接毒性作用，导致蛋白质的变性坏死；③肿瘤血管坏死闭塞；④局部的无菌性炎症；⑤局部纤维组织增生，分割和限制肿瘤生长，同时机化坏死组织，起到化学切除肿瘤的效应。

4. 操作方法

无水乙醇对肿瘤局部的凝固坏死作用能使直径3cm以下肿瘤的坏死程度达90%以上。无水乙醇注射除了少数患者发热、局部疼痛外，对肝功能和全身影响不大，且可短期内反复多次注射。无水乙醇注射量：肿瘤直径3cm以下每次2～5mL，肿瘤直径3cm以上每次10～20mL，每周1次，体质好能耐受的可每周2次，4～6次1个疗程。有报道对单个直径3cm以下肿瘤，无水乙醇注射疗效甚至优于手术切除。局部药物注射目前还有碘油、醋酸、化疗药物、高温盐水、p53基因、放射性核素（^{90}钇玻璃微球和胶体^{32}磷）等。

5. 并发症

① 腹痛：乙醇沿针道外溢至腹腔，多为一过性，无需特殊处理；乙醇沿门静脉反流也可引起腹痛，停止注射后即可缓解。②发热：为乙醇性发热及肿瘤坏死性发热，常在38℃左右，一般无需特殊处理，体温超过39℃少见，可对症处理。③颈部灼热及酒醉：无需特殊处理。④一过性谷丙转氨酶升高。严重的并发症发生率为4%左右，有出血、肝功能损害、肾衰竭、肿瘤种植性转移等。

（四）微波固化治疗

微波的交变电场作用使肿瘤组织在短时间内产生大量热量，局部温度骤然升到55℃以上，从而引起肿瘤组织的凝固性坏死而周围组织无坏死。另外，微波固化（MCT）可引起机体局部组织理化性质的变化，可提高机体免疫功能。

1. 适应证

①不愿接受手术的小肝癌；②肝癌合并肝硬化（Child分级一般为A级或B级），肿瘤体积小、病灶局限；③不能手术切除的原发性肝癌，肿瘤直径≤5.0～6.0cm的单发结节或是多发结节≤3枚；④手术未能切除或术后残留、复发性肝癌；⑤术中与手术并用可提高手术切除率。

2. 禁忌证

① 弥散性肝癌、巨块性肝癌；②严重黄疸、腹水、肝功能不全；③严重器质性疾病，心肾功能不全；④微波不能到达全部肿瘤位置者。

微波固化治疗也可通过开腹术中、腹腔镜和经皮穿刺（PMCT）3 种途径，PMCT 是 MCT 发展的热点，操作简单、安全、微创、疗效可靠、适应证广。研究认为，PMCT 对直径＜3cm 以下肝癌结节效果满意；比较超声引导下微波和射频两种消融技术的临床应用价值，认为微波和射频（RFA）都是目前比较理想的介入超声治疗肝癌的手段，但是 PMCT 费用相对低廉，易被接受，符合我国国情。

（五）冷冻治疗

冷冻治疗肝癌是一种安全可行的局部治疗方法。一般认为，快速冷冻、缓慢复融以及反复冻-融，能使冷冻区产生最大限度的凝固性坏死。冷冻治疗的特点为可产生一个境界清楚、范围可预测的冷冻坏死区，不仅能消灭瘤体，且能最大限度地保存正常肝组织。冷冻治疗小肝癌，可望根治；对较大肝癌冷冻可作为综合治疗的一种手段。

冷冻治疗的适应证：①合并严重肝硬化，无法耐受手术切除者；②病变须做广泛切除，估计切除后肝功能不能代偿者；③主瘤虽经切除，但余肝尚有残留结节者；④癌肿虽不大，但位置紧靠肝门或下腔静脉，致手术不能切除者。

目前应用的冷冻方法主要是液氮冷冻。一般用直径 3～5cm 的冷头做接触冷冻或用直径 3～5mm 的冷头做插入冷冻，也可以用液氮做直接喷射冷冻，能产生极度低温而导致肝癌细胞不可逆性的凝固坏死，但由于受冷冻深度和广度的限制，对范围较大的癌肿还不能使之彻底治愈。术中应注意避免冷冻损伤较大的胆管。目前已有 B 超引导下经皮穿刺和经腹腔镜进行冷冻治疗，在获得相应治疗效果的同时，减少了因操作引起的损伤，有利于患者更快恢复和缩短住院时间。氩氦刀是一种只在刀尖冷冻，刀柄保持常温，唯一可用氦气解冻的微创靶向冷冻仪器。该系统有 4～8 个能单独控制的热绝缘超导刀，超导刀中空，可输出高压常温氩气（冷媒）或高压常温氦气（热媒）。温差电偶直接安装在刀尖，可监测刀尖的温度。氩气在刀尖急速膨胀，60s 内使靶组织内温度降至－160～－140℃，使肿瘤组织形成冰球；氦气在刀尖急速膨胀，可使温度急速升至 20～45℃，从而使冰球解冻，一般进行冷冻-解冻 2～3 次循环，这种冷热逆转疗法对肿瘤摧毁更为彻底，并可调控肿瘤抗原，激活机体抗肿瘤免疫反应。氩氦刀冷冻治疗肝癌的适应证同微波和射频，术中冷冻对直径＞5cm 者也有效。

冷冻治疗的主要并发症包括皮肤冻伤、腹腔内出血、肝内低温、心律失常、肿瘤破裂、发热、胸腔积液、膈下或肝脓肿形成以及胆汁瘤或胆瘘等。

（六）原发性肝癌的放疗

1. 适应证与禁忌证

（1）肝细胞癌的放疗适应证

① 肝细胞癌患者无论肿瘤位于何处，都可以考虑外放疗可能带来的好处。但肝功能为 Child 分级 C 级是肝内病灶放疗的相对禁忌证（循证级别 B1）。

② 小肝细胞癌不宜手术切除者，立体定向放疗与射频消融一样，作为不能手术的肝细胞肝癌的替代治疗手段（循证级别 B1）。

③ 肝细胞癌窄切缘需要术后辅助放疗（循证级别 B1）。

④ 对局限于肝内的肝细胞癌，接受介入栓塞化疗后有肿瘤残存者，外放疗可以补充介入治疗的不足，巩固疗效，延长患者生存期（循证级别 B1）。

⑤ 肝细胞癌伴有门静脉/下腔静脉癌栓者，应该给予外放疗（循证级别 B1）。

⑥ 肝细胞癌肝外转移（如淋巴结、骨、肾上腺、肺、脑转移等），转移灶浸润、压迫导致的症状如疼痛、黄疸、咳嗽等，外放疗可以有效缓解症状，提高生存质量（循证级别 B1）。

（2）肝内胆管细胞癌的放疗适应证

① 小的肝内胆管细胞癌不宜外科手术切除者，应该考虑立体定向放疗（循证等级 C1）。

② 不能手术切除的肝内胆管细胞癌，可以接受外放疗或放、化疗结合的综合治疗（循证等级 B1）。

③ 对 R0 切除的肝内胆管细胞癌，无需术后辅助放、化疗；R1 或 R2 切除者，术后放、化疗可以延长患者生存期（循证等级 C1）。

（3）原发性肝癌的放疗禁忌证　美国《NCCN 原发性肝癌诊治指南》中放疗部分，明确指出：无论肿瘤位于何处都适合外放疗。对肝功能 Child 分级 C 级的肝内病灶较大不能做立体定向放疗的患者，才是常规放疗的禁忌证。

2. 放疗剂量的确定

必须明确以下 3 个问题：①肿瘤受到的照射剂量；②肿瘤周围正常组织受到的照射剂量；③非常规分割剂量如何换算为常规分割剂量。

立体定向放疗属于根治性放疗，最佳的剂量分割模式目前尚无统一的标准，文献报道的放疗剂量跨度很大，总剂量为 24～60Gy，分割次数为 3～10 次。有研究认为高剂量的照射能提高治疗效果，如有学者报道 82 例行立体定向放疗的肝癌患者，其中高剂量组（＞54Gy/3 次）的 4.5 年局部控制率和总生存率分别为 100％和 68％，明显高于低剂量组。也有研究显示，较低剂量的照射也能取得较好的效果。例如，日本报道 185 例小肝细胞癌患者，总剂量为 40Gy 或 35Gy，分 5 次照射，3 年的局部控制率和总生存率分别为 91％和 70％。基本上是 BED_{10}＞80Gy。由此建议在肝及周围脏器可耐受的前提下，尽量给予较高的照射剂量。

对姑息性放疗的肝细胞癌患者，放疗剂量取决于全肝和（或）周围脏器的耐受量。肝的放射耐受剂量视患者肝功能情况及每次的分割剂量有所不同，正常肝体积也是影响因素。肝功能为 Child 分级 A 级者，三维适形放疗时，常规分割放疗全肝耐受量为 28～30Gy 或非常规分割放疗全肝耐受量为 23Gy（每次分割剂量 4～8Gy）或常规分割放疗肝脏耐受量 V30＜60％；立体定向放疗时，正常肝体积＞700mL，＜15Gy×3 次或正常肝体积＞800mL，＜18Gy×3 次，这些剂量是安全。肝功能为 Child 分级 B 级者，肝对放射线的耐受剂量明显下降。

由于亚洲肝细胞癌患者常伴有肝硬化和脾功能亢进，导致胃肠道静脉扩张和凝血功能较差，胃肠道的放射耐受剂量低于 RTOG 的推荐剂量。据韩国研究报道，123 例肝细胞癌患者接受 45Gy/25 次的三维适形放疗，23 例（18.7％）出现上消化道出血，经胃镜证实有 13 例（10.6％）为放射线诱发的胃肠道出血。

非立体定向放疗的低分割外放疗，利用 L-Q 模式将其放疗剂量换算为生物学等效剂量（BED），有乙型肝炎感染患者的肝细胞 α/β 值取 8Gy，肿瘤细胞 α/α 值取 12～15Gy，作为剂量换算参考。

3. 正常组织和靶体积的勾画

原发性肝细胞癌不仅会浸润周围的肝组织，还会通过淋巴管途径转移。因此，我们把肿瘤靶区视为两部分：一部分是肉眼或影像学上的可见病灶（GTV）；另一部分是肉眼或影像学上看不见的病灶，需借助显微镜方能看到或成为日后复发转移的常见区域，称为亚临床灶，如肿瘤边缘的微浸润灶和潜在转移危险的淋巴结。放疗科医师把亚临床灶和可见病灶合在一起，统称为临床靶体积（CTV）。

肝细胞癌出现淋巴结转移的相当少见，因此，CTV一般不包括淋巴引流区。对于已经出现淋巴结转移的患者，CTV应包括其所在的淋巴引流区。其他情况（如局限于肝内、癌栓、肾上腺转移、肺转移等）的CTV根据不同的照射技术，在GTV的基础上外扩0～4mm。对立体定向放疗，仅GTV作为处方剂量，不外扩CTV。因为立体定向放疗的剂量递减，已经足够消灭GTV周围的亚临床灶癌细胞。

肝内病灶的GTV勾画必须结合动脉相、静脉相互相参考，MRI扫描对肝内病灶显示较清楚，PET-CT可以了解肝外病灶情况，GTV勾画应尽量参考多种影像学资料。

肝癌放疗野设计的一个重要原则是充分利用正常肝组织所具有的强大再生能力。在设计放射野时，尤其是大肝癌，最好能保留部分正常肝组织不受照射，让这部分正常肝组织在大部分肝受到照射的情况下得以再生。

对肝内不能手术切除的胆管细胞癌，GTV为肝内的病灶；如果伴有淋巴结转移，则必须包括淋巴引流区；如果没有淋巴结转移的患者，CTV是否扩大到淋巴引流区，尚无临床依据。肝内胆管细胞癌的CTV是GTV外扩5～8mm。

4. 治疗计划的设计与实施

临床上，为了实现治疗目标、获得最佳的治疗方案所实施的一系列整体操作都属于治疗计划设计的工作范围。对于肝细胞癌，临床医师一旦明确了肿瘤的诊断，确定了治疗的总体目标（如根治、姑息等），设定了治疗所需的剂量（包括肿瘤治疗剂量和正常器官所能耐受的剂量等）后，治疗计划设计的工作内容将包括治疗模式、定位技术、总剂量和剂量分割的选择以及各种影像的获取、靶区和正常器官的勾画、照射计划的优化、治疗计划的质量控制等。当然，在放疗计划设计中，这些工作内容并不是各自独立的，很多时候是相互交叉和相互影响的。例如，在肝细胞癌的放疗计划设计中，PTV（计划靶体积）边界的扩放量需要根据是否使用图像引导来确定，即治疗技术的选择可以影响靶体积的确定。从通俗的观点来看，放疗计划的设计依然是在计算机辅助下，通过不断优化治疗机的射束参数，使患者体内获得期望的剂量分布。

目前，在肝细胞癌的放疗临床工作中，可供选择的治疗模式相当多。既可使用光子治疗，也可使用质子治疗；既可使用外照射治疗，也可使用内照射治疗。即使是使用光子治疗，也有常规治疗模式和体部立体定向治疗模式可选，还有三维适形模式和调强放疗模式。其中，光子调强治疗还有固定机架角的静态调强、动态调强以及容积旋转调强和螺旋断层治疗可选。有的时候，这些治疗模式之间的界限并不是很明显，例如螺旋断层治疗完全可以采用体部立体定向剂量分割模式。虽然在某些治疗机构或某些城市不一定能同时具备实施上述治疗模式的条件，但原则上对于肝细胞癌的放疗具体选用何种治疗模式，主要由下列因素决定：肿瘤所需获得的放射剂量、肿瘤的大小和数量、肿瘤和周边正常器官的相对位置、正常器官所能耐受的剂量、肝功能状态等。因此，了解各种常见治疗模式的基本特点、正确地选择合适的治疗模式是准确实施放疗计划设计的前提。

二维放疗已成历史，三维适形放疗已经普及。实践证明，在肝呼吸活动度＜1cm 的情况下，对于不能手术切除的肝癌可以选用 C 型臂加速器调强放疗。螺旋断层放疗（TOMO）的优点是适用于多靶区治疗，具有较好的剂量学分布。立体定向放疗主要适用于小肝癌，也有报道用于大肝癌或癌栓。质子、重离子等粒子治疗肝细胞癌已逐步开展，其不良反应小，但目前尚缺少疗效比较的临床研究。

理论上说，图像引导下的放疗（IGRT）可提高治疗疗效，临床上已经有相关报道。对肝细胞癌伴有门静脉和（或）下腔静脉癌栓的患者，接受图像引导下的放疗，患者的中位生存期为 15.5 个月，而三维适形放疗为 10.5 个月，$P=0.005$。韩国也有类似报道，图像引导下的放疗可明显提高患者的生存率，并减少放疗次数。

螺旋断层放疗最适合多发病灶的肝细胞癌患者。据韩国研究报道，利用断层放疗技术治疗同时存在肝内和肝外病灶（肺、肾上腺、软组织转移）的患者，每个病例平均 3.5 个病灶，结果显示中位生存期为 12.3 个月，放疗病灶的 1 年局部控制率为 79%，且没有Ⅳ级不良反应。

立体定向放疗用于小肝癌的治疗，必须满足以下条件：四维 CT 的影像引导或肿瘤追踪系统，非常精确的体位固定，放疗前的个体化图像校正，放射线聚焦到肿瘤及肿瘤外放疗剂量跌落快。

粒子治疗原发性肝细胞癌已有不少报道。据美国报道，局限于肝内的 76 例肝细胞癌患者（平均最大径 5.5cm）接受质子放疗，其 3 年无进展生存率为 60%，无明显不良反应。有人报道 44 例局限肝内的肝细胞癌，中位最大径 5cm（1.9～12.0cm），放疗 58Gy/15 次，2 年的总生存率为 63.2%。一篇荟萃分析，包括了 70 篇粒子治疗肝细胞癌的临床研究报道，患者的生存率高，不良反应小。但是，目前尚缺乏临床研究支持粒子治疗肝细胞癌较光子治疗有生存优势。

呼吸运动是导致肝癌在放疗过程中出现位移和形变的主要原因，器官运动引起的 CTV 内边界位置变化，称为内靶区（ITV）。目前，多种技术已用于减少呼吸运动带来的 ITV 变化，这些技术覆盖了肝癌放疗从靶区勾画到治疗评估的各个环节。以照射过程为例，常用技术包括门控技术、实时追踪技术、呼吸控制技术和四维 CT 技术等。不管使用哪项技术，利用腹部加压能够简单易行地减少肝的呼吸活动度。腹部加压的部位应该在剑突与脐连线的上半部，可以最大限度地减少肝的呼吸活动度。

5. 原发性肝癌放疗的工作流程

（1）制订治疗方案　临床诊断或病理学诊断为原发性肝癌（肝细胞或肝内胆管细胞性），制订方案必须回答 5 个基本问题：①是否有放疗指征；②放疗的目的；③靶区的确定；④放疗的剂量；⑤采用什么样的放疗技术。必须和患者或家属沟通放疗可能出现的不良反应，如何预防不良反应的发生。

（2）体位固定和模拟定位或 CT 扫描　由医师、物理师、技术员共同为患者选择放疗的合适体位，用什么样的体模，是否腹部加压减轻呼吸运动幅度，是否用四维 CT 确定内靶区（ITV），确定 CT 扫描的范围和每层的厚度。如果需要 CT 增强扫描，需要患者或家属签署知情同意书。

（3）影像学资料初步处理和靶区确定　技术员通过内网把扫描的影像资料送达治疗计划系统，剂量师勾画正常组织，医师负责勾画 GTV，并确定 CTV。如果采用四维 CT 扫描，还需要确定内靶区范围。有时候肝内病灶CT扫描显示不够清晰，需要用MRI或PET-CT（肝外病灶）进行图像融合。根据放射野周围重要器官，医师确定靶区的处方剂量和危及器官的限制剂量，交由物理师设计治疗计划。

（4）放疗计划的设计和评估优化　放射科医师根据医师要求的条件操作计划系统。如达不到条件，需与医师探讨，更改计划或改用更高级的放疗技术，如三维适形改为调强放疗或用螺旋断层放疗等技术。反复优化治疗方案，使得靶区剂量达到要求，危及器官放疗剂量在可耐受范围内。

（5）放疗验证　治疗计划系统完成的计划必须在放疗前采用加速器进行以下3项验证。

① 放疗中心的验证：在模拟机下找出对应的体表标志，作为放疗体位依据。

② 射野验证：利用拍摄X线片核对中心位置，每个照射野的形状、入射角及射野大小是否正确，摆位误差＜2mm。

③ 剂量验证：用仿真的人体模型比较实体内所接受射线剂量与计划剂量是否一致。

（6）放疗的实施　医师、放射科医师共同将完成的治疗计划交由操作加速器的技术员，技术员根据放疗计划系统传输的各种参数，如放疗剂量、机架角度、多叶光栅大小、楔形板角度、源轴距等进行校对，给患者正确的体位和固定，第一次拍摄照射野X线验证片，准确定位后开始放疗，之后定期拍摄X线验证片。如果是图像引导下的放疗，则需在线纠正。

以上工作流程，从扫描采集图像到放疗实施，一般需要2～3天，必须让医师有足够的时间制订放疗计划，才能获得好的放疗效果。

6. 放疗前的准备

原发性肝癌放疗前必须诊断明确，包括病理学诊断，也可以是临床诊断，在这些前提下需要做以下准备。

（1）完善的影像学资料　目前的放疗已经达到图像引导下的放疗，放疗前必须明确肿瘤的位置和个数，才能确定目标。目前的MRI检查是诊断肝癌最好的影像学手段。对可疑存在肝外转移者，建议做PET-CT。

（2）检验检查　放疗前必须明确肝功能情况，只有肝功能在正常范围的患者，才能耐受放疗。血常规除了能了解患者的骨髓再生功能，还可以反映肝硬化的程度。肝硬化程度高的患者，常伴有脾功能亢进，可出现全血细胞下降。另外，凝血酶原时间是肝功能的评估指标之一，放疗前必须检查。原发性肝癌常伴有病毒性肝炎，所以，乙型肝炎两对半、HBV-DNA和丙型肝炎病毒指标也需要检测。如存在病毒复制，需要抗病毒治疗。肿瘤标记物除了AFP，还有CEA和CA19-9需要检测，作为鉴别是否为转移性或胆管来源的肝癌。

（3）CT模拟定位前　必须了解患者是否有造影剂过敏史；接受造影剂之前，必须有知情同意书。

7. 定位与固定技术

原发性肝癌患者放疗时取仰卧位，双手交叉放置额头或双臂置于翼形板臂托上。一般而言，患者最舒适的体位往往是最易重复和最容易摆位的体位。固定装置的使用不仅仅要求每次摆位能使体位得到重复，还要求在分次治疗过程中能保证患者体位不变。随着放疗技术的不断进步，对放疗患者体位固定的要求也变得越来越严格。对于拟行常规放疗技术和三维适形放疗技术的原发性肝癌患者，负压真空垫和热塑网膜两种固定方法都可采纳，这两种固定方法各有优缺点。单纯使用负压真空垫固定，在摆位方面较为便捷，且舒适性优于热塑网膜，但总体摆位精度不如热塑网膜。若将两种固定方法联合起来使用，其固定效果更佳。对于静态调强技术、容积调强技术、螺旋断层放疗技术以及其他特殊照射技术，在体位固定方法选择上则更为关键，特别是对肝内肿瘤行立体定向照射时，每次治疗前均应使用图像引导技术，对患者的分次摆位误差进行纠正。所以在固定装置的选择上，应充分考虑患者分次内的摆位误差，同时也要兼顾选择的固定装置是否带有呼吸控制器（呼吸板或呼吸带）或者是否可以与其他呼吸干预装置兼容。目前，国内外诸多体部立体定向框架装置需结合负压真空垫使用，在增加患者舒适性的同时，也可以对患者进行腹部加压，从而提高患者分次间和分次内的摆位精度，也可有效控制肝内肿瘤的呼吸运动幅度，减少肝内肿瘤放疗时的内靶区。

在CT定位扫描前，给患者的左、右、前皮肤表面预设参考点，并进行体表标记，在3个标记中心放置CT可成像定位铅珠。参考点应尽量选择在靠近肿瘤、皮下脂肪相对较少、受呼吸运动和胃肠充盈影响较小的体表区域。对于肝内肿瘤患者，剑突区域为比较理想的参考点区域。如果患者使用热塑网膜进行体位固定，参考点则标记于上述体表区域相对应的热塑网膜上。按照治疗计划的要求，对相应的部位进行增强扫描，扫描范围应比诊断CT扫描的范围要大。在扫描层厚上建议肿瘤区域层厚最好为3mm。有条件的单位可对患者进行四维CT扫描，依据四维CT图像来确定肝内肿瘤的呼吸运动幅度，从而确定肝内肿瘤放疗时的内靶区。但四维CT定位扫描进行静脉增强的可行性，目前仍存在争议。尽管有学者探索出一种四维CT增强扫描程序，但实践证实增强效果并不理想。由于肝内肿瘤尤其是小肝癌，在CT扫描图像上的病灶边界可辨识度不足，而MRI扫描技术则弥补了这一缺陷，故CT和MRI扫描图像融合已被广泛应用于肝内肿瘤外照射中勾画GTV。但需要强调的是，两幅图像融合应尽量采用同机融合，即CT扫描定位和MRI扫描图像采集时患者应尽可能取同一固定体位。CT扫描定位前可在肿瘤周围正常肝组织内植入多枚金属标记物，用于后续治疗中的复位、肿瘤呼吸运动度评估、肿瘤的实时追踪以及射线门控。CT定位扫描结束后将所有的CT图像传送至治疗计划工作站。

（七）基因治疗

基因治疗方法主要包括：免疫基因治疗、抑癌基因治疗、自杀基因治疗、反义基因治疗，目前肝癌的基因治疗仅仅处于实验阶段。

1. 免疫基因治疗

免疫基因治疗主要为细胞因子的基因治疗，目前应用于肝癌基因治疗的细胞因子有IL-2、干扰素（IFN）、肿瘤坏死因子和粒细胞-巨噬细胞刺激集落因子等。细胞因子的基因治疗分为两种：第一种为细胞因子通过逆转录病毒介导而导入免疫活性细胞，如T细胞、树突细胞等，增强其功能，达到提高机体抗肿瘤的免疫作用，临床上常用的有在逆转录病毒介导下将TNF转入T细胞后，T细胞TNF分泌水平提高，杀伤能力明显提高；第二种为细胞因子基因导入肝癌细胞，直接造成微环境中细胞因子高表达，吸引多种免疫细胞大量浸润并激发和增强其功能，增强对肿瘤细胞的免疫应答，从而有效地激活对肿瘤的特异性免疫反应，如在逆转录病毒介导下将IL-2导入肝癌细胞，IL-2基因的高表达可促使肿瘤细胞凋亡，致瘤性大为降低，INF-α基因和IL-2基因的联合导入使用已进入Ⅱ期临床实验。

2. 抑癌基因治疗

用重组腺病毒载体将野生型 p53 基因转入 p53 基因已突变的肝癌细胞系中，p53 蛋白的有效表达可使肝癌细胞生长受到抑制并发生凋亡，同时已传染 p53 基因的肝癌细胞对化疗药物如顺铂等的敏感性提高，今又生为代表性药物。

3. 自杀基因治疗

目前用于肝癌的自杀基因有单纯疱疹病毒（HSV）载体-胸腺嘧啶核苷激酶（TK）基因/丙氧鸟苷（GCV）和胞嘧啶脱氨酶（CD）基因/5-氟胞嘧啶（5-FC）两系统，简称 HSV-TK 基因/GCV 系统和 CD 基因/5-FC 系统，通过直接杀灭、旁观者效应、免疫效应三者共同作用达到治疗的目的，目前已进入Ⅰ期临床应用。

（1）HSV-TK 基因/丙氧鸟苷系统　用单纯疱疹病毒（HSV）作为载体携带胸腺嘧啶核苷激酶基因，进入肝癌细胞中，HSV-TK 基因的表达使丙氧鸟苷三磷酸化，形成三磷酸核苷酸类似物，抑制肝癌细胞 DNA 聚合酶，从而使癌细胞蛋白合成受到抑制，癌细胞大量死亡；HSV-TK/GCV 系统不仅能使转染了 HSV-TK 基因的肝癌细胞大量死亡，而且周围未经传染的肝癌细胞也死亡，即旁观者效应；同时 HSV-TK/GCV 可使肝癌组织周围 CD_4^+、CD_8^+ T 淋巴细胞大量浸润，从而抑制肝癌细胞增殖，即免疫效应。

（2）CD 基因/5-FC 系统　将胞嘧啶脱氨酶基因（CD 基因）导入肝癌细胞中，可将进入肝癌细胞中的无毒性的 5-氟胞嘧啶转化为 5-FU，杀灭肝癌细胞。

近年来主张在自杀基因系统的基础上，提倡细胞因子与自杀基因的联合应用。

4. 反义基因治疗

目前肝癌基因治疗中采用的反义技术主要是反义寡核苷酸技术和核酶技术。

（1）反义寡核苷酸技术　反义基因导入肝癌细胞系后，与靶细胞 mRNA 结合，阻断 mRNA 的翻译，即阻断 mRNA 复制，对 mRNA 进行抑制，如将胰岛素样生长因子Ⅰ、Ⅱ（IGF-Ⅰ、IGF-Ⅱ）反义基因导入肝癌细胞系后，肿瘤细胞的生长能力和致瘤性下降。

（2）核酶技术　因反义寡核苷酸技术难以与所有的靶基因 mRNA 结合，其抑制作用不完全，因此有学者设计出具有核酶活性的反义 RNA，既可阻断 mRNA 的翻译又可切割 mRNA。例如有专家发现 HBV 表达的 X 蛋白（HBx）对 HBV 的复制及肝癌的发生具有重要作用，由此研制出 RZA 和 RZB 两种核酶活性的反义 DNA，导入肝细胞后分别可切割 HBx 基因开放阅读框的两个核苷酸位点，使 HBx 的 mRNA 水平和 HBx 的活性下降。

反义基因治疗，尤其是核酶技术给基因治疗带来新的希望。

（八）原发性肝癌（PHC）生物治疗的初步评价

目前大多数生物治疗或技术尚处在研发和临床试验阶段，仅极小部分已应用于临床，国内外仅有一些单中心的小规模临床试验结果提示生物治疗可提高肝癌患者的生活质量，减少术后复发率，因此结论的真实性、准确性值得深究。

开展生物治疗存在的问题：生物治疗开展随机的大规模临床试验研究的难度大，目前国内外缺乏大规模、多中心的协作研究结论，而且缺少高级别循证医学证据的支持。

因此生物治疗不推荐作为 PHC 的常规治疗，但可作为辅助治疗或不能手术情况下的治疗选择。

（九）PHC的分子靶向治疗

现已知PHC的发病机制十分复杂，其发生、发展和转移与多种基因的突变、细胞信号传导通路和新生血管增生的异常等多因素密切相关，其中存在着多个关键性环节，这些关键性环节正是开展分子靶向治疗的理论基础和重要的潜在靶点。近年来，分子靶向药物治疗PHC已成为新的研究热点，受到高度的关注，目前临床试验或临床应用的分子靶向治疗药物包括：抗EGFR药物，如厄洛替尼和西妥昔单抗；抗血管生成药物，如贝伐珠单抗；信号传导通路抑制，如MTOR抑制剂依维莫司；多靶点抑制剂，如索拉非尼和舒尼替尼等。

面对方兴未艾的分子靶向治疗，我们也必须客观地认识到，除索拉非尼以外，其他分子靶向药物仍处于临床实验阶段。此外，如何在治疗前检测相关靶点的表达或突变，如何个体化选择药物来提高疗效等，仍需进一步研究。

分子靶向治疗在控制HCC的肿瘤增殖，预防和延缓复发、转移以及提高患者生活质量等方面可能具有独特的优势，循证医学高级别证据已充分证明索拉非尼可以延长晚期HCC患者的生存期，而联合其他治疗药物或综合治疗方法有希望取得更好的效果。

1. 抗EGFR药物

EGFR是肝癌转移和复发的一个重要因素，已成为PHC治疗的一个新的有效靶点。

吉非替尼（ZD1839）、埃罗（厄洛）替尼为小分子EGFR酪氨酸激酶抑制剂并能抑制基质金属蛋白酶9（MMP-9），使肿瘤新生血管减少，从而达到治疗的作用，已有一些Ⅱ期临床实验表明：吉非替尼、尼洛替尼对部分HCC患者有一定疗效。抗EGFR的西妥昔单抗初步认为单独应用治疗PHC效果不佳，然而西妥昔单抗在治疗大肠癌成功的经验是与化疗药物的联合使用，因此该药联合化疗治疗PHC将是未来的研究方向之一。

2. 抗肿瘤新生血管生成药物

近年来备受关注的抗VEGFR单克隆抗体——贝伐珠单抗、整合素avβ3亲和性短肽、血管内皮抑素等，Ⅱ期临床实验有确切的抑制肿瘤新生血管形成的作用，对肝癌存在着潜在的疗效。

3. 多靶点抑制剂

索拉非尼（BAY43-9006）是一种选择性抑制肿瘤细胞增殖和组织中肿瘤血管生成的多靶点抗肿瘤新药，不但可以阻断Raf/MEK/ERK通路介导的信号传导，还可以抑制多种受体酪氨酸激酶，包括与促新生血管有关的VEGFR-2、PDGFR以及与肿瘤生长相关的C-kit与FLT-3等，可以阻断PHC组织内的新生血管的生成并诱导细胞凋亡，因此索拉非尼是治疗进展期肝癌的最新选择。

（1）索拉非尼的Ⅰ期临床试验　由德国波鸿大学血液和肿瘤科完成，后发表于美国的《临床肿瘤杂志》，试验结论：200mg（每天2次）和400mg（每天2次），肝癌患者的耐受性均良好，Child分级A级和B级间无显著性药代动力学差异，且观察到有1例患者疗效达到部分缓解的近期客观疗效，初步评定了该药的安全性和有效性。

（2）索拉非尼的Ⅱ期临床试验　由美国纽约的纪念斯隆凯特琳癌症中心完成，发表于美国的《临床肿瘤杂志》，采用索拉非尼400mg（每天2次），口服，单药治疗137例无法手术切除的晚期肝癌患者，结果：3例（3/137占2.2%）获PR，8例（8/137占5.8%）获得

MR（少部分缓解），46 例（46/137 占 33.6%）患者 SD，有效和稳定患者累计 57 例（57/137 占 41.6%），且稳定超过 16 周，中位疾病无进展时间与总生存时间分别为 4.2 个月和 9.2 个月，不良反应仅发现疲乏、腹泻和手足综合征。该试验还发现：肿瘤细胞磷酸化细胞外信号调节激酶（PERK）水平高者对索拉非尼治疗的反应性好，提示 PERK 可能是索拉非尼治疗的有效标记物之一。Ⅱ期临床试验的结果，推动了国际Ⅲ期临床试验的开展。

（3）索拉非尼的Ⅲ期临床试验　由西班牙巴塞罗那临床医院肝脏组主持完成，发表于《新英格兰杂志》，报告了单药索拉非尼治疗晚期肝癌的多中心随机对照临床研究（SHARP 计划）的结果。该研究计划纳入 560 例晚期肝癌患者，ECOGPS 评分均为 0～2，Child 分级均为 A 级，研究显示：索拉非尼组和对照组的中位生存期分别为 10.7 个月和 7.9 个月，$P<0.001$，有高度显著性差异；无症状进展时间分别为 4.1 个月和 4.9 个月，$P=0.77$，无差异；使晚期肝癌患者的肿瘤的 TTP（肿瘤进展时间）从 12.3 周延长到 24 周，总生存时间由 34.4 周延长到 46.3 周，充分表明了该药的有效性。安全性分析结果显示：索拉非尼组与安慰组不良反应发生率相似，分别为 52% 和 54%，无差异。这是全世界迄今为止第 1 个被发现能延长晚期肝癌患者生存期的全身用药药物，且不良反应小，患者可耐受。因此欧洲药品评价局（EMEA）批准索拉非尼用于治疗肝细胞癌，后美国 FDA 也批准索拉非尼用于治疗不可切除的 HCC，NCCN 指南已经将索拉非尼列为晚期 HCC 患者的一线治疗药物，可以理解为索拉非尼可作为晚期 HCC 患者的标准用药。目前已有多项国际多中心Ⅲ期临床研究证明，多吉美能延缓 HCC 的进展，明显延长患者的生存期，且安全性较好，其常规用法剂量为 400mg，口服，每日两次。应用时应注意对肝功能的影响，要求患者肝功能为 Child 分级 A 级或相对较好的 B 级。肝功能情况良好、分期较早、及早用药者获益更大。

至于索拉非尼与其他治疗方法如手术、TACE、化疗、放疗、中医中药、生物治疗等联合应用能否使患者更多地获益，正在进一步临床研究中。已有一些临床观察证实索拉非尼与肝癌介入治疗或系统化疗联合应用，可使更多患者获益。

舒尼替尼为新研制的多靶点抑制剂，有报道：Ⅱ期临床试验的部分缓解率＋稳定率接近 40%。现在正进入Ⅲ期临床研究，有望成为下一个 HCC 靶向治疗新药物。

4. 其他靶向治疗药物

（1）生长抑素类似物　约 40% 肝癌细胞表面存在 SSTR（生长抑素受体）的高表达。生长抑素类似物与肝细胞表面 SSTR 结合后，有望抑制肿瘤细胞的生长，一些临床实践表明：长效奥曲肽对晚期肝癌的治疗安全有效，部分患者可以从治疗中受益。目前多项国际随机研究没能证实奥曲肽具有生存获益，不推荐作为抗肝癌的系统治疗药物，但是该药可用于控制肝癌合并消化道出血和解除肠梗阻。

（2）抗雌激素受体治疗　肝癌中有近 33% 患者存在雌激素受体表达，理论上雌激素受体拮抗剂 Tamoxifen 对肝癌的生长有抑制作用，但国际多中心随机临床实验发现：Tamoxifen 不能改善晚期肝癌患者的生存期，仅对部分患者略能提高生活质量，目前已不推荐 Tamoxifen 作为晚期肝癌的标准治疗。

目前分子靶向药物之间的联合使用也是目前的研究热点，如应用贝伐珠单抗 10mg/kg（每 14 天 1 次），联合埃罗替尼 150mg（每天 1 次），索拉非尼和贝伐珠单抗的联合应用等，研究的重点：能否增效，不良反应是否增多，单药剂量可否降低等，相关的研究也将在晚期肝癌中进行，值得关注。

（杨　燕）

第三节　结直肠癌

一、病因

结直肠癌即大肠癌，其病因复杂多样，包括遗传因素、生活方式和其他疾病等。结直肠癌的发生是一个渐变的过程，通常从正常黏膜到腺瘤、再到结直肠癌的形成需要10～15年甚至数十年的时间，其间需要肿瘤相关基因的多阶段参与，包括*APC*、*K-ras*、*DCC*以及*p53*等。结直肠癌的多种病因均通过加速上述过程中的一个或多个阶段促进癌变。

（一）生活方式和饮食因素

饮食因素中，高脂肪、高蛋白质、低纤维素饮食会增加结直肠癌的患病风险。其机制可能与胆汁酸的代谢有关，胆汁酸的脱羟作用在肠道内了致癌物质。高脂肪、高蛋白饮食使胆汁酸在肠道内缓慢通过且浓度升高，而高纤维素饮食则使胆汁酸在肠道内被稀释且快速通过。另外，摄入过多的煎炸、腌渍食品也与结直肠癌的发生有关，煎炸过程中蛋白质过度受热而产生某些致癌物质会促进结直肠癌的发生；而腌渍食品则与产生致癌物质亚硝酸盐有关。

生活方式因素中，吸烟、饮酒、肥胖和缺乏体力活动被认为是结直肠癌发病的潜在危险因素。

（二）遗传因素

遗传引起的结直肠癌主要见于家族性腺瘤性息肉病（FAP）和林奇综合征（LS），两者均为常染色体显性遗传性疾病。FAP约占所有结直肠癌的1%，常于青年时期发病，3/4的患者在35岁以前发生癌变，50岁以后几乎全部发展为癌。LS约占所有结直肠癌的3%，此类患者发生结直肠癌的总风险为50%～80%，平均诊断年龄为46岁。其他遗传性结直肠癌还包括加德纳（Gardner）综合征（GS）、黑斑息肉综合征（PJS）、家族性结直肠癌X型（FCCTX）等。

结直肠癌的遗传易感人群包含任何携带*APC*、*K-ras*、*DCC*、*p53*等基因突变的个体。上述基因的突变均能加快结直肠癌演变过程中的关键步骤，从而使结直肠癌发病的可能性明显增加，发病年龄明显提前。国内外研究均发现结直肠癌患者的亲属发生结直肠癌的危险性较一般人群明显增加，除生活方式类似外，遗传易感性是其中更重要的原因。

（三）疾病因素

结直肠癌的癌前病变包括结直肠息肉、腺瘤、炎症性肠病等，其中以结直肠腺瘤最为多见，约半数以上的结直肠癌由其演变而来。溃疡性结肠炎与克罗恩病可以引起肠道的多发溃疡及炎症性息肉，发病年龄越小，病变范围越广、病程越长，其癌变的可能性越大。血吸虫病和胆囊切除术后等也是结直肠癌高发的因素。

二、病理分类及临床分期

(一) 大体分型

1. 早期结直肠癌

癌细胞局限于结直肠黏膜及黏膜下层者称早期结直肠癌。上皮重度异型增生且未穿透黏膜肌层者称为高级别上皮内瘤变，包括局限于黏膜层、但有固有膜浸润的黏膜内癌。

R00 根据内镜下所见将早期结直肠癌分为 3 型：①隆起型（Ⅰ型），多为黏膜内癌；②表面型（Ⅱ型），多为黏膜下层癌；③凹陷型（Ⅲ型），均为黏膜下层癌。

2. 进展期结直肠癌

可分为以下几种类型。

（1）隆起型　凡肿瘤的主体向肠腔内突出者均属此型。肿瘤呈球形或半球形，似菜花状，四周浸润少，预后好。

（2）溃疡型　肿瘤形成深达或贯穿肌层的溃疡者均属此型。此型肿瘤易发生出血、感染或穿透，转移较早。又分为局限溃疡型与浸润溃疡型。

（3）浸润型　肿瘤向肠壁各层弥漫浸润，使局部肠壁增厚，但表面常无明显溃疡或隆起。累及范围广、转移早、预后差。

（4）胶样型　少见。外形呈溃疡或伴有菜花样肿块，但外观及切面均呈半透明胶冻状。

(二) 组织学分型

1. 腺癌

占绝大多数。又分为管状腺癌及乳头状腺癌两种，后者恶性程度较低。

2. 黏液腺癌

此型癌组织中含有大量黏液，以细胞外黏液湖或囊腺状结构为特征。癌细胞位于大片黏液中或位于充满黏液的囊壁上，预后较腺癌差。

3. 印戒细胞癌

印戒细胞癌是从黏液细胞癌中分出来的一种类型。其胞质内充满黏液，核偏向一侧，呈圆形或卵圆形，典型的转移方式为腹膜播散及腹腔种植性转移，预后很差。

4. 未分化癌

少见，预后最差。

5. 其他

包括腺鳞癌、鳞癌、髓样癌、梭形细胞癌以及其他特殊类型或不能确定类型的肿瘤。

(三) 组织学分级

WHO 标准依据结直肠腺癌（普通型）中腺样结构的百分比进行分级：①1 级为高分化，腺样结构大于 95%；②2 级为中分化，腺样结构为 50%～95%；③3 级为低分化，腺样结构为 0～49%；④4 级为未分化，包括无腺样结构、黏液产生、神经内分泌、鳞状或肉瘤样分化等。

（四）临床分期

结直肠癌分期的依据是肿瘤浸润肠壁的深度、淋巴转移的范围以及是否出现远处转移。Dukes分期目前临床上已较少使用，目前最常用的是由AJCC或UICC制订的结直肠癌TNM分期系统（第8版），具体如表2-2。

表2-2　结直肠癌TNM分期

分期	
T—原发肿瘤	
T_x	原发肿瘤无法评价
T_0	无原发肿瘤证据
T_{is}	原位癌：黏膜内癌（侵犯固有层，未浸透黏膜肌层）
T_1	肿瘤侵犯黏膜下（浸透黏膜肌层但未侵入固有肌层）
T_2	肿瘤侵犯固有肌层
T_3	肿瘤穿透固有肌层未穿透腹膜脏层到达结直肠旁组织
T_3	肿瘤侵犯腹膜脏层或侵犯或粘连于附近器官或结构
T_{4a}	肿瘤穿透腹膜脏层（包括大体肠管通过肿瘤穿孔和肿瘤通过炎性区域连续浸润腹膜脏层表面）
T_{4b}	肿瘤直接侵犯或粘连于其他器官或结构
N—区域淋巴转移	
N_x	区域淋巴结无法评价
N_0	无区域淋巴转移
N_1	有1～3枚区域淋巴转移（淋巴结内肿瘤≥0.2mm）或存在任何数量的肿瘤结节并且所有可辨识的淋巴结无转移
N_{1a}	有1枚区域淋巴转移
N_{1b}	有2～3枚区域淋巴转移
N_{1c}	无区域淋巴转移，但有肿瘤结节存在：浆膜下、肠系膜或无腹膜覆盖的结肠旁或直肠旁、直肠系膜组织
N_2	有4枚或以上区域淋巴转移
N_{2a}	4～6枚区域淋巴转移
N_{2b}	7枚或以上区域淋巴转移
M—远处转移	
M_0	无远处转移
M_1	转移至一个或更多远处部位或器官或腹膜转移被证实
M_{1a}	转移至一个部位或器官，无腹膜转移
M_{1b}	转移至两个或更多部位或器官，无腹膜转移
M_{1c}	仅转移至腹膜表面或伴其他部位或器官的转移

根据不同的原发肿瘤、区域淋巴结及远处转移状况，分别对预后进行了适当的分组（表 2-3）。

表 2-3 解剖分期/预后组别

期别	T	N	M
0	T_{is}	N_0	M_0
Ⅰ	T_1	N_0	M_0
	T_2	N_0	M_0
ⅡA	T_3	N_0	M_0
ⅡB	T_{4a}	N_0	M_0
ⅡC	T_{4b}	N_0	M_0
ⅢA	$T_{1\sim2}$	N_1/N_{1c}	M_0
	T_1	N_{2a}	M_0
ⅢB	$T_{3\sim4a}$	N_1/N_{1c}	M_0
	$T_{2\sim3}$	N_{2a}	M_0
	$T_{1\sim2}$	N_{2b}	M_0
ⅢC	T_{4a}	N_{2a}	M_0
	$T_{3\sim4a}$	N_{2b}	M_0
	T_{4b}	$N_{1\sim2}$	M_0
ⅣA	任何 T	任何 N	M_{1a}
ⅣB	任何 T	任何 N	M_{1b}
ⅣC	任何 T	任何 N	M_{1c}

三、转移

转移是结直肠癌患者的一个重要死亡原因，转移途径包括直接浸润、淋巴转移、血运转移以及种植性转移等。

1. 直接浸润

癌细胞可向肠壁深层、环状及沿纵轴 3 个方向浸润扩散。直接浸润可穿透浆膜层侵蚀邻近器官，如膀胱、子宫、肾等；下段直肠癌由于缺乏浆膜层的屏障作用，易向四周浸润，侵犯输尿管、前列腺等。

2. 淋巴转移

淋巴转移是结直肠癌的重要转移途径，淋巴转移与癌细胞的浸润程度有关。左锁骨上淋巴转移为晚期表现。结直肠癌发生髂血管旁淋巴转移时，淋巴可逆流至腹股沟而发生腹股沟淋巴转移，亦属晚期表现。但肛管癌腹股沟淋巴转移时，如尚局限则仍可行腹股沟淋巴结清除，有根治的可能。

3. 血行转移

血运转移是结直肠癌远处器官转移的主要方式。由于肠道静脉血回流到门静脉系统，所以血行播散的首个部位通常是肝脏，其次是肺、骨骼及包括脑在内的许多其他部位。但是，起源于远端直肠的肿瘤可能首先转移至肺，因为直肠下静脉回流入下腔静脉而不是门静脉系统。15%～25%的结直肠癌患者在确诊时即合并肝转移，而有15%～25%的结直肠癌患者在术后发生肝转移。约10%的结直肠癌出现肺转移，但肺转移常伴随其他肺外器官的转移。

4. 种植性转移

结直肠癌种植性转移最常见的形式是腹腔种植及卵巢种植。肿瘤侵及浆膜层时癌细胞可脱落进入游离腹膜腔，种植于腹膜面，典型的腹腔种植性转移可见腹膜壁层和脏层、网膜和其他器官表面粟粒样结节。直肠膀胱陷凹或直肠子宫陷凹为腹膜腔最低的部位，癌细胞易集聚种植于此。直肠指检（或直肠阴道双合诊）可触及该处有种植结节。卵巢转移可由肿瘤种植而来，也可由肿瘤直接浸润侵犯、血运转移及淋巴转移而来。来源于结直肠癌的卵巢转移癌，若病理性质为印戒细胞癌并伴有卵巢间质肉瘤样浸润，可以成为Krukenberg瘤。

四、临床表现

早期结直肠癌可无明显症状，病情发展到一定程度可出现下列症状。

1. 排便习惯及性状的改变

常为最早出现的症状。排便习惯改变常表现为排便次数增多、排便不畅、里急后重、腹泻、便秘或腹泻与便秘交替出现。排便性状改变则多为粪便变形变细，并有黏液样便。

2. 血便

肿瘤表面与正常黏膜不同，在与粪便摩擦后容易出血。根据出血部位、出血量和速度以及肿瘤发展程度，可有柏油样便、黏液血便、鲜红色血便、便中带血或仅表现为粪便潜血试验阳性等不同表现。结肠癌有时不一定出现血便，有时表现为间断性和隐性出血。便血是直肠癌最常见的症状，80%以上的直肠癌有血便。

3. 腹痛和腹胀

腹痛和腹胀也是结直肠癌的常见症状。常见的原因包括肿瘤所致的肠道刺激、肿瘤的局部侵犯、肿瘤所致的肠梗阻、肠穿孔等。腹痛性质可分为隐痛、钝痛与绞痛。腹胀常为肿瘤引起不同程度肠梗阻的表现。60%～80%的结肠癌患者可出现不同程度的腹痛，定位不确切的持续性隐痛最为常见，排便时加重。直肠癌引起肠腔狭窄可致腹胀、腹痛、排便困难甚至肠梗阻，如肿瘤累及肛管括约肌，则有疼痛。

4. 腹部肿块

不管是良性还是恶性肿瘤，当肿瘤生长到一定体积时都可出现临床上可扪及的腹部肿块，恶性肿瘤较良性肿瘤更易表现为腹部肿块。腹部肿块约占右半结肠癌首诊患者的60%，以腹部包块就诊的左半结肠癌患者较少，占20%～40%。

5. 全身症状

随着病程进展，患者可出现慢性消耗性症状，如贫血、消瘦、乏力及发热，晚期出现恶病质。晚期病例还可出现黄疸、水肿、腹水等症状，有些可以在左锁骨上触及肿大淋巴结。

6. **肿瘤外侵转移症状**

肿瘤扩散出肠壁在盆腔内有较广泛浸润或手术后腔内复发时，可引起腰骶部酸痛、胀坠感。当腹膜面广泛种植播散时可出现腹水或种植灶浸润压迫肠管而致的肠梗阻。当肿瘤浸润或压迫坐骨神经或闭孔神经根（腰骶丛）时可出现坐骨神经痛或闭孔神经痛。直肠癌晚期肿瘤可侵犯骶神经导致会阴部疼痛。肿瘤向前侵及阴道及膀胱黏膜时可出现阴道流血或血尿等。肿瘤累及输尿管时可出现肾盂积水，如双侧输尿管受累则可引起尿闭、尿毒症，为直肠癌术后盆腔复发而致死的常见原因。结肠癌如侵及与之接触、粘连的小肠形成内瘘时可出现餐后腹泻、排出尚未完全消化食物的症状。当腹膜后淋巴结广泛转移，肿大的淋巴结团块压迫下腔静脉、髂静脉时可出现两侧或一侧下肢水肿、阴囊或阴唇水肿等。

五、诊断

（一）临床检查

应进行常规体格检查，重点检查锁骨上区、腹股沟淋巴结，有无贫血、黄疸、腹部肿块、腹水、肠梗阻体征。

（二）直肠指检

直肠指检是简单而重要的检查方法，对发现早期肛管癌、直肠癌意义重大。在我国，低位直肠癌的发病率高，约有75%的直肠癌可在直肠指检时触及。直肠指检至少可扪及距肛门8cm以内的直肠壁情况。指检时应注意确定肿瘤大小、大体形状、质地、占肠壁周径的范围、基底部活动度、肿瘤基底下缘至肛缘的距离、肿瘤向肠外浸润状况、与周围器官的关系、有无盆底种植等，同时观察指套是否染血。结肠癌患者也应通过直肠指检或直肠阴道双合诊检查了解直肠膀胱陷凹或直肠子宫陷凹有无种植灶。

（三）实验室检查

1. **大便隐血检查**

结直肠癌患者中50%～60%大便隐血试验阳性。大便隐血试验系非特异性诊断方法，任何情况引起消化道出血时均可导致大便隐血试验阳性。但作为一种简便、快速的方法，大便隐血试验是目前结直肠癌普查和筛检最常用的方法，阴性结果不能完全排除肿瘤。

2. **癌胚抗原检查**

癌胚抗原（CEA）是常用的消化系统肿瘤的诊断方法，但敏感性低，对于早期结直肠癌诊断价值不大，常用于术后随访和检测复发转移。

（四）内镜检查

包括直肠镜、乙状结肠镜及全结肠镜检查。目前直肠指检与纤维全结肠镜是结直肠癌最基本的检查手段。内镜能明确肿瘤的位置、大小、形态，还可钳取组织以明确病理诊断。电子结肠镜也可以用来治疗早期结肠癌，对晚期结肠癌进行姑息性治疗以缓解症状以及解除结肠癌造成的梗阻，为进一步手术创造条件。超声内镜对诊断结肠癌的肿瘤侵犯程度和疾病分期有一定的帮助。

（五）影像学检查

1. X 线检查

推荐气钡双重 X 线造影作为筛查及诊断结直肠癌的方法，但不能应用于结直肠癌的分期诊断。对于疑有结肠或直肠梗阻的患者，应谨慎选择。

2. CT 检查

CT 可在术前判断肿瘤位置、肿瘤是否穿透肠壁、邻近器官有无侵犯、有无淋巴转移以及远处转移，其针对＞1cm 肝转移灶的敏感性和特异性可达 90%～95%。对于结肠癌推荐行全腹＋盆腔 CT（平扫＋增强）扫描，进行正确分期，为合理治疗提供依据。

3. MRI 检查

推荐 MRI 作为直肠癌的常规检查项目，用于直肠癌的术前分期。对于结肠癌主要用于评价肝转移灶、肝被膜下病灶以及骶前种植病灶等。

4. 超声检查

推荐直肠腔内超声用于早期直肠癌分期诊断，用于了解患者有无肿瘤转移，尤其是肝转移，具有方便快捷的优势。

5. PET-CT

不推荐常规使用，但对于病情复杂、常规检查无法明确诊断的患者可作为有效的辅助检查。对于术前检查提示为Ⅲ期以上的肿瘤患者，推荐使用。

（六）大肠癌的鉴别诊断

1. 误诊为痔

便血是两者的共同表现，痔是结直肠癌的主要误诊病种之一，在直肠癌误诊中约占 1/3，在结肠癌则相对较少，约占 1/6。对于 30 岁以上便血患者，应常规做直肠指检。

2. 误诊为肠炎

慢性肠炎常表现为腹泻与便秘交替发作，统计表明，15%～20%结直肠癌的临床表现为腹泻、便秘或两者交替发作。遇到此类患者应进一步检查。

六、治疗

（一）手术治疗

结直肠外科治疗经历了 100 多年的发展，肿瘤的手术率、手术切除率、治愈性切除规范、根治性切除率、肿瘤扩大切除的标准、手术并发症率、手术病死率都有了很大的发展。手术在结直肠癌中的治疗价值是无可替代的，无论从它的最悠久历史，还是从它的简单、有效性而言，直到目前，外科治疗仍然是其唯一的治愈性方式。

1. 肿瘤外科与结直肠癌

目前结直肠癌的主要治疗方式仍然是外科治疗，其在诊治结直肠癌中起着最主要和重要的作用，可以体现在以下四个方面：预防、诊断、治疗和研究。

（1）肿瘤外科与结直肠癌预防　大多数肿瘤患者诊断时已属于中晚期，而中晚期肿瘤治疗效果较差。最近的美国研究显示：在降低结直肠癌发病率、病死率及改善生存率方面，一级预防的价值占35%，二级预防的价值占53%，而临床的诊治，也就是三级预防的价值仅占12%。因此必须强调一级和二级预防。

① 在结直肠癌的一级预防方面：肿瘤外科医师可以根据流行病特点，协助基础研究人员研究、发现结直肠癌的可能病因；另外，肿瘤外科医师也可针对病因学进行预防，宣传良好生活方式，配合相关研究者进行病因干预的宣传、组织、实施、随访、统计分析研究。

② 在结直肠癌的二级预防方面：在结直肠癌的早发现、早诊断、早治疗方面，肿瘤外科医师应该注意以下几点。a. 加强结直肠癌预防知识的宣传；b. 癌前疾病的诊断和处理，如各类腺瘤的诊断和处理；c. 积极开展结直肠癌的普查；d. 开展高危人群的筛查；e. 开展遗传性结直肠癌患者家属的宣传、检查、基因分析；f. 开展预防性切除减少肿瘤恶变的发生率，如切除结直肠腺瘤。最后要强调的一点是：对于有症状前来就诊的患者，千万不可不做检查而给予诊断和药物治疗，以免延误诊断，造成治疗困难。

③ 在结直肠癌的三级预防方面：对中晚期肿瘤进行合理处理，以减少痛苦、延长生命为目标。结直肠癌外科治疗仍然是唯一的治愈性和主要的姑息性治疗手段。

（2）肿瘤外科与结直肠癌诊断　大多数结直肠癌位于直肠，而距肛门8cm以下的直肠癌占全部结直肠癌的30%～50%（不同地区），在怀疑结直肠癌时，肛门指检无疑是最简单、有效的检查。肿瘤的确诊需要依靠组织细胞学，而组织标本的获得除了内镜检查外，还可通过外科手段获得组织标本，这种手术也被称为诊断性手术。诊断性手术可分为单纯诊断性手术和诊断治疗性手术。前者肿瘤较大，无法整个切除肿瘤，部分切除的目的仅为明确诊断；后者多数肿瘤不大，可以完整切除肿瘤及部分正常组织，既可达到诊断的目的，又有治疗的作用。

（3）肿瘤外科在治疗方面的应用　外科在结直肠癌的治疗价值是无可替代的，直到目前，外科治疗仍然是结直肠癌唯一的治愈性方式。

肿瘤的治愈性切除是肿瘤外科治疗的目标。由于临床上复杂的肿瘤情况和外科医师的技术问题，许多肿瘤患者不能达到治愈性切除的标准。影响治愈性切除的因素有两个：肿瘤情况和肿瘤外科医师技术水平。前者可以通过普及肿瘤知识、加强二级预防来早期发现肿瘤；后者可以通过加强肿瘤外科医师的治疗规范教育和提高外科技能来实现。

（4）肿瘤外科在研究方面的应用　由于结直肠癌的临床工作主要由外科医师完成，因此在主要治疗手段、随访患者、获得完整资料、获得相关生物学标本方面，外科的作用是明确的。

2. 结直肠癌的手术治疗

（1）手术治疗的原则　结直肠癌的手术治疗可分为治愈性切除和姑息性切除，前者用于早中期肿瘤，后者主要用于中晚期肿瘤。

肿瘤的治愈性切除是肿瘤外科治疗的目标，它是指完整切除肿瘤、部分周围正常组织以及区域淋巴结。根治性切除一般用R0切除来表示，指在手术中肉眼和术后的病理检查均未发现切缘阳性，同时切除区域淋巴结。R0切除是外科切除的目标，随着新辅助放疗、新辅助化疗、新辅助放化疗的应用，R0切除的可能性均有提高。

肿瘤的姑息性切除是指肿瘤广泛并有区域性或全身性转移，无法达到治愈性切除的目的而进行的肿瘤切除。但是在临床上实际有两种情况：一是肿瘤巨大或有外侵、广泛转移无法治愈性切除；二是肿瘤切除方法或技术不当使得可以治愈性切除的肿瘤未能达到治愈性切除的目的。前者是无法改变的，但后者可通过提高肿瘤治愈性切除规范学习和提高手术技巧来减少或避免的。姑息性切除是肿瘤治疗的重要组成部分。结直肠癌的姑息性切除可减少出血、减少梗阻、减少穿孔、减少肿瘤负荷，特别是结直肠癌非常容易造成梗阻，即使肿瘤不能切除，有时也需姑息性造瘘手术或短路手术以解除梗阻。由于结直肠癌的生物学特点，即使有了肝转移或肺转移，属于Ⅳ期结直肠癌，但如若原发肿瘤能切除仍需进行积极的切除。这有两重意义：其一，结直肠癌肝转移中位生存期为 11 个月，而原发肿瘤如若不切除则可能引起肠梗阻，同时亦可减少肿瘤负荷；其二，结直肠癌的肝、肺转移如果尚可切除，虽然已是Ⅳ期，仍然可以获得 23%～47%的 5 年生存率。特别是近年来结直肠癌肝转移的新辅助化疗增加了肝转移的切除率。原发肿瘤和转移性肿瘤的积极治疗可明显提高结直肠癌的治疗效果已得到公认，值得推荐。但是，对于姑息性切除应该注意以下几点：a. 避免将姑息性切除在手术记录中误认为或描述为治愈性切除，造成治疗方案的错误和生存率统计的错误；b. 在进行姑息性直肠癌切除时，需慎重考虑进行保肛手术，因为直肠重建后，肿瘤会很快复发，将造成吻合口梗阻，需再次手术造瘘；c. 在术前评估切除困难者，可进行新辅助治疗以提高 R0 切除率；d. 在明确为姑息性切除后，需进行积极的术后治疗，减少术后复发，提高生存率。

肿瘤手术应遵循无瘤操作原则。由于抗生素的发展和应用，大多数感染可以被控制，但是肿瘤细胞一旦由于外科医师的操作不当而造成医源性扩散，则是无法控制的，同时是致命的。因此无瘤技术是一个在“无瘤思想”指导下贯穿整个手术每一步的技术，也是一种系统技术。主要包括以下几个方面。

① 切口保护：一旦完成切口操作，迅速使用切口保护器或纱布垫保护切口。

② 探查原则：在进行腹腔和肿瘤探查时，坚持先探查远离肿瘤的腹腔脏器、重要脏器，最后探查肿瘤本身。注意在某些情况下，可以不直接接触肿瘤完成探查。对瘤体较大、明显外侵的肿瘤探查后，最好能够更换手套。

③ 肿瘤保护：当完成暴露后，最好将肿瘤侵犯的浆膜区保护起来，临床上主要采用多层干纱布将侵犯区完全覆盖并四周缝线固定或使用各种蛋白保护胶敷在肿瘤区，以减少肿瘤细胞的播散。

④ 结扎肠管和肠腔内化疗：结直肠癌有其独特性，就是脱落的肿瘤细胞可以在肠腔创面上形成种植性转移，因此在手术过程中，结扎肠管是防止脱落细胞种植的一个简单有效的方法。一般在结肠手术要结扎上、下两端，直肠癌仅需结扎上端。为了进一步减少肿瘤沿血管、淋巴管播散，有学者研究了术中肠管内给药，经肠黏膜吸收形成回流血管、淋巴管药物高浓度，杀灭肿瘤细胞的方法，常用 5-FU 500mg 肿瘤段肠管内注射。

⑤ 不接触或少接触肿瘤：尽可能不接触肿瘤是原则。虽然完全不接触肿瘤是不可能的，但少接触是完全可能的。根据我们的临床经验，提出了四“最”原则：最少的接触次数；最少的接触时间，如果需接触肿瘤，越短越好；最晚的接触时间，将接触肿瘤的时间放到最晚，到肿瘤标本下来前；最好不接触肿瘤。最少的接触次数和时间避免了肿瘤黏附在手套上的机会和量，最晚的接触时间避免了较早接触而在整个手术过程中的播散。

⑥ 不挤压肿瘤：在手术过程中，尽量不要挤压肿瘤，以免造成肿瘤细胞脱落或沿血管、淋巴管播散。

⑦ 先结扎血管：在手术操作中，肿瘤非常可能受到挤压，脱落的肿瘤细胞沿血管、淋巴管播散，因此明确切除范围后，需首先结扎主供血管以减少肿瘤血行播散。

⑧ 清洗创面：在手术结束关腹前清洗手术野是手术常规，但是在恶性肿瘤手术过程中，如果在关腹前清洗，将使在手术切除过程中脱落的或血管、淋巴管流出的肿瘤细胞，在重建过程中缝入吻合口、包裹在间隙里，因此建议在标本切下后进行清洗是最恰当的时机。在使用清洗液上，也有许多争论，临床上要求清洗液除了有清洗作用外，还要有破坏肿瘤细胞的作用。目前的研究显示，双蒸馏水清洗优于生理盐水；43℃双蒸馏水10min浸泡优于常温双蒸馏水；常温1∶2000氯己定（洗必泰）清洗液浸泡3min等于43℃双蒸馏水10min浸泡。因此常温下1∶2000氯己定在标本切下后的清洗和浸泡是最简单有效的方法。但要注意的是，氯己定清洗后需用大量生理盐水冲洗（500～1000mL），这是因为氯己定冲洗不彻底将会造成术后发热。

⑨ 更换手套：在明显接触肿瘤或污染物后，常需更换手套。在肿瘤标本切下后，冲洗创面时建议更换手套。

⑩ 清洗和更换手术器械：在手术过程中，对于接触过肿瘤的器械要清洗，以免肿瘤播散。在肿瘤标本切下后，使用未接触过肿瘤的器械进行随后的操作是减少肿瘤播散的手段之一。

⑪ 术后腹腔化疗：一般肿瘤侵犯浆膜后，就有形成腹腔内种植播散的可能，腹腔化疗是最直接、有效的方法。临床常应用于结直肠癌腹腔化疗药物的是5-FU、顺铂、卡铂。常用方法是在手术结束关腹前，腹腔内应用化疗药物，即5-FU 1000mg＋顺铂40～60mg＋生理盐水1000mL。注意在应用腹腔化疗后，腹腔引流管要关闭4h；4h后可以给予利尿药以便排出腹腔液体。另外，对于有肿瘤浆膜广泛侵犯或腹腔转移的情况下，可以安置腹腔化疗泵，从而有利于腹腔化疗的进行。一般在关腹前安置腹腔化疗泵，操作过程中要注意化疗泵的检查和固定。

(2) 结直肠癌手术的相关问题

① 结直肠淋巴的流向和淋巴结的分布：结直肠癌的主要转移方式是淋巴道转移，淋巴转移的最佳治疗方式是规范性淋巴清扫术，因此必须熟悉和掌握结肠淋巴流向和转移规律。

结肠的淋巴管起源与胃不同，胃的黏膜层即有淋巴管，可以发生淋巴转移，而结直肠的黏膜层是没有淋巴管的，不会产生淋巴转移。根据结肠淋巴的部位，可分为：a. 结肠上淋巴结，位于肠壁，常沿肠脂垂分布；b. 结肠旁淋巴结，沿着结肠管旁和沿边缘动脉弓及其分支分布的淋巴结；c. 中间淋巴结，位于结肠动脉弓与结肠血管起始部之间的淋巴结；d. 主淋巴结，在结肠主干起始部的淋巴结。

结肠淋巴结的分站是两个概念的结合：a. 纵向沿淋巴流向，由肠管向血管根部分为三站，第一站为结肠上和结肠旁淋巴结；第二站为中间淋巴结；第三站为主淋巴结。b. 横向沿肠管分布，自肿瘤由近及远每5cm为一站，即自肿瘤缘向近侧和远侧5cm以内为第一站淋巴结，5～10cm为第二站淋巴结，以此类推。了解后者即可知道结肠的肠管切除不能像直肠，只考虑肿瘤浸润下切缘的距离，而不考虑淋巴转移，即结肠肠管的切除除了考虑肿瘤肠管浸润范围，更重要的是考虑淋巴结清除的范围。千万不能以直肠癌肠管切除距离用于结肠癌的切除。除了上述的纵向和横向规律性淋巴结分站外，尚有特殊解剖部位的淋巴转移，其有特殊的引流途径。如结肠肝区癌引流的胃大弯和幽门下淋巴结，这是第三站淋巴结；结肠脾区癌引流的胃大弯、胃短血管旁、脾门淋巴结，亦是其第三站淋巴结；横结肠癌引流的胃大弯、幽门下、脾门胰尾淋巴结，亦是其第三站淋巴结。

② 结肠癌治愈性切除和扩大治愈性切除

a. 结肠癌的治愈性切除：治愈性切除即过去的根治性切除，要求切除整块肿瘤以及其上下两端 10cm 以上的肠管，所回流的第一、二、三站淋巴结。在临床上，一般肠管的切除长度不要求太长，虽然 10cm 相当于第二站清扫，但结肠癌淋巴结转移很少超过 10cm，不必过多地切除肠管，以免造成重建困难、并发症增多、影响肠功能。至于治愈性切除要求清除几支主干血管未有规范，实际切除时可能有多种情况：横结肠肿瘤，肿瘤位于结肠中动脉扇形供血区的中部或根部，清扫结肠中动脉根部淋巴结即可达到根治目的；结肠肿瘤位于两支主干血管供血区的交界处，这时切除两支主干血管是必要的。

b. 结肠癌的扩大治愈性切除：结肠癌的扩大治愈性切除是在标准治愈性切除的基础上，扩大切除范围。扩大切除范围主要在以下几点：将淋巴结清除的范围从第三站扩大到第四站，也就是肠系膜上血管供血区清扫至肠系膜上血管根部淋巴结，肠系膜下血管供血区淋巴清扫至肠系膜下血管根部淋巴结；切除肿瘤主干血管上下各一根主干血管并清扫其所属淋巴结；肠管切除的范围达到 10cm 以上即可；肿瘤侵犯周围组织的扩大切除。

（3）结直肠癌外科手术的相关问题　直肠是自肛缘起向上一段 15cm 的结直肠，这个概念在国内外一直是一致的。但是近年来，一些专家和学术组织提出了新的概念，即自肛缘向上一段 12cm 的结直肠。在手术中判断直肠的标准是自骶岬向下的结直肠；在内镜检查时是自肛缘向上 12cm 的一段结直肠。这种概念的依据是：在解剖学上，12cm 以上的结直肠更像结肠的特点，有系膜且游离；在生物学特点上，12cm 以上的结直肠复发的规律像结肠癌，而不像直肠癌；在肿瘤治疗学上，一般认为 12cm 以下，约骶岬以下的直肠是放疗的适应证；在手术中，骶岬非常容易标识。直肠癌的治疗分为上段肠癌的治疗和中下段直肠癌的治疗。

① 肿瘤的切缘：肿瘤的手术切除一直是以三维的广泛切除作为切除的基础。对于肠道肿瘤手术来说，它的三维是指上切端、下切端、肿瘤区的环行切缘。直肠癌的上切端一直未受到重视，肿瘤区环行切缘是最近提出的概念，临床上一直受到重视的是肿瘤切除的下切端。下面进行分别论述。

a. 肿瘤的上切缘：直肠癌手术切除的上切端由于距离肿瘤一般较远，几乎不可能出现切缘肿瘤阳性的机会，所以一直未受到足够的重视。但是这里需要强调的是，肿瘤上切端的切除距离万万不可以参照下切端的大于 5cm 进行切除，因为直肠癌的淋巴回流是向上的，直肠癌治愈性切除要求切除至主干血管根部，在此即乙状结肠血管，如果考虑做扩大切除，就要清扫肠系膜下血管根部，血管切除的范围决定了肠管切除的范围，一般均超过 10cm。如果仅仅切除 5cm 肠管，不可能符合治愈性淋巴结切除的要求。

b. 肿瘤切除的下切缘：直肠癌手术中下切缘的距离一直是直肠癌手术的关注重点，也是提高保肛率的最关键问题。最早由某学者提出下切缘需超过 5cm，此标准应用了半个世纪以上。后来又有学者对 1500 例直肠癌标本进行了分析，认为肿瘤向远端扩散少见，70%的扩散小于 0.6cm，极少超过 2cm。Williams 等认为 2cm 以上即可达到安全切缘标准。目前日本结直肠癌研究协会推荐癌远端切缘为 2cm；中国结直肠癌专家委员会建议癌远端切除为 3cm；目前大多数学者认为肿瘤下切缘在 2～3cm，极少数学者甚至建议下切端 1cm 即可。

术时肿瘤下切缘的判定：我们曾做过检测，在手术时确定肿瘤下端后即在该处缝线标记，待术后剖开标本检查术中确定的下缘是否准确时，结果发现二者之间误差在0.5～1.5cm，说明手术时对肿瘤下端的判断不是非常准确的，存在着判断误差。肿瘤下切缘的距离测量：研究均明确指出测量时应无张力拉直，但临床上非常困难，牵拉时的张力误差极大，标准很难统一。肿瘤切下后的收缩：临床上测定收缩率可在三个时间测量，即手术标本切下时、手术结束后、手术标本固定后。某院曾做过上述标本的测量研究，结果显示，肿瘤标本切下后即刻测量下切缘收缩为25%～30%，手术结束后测量标本收缩为30%～40%，标本固定后根据时间不同收缩可达40%～60%。许多报道肿瘤侵犯距离时并未阐明如何测量下切端距离，大多报道是标本固定后的测量，而这时标本已较手术时距离收缩了约50%。根据上述分析我们可以得出一个结论，即肿瘤下切缘的判断和测量是很难准确的，需要有丰富的临床经验才能保证肿瘤下切缘的可靠性。我们采用的是标本切下时的及时检查标本，如若肿瘤距离切缘小于1～1.5cm，应送病理检查以确定。

不同的肿瘤类型需要不同的肿瘤下切端距离。研究显示肿瘤的不同类型和生长方式其向下侵犯的距离是不同的，因而所要求的切除距离也是不同的。对于肿瘤较小、分化良好、病期较早、有蒂的、内生型生长为主的肿瘤，下切缘要求2～3cm即可；而对于分化较差的、恶性程度较高的如印戒细胞癌、低分化腺癌、浸润型生长的肿瘤，下切端距离要求5cm。

我们强调在有足够距离的情况下争取更大距离，在可能的情况下，确保下切缘可靠；无论如何要把根治性切除放在第一位，不要把满足患者的要求和片面提高保肛率放在第一位；积累经验，最大限度地提高保肛概率和保肛质量。

c. 中低位直肠癌的环行切缘：直肠癌的下切缘距离一直受到临床医师和学术界的极大关注，而直肠的侧方切缘距离一直未受到足够的重视。我们知道肿瘤是一个立体的肿块，其会向任何方向侵犯而不是仅向下方侵犯。肿瘤切除的切缘不应仅是下切缘而应是上切缘、下切缘和任一接近肿瘤的切缘。最近文献上有报道环形切缘（CRM）的概念，是指包绕肿瘤最深浸润处肠壁的肠周围组织切缘。某中心癌症治疗组（NCCTG）的研究显示，CRM＜1mm，局部复发率是25%；而CRM≥1mm，局部复发率仅为3%。荷兰的一组报道显示，CRM≥2mm，局部复发率为6%；CRM＜2mm，局部复发率为16%；CRM＜1mm，局部复发率为38%。

临床上直肠的前方和后方均有间隙可做判断，而侧方切除主要是侧韧带处，多数医师在处理时均过多地考虑直肠中动脉的处理以及盆神经丛的保护，未能最大限度地切除侧韧带，而靠近肠壁切除。值得重视的是，我们不能对下切缘要求2～5cm而对侧方切缘只要求切除肠壁。在这里存在的矛盾是侧韧带处是自主神经主要通道，从肿瘤学角度讲，应靠近盆壁切除，但那样切除会损伤自主神经，同时亦容易累及侧韧带中的直肠中动脉。建议根据肿瘤情况最大限度地切除肿瘤侵犯侧的侧韧带，同时用电刀切除，从而避免钳夹结扎侧韧带，以减少自主神经的损伤。

② 直肠癌的淋巴结清扫

a. 直肠癌的上方淋巴结清扫：直肠癌的上方转移是最主要的转移方向。无论是上、中、下段直肠癌和肛管癌，均以上方淋巴结转移为主，文献报道其发生率在35.3%～47.6%。

直肠癌的上方淋巴结清扫是直肠癌根治术最基本也是最重要的。肠系膜下动脉起始部周围的淋巴结清扫是多数临床医生的上方清扫终点，该淋巴结是直肠癌根治术的第三站淋巴结。如日本癌症研会附属医院的直肠癌标准手术规定：对直肠癌上方淋巴结清扫时，要对肠系膜下动脉周围淋巴结予以清扫。少数学者甚至提出，直肠癌扩大淋巴清扫，其上方清扫至腹主动脉旁淋巴结。但多数学者认为扩大清扫价值不大，且手术操作复杂、手术时间较长、并发症多，临床应用很少。

肠系膜下动脉是否要在根部切断，其价值如何，一直存在争议。有学者发表了关于是否在肠系膜下动脉根部结扎的研究，在该研究中586例上方清扫是在肠系膜下动脉根部结扎、切断的，与784例在左结肠血管分支下方切断者比较，两组在任何一期5年生存率方面均未显示差异。

b. 直肠癌的侧方淋巴结清扫：腹膜反折以下的直肠癌其淋巴回流除了向上以外，尚有向侧方转移的可能。文献报道，不同类型和大小的中下端直肠癌其侧方淋巴转移率为1%～23.9%。欧美报道的转移率较低，日本报道的多较高，多高于12%，但大多数在7%～12%。

淋巴结转移率的高低与清扫的技术和手术困难程度有关。欧美患者多较肥胖，清扫困难，并发症发生率非常高，主要是膀胱和性功能相关并发症，清扫阳性率较低，因而生存率改善不明显，所以一般不推荐使用。如有学者报道，扩大清扫的5年生存率与常规清扫的直肠癌手术相比较，两者无显著性差异。而以日本东京癌症研究会为代表的日本结直肠癌外科研究认为，直肠癌，特别是腹膜反折以下的直肠癌侧方淋巴转移率较高，清扫肠系膜下动脉以下的腹主动脉、腔静脉周围淋巴结、髂血管周围淋巴结、闭孔周围淋巴结，清扫阳性率可达12%～23.9%，进行侧方清扫的直肠癌5年生存率可提高5%～12%，因此推荐进行侧方淋巴清扫。如某项研究报道的直肠癌侧方扩大清扫的5年生存率为54.7%，局部复发率为14.3%；而未进行侧方清扫的5年生存率仅为40.2%，局部复发率为31.6%。侧方淋巴转移率为9.6%。在进行直肠癌扩大清扫与常规清扫的比较中，扩大清扫的5年生存率为68%，而常规清扫的仅为42.9%，两者呈显著性差异。

目前大多数学者认为不必常规进行侧方清扫。主要依据是：侧方清扫淋巴结阳性率低，多数报道小于10%；生存率改变不明显，部分生存率改变是由扩大清扫后造成的分期位移造成的；侧方清扫手术时间延长、手术风险增大、手术后并发症增高、手术费用增加（多无前瞻性随机分组的研究，多为单组、回顾性分析）。故认为侧方淋巴清扫对某些患者是有价值的；是否可以采用前哨淋巴结检测技术帮助确定需要侧方淋巴清扫的患者，减少不必要的扩大手术，改善患者生活质量。

c. 直肠癌的下方淋巴结清扫：直肠肛管部的淋巴可以向三个方向引流，即向上、向侧和向下方引流。以齿状线为界限，其上方的淋巴主要向上方引流，其下方的淋巴主要向下方引流。根据报道了601例直肠癌腹股沟淋巴结转移率的研究，发现肿瘤下缘在齿状线上2.1cm以上，仅0.4%腹股沟淋巴结转移；在1.1～2.0cm，腹股沟淋巴结转移率为7.7%；肿瘤靠近齿状线，转移率达12.5%；肿瘤越过齿状线，转移率达40.0%。肿瘤下缘越低，腹股沟淋巴结转移率越高。

侵犯肛管的肿瘤有直肠癌侵犯肛管以及肛管癌。不论是直肠肛管癌还是肛管癌，其淋巴转移的主要方向仍然是向上；腹膜反折以下的直肠肛管癌和肛管癌的侧方转移率近似；肿瘤越接近或侵犯肛管，下方淋巴结转移率即增加。34例肛管癌，淋巴结上方转移率是35.3%，侧方转移率是14.7%，下方转移率是17.6%。

侵犯肛管的癌肿出现下方转移即腹股沟转移，包括同时合并有腹股沟转移和异时发生腹股沟转移时，前者在诊断直肠肿瘤时同时发现转移，后者在直肠手术后的随访过程中发现转移。对于同时发生腹股沟转移的患者，临床上有两种处理方法：同时进行直肠癌根治术和腹股沟或髂腹股沟淋巴结清扫术；分期进行直肠癌根治术和腹股沟淋巴结清扫术，即先进行肠癌手术，待手术恢复后（6周）再进行淋巴结清扫术。至于选用何种方法要根据患者、肿瘤以及手术者的情况而定，多数医师选用分期手术，主要是考虑患者的耐受性。对于肛管原发肿瘤，在尚未发现腹股沟淋巴结转移的患者，部分学者建议进行预防性腹股沟淋巴结清扫术，但是多数学者考虑其淋巴下方转移率小于20%、手术创伤大、治疗效果差，认为预防性清扫的价值不大。

早期美国纪念肿瘤中心的经验认为：直肠肛管癌伴有同时腹股沟淋巴结转移的患者手术治疗效果较差，仅有2/13的患者具有5年生存机会。某学者的研究也证实了上述观点。随着放射治疗的应用，伴有腹股沟转移的患者获得了非常好的疾病控制，有研究显示淋巴结转移的控制率达到65%。进一步结合化疗（SFU＋Mit. C）取得了更好的结果，淋巴结控制率高达90%。因此，目前推荐的直肠癌腹股沟淋巴结转移的治疗方式是首先外科切除证实，之后腹股沟放疗结合化疗。

对于导时出现的单侧腹股沟淋巴结转移，治疗愈后较佳。美国纽约纪念肿瘤中心和某医院对该类患者进行腹股沟淋巴结清扫治疗，术后5～7年的生存率超过50%。目前推荐多学科综合治疗腹股沟淋巴结转移，即腹股沟淋巴清扫术联合术后化疗，但是否结合使用放疗，需参考以往放射治疗的照射野和放射剂量再行决定。

③ 直肠癌的全系膜切除：英国的某医师在中低位直肠癌手术方式中提出了全直肠系膜切除（TME）的概念。TME概念包括：a. 不论直肠癌与肛缘距离多少，直肠系膜全切除；b. 重视环周边缘大切除；c. 直肠远切缘可减少0.5cm；d. 肿瘤的分化不太重要；e. 保留盆腔自主神经；f. 不需要术前、术后放疗；g. 前切除保肛率达90%。

在解剖上，直肠系膜是指直肠周围组织与盆壁之间存在着直肠周围间隙，其分别被脏层和壁层筋膜包绕，其中脏层筋膜包绕在直肠侧后方的脂肪组织、血管、淋巴管称为直肠系膜。在临床病理上，直肠肠壁向下方侵犯一般不超过2cm，但病理切片研究显示，肿瘤在系膜中的癌灶可以超过肿瘤下方4cm，因此建议进行全系膜切除。直肠癌全系膜切除的概念在临床手术上有两种含义：a. 完整地切除盆筋膜脏层包绕的直肠及其周围淋巴、脂肪和血管，这里强调切除时保持盆筋膜脏层的完整性；b. 切除的直肠系膜达肛提肌水平或超过肿瘤下缘5cm，前者是狭义的全系膜切除，后者是广义的全系膜切除。

除了概念意义上的全系膜切除，有学者还提出了临床切除的锐性分离方法，强调电刀直视下锐性分离的重要性，为全系膜切除提供了方法学上的保障，减少了肿瘤的播散以及出血造成的视野破坏，从而保证系膜切除的完整性和自主神经的保留。

全系膜切除方法主要优点是：切除了存在于直肠系膜中的肿瘤结节，这种结节可以存在于肿瘤上下5mm范围，超过肿瘤向上下沿肠管侵犯的距离；切除保持完整的直肠系膜，避免撕裂包绕直肠的盆筋膜脏层，减少肿瘤的术中播散。直肠全系膜切除的方法提出后，临床治疗的结果非常令人满意，大大地减少了直肠手术后的局部复发率。该方法应用后在多个国家进行了相关的临床研究，同样取得了较好的结果，局部复发率在2.2%～7.3%。

近年全系膜切除概念在国内也得到许多医师的承认和积极推广，但在认识上也有许多争论。部分肿瘤专科医师认为：a. 直肠癌的全系膜切除只是概念的提出，而不是手术内涵的改变，直肠癌的根治性手术一直是沿腹下神经浅面的骶前间隙向下分离的，如果不在这个间隙是很难进行分离的；规范的前切除在肿瘤下缘的系膜切除方面也要求达肿瘤下缘5cm。b. 直肠癌手术在电刀直视下分离，早已是国内许多肿瘤专科医院普遍使用的基本技术。c. TME手术结果尚未有严格的循证医学的大规模前瞻性随机分组研究证实，目前的结果多是与过去的结果进行比较，特别是有些报道前切除的术后复发率高于经腹会阴切除，明显不符合一般规律。d. 全系膜切除后的低位前切除容易发生吻合口漏，主要是由于全系膜切除后的直肠残端血供不佳，多需进行横结肠造瘘、二期回纳，即使这样也有学者报道了15%的吻合口漏发生率。e. 部分文章报道全系膜切除可以增加保肛率，能不能保肛是按肿瘤原则切除后，所残留的直肠能否与结肠吻合，吻合后的肛门有没有完整的肛门识别、控制功能来决定的，与全系膜切除关系不大，但是，直肠全系膜切除的提出对正确进行直肠癌的规范手术有一定的指导意义。

④ 直肠肿瘤的局部切除：直肠中下段肿瘤（包括恶性与良性肿瘤），特别是距肛缘7cm以下的较小肿瘤、良性肿瘤、恶性早期的肿瘤，有时可以进行局部切除治疗。局部切除的适应证由以下两个因素决定：

a. 切除方法的可行性：局部切除的方法有两种，即经肛切除和经骶旁切口的局部切除，这是保肛手术的一个重要部分。经肛门局部切除术的应用范围是：切除的上界为距肛缘7cm以下肿瘤，肿瘤的基底直径要求小于3cm。如果肿瘤下界高于7cm，经肛切除十分困难，另外切除一旦控制不好，造成肠壁被切穿或术后切除区瘘，将污染腹腔。部分肿瘤位置较高，但肿瘤蒂部较长或肠黏膜脱垂明显者，也可经肛切除。肿瘤的基底部大于3cm时，经肛切除较困难，主要因为对3cm的肿瘤，切除要求距离肿瘤应大于1cm，这样切除后的重建非常困难。一般而言，对于肿瘤基底大于3cm者，建议使用经骶旁切口切除。骶旁切口的局部切除适宜于肿瘤位于腹膜返折以下较大的良性或恶性早期肿瘤。

b. 局部切除的合理性：对于能够进行保肛切除的中低位直肠较大的良性肿瘤和早期恶性肿瘤，仍然是以经腹前切除为好。对于位置较低的不能经腹切除并保留肛门的中低位直肠肿瘤，在无法确定肿瘤性质和程度时，最好是经肛或经骶旁进行肿瘤的局部广泛切除（距肿瘤1cm），然后对切除的标本进行详细的病理检查，了解肿瘤的大小、生长方式、侵犯深度、肿瘤细胞类型、腺瘤类型、血管淋巴管及神经有无肿瘤侵犯，最后决定是否需要进行肛门改道的大手术。局部切除适应于直肠腺瘤、早期直肠类癌和部分早期直肠癌。对于直肠癌，要注意两个方面的问题：部分外科医师只要看到病理报告是癌即进行大手术，这种盲目扩大手术使一部分早期癌症患者进行了不必要的大手术，造成患者生活质量下降；对不适宜进行局部切除的肿瘤实施了不合适的局部切除术，造成了癌症患者的局部复发和区域转移，使可以治愈的癌症丧失了机会。国内学者总结经验并结合国内外文献提出了对直肠腺瘤癌变局部切除的观点：对有蒂的管状腺瘤癌变侵犯至黏膜下层时，其区域淋巴结转移率约为4%，一般局部广泛切除即可，但如果肿瘤距切缘较近、肿瘤侵犯血管和淋巴管、肿瘤细胞属高度恶性，即低分化腺癌、印戒细胞癌时，仍需行标准的根治术；对广基的绒毛状腺瘤恶变侵犯黏膜下层时，其区域淋巴结转移率约为27%，一般均需行大的根治性手术；对于混合型腺瘤癌变，有蒂的治疗与管状腺瘤相同，广基的治疗与绒毛状腺瘤癌变相同；对于侵犯肌层的癌均需进行大的根治性切除。

c.《NCCN（美国国立综合癌症网络）肿瘤学临床实践指南》的直肠癌经肛切除标准：肿瘤小于肠管周径30%；肿瘤直径小于3cm；切缘满意（大于3mm）；肿瘤未固定，可推动；肿瘤在距肛缘8cm以内；T_1或T_2肿瘤（在T_2使用时需注意，有较高的复发率）；破碎的腺瘤合并癌或不确定的病理学诊断（如果局部切除证实浸润性癌，需进行根治手术）；

无血管淋巴管、周围神经侵犯；中高分化肿瘤；术前影像学检查未见淋巴结肿大。

⑤ 直肠癌切除后重建中结肠袋的价值：直肠癌切除后的重建基本上是端端吻合术，但端端吻合就会丧失直肠原有的储袋功能，术后肛门控制功能往往恢复不佳。英国医师将拖出术改良，首创结肠袋直肠残断吻合术，将近端结肠折叠使吻合由端端吻合改为端侧吻合。该方法优点：建立了结肠储袋功能，增加了肛门的控制；减少了吻合口漏的发生率。但该方法在结肠储袋过大时容易发生储袋结肠炎，目前研究显示，结肠储袋以5～8cm为宜。

⑥ 肛门功能的保留：中国的结直肠癌过去以直肠癌占大多数，同时低位直肠癌多见，在治疗上认为Miles手术是中低位直肠癌治疗的金标准，肛门改道手术非常常见。但随着人们对直肠肿瘤认识的增加，同时对生存质量要求的提高、医疗器械的发展，保肛手术得到了巨大的发展。在怎样的情况下保肛是合适的一直是临床争论的焦点。后英国医师Norman S. Williams对直肠癌远端浸润的“5cm”原则提出了质疑，他们经过系列研究发现，直肠癌在肠壁内的浸润极少超过肿瘤远端2cm，这一结果也得到了其他学者研究的证实。美国的Norman Wolmark所负责的NSABP临床试验结果亦表明，2cm可以作为直肠癌的安全远切缘。“2cm远端肠管切缘”原则在提出后逐渐为广大外科医师所采纳，并完全取代了既往的“5cm”法则，这对保肛手术的贡献无疑是巨大的。但安全远切缘的测算仍然存在争议，因为外科医师面对的是术中活体组织，而病理科医师面对的是福尔马林浸泡过收缩的组织。即使是外科医师，因为在手术中不可能切开肠管去测量切缘，所有真正精确的切缘距离很可能没有实际意义，应在条件允许下尽可能远离肿瘤切断肠管。另外，吻合口复发不仅与肿瘤的黏膜下浸润有关，也可能与肠腔内的肿瘤脱落细胞有关。

影响保肛手术的因素有主观因素和客观因素。主观因素是医师和患者，甚至患者家属的愿望。在主观上，医师不能为了提高保肛率或为了满足患者及家属的愿望减低保肛的基本条件，造成不可挽回的后果。客观因素是手术技能技巧、患者的身体状况和肿瘤情况。手术技能技巧是可以在临床实践中改善的，而患者的条件和肿瘤情况是不变的。

保肛手术相关的解剖结构和肿瘤因素如下：a. 肿瘤的位置，决定是否有足够的下切缘易于吻合；b. 肿瘤的大小、类型和恶性程度，决定下切缘距离；c. 患者的性别和骨盆类型，决定手术难易程度、吻合难易程度；d. 选择合理的下切缘；e. 患者的肥胖程度，决定手术和吻合的困难程度；f. 外科医师的手术技能，决定手术的根治、重建能力；g. 合适的手术器械，能简化操作、暴露充分、简化重建。

我们认为对于保肛手术应该把肿瘤的根治始终放在第一位，在不降低根治的前提下最大限度地提高保肛率，同时保留的肛门应具有完整的肛门感觉、分辨、控制功能。

⑦ 膀胱和性功能保留：排尿和男性性功能的调节是由盆腔自主神经控制的。直肠癌手术可能损伤盆腔的自主神经。直肠癌根治术和直肠癌扩大根治术在骶前分离和侧韧带切断时非常容易损伤盆腔自主神经，造成膀胱和性功能的损害，部分膀胱功能的障碍还与手术切除造成的周围支持丧失、膀胱颈成角有关。

根据自主神经的保留情况分为完全性保留和部分性保留，决定以何种方式保留自主神经主要与肿瘤情况有关。肿瘤侵犯神经或肿瘤与神经关系密切均需切除该部分神经，保留神经的前提是保证手术的根治性。在手术操作过程中，使用电刀的锐性分离，保持术野的无血状态和良好的层次是保留盆腔自主神经的重要条件；同时丰富的经验和娴熟的技术亦是保留神经的基础。

（二）放射治疗

直肠癌围手术期放疗可提高治愈的机会，姑息性放疗可缓解症状。结肠癌放疗效果存在争论，一般其放疗是作为联合手术、化疗等治疗手段的措施之一。

1. 术前放疗

术前放疗可缩小肿瘤体积、提高手术切除率、减少淋巴转移、减少远处转移及减少局部复发机会。多采用体外照射，放疗后手术时间随照射、剂量不同而异。

2. 术后放疗

术后放疗可减少局部复发率，提高生存率。

3. 姑息性放疗

适用于无法根治的晚期或复发患者，以缓解局部症状为目的。

4. 放疗并发症

因为结直肠的放射耐受性较差，放疗的急性反应主要有急性肠黏膜炎，临床表现为大便次数增加、腹痛、腹泻，严重者有血便。直肠照射时会发生膀胱刺激征，如尿频、尿急。后期的放射并发症有肠纤维化、肠粘连、肠营养吸收不良，较严重的会出现肠穿孔。

（三）化学治疗

化疗是结直肠癌重要的综合治疗手段之一，术后辅助化疗可以降低术后复发和远处转移的风险。还可作为晚期失去手术指征患者的治疗手段，减缓疾病进展以及延长生存时间。

1. 常用化疗药物

（1）氟尿嘧啶（5-FU）　是最早用于结直肠癌化疗的有效药物，为时间依赖性药物，维持一定时间的血药浓度可明显加强其疗效，因此目前强调采用持续静脉滴注。

（2）亚叶酸钙（LV）　是 5-FU 的生化调节剂，使 5-FU 的细胞毒作用明显加强，单药使用无抗肿瘤作用。据分析，LV＋5-FU 疗效比单用 5-FU 增加 1 倍，目前 LV＋5-FU 是晚期结直肠癌的标准治疗方案。

（3）奥沙利铂（LOHP）　是第 3 代铂类抗癌药物，LOHP 的主要不良反应是蓄积性的外周感觉神经异常。停药后中位时间 13 周可恢复。

（4）伊立替康（CPT11）　是拓扑异构酶Ⅰ抑制剂，主要不良反应是骨髓抑制和延迟性腹泻。

（5）口服氟尿嘧啶类　目前较常用的有卡培他滨（Cap），是 5-FU 前体，疗效高而不良反应低，主要不良反应是手足综合征。作为结直肠癌一线治疗药物之一，可以单药使用，也可与奥沙利铂联合使用。

2. 辅助化疗

结直肠癌的化疗均以 5-FU 为基础用药，不同的组合衍生出不同的化疗方案，以全身静脉化疗为主。在治疗期间应根据患者体力情况、药物毒性、术后 T 和 N 分期、患者意愿，酌情调整药物剂量和（或）缩短化疗周期。

（1）FOLFOX 方案　LOHP 联合 LV 和 5-FU，是目前结直肠癌术后辅助化疗和晚期结直肠癌姑息化疗最有效的方案之一。LOHP 第 1 日＋LV 第 1～2 日＋5-FU 第 1～2 日静脉滴注+5-FU 第 1～2 日静脉推注，每 2 周重复。

（2）CapOX 方案　LOHP 联合 Cap。LOHP 首日静脉滴注，随后 Cap 口服 2 周，每 3 周重复。

（3）Mayo Clinic 方案　LV+5-FU 连用 5 日，每日 1 次，每 3～4 周重复。

（4）FOLFIRI 方案　CPT11 与 5-FU 和 LV 联用的 2 周用药方案。CPT11 第 1 日+LV 第 1～2 日+5-FU 第 1～2 日静脉滴注+5-FU 第 1～2 日静脉推注。每 2 周重复。

（5）口服卡培他滨　服用 14 日，停 7 日重复。加用维生素 B_6 可减少不良反应。

3. 姑息性化疗

姑息性化疗是进展期结肠癌综合治疗的重要手段，可以使部分原无手术指征的结肠癌或有转移的患者获得手术切除的机会。给药途径可分为静脉全身化疗和动脉插管区域化疗。

4. 局部化疗

包括肝脏的局部化疗和腹腔内局部化疗。常用的肝脏局部化疗方法包括肝动脉灌注化疗（HAI）和肝动脉栓塞化疗（TACE）；腹腔内局部化疗方法为腹腔热灌注化疗（CHPPC）。

（四）分子靶向治疗

结直肠癌晚期治疗以化疗为主，临床上主要使用的药物有 5-FU 及其衍生物、第三代铂类及拓扑异构酶Ⅰ抑制剂等，但严重的不良反应以及患者的个体差异等因素，在一定程度上限制了化疗药物的临床应用。目前，在基因水平寻找新的预后指标并开展靶向治疗，已成为肿瘤研究领域的热点。分子靶向药物具有特异性抗肿瘤组织靶点的特性，具有非细胞毒性的生物学效应，靶向性强而毒副作用小，能够进一步改善患者的生活质量，延长生存期，为结直肠癌的治疗提供了新的思路。

1. 结直肠癌的分子靶点

（1）表皮生长因子受体（EGFR）　是一种具有酪氨酸激酶活性的跨膜受体，在多种实体肿瘤包括结直肠癌中均有异常表达，其中在结直肠癌中的表达率为 60%～80%。研究显示，EGFR 的表达与结直肠癌的原发灶浸润程度有关，其表达率升高与肿瘤的预后不良密切相关。EGFR 参与介导多种信号传导通路，其介导的信号传导通路异常与肿瘤的发生、发展关系密切。EGFR 与其配体结合后可导致受体二聚化和磷酸化，受体的酪氨酸蛋白激酶（TPK）被激活，TPK 在细胞内激活信号传递系统（RAS-RAF-MEK-ERK 途径、PI3K-Akt-mTOR 途径等），通过信号转导将信号传递到细胞核内，促进细胞的增殖，进而促进肿瘤细胞的生长。通过促进肿瘤细胞生成和 DNA 修复，EGFR 能使肿瘤细胞耐受化疗和放疗。并且，EGFR 参与肿瘤的血管形成，导致肿瘤侵袭、转移，与肿瘤的进展和转移相关。基于这些特性，EGFR 作为肿瘤治疗的靶点普遍被看好，阻断 EGFR 的信号转导，可望抑制肿瘤细胞生长、阻断肿瘤新生血管的形成，从而抑制肿瘤的侵袭和转移。因此，对 EGFR 相关信号通路认识的不断深入，促进了 EGFR 靶向治疗的发展。

（2）血管内皮生长因子　美国哈佛大学学者提出著名的 Folkman 理论，即肿瘤组织生长，必须依靠新生血管形成来提供足够的氧气和营养物质。肿瘤新生血管的形成是肿瘤生长的关键因素，并且是肿瘤细胞进入系统循环和转移的通路。血管内皮生长因子（VEGF）是目前发现的作用最强、高度特异的促血管内皮细胞增生的因子，在正常组织低水平表达，但在大多数肿瘤中均有显著的高水平表达，50%以上的结直肠癌中 VEGF 表达呈阳性。VEGF

选择性直接作用于血管内皮细胞膜上的三种酪氨酸激酶受体，即 VEGF-1、VEGF-2 和 VEGF-3，活化其下游 Akt、ERK 等信号通路，促进血管生成，增加血管通透性，在抑制细胞凋亡，促进细胞生长、浸润和转移方面发挥重要作用，与肿瘤侵袭、转移与复发有密切关系。VEGF 参与调节的肿瘤血管新生对于肿瘤的生长和转移都是必需的，因此，阻断 VEGF 的作用是肿瘤治疗中抗血管生成研究的重点，抑制这个过程就达到了抑制肿瘤生长的目的。基于上述理论，VEGF 已成为抗肿瘤治疗的一个重要靶点。

2. 结直肠癌的分子靶向药物

（1）EGFR 靶向抑制剂　目前临床用于治疗结直肠癌的 EGFR 靶向药物主要有抗 EGFR 单克隆抗体和小分子化合物酪氨酸激酶拮抗剂，如西妥昔单抗、帕尼单抗、吉非替尼、埃罗替尼等，为结直肠癌的治疗开辟了新途径。以 EGFR 为靶点的药物通过与 EGFR 的胞外结构域结合，竞争性抑制 EGF 及其配体所诱导的蛋白酪氨酸激酶系统的活化，抑制肿瘤细胞的增殖和转移。

① 西妥昔单抗：西妥昔单抗是一种 IgG1 单克隆抗体，为人鼠 EGFR 单克隆抗体的嵌合体，由鼠抗 EGFR 抗体和人 IgG1 重链和轻链的恒定区域组成。其与表达于正常细胞和结直肠癌细胞表面的 EGFR 特异性结合，竞争性抑制内源性配体与 EGFR 的结合，进而阻断受体的二聚化、激酶磷酸化及细胞内信号转导，还可以靶向诱导细胞毒免疫效应细胞作用于表达 EGFR 的肿瘤细胞，逆转肿瘤细胞对细胞毒类药物的抗药性，诱导肿瘤细胞凋亡，抑制细胞周期进程，减少基质金属蛋白酶和血管内皮生长因子的产生，抑制肿瘤的浸润与转移，从而发挥抗肿瘤活性。

疗效预测因子的确定是西妥昔单抗治疗结直肠癌研究中的亮点，目前最重要的预测因子是 K-ras。K-ras 是 EGFR 信号传导通路中的一个重要激酶，约 40% 的结直肠癌存在 *K-ras* 基因第 12 号和第 13 号外显子的突变。突变后的 K-ras 蛋白不受上游 EGFR 信号的影响，所以，在 *K-ras* 基因突变的结直肠癌中，EGFR 拮抗剂不能阻断 K-ras 的促肿瘤增殖作用。研究显示，肿瘤 *K-ras* 基因第 12 号和 13 号外显子突变的患者对西妥昔单抗的治疗不敏感，且还增加不良反应。因此，美国国家癌症综合网络（NCCN）结直肠癌指南中强烈推荐所有晚期结直肠癌患者都应检测 *K-ras* 基因状态，西妥昔单抗的治疗均应仅限于 *K-ras* 基因野生型，若已知外显子 12 和 13 有突变，则不推荐使用西妥昔单抗。除了 *K-Ras* 基因以外，还有 *B-RAF*、*PTEN* 及 *PIK3*A 等基因也可以预测抗 EGFR 单抗的疗效。B-RAF 是位于 *K-ras* 下游的一个重要的丝氨酸激酶。研究提示 B-RAFV600E 突变是 EGFR 靶向治疗的阴性预测指标，NCCN 指南指出：如果 *K-ras* 无突变，推荐考虑检测 *B-RAF* 基因评估晚期结直肠癌患者的治疗和预后。但结直肠癌 *B-RAF* 基因突变的发生率很低，在一定程度上限制了推荐其作为常规检测的意义。

② 帕尼单抗：帕尼单抗也是 EGFR 的单克隆抗体，其作用机制与西妥昔单克隆抗体类似，与 EGFR 高度亲和，可同时阻断 EGF 和肿瘤坏死因子-α（TGF-α）与之结合，且半衰期更长。与西妥昔单抗的不同之处在于，帕尼单抗是完全人源化的 EGFR 受体 IgG_2 单克隆抗体。FDA 批准帕尼单抗单药用于 EGFR 表达阳性、标准化疗方案（氟尿嘧啶、奥沙利铂或伊立替康）治疗失败的晚期结直肠癌患者。随后也被批准用于 *K-ras* 野生型的晚期结直肠癌的一线和二线治疗。

③ EGFR 酪氨酸激酶抑制剂（TKIs）：目前比较常用的选择性 EGFR 酪氨酸激酶抑制剂有吉非替尼和厄洛替尼两种。吉非替尼是一个小分子苯胺喹唑啉化合物，可选择性地抑制

EGFR酪氨酸激酶，降低肿瘤组织中EGFR和细胞增殖标志物Ki-67的表达，并可通过上调p27表达起到促进凋亡的作用。临床前研究证实，西妥昔单抗和厄洛替尼有协同抑制肿瘤的作用。

（2）VEGF靶向抑制剂　以VEGF为靶点的药物通过与VEGF结合，竞争性阻断VEGF与其受体（VEGFR）结合，抑制内皮细胞增生和新生血管形成，从而延缓肿瘤的生长和转移。

① 贝伐珠单抗：贝伐珠单克隆抗体是重组人源化针对VEGF的单抗，它以VEGF为靶点，与内源性的VEGF竞争性结合VEGF受体，进而阻断介导的下游信号通路，抑制内皮细胞的有丝分裂，减少肿瘤新生血管的形成，从而阻断肿瘤生长所需的营养供应，限制肿瘤的生长，发挥抗肿瘤作用。研究发现贝伐单抗可以使血管正常化，促进化疗药物释放至肿瘤组织内部。

② 酪氨酸激酶抑制剂：分为选择性和非选择性两类。

PTK787/ZK222584：PTK/ZK是一种新型酞嗪类的小分子化合物，属于选择性的酪氨酸激酶抑制剂，通过抑制VEGFR的酪氨酸激酶达到抑制血管和淋巴管生成的作用。它主要抑制VEGFR-1和VEGFR-2，对VEGFR-3、c-KIT和PDG-FR-B也有抑制作用。

Regorafenib：Regorafenib（瑞戈非尼）是一种口服新型小分子多靶点酪氨酸激酶抑制剂，可以通过抑制VEGFR-1、VEGFR-2、VEGFR-3、KIT、PDGFR和RET等多靶点通路阻止肿瘤细胞和血管的生长，是第一个被证实了对晚期结直肠癌有治疗活性的TKI靶向药物。继贝伐珠单抗和西妥昔单抗之后，FDA批准晚期结直肠癌经过标准治疗后出现转移的患者用Regorafenib治疗。

③ Aflibercept：Aflibercept（阿柏西普）是一种全人源可溶性VEGF溶合蛋白，由VEGFR-1和VEGFR-2的胞外区与IgGl的Fc区可溶性结晶片段融合而成，可以与VEGF-A、VEGF-B等多种VEGF亚型以及胎盘生长因子结合，并作用于血管内皮细胞、血管基底膜或VEGFR，抑制血管生成，使肿瘤血管正常化。

（陈利辉）

第三章　乳腺癌

第一节　乳腺癌的病因及发病机制

一、病因

乳腺癌是现代女性最常见、最多发的恶性肿瘤之一，目前我国不少城市的乳腺癌发病率增长迅速，已引起人们的密切关注。乳腺癌的发病与多种复杂因素有关，如年龄因素、家族史、先前的乳腺病史、生活环境及生活方式等。因此，研究乳腺癌的病因，进行干预性预防及早期发现和有效的治疗是降低乳腺癌病死率的措施之一。目前认为乳腺癌的病因主要与以下几个因素有关。

（一）年龄

在女性中，乳腺癌的发病率与病死率随着年龄的增长而上升，在月经初潮前罕见，20岁前亦少见，但20岁以后发病率迅速上升，45～50岁较高，但呈相对的平坦，绝经后发病率继续上升，到70岁左右达最高峰。病死率也随年龄而上升，在25岁以后病死率逐步上升。但是，在我国由于女性对日常检查不够重视，所以许多患者在就诊时已经是晚期了。据统计，手术前达到三期或四期的占35%，因此预后差，病死率也较高，而这一情况在西方只有15%。

（二）遗传与家族因素

有家族史的妇女，特别是有第一级亲属的乳腺癌史者，其乳腺癌的危险性明显增高，是正常人群的2～3倍；且这种危险性与绝经前后患病及双侧或单侧患病的关系密切。绝经前乳腺癌患者的一级亲属危险性增加3倍，绝经后增加1.5倍；双侧乳腺癌患者一级亲属的危险性增加5倍；如果是绝经前妇女双侧乳腺癌，其一级亲属的危险性增加9倍，而同样情况对绝经后妇女的一级亲属危险性增加 4 倍。乳腺癌家族史是一个重要危险因素，这可能是遗传易感性造成的，也可能是同一家族具有相同的生活环境所致。遗传异常的 *BRCA1* 或 *BRCA2* 基因突变也使乳腺癌发病危险性明显增高。

（三）其他乳房疾病史

有关乳腺癌发生的公认假设为数年的持续进展的细胞增生改变：正常乳管→管内增生→不典型管内增生→导管内原位癌→浸润性导管癌。在部分女性导管内细胞的增殖导致了导管增生，少部分进一步发展为小叶原位癌和导管原位癌；部分最终发展为恶性浸润性癌。现认为，不会增加癌变风险的良性乳腺疾病包括乳腺病、乳腺导管扩张、单纯纤维腺瘤、乳腺纤维化、乳腺炎、轻度上皮增生、囊肿及大汗腺和鳞状上皮组织化生等。会轻度增加乳腺癌发病风险的良性乳腺疾病包括非单纯纤维腺瘤、中度或重度典型或非典型上皮增生、硬化性腺病和乳头状瘤。而不典型导管或小叶增生则会使乳腺癌发病的风险升高 4～5 倍，如果同时伴有一级亲属患有乳腺癌，则发病风险可升高至 10 倍。

（四）月经初潮年龄、绝经年龄

初潮年龄＜12 岁，绝经年龄＞55 岁，行经年数＞35 年，为各自独立的乳腺癌危险因素。初潮年龄＜12 岁者乳腺癌发病的危险性为年龄＞17 岁者的 2.2 倍；而绝经年龄＞55 岁者比＜45 岁的危险性也相应增加，绝经年龄越晚，乳腺癌的风险性越高；行经年数＞35 年比行经年数＜25 年的妇女发生乳腺癌的危险性增加 2 倍。

（五）初产年龄、生育次数、哺乳月数

初产年龄、生育次数、哺乳月数是 3 个密切相关的生育因素。首次怀孕年龄较晚、最后一次怀孕年龄较大都可增加患乳腺癌的危险。生育次数增加则可降低乳腺癌发生的危险。哺乳也可降低乳腺癌发生的危险性，随着哺乳时间的延长，乳腺癌发生的危险呈下降趋势，其机制可能与排卵周期的抑制而使雌激素水平下降、催乳素水平升高有关。

（六）口服避孕药和激素替代治疗

流行病学研究证实，乳腺癌发病危险增加与使用口服避孕药无关联或仅有轻微关联。但是，在某些特殊类型的女性中，使用口服避孕药会增加乳腺癌发生的危险，包括一级亲属患有乳腺癌的女性和 *BRCA1* 基因携带者。并且，年龄较小时使用口服避孕药的女性和使用较早规格口服避孕药的女性发生乳腺癌的风险均较高。

绝经后妇女如长期服用雌激素或雌激素加孕激素替代治疗，可能会增加乳腺癌的危险性，特别是超过 5 年的长期治疗者。

（七）饮食与肥胖

长期高脂肪膳食的情况下，肠道内细菌状态发生改变，肠道细菌通过代谢可能将来自胆汁的类固醇类物质转变为致癌的雌激素。高热量膳食可使妇女月经初潮提前和肥胖率增加，肥胖妇女可代谢雌烯二酮成为脂肪组织中的雌激素，其血清雌酮也增高。这些因素都可以增加乳腺癌的危险性。

（八）饮酒

近 20 年来的绝大多数流行病学研究均表明饮酒和乳腺癌发病危险的增加有关。随着乙醇消耗量的增加，乳腺癌发病相对危险度持续升高，但是效应量很小；与不饮酒相比，每天平均饮酒 12g（近似一个典型酒精饮料的量）的女性乳腺癌发病的相对危险度为 1.10。

（九）吸烟

较早开始主动吸烟的女性会使乳腺癌发病危险度轻度增加；未生育且平均每天吸烟≥20 支的女性以及累计吸烟≥20 年的女性，乳腺癌发病的危险度明显增加。

（十）电离辐射

随着电离辐射暴露剂量增加，乳腺癌发病危险性升高。

（十一）精神因素

性格内向、长期烦恼、悲伤、易怒、焦虑、紧张、疲倦等不良情绪，均可作为应激源刺激机体，产生一系列应激反应，通过心理→神经→内分泌→免疫轴的作用，导致机体免疫监视、杀伤功能降低，T 淋巴细胞减少，抑制抗癌免疫，在致癌因子参与下促使癌症的发生、发展。

（十二）其他系统疾病

一些疾病如非胰岛素依赖型糖尿病会增加乳腺癌发病的危险性；而另一些疾病如子痫、先兆子痫或妊娠期高血压疾病则会减少乳腺癌发病的危险性。

虽然许多乳腺癌危险因素都有很高的相对危险度，但是几乎没有一种乳腺癌的危险因素在人群中的影响高于 10%～15%。年龄是乳腺癌最主要的危险因素之一。

二、发病机制

（一）遗传因素

研究证明部分乳腺癌患者是由遗传基因的传递所致，即发病年龄越小，遗传倾向越大。随着遗传性乳腺癌发病机制的深入研究，将来可能会有一定的阐述。遗传性乳腺癌的特点：①发病年龄轻；②易双侧发病；③在绝经前患乳腺癌者，其亲属亦易在绝经前发病。

（二）基因突变

癌基因可有两种协同的阶段但又有区别，即启动阶段和促发阶段。目前对癌基因及其产物与乳腺癌发生和发展的关系已得出结论：有数种癌基因参与乳腺癌的形成；正常细胞第 1 次引入癌基因不一定发生肿瘤，可能涉及多次才发生癌；癌基因不仅在启动阶段参与细胞突变，而且在乳腺癌形成后仍起作用；在正常乳腺上皮细胞增生癌变过程中，可能有不同基因参与。

(1) 放射线照射可引起基因损伤，使染色体突变，导致乳腺癌发生。

(2) 内分泌激素对乳腺上皮细胞有刺激增生作用，动物实验表明雌激素主要作用于癌形成的促发阶段，而正常女性内分泌激素处于动态平衡状态，故乳腺癌的发生与内分泌紊乱有直接关系。

雌激素、孕激素、催乳素、雄激素和甲状腺激素等与乳腺癌的发生发展均有关系。乳腺的雌激素水平比血液中雌激素水平高若干倍。乳腺中的胆固醇及其氧化产物，即胆固醇环氧化物可诱发乳腺上皮细胞增生，且胆固醇环氧化物本身便是一种致突变、致癌、有细胞毒性的化合物。

(3) 外源性激素，如口服避孕药，治疗用雌激素、雄激素等，都可引起体内上述内分泌激素平衡失调，产生相应的效应。

(4) 饮食成分和某些代谢产物（如脂肪）与乳腺癌的关系：由动、植物油引起的高脂血症小鼠乳腺肿瘤发生率增加。在致癌剂对小鼠的致癌作用的始动阶段，增加脂肪量不起作用，但在促发作用阶段，增加脂肪量则肿瘤增长速度加快。

（三）机体免疫功能下降

机体免疫力下降，不能及时清除致癌物质和致癌物诱发的突变细胞，是乳腺癌发生的宿主方面的重要因素之一。随着年龄的增加，机体的免疫功能尤其是细胞免疫功能下降，这是大多数肿瘤包括乳腺癌易发生于中老年的原因之一。

（四）神经功能状况

不少乳腺癌患者在发病前有过精神创伤，表明高级神经系统过度紧张，可能为致癌剂的诱发突变提供有利条件。

（邓永春）

第二节　乳腺癌的分类、病理和分级

一、组织学分类

乳腺癌组织形态较为复杂，类型众多，需综合判断分类，且乳腺癌多为混合型癌，即在同一块癌组织中，甚至同一张切片内可有两种以上类型同时存在，对这种混合型癌常以占优势的成分诊断命名，次要成分可在其后备注。目前乳腺癌的分类在实际应用中仍未统一，国内乳腺癌的分类如下。

（一）非浸润性癌

非浸润性癌指癌瘤最早阶段，病变局限于乳腺导管或腺泡内，未突破基底膜时称非浸润癌。

1. 小叶原位癌

小叶原位癌是起源于小叶导管及末梢导管上皮的癌，癌细胞未突破末梢乳管或腺泡基底膜。此型约占乳腺癌的1.5%。病变组织切面呈粉红色半透明稍硬颗粒状区，病变大多呈多灶性，癌细胞体积较大，形态一致，排列紊乱；细胞质较丰富，淡染；细胞核稍大，染色质细致，分布较均匀，核分裂象少见。常累及双侧，发展缓慢。

2. 导管内癌

导管内癌是发生于中心导管的原位癌，癌细胞局限于导管内，未突破管壁基底膜。病变可累及导管，范围广或呈多中心散在分布，癌细胞排列具有4种特征性图像：实质性、粉刺状、乳头状和筛状。这4种图像常混合存在，但在一个肿瘤中常以某一图像为主。

（二）早期浸润癌

从非浸润性癌到浸润性癌是一个逐渐发展的过程。其间经过早期浸润阶段，根据形态的不同，分为两类。

1. 早期浸润小叶癌

小叶原位癌穿过基底膜，向小叶内间质浸润，但仍局限于小叶内，尚未浸润至小叶范围之外。

2. 早期浸润导管癌

导管内癌少量癌细胞突破导管基底膜，开始生芽，向间质浸润但浸润范围小。

（三）浸润性癌

癌组织向间质内广泛浸润，形成各种形态癌组织与间质相混杂的图像。浸润性癌又分为浸润性非特殊型癌和浸润性特殊型癌。

1. 浸润性非特殊型癌

（1）浸润性导管癌　最常见的乳腺恶性肿瘤，导管中浸润成分不超过癌实质半量。若超过半量，则以其浸润性成分的主要形态命名。肉眼和显微镜下表现多样，肿瘤细胞常排列呈巢状、条索状和腺样结构。

（2）浸润性小叶癌　小叶癌明显向小叶外浸润，包括小细胞型浸润癌。癌细胞形态似小叶原位癌，通常只有少量核分裂。癌细胞常呈单行线状或围绕导管呈靶环状排列，亦可单个散布于纤维间质中。有时可见残存的小叶原位癌成分。

（3）硬癌　约占乳腺癌总数的10%，癌实质少，纤维间质多为特点。体积小，质地硬，切面瓷白色，癌边缘呈蟹足状向周围浸润。

（4）单纯癌　较多见，占乳腺癌一半以上。癌组织实质和纤维间质成分接近，癌细胞常集聚成小巢状、片状或粗索状，也可有腺样结构。

（5）腺癌　癌实质中腺管状结构占半量以上。癌细胞异型性明显，腺管形态不规则，层次不等。

（6）髓样癌　癌组织主质为多，间质少。瘤体可达巨大体积，切面灰白色，中心部常有坏死。根据间质中淋巴细胞浸润程度的不同，可分为两个亚型：淋巴细胞浸润少的为非典型髓样癌；浸润多者为典型髓样癌。后者预后好，常划入浸润性特殊型癌内。

2. 浸润性特殊型癌

（1）乳头状癌　大导管内癌，极少由大导管内乳头状瘤演变来。多见于50～60岁妇女，肿块单发或多发，部分有乳头溢液，大多血性，溢液涂片可找到癌细胞。切面呈棕红色结节，质脆，结节内有粉红色腐肉样或乳头状组织。此癌生长缓慢，转移也较晚。当癌实质一半以上表现为腺管样结构时，可诊断为腺癌。

(2) 黏液腺癌　又称胶样癌，较少见。发病年龄大，生长缓慢，境界清楚，切面为半透明胶冻样物，显微镜下可见癌组织中含有丰富黏液，黏液位于肿瘤细胞内或肿瘤细胞周围。单纯的黏液腺癌恶性程度较低，腋下淋巴转移较少见，预后较浸润性导管癌为好。

(3) 髓样癌伴大量淋巴细胞浸润　癌细胞较大，胞质丰富，淡嗜碱性，胞膜不清，常互相融合。胞核空泡状，核仁明显，分裂象多见。癌细胞密集，常呈片块状分布，偶见乳头状结构成弥漫分布。间质纤维少，癌周边界清楚，癌巢周围有厚层淋巴细胞浸润。

(4) 乳头乳晕湿疹样癌　又称 Paget 病。此癌形态上特征为乳头、乳晕皮肤呈湿疹样改变和表皮内出现一种大而有特征性的 Paget 细胞。此癌多数合并导管内癌和小叶原位癌，部分为浸润性导管癌等。

(5) 小管癌　又称管状癌，是一种高分化腺癌，癌细胞呈方形或柱状，大小相当一致，异型性不明显，核分裂象少见。大部分癌细胞排列成大小比较规则的单层腺管，散乱浸润于间质中，引起纤维组织反应。

(6) 腺样囊性癌　又称腺囊癌，是一种具有特殊的筛状结构的浸润性癌。此肿瘤具有在唾液腺瘤中所见到的典型结构，由基底细胞样细胞形成大小、形态不一的片状或小巢状，内有数目不等、大小较一致的圆形腔隙；腔面及细胞片块周围可见肌上皮细胞。此瘤在乳腺并不常见。

(四) 其他罕见癌

1. 分泌型癌

癌细胞淡染，排列成条索、腺样或巢状，有显著的分泌现象。癌细胞内和腺样腔隙中有耐淀粉酶 PAS 阳性物质。此型预后较好，多见于儿童，不应与妊娠妇女的导管癌相混淆。

2. 富脂质癌

富脂质癌又称脂质分泌型癌，癌细胞大，胞质透明或呈泡沫状，内含多量脂质，脂肪染色呈强阳性。胞核不规则，核仁明显。癌细胞排列方式不定，可伴有导管内癌或小叶原位癌成分。有些尚不清楚究竟来自小叶或导管的肿瘤被称为小细胞癌和印戒细胞癌等。

3. 腺纤维瘤癌变

腺纤维瘤内的腺上皮细胞部分或全部呈恶性状态，可表现为导管内癌或小叶原位癌，亦可进一步发展为浸润性癌。应排除其他型癌侵犯腺纤维瘤。

4. 乳头状瘤病癌变

乳头状瘤病的病变内出现灶性癌组织区，且两者在形态上有过渡性改变。癌变区常表现为导管内癌。

5. 伴化生的癌

乳腺癌组织中，除了可见到浸润性导管癌以外，偶可见到不同类型的化生性改变，如部分腺上皮形成扁平细胞；间质中出现骨、软骨成分等。这些肿瘤仍然归原来的组织类型，但须注明化生成分。常见的化生性改变有：鳞状上皮化生、梭形细胞化生、软骨和骨型化生以及混合型化生，混合型化生是前述类型的混合。

二、分级

肿瘤的组织学分级与患者预后的关系早已引起肿瘤学家的重视。乳腺癌的分化程度与预后有十分密切的关系，但各种分级标准的差异颇大。乳腺癌组织学分级主要从腺管形成的程度、细胞核的多形性以及核分裂计数3个方面进行评估。以下为不同的分级。

1. SBR分级标准

(1) 分化程度估计　根据形成腺管或乳头的能力。

① 整个肿瘤可看到为1分。

② 不容易发现为3分。

③ 1分与3分之间为2分。

(2) 多形性

① 核规则、类似乳腺上皮为1分。

② 核明显不规则，有巨核、畸形核为3分。

③ 1分与3分之间为2分。

(3) 核分裂数（×400）

① 1/10高倍镜视野（HPF）为1分。

② 2/10HPF为2分。

③ ＞2/10HPF为3分。

2. WHO分级标准

(1) 腺管形成

① ＞75%为1分。

② 10%～75%为2分。

③ ＜10%为3分

(2) 核的多形性

① 核小、规则、形态一致为1分。

② 核的形状、大小有中等度的变化为2分。

③ 核的形状、大小有明显变化为3分。

(3) 核分裂数（×400）

① 0～5/10HPF为1分。

② 6～10/10HPF为2分。

③ ＞1110HPF为3分。

3. 我国常见恶性肿瘤诊治规范的分级标准

(1) 腺管形成

① 有多数明显腺管为1分。

② 有中度分化腺管为2分。

③ 细胞呈实性片块或条索状生长为3分。

（2）细胞核大小，形状及染色质不规则

① 细胞核大小、形状及染色质一致为 1 分。

② 胞核中度不规则为 2 分。

③ 细胞核明显多形性为 3 分。

（3）染色质增多及核分裂象（×400）

① 1/10HPF 为 1 分。

② 2～3/10HPF 为 2 分。

③ ＞3/10HPF 为 3 分。

各标准的 3 项指标所确定的分数相加，3～5 分为Ⅰ级（分化好），6～7 分为Ⅱ级（中等分化），8～9 分为Ⅲ级（分化差）。

4. 乳腺癌组织学分级的意义

乳腺癌组织学分级的预后意义早为大家所认识；我们对有 5 年以上随访的 476 例乳腺癌患者进行了分级研究，其结果是组织学分级和生存情况为Ⅰ级、Ⅱ级和Ⅲ级的 5 年生存率分别是 82%、63.4%和 49.5%，其差别有显著性意义（$P<0.01$）。在同一临床分期内，患者的 5 年生存率随着组织学分级的提高而下降。

组织学分级与 DNA 增殖指数和 DNA 倍体有关，分化好的乳腺癌增殖指数低，反之分化差的增殖指数高。利用流式细胞证实了二倍体的乳腺癌常是分化好的，而异倍体的乳腺癌常是分化差的。组织学分级和生长因子受体、癌基因产物的表达也有关，Ⅲ级乳腺癌常有上皮生长因子受体的表达，提示预后差，某些癌基因产物如 *c-erbB2* 的表达提示患者预后较差，常在Ⅲ级乳腺癌中表达。

乳腺癌的组织学分级和组织学分型均为影响乳腺癌预后的病理因素，两者中组织学分级比分型对判断患者的预后更有意义。

虽然组织学分级和分型均为独立的预后因素，但淋巴结有无转移、肿瘤大小更是影响患者预后的重要因素。据专家分析认为与预后有关的 3 个因素为：①肿瘤大小（病理测量）；②组织学的淋巴结分期；③组织学分级。并在 Cox 分析中得出预后指数的公式：预后指数＝0.2×肿瘤大小＋淋巴结分期＋组织学分级。预后指数增高的患者预后差，以后多量的病例分析也证实了他们的论点。

三、临床-病理分期

乳腺癌的分期主要采用 TNM 分期系统。乳腺癌的分期系统不仅适用于浸润性癌，也适用于伴或不伴微浸润的原位癌。诊断必须要有病理学检查结果，应当记录肿瘤的组织学类型和分级。对于所有部位（T、N、M），通过患者术前或新辅助治疗后的信息确定临床分期（c），根据手术中新增加的信息完善病理分期（p），新辅助治疗后的病理分期采用“yp”标注。《乳腺癌 TNM 分期系统》（第 8 版）中原发肿瘤、区域淋巴结和远处转移的定义如下。

（一）原发肿瘤（T）

原发肿瘤的临床和病理分期定义是相同的，测量肿块大小要精确到毫米，以下用“c”或“p”来标明 T 分期的类别，明确是由临床体格检查或影像学检查还是病理测量得出。一般来说，病理测量优于临床测定。新辅助化疗后的病理T分期（ypT）是根据病理学大小和范围进行定义，用初期判断性质的活检病理结果与治疗后的进行比较，有助于评估新辅助化疗的反应。

当乳房内同时存在多病灶时，每个病灶的大小应分别测量，而不能简单相加，T分期应根据最大的单一浸润性癌灶进行测量，用“m”表示多发肿瘤。同一乳房内多病灶可分多灶性和多中心性两种。多灶性是指同一象限内浸润性癌灶超过2个病灶（大体上能分开），且与各病灶之间距离≤5cm。如果相邻2个病灶大体上分开，但距离很近（<5mm），且形态一致，很可能代表同一个病灶。由于其形状不规则，看似分开，应该计算整个病灶的最大径作为分期依据。多中心性是指乳腺不同象限内超过2个病灶或同一象限超过2个病灶，且各病灶之间的距离>5cm。

T_x：原发肿瘤无法评估。

T_0：无原发肿瘤证据。

T_{is}：原位癌。

T_{is}（DCIS）：导管原位癌。

T_{is}（Paget）：乳头佩吉特病与浸润性癌或乳腺实质的原位癌不同。与Paget病有关的乳腺实质肿瘤应根据实质病变的大小和特征进行分类，此时应对Paget病加以注明。

T_1：肿瘤最大径≤20mm。

T_{1mi}：肿瘤最大径≤1mm。

T_{1a}：肿瘤最大径>1mm，且≤5mm。

T_{1b}：肿瘤最大径>5mm，且≤10mm。

T_{1c}：肿瘤最大径>10mm，且≤20mm。

T_2：肿瘤最大径>20mm，且≤50mm。

T_3：肿瘤最大径>50mm。

T_4：不论大小，直接侵犯胸壁和（或）皮肤（溃疡或皮肤结节；单纯真皮侵犯不列为T_4）。

T_{4a}：侵犯胸壁，单纯的胸肌粘连/浸润不在此列。

T_{4b}：没有达到炎性乳腺癌诊断标准的皮肤溃疡和（或）卫星结节和（或）水肿（包括橘皮样变）。

T_{4c}：同时有T_{4a}和T_{4b}。

T_{4d}：炎性乳腺癌，其典型皮肤改变包括水肿、红斑、橘皮样变，范围超过乳房皮肤面积1/3。

（二）区域淋巴结（N）

1. 淋巴结的临床分期（cN）

cN_x：区域淋巴结无法评估。

cN_0：无区域淋巴结阳性发现。

cN_1：可活动的同侧Ⅰ、Ⅱ水平腋窝淋巴结。

cN_2：融合或固定的同侧Ⅰ、Ⅱ水平腋窝淋巴结或临床发现的内乳淋巴结转移，而没有腋窝淋巴结转移的证据。

cN_{2a}：同侧腋窝淋巴结融合或固定。

cN_{2b}：临床发现的内乳淋巴结转移，而没有腋窝淋巴结转移的证据。

cN_3：同侧锁骨下淋巴结（Ⅲ水平）转移，伴或不伴Ⅰ、Ⅱ水平淋巴结转移；或临床发现的内乳淋巴结转移，伴临床发现的Ⅰ、Ⅱ水平腋窝淋巴结转移；或同侧锁骨上淋巴结转移，伴或不伴腋窝淋巴结或内乳淋巴结转移。

cN_{3a}：同侧锁骨下淋巴结（Ⅲ水平）转移。

cN_{3b}：转移至同侧内乳淋巴结和腋窝淋巴结。

cN_{3c}：转移至同侧锁骨上淋巴结。

临床发现的定义：临床体格检查或影像学检查高度怀疑为恶性肿瘤或依据细针穿刺细胞学检查的病理转移。通过临床细针活检却没有切除活检来诊断转移灶时，需要标注（f）。有淋巴结切除活检或前哨淋巴结活检结果，但缺乏原发癌灶病理学检查时，归为临床N分期，如 cN_1。淋巴结转移部位的确认应依靠临床、细针穿刺、空心针活检、真空辅助微创活检或前哨淋巴结活检术。前哨淋巴结活检或切除归为淋巴结病理分期时必须与肿瘤的病理T分期相结合。

2. 淋巴结的病理分期（pN）

pN_x：区域淋巴结无法评估（先前已切除或未切除）。

pN_0：无组织学证实的区域淋巴结转移。

pN_0（i+）：组织学无区域淋巴结转移，苏木精-伊红染色法（HE染色）或免疫组织化学（IHC）阳性，肿瘤灶≤0.2mm。

pN_0（mol+）：组织学无区域淋巴结转移，IHC阴性，逆转录聚合酶链反应（RT-PCR）阳性。

pN_1：微转移或转移至1～3个腋窝淋巴结；或临床未发现，但通过前哨淋巴结活检发现的内乳淋巴结转移。

pN_{1mi}：微转移［转移灶>0.2mm和（或）多于200个细胞，但≤2.0mm］。

pN_{1a}：1～3个腋窝淋巴结转移，至少一个转移灶>2.0mm。

pN_{1b}：临床未发现，但通过前哨淋巴结活检发现的内乳淋巴结微转移或转移，同时腋窝淋巴结阴性。

pN_{1c}：1～3个腋窝淋巴结转移，同时临床未发现，但通过前哨淋巴结活检发现的内乳淋巴结微转移或转移，同时腋窝淋巴结阴性。

pN_2：4～9个腋窝淋巴结转移；或临床发现的内乳淋巴结转移，而没有腋窝淋巴结转移的证据。

pN_{2a}：4～9个腋窝淋巴结转移（至少有1个转移灶>2.0mm）。

pN_{2b}：临床发现的内乳淋巴结转移，而没有腋窝淋巴结转移的证据。

pN_3：≥10个腋窝淋巴结转移；或锁骨下淋巴结转移；或临床发现的内乳淋巴结转移，伴>1个腋窝淋巴结转移；或>3个腋窝淋巴结转移，伴临床未发现，通过前哨淋巴结活检证实的内乳淋巴结转移或同侧锁骨上淋巴结转移。

pN_{3a}：转移至>10个腋窝淋巴结（至少有1个转移灶>2.0mm）或转移至锁骨下淋巴结。

pN_{3b}：临床发现的内乳淋巴结转移，伴≥1个腋窝淋巴结转移；或>3个腋窝淋巴结转移，伴临床未发现，通过前哨淋巴结活检证实的内乳淋巴结转移。

pN_{3c}：转移至同侧锁骨上淋巴结。

(1) 分期依据腋淋巴结切除，有或无前哨淋巴结活检。只有前哨淋巴结活检而没有腋淋巴结切除，仅定义为前哨淋巴结分期，如 pN_0（sn）。

(2) 孤立的肿瘤细胞群（ITC）定义　小细胞群＜0.2mm 或单一的肿瘤细胞或在一个单一的组织横截面少于 200 个癌细胞。ITC 可以采用常规组织学或 IHC 检测。只包含 ITC 的淋巴结应从阳性淋巴结 N 分期中排除，但应包括在淋巴结总数的评估中。

(3) 临床未发现阳性体征的定义　影像学检查没有检测到和临床检查未检测到阳性体征。

3. 新辅助化疗后的病理分期（ypN）

评估同上述病理 N 分期的方法，(sn) 只用来说明治疗后对前哨淋巴结的评估。如果描述中没有提到（sn)，那么腋窝淋巴结的评估写作“腋窝淋巴结清扫”（ALND)。如果没有（sn）或 ALND，那么称为 ypN_x。

(三) 远处转移 (M)

M_0：临床和影像学检查未见转移。

cM_0（i＋)：无转移的症状和体征，也没有转移的临床或影像学证据，但通过分子检测或镜检，在循环血液、骨髓或非淋巴结区域发现≤0.2mm 的病灶。

M_1：经典的临床或影像学检查未能发现远处转移灶或组织病理学证实＞0.2mm 的病灶。

(四) 乳腺癌的临床分期

乳腺癌的临床分期见表 3-1。

表 3-1　乳腺癌的临床分期

分期	T	N	M
0	T_{is}	N_0	M_0
ⅠA	T_1	N_0	M_0
ⅠB	T_0	N_{1mi}	M_0
	T_1	N_{1mi}	M_0
ⅡA	T_0	N_1	M_0
	T_1	N_1	M_0
	T_2	N_0	M_0
ⅡB	T_2	N_1	M_0
	T_3	N_0	M_0
ⅢA	T_0	N_2	M_0
	T_1	N_2	M_0

续表

分期	T	N	M
ⅢA	T_2	N_2	M_0
	T_3	$N_{1\sim2}$	M_0
ⅢB	T_3	$N_{0\sim2}$	M_0
ⅢC	任何 T	N_3	M_0
Ⅳ	任何 T	任何 N	M_1

注：T_1 包括 T_{1mi}；T_0 和 T_1 期并伴有淋巴结微转移的肿瘤从ⅡA期中排除，归为ⅠB期；M_0 包括 M_0（i+）；病理分期 M_0 无效，任何 M_0 必须为临床分期；如果患者在新辅助化疗前属于Ⅳ期，新辅助化疗后即使完全缓解，仍应继续归为Ⅳ期，与治疗后的缓解状态无关。如果患者治疗前为 M_0，治疗后影像学检查发现患者有远处转移，提示病情进展。新辅助化疗后标注以“yc”或“yp”作为前缀。如果患者在新辅助化疗之后达到完全病理缓解，那么标注为 $ypT_0ypN_0cM_0$。

（邓永春）

第三节　乳腺癌的临床表现

一、乳腺癌的常见临床表现

（一）乳腺肿块

乳腺肿块是乳腺癌患者最常见的临床表现，80%的乳腺癌患者以出现乳腺肿块为主要症状就诊。乳腺肿块多在无意中发现，但随着肿瘤知识的普及和防癌普查的开展，患者行乳腺自我检查和医师常规查体发现乳腺肿块的比例逐渐增加，归纳乳腺肿块的特征包括以下几点。

1. 部位

肿块位于外上象限最多见，其次是乳头、乳晕区和内上象限。

2. 数目

乳腺癌以单侧单发肿块多见，多发及双侧肿块也可见。

3. 大小

乳腺肿块就诊时的大小有明显的差异，这与医疗保健水平有关，以往因就诊较晚，直径5cm左右的肿块多见。近年随着乳腺自我检查的普及和肿瘤普查的开展，直径≤2cm肿块的比例明显增多。

4. 形态及边界

乳腺癌一般为不规则的球形块，边界欠清。有的也可呈扁片状，表面结节感，无清楚边界。但有时可表现为表面光滑，边界比较清楚，与良性肿块难鉴别。有些特殊型癌，因浸润较轻也可表现为边界较清楚、活动度好。

5. 硬度

乳腺癌的肿块大多为实性、较硬，有的似石头样硬，但有的髓样癌也可稍软，甚至个别浸润性导管癌临床上也可表现为囊性感。

6. 活动度

肿块较小时，活动度较大。但值得注意的是，这种活动的特点是肿块及其周围的软组织一起活动，与纤维瘤可广泛推动不同。在双手用力掐腰使胸大肌收缩时，若肿瘤侵犯胸大肌筋膜，则活动性减少；若累及胸肌，则活动性消失，晚期肿瘤累及胸壁时则完全固定。

7. 伴发症状

乳腺癌的肿块通常是无痛性肿块，乳腺肿块不伴疼痛是乳腺癌延诊的主要原因，仅不超过10%的病例可自述患处有轻微不适，少数病例即使肿块很小，其周围也可出现疼痛。

（二）乳腺局限性腺体增厚

乳腺局限性腺体增厚是指乳腺局部有较正常腺体增厚区，触诊为片状肿块，无清楚边界，肿块的范围难以准确测量。乳腺局限性腺体增厚是临床上甚为常见但常被忽略的体征，由于该类病变临床检查无明显恶性特征，大多数被误诊为乳腺增生症。值得注意的是，在一些增厚的腺体中隐藏着癌变的可能性。

（三）乳房皮肤改变

乳腺癌表面皮肤的改变与肿瘤部位深浅和侵犯程度有关，乳腺癌初期或肿瘤位于乳腺组织的深部时，表面皮肤多正常。随着肿瘤的发展，乳房皮肤可出现不同的改变。

1. 皮肤粘连

肿瘤侵犯Cooper韧带，使其缩短，牵拉皮肤，肿瘤部位的皮肤发生凹陷，状如“酒窝”，称为“酒窝征”。发生在末端导管和腺泡上皮的乳腺癌，离皮肤较近，较易出现这种现象，可为乳腺癌的早期临床表现之一。

2. 皮肤浅表静脉曲张

生长较快或体积较大的乳腺肿瘤，肿瘤表面的皮肤菲薄，其下浅表血管，特别是静脉常可曲张。这种征象的乳腺癌少见，多见于乳腺的巨纤维腺瘤及叶状囊肉瘤。

3. 皮肤红肿

乳腺皮肤红肿和局部皮温升高常见于急性和亚急性乳腺炎，但也可见于乳腺癌，典型的是炎性乳腺癌，其皮下淋巴管中充满了癌栓，皮下的癌性淋巴管炎使皮肤呈炎性改变，颜色由淡红到深红，可扩展到大部分乳房皮肤。

4. 皮肤水肿

乳腺癌的皮肤水肿是由于乳房皮下的淋巴管被癌细胞所阻塞或位于乳腺中央区的肿瘤浸润使乳房浅淋巴回流受阻所致。由于皮肤与皮下组织的连接在毛囊部位最为紧密，因而在毛囊处形成许多点状小孔，使皮肤呈“橘皮样”改变，“橘皮样”改变属典型的乳腺癌晚期表现。

5. 皮肤溃疡

乳房皮肤溃疡形成是晚期乳腺癌直接侵犯皮肤的临床表现，现已不常见。皮肤溃疡的形成过程多先是皮肤红晕发亮或呈暗红色继之直接侵及皮肤，形成累及皮肤的肿块，肿块进一步增大破溃形成溃疡，可有不同程度的渗血或出血，多合并细菌感染，有异味。

6. 皮肤卫星结节

乳腺癌晚期癌细胞沿淋巴管、腺管或纤维组织直接浸润到皮内并生长，在主癌灶周围的皮肤形成散在分布的质硬结节，称为“皮肤卫星结节”。结节数目常为几个或十几个，直径数毫米，色红或暗红。复发性乳腺癌因淋巴回流受阻，淋巴管内癌栓逆行扩散所引发的皮肤广泛结节常出现在术区瘢痕周围，也可表现为大片状结节，伴皮肤红肿。

（四）乳房疼痛

乳房疼痛不是乳腺癌常见的症状，乳腺良性肿瘤和乳腺癌通常是无痛性肿物，但肿瘤部位的疼痛偶尔是早期乳腺癌的唯一症状，可在临床查到乳腺肿块之前出现。绝经后的妇女出现乳房疼痛，尤其是伴有腺体增厚者，乳腺癌的发生率较高。

（五）乳头改变

乳腺癌所致的乳头改变主要有乳头脱屑、糜烂、回缩、固定及乳头溢液等。

1. 乳头脱屑、糜烂

乳头脱屑、糜烂为乳头湿疹样癌的特有表现，常伴有痛痒感，约 2/3 患者伴有乳晕附近或乳腺其他部位的肿块，初期大多数表现为乳头表皮脱屑或发生小裂隙，随后可伴有乳腺肿块，有的还伴有乳头血性或浆液性溢液。在病变进展过程中，乳头可回缩或固定，常见乳头部分或全部溃烂。

2. 乳头回缩、固定

成年女性发生乳头回缩并逐渐加重、固定，常为乳腺癌的表现，此时乳头常较健侧升高。

3. 乳头溢液

肿瘤侵蚀导管，肿瘤内部的出血、坏死和分泌液的潴留，癌周扩张的乳腺导管腔内分泌物的潴留，黏液腺癌的黏液湖与导管相通，是乳腺癌发生乳头溢液的病理基础。溢液性质多为血性，少数表现为清水样、浆液性，多为单侧乳头溢液。

二、常见乳腺癌转移的临床表现

（一）腋窝淋巴结转移的表现

乳腺癌最多见的淋巴转移部位为同侧腋窝淋巴结，其次为同侧内乳区淋巴结，表现为转移部位淋巴结增大，质硬，甚至融合成团、固定。腋窝淋巴结转移的晚期，可压迫腋静脉，影响上肢的静脉回流而致上肢水肿。小的胸骨旁淋巴结转移灶临床不易发现和查出，晚期可有胸骨旁隆起的肿物（系转移肿瘤顶起肋软骨所致），质硬，边界不清。

（二）锁骨上淋巴结转移的表现

锁骨上淋巴结转移表现为锁骨上窝处扪及数个散在或融合成团的肿块，转移的初期淋巴结小而硬，触诊时有沙粒样感觉。部分锁骨上淋巴结转移病例触不到明显的肿物，仅有锁骨上窝饱满感。

（三）远处转移的表现

癌细胞通过血行转移至远处组织或器官时，可出现相应的症状及体征，是乳腺癌的主要致死原因。常见的转移部位是肺、骨、肝和脑等。

1. 对侧淋巴结转移

据报道，一侧乳腺癌发生对侧淋巴结转移者，4%～6%发生在晚期病例，其转移途径可能是通过前胸壁及内乳淋巴网的相互交通。

2. 胸内脏器转移

胸内脏器转移占远处转移乳腺癌病例的50%左右。

（1）胸膜转移　多为血行及淋巴转移所致，转移的初期可有胸部疼痛，以吸气末为著，晚期可引起胸腔积液，有气促、呼吸困难、呼吸动度降低、气管向对侧移位、胸部叩诊实音及呼吸音减低等胸腔积液的临床表现与体征。

（2）肺实质转移　较常见，多为血行转移所致，转移的早期多无典型的临床表现，仅在常规胸部X线平片发现单发或多发的结节影，以双肺多发为主。转移晚期才出现胸痛及干咳等症状，痰中带血为转移癌侵犯较大的支气管分支的症状。

（3）肺门或纵隔淋巴结转移　初期多无症状，仅在胸片上表现为纵隔增宽，晚期可有呼吸困难及进食阻挡感等压迫症状，少数病例可因肿瘤压迫喉返神经而引起声嘶。

3. 骨转移

骨转移在乳腺癌血行转移中占第二位，有些患者是以骨转移症状（如压缩性骨折）就诊而发现乳腺癌的。骨转移以多灶发生为多见。常见的转移部位依次是骶骨、胸及腰椎、肋骨、骨盆和长骨。骨转移的初期多无症状，晚期可有转移部位的疼痛，骨转移发展特别迅速，短期内即可出现突发性全身多处骨转移，很快出现各种功能障碍。

4. 肝转移

血行或淋巴转移所致，肝转移多发生在晚期病例，占10%～20%。转移的初期无任何症状和体征，在出现肝区疼痛的症状和肝大、肝功能障碍、黄疸及腹水等体征时，往往已伴有全身的广泛转移。

5. 脑转移

脑转移为血行转移所致，占乳腺癌病例的5%左右，以脑膜转移较常见，以脑占位症状为首发症状的乳腺癌病例较罕见。

6. 卵巢转移

单发的乳腺癌卵巢转移并不多见，占2%左右，但不伴有腹腔广泛转移。单发卵巢转移的特殊现象确实存在，这种特殊现象可能是乳腺癌细胞与性激素依赖性器官的特殊“亲和性”有关。

（邓永春）

第四节　乳腺癌的诊断和鉴别诊断

乳腺癌的诊断方法很多，常用的是彩色B超检查，普查常用的是乳腺钼靶X线片，最准确和最终确定诊断的是病理诊断。一般先行影像学检查，如有怀疑再进行病理检查。

一、检查

（一）乳腺癌的X线检查

乳腺X线筛查是医学史上最具价值的影像学检查之一。尽管在很早以前，乳腺X线摄影已被证实可以比临床及一般检查检测出更早期、更微小的癌灶，后来有人陆续做过验证性试验，其中有两个试验发现妇女参加筛查能使乳腺癌的病死率降低20%～30%。对所有结果进行的分析结果明确显示X线筛查能降低乳腺癌的病死率。在美国有学者认为X线检查对任何年龄段妇女的筛查价值没有任何差别。乳腺癌的X线检查主要用以表明：如果妇女带有*BRCA1/2*基因缺陷，其50岁以前患乳腺癌的可能性为50%，在65岁以前为80%。而对于一般妇女来说，这种可能性分别为2%和6%。这种普查方法可使有该基因缺陷的妇女早期发现乳腺癌，从而采取积极而有效的预防措施，如严密监测、化学预防或者预防性双侧乳腺切除。

乳腺癌的X线检查主要有以下几种。

1.乳腺X线摄片（乳腺钼靶X线检查）

乳腺X线摄片是利用一种先进的钼靶X线机，对乳腺进行照片，以获取其影像学资料，是早期发现乳腺癌病灶的一个重要方法。乳腺癌可以出现多种X线表现，肿块和钙化是乳腺癌的基本X线征象和重要的诊断依据。乳腺钼靶摄影常能检查出医师不能触及的结节，即所谓“隐匿性乳腺癌”和很早期的原位癌。乳腺癌在钼靶成像中多为簇状钙化、小结节影、团片状密度增高影、星芒征等。钼靶X线中出现钙化灶，对早期乳腺癌的诊断有重要意义。钼靶X线对乳腺整体感官性强，可以有效地提高乳腺癌发现率，降低误诊、失诊的机会，在国外已成为乳腺癌的普查手段之一。乳腺X线摄片对乳腺癌的确诊率可达80%～90%，然而乳腺X线检查还有另一个重要的实际目的，那就是为了评价是否存在其他隐匿性癌灶。在乳腺良、恶性病变的鉴别诊断和乳腺癌早期诊断方面，目前还没有其他方法能够取代它，现常用的有钼靶和干板摄片2种方法。

X线片有以下特征时，要考虑乳腺癌。

（1）肿块影　多表现为不规则或呈分叶状，无明显界限，中心密度高，有的边缘有短的毛刺，外突而呈星状表现或有僵直的索状带向外周延伸。有时肿块周围结构紊乱变形，可出现砂粒样钙化，有时可见增粗扭曲的血管影或可见到邻近皮肤增厚凹陷或乳头凹陷。

（2）钙化影　部分患者临床上摸不到肿块，X线片上也可能没有肿块影，而单纯表现为簇状细砂粒样钙化影或伴有斑片状密度稍高影像。

乳腺钼靶X线检查主要目的是评价在乳腺X线筛查中偶然发现而没有临床症状的病灶，

其作用如下：①明确病灶是否存在或仅仅是由于正常结构重叠所致；②观察肿块的边缘以判断其倾向于良性或恶性，决定是否需要进行活检；③观察肿块的形态及钙化的分布来决定是否需要进行活检。

2.乳腺导管造影术

乳头溢液是乳腺疾病的一种症状，常见的乳头溢液有清水样、乳汁样、浆液性或血性，可表现为单侧单孔、单侧多孔、双侧单孔及双侧多孔溢液等。其原因可见于多种乳腺疾病如乳腺导管内病变（包括导管内乳头状瘤或导管内乳头状瘤病及乳腺癌等），多表现为淡黄色或血性溢液；乳腺导管扩张、浆细胞乳腺炎及内分泌因素如泌乳素升高，多表现为双侧多乳汁样或清水样溢液。乳腺导管内病变由于其体积小，触诊大多难以发现肿块，影像学检查很少有阳性发现。因此，是否存在乳头溢液是临床体检必不可少的步骤，而体检发现后进一步检查及诊断意义十分重要。

我们在临床应用中体会到导管造影术简单、安全、无明显毒副作用，给患者带来的痛苦相对较轻，方便而经济，导管造影钼靶摄片可同时了解腺体的结构，可清晰显示导管内的结构，弥补导管镜对终末导管的病变难以检测的不足，还可了解病变的方位及范围，对外科治疗有一定的指导意义。

（1）适应证和禁忌证　除内分泌性溢乳外，所有病理性乳头溢液患者，包括血性、浆液性、浆液血性和清水样溢液，为了解导管内是否有占位性病变，均可行导管内造影检查。急性炎症、乳头乳晕明显感染、哺乳期、对造影剂过敏者，为导管造影禁忌证。

（2）造影方法　患者仰卧位或坐位。用1mL注射器接4%顶端已磨钝的针头，抽1mL 60%的泛影葡胺，排出空气备用。用75%乙醇常规消毒并拭净乳头，轻轻挤压乳头，使少量液体从乳孔溢出，识别溢液导管口，然后轻轻捏起乳头，以柔软的捻转动作将钝头细针插入到溢液导管口内，进针一般不超过1cm，以没有阻力为准。缓慢注入造影剂，至患者有胀感或注射有阻力时停止，一般需注入0.1～0.4mL。注毕拔出针头，迅速拍轴、侧斜位片。一般情况下造影剂不会外溢，导管内有占位时，造影剂会自行流出，必要时可重复注射。

（3）注意事项

① 病变导管口的选择必须准确，若误插入正常的导管口，可造成假阴性表现。

② 操作时勿将小气泡注入导管内，否则可造成假阴性充盈缺损。

③ 针头插入不宜过深，否则很易刺破管壁造成造影剂外渗而导致造影失败。

④ 注射造影剂时应缓慢、轻柔，若注射时感到有阻力，且患者主诉有疼痛感，应立即停止注射。过多注射可导致造影剂渗入间质，影响诊断。

⑤ 对多孔淡黄色或血性溢液患者可选择两孔以上注入造影剂。

（4）导管造影的表现

① 正常导管的造影表现：一般乳头有15～20个乳孔，每一个乳孔开口引流一支乳腺导管，每一支乳腺导管分成主导管（Ⅰ级导管）、Ⅱ级导管、Ⅲ级导管、Ⅳ级导管。主导管最粗，管径为0.3～1.0mm，平均1.28mm；Ⅱ级导管管径0.5～1.5mm，平均0.93mm；Ⅲ级导管管径0.3～1.0mm，平均0.59mm，Ⅳ级导管0.2～0.7mm。正常导管表现为整个导管显示清晰，走势柔软、粗细均匀、逐渐变细，遍及整个乳房。在每一次的分叉中有一短暂的扩大，也属正常。

② 乳腺导管扩张的造影表现：导管不同程度增粗扩张，呈柱状或囊状扩张或者表现为

导管失去由粗到细的正常分布形态，显示管腔粗细不同，但走势尚自然柔软。

③ 导管内病变的导管造影表现：乳腺导管内病变包括导管内乳头状瘤、导管内乳头状瘤病和导管内癌，主要表现为淡黄色或血性溢液。导管内乳头状瘤主要发生在大导管，表现为主导管或Ⅰ～Ⅱ级导管内大小不等的单发或多发的圆形、类圆形充盈缺损，近端导管可不同程度扩张，导管边缘光整，远侧导管分支走行自然；亦可见导管梗阻，在主导管梗阻处呈弧形杯口状肿块影，近端导管管壁光滑、完整、无浸润现象，远端导管完全不显影。多发导管内乳头状瘤，也称管内乳头状瘤病，病灶多位于Ⅱ级导管以上，表现为导管内圆形或类圆形充盈缺损，形如小米粒状大小不等之串珠样积聚征象或多个Ⅱ级以上导管分支远端呈续断状显影或显影中断，近端导管可不同程度扩张。

④ 乳腺癌的导管造影表现：可表现为多种形态，如导管内不规则充盈缺损，管壁破坏呈锯齿状，导管狭窄、截断或断续状充盈，导管形态僵硬、扭曲变形；部分可见区域性乳腺组织结构紊乱或异常收缩、纠集；部分可伴有导管显影区域广泛分布的多形性细小钙化；部分表现为“潭湖征”，是肿瘤破坏导管造成造影剂渗漏至乳管附近或肿瘤坏死无效腔内形成潭湖状、片状外溢现象；部分仅表现中、小导管内小充盈缺损，术前易误诊为导管内乳头状瘤。由于导管内造影间接反映了乳腺导管的情况，不能获得病理学资料，只能初步临床诊断，遇有可疑征象时，应及时手术活检取得病理学诊断为妥，以免贻误病情。总之，影像特征可因癌肿的浸润、梗阻、破坏而引起乳腺导管壁僵硬、局部狭窄、管壁不规则破坏或突然中断或本应呈树枝状分支的导管树整体走向扭曲异常。

3. CT（计算机断层扫描）

CT可对乳腺进行横断及薄层扫描，从而减少组织结构重叠的干扰。运用低剂量型CT是目前诊断乳腺癌早期的重要手段，CT较X线更易于发现密集型乳房肿块。乳腺癌的CT表现为：肿瘤呈不规则，多有分叶，可见“毛刺”；密度不均匀，高于正常腺体密度，正常导管、腺体结构紊乱；增强扫描可见肿瘤均匀强化，内部可见许多增粗扭曲血管，脂肪间隙正常形态消失。CT优势是可以清晰显示＜5mm的病灶，并能观察肿瘤对周围组织浸润程度和范围，不足之处是对比剂使用不便和轻微的辐射。CT检查可用于不能触及的乳腺病变活检前定位，确诊乳腺癌的术前分期，检查乳腺后区、腋部及内乳淋巴结有无肿大，有助于制订治疗计划。CT检查可能有助于检出小而致密的乳腺肿瘤，MRI亦可用于小乳腺癌检出，都优于普通X线检查。

（二）超声显像检查

超声显像检查无损伤性，可以反复应用。对乳腺组织较致密者应用超声显像检查较有价值，但主要用途是鉴别肿块系囊性还是实性。超声检查对乳腺癌诊断的正确率为80%～85%。癌肿向周围组织浸润而形成的强回声带，正常乳房结构破坏以及肿块上方局部皮肤增厚或凹陷等图像，均为诊断乳腺癌的重要参考指标。彩色多普勒经济简便，准确无创，可以有效地进行诊断，是目前诊断乳腺病变的首选方法。通过彩色多普勒了解乳腺肿块的大小、形态，回声强度以及肿块周围的血管和血流是否丰富情况来判定肿瘤的性质。良性肿瘤形态大多规则，呈椭圆形或球形。

乳腺恶性肿瘤声像图表现：形态不规则，呈蟹足状或锯齿状改变，边界不清，多呈低回声，内部回声不均匀，后方回声衰减；肿块内见簇状钙化灶，肿块纵横比＞1。癌瘤中心有液化坏死时，可见低回声或无回声暗区。但乳腺癌早期血管及血流速度不如中、晚期肿瘤丰富，仅通过乳腺彩超来分辨早期乳腺病变的良恶性有些困难，需要加上其他诊断技术及临床症状等综合评定，以免误诊。高频超声等新超声技术的产生，使早期乳腺癌的准确诊断率有所提升。

（三）MRI

动态 MRI 可清楚显示乳腺癌的血流状况，敏感度和特异度分别为 88%和 82%。可以清晰地分析软组织的情况，对于极其隐秘的微小病灶有较好的诊断作用。MRI 自应用于乳腺疾病诊断以来，在乳腺癌诊断方面发挥了重要作用。

MRI 检测早期乳腺癌主要有三种方式：①通过检测活体细胞生化成分的方法是磁共振质子波谱分析法；②运用布朗运动水分子产生扩散加权成像法；③检测血流量及血容量等灌注参数的是灌注加权成像法。

MRI 具有很高的软组织分辨力，动态增强检查对乳腺癌的诊断有较高的敏感性和准确性，国内有学者报道，MRI 对早期乳腺癌的诊断正确率可达 94.4%，明显高于乳腺钼靶及彩超。作为最新的乳腺疾病检查手段，MRI 检查技术可以实现多平面、多参数成像检查的目标，具有高敏感性，三维成像使病灶定位更准确，显示更直观，对乳腺高位、深位病灶显示较好等特点，而且对多中心、多灶性病变的检出、邻近胸壁的侵犯及腋窝、胸骨后、纵隔淋巴结转移的显示较为敏感等，为乳腺癌的分期和治疗提供了可靠依据。作为对高危患者检查的首选技术，其在疑难病例确诊、肿瘤病灶范围评估、化疗疗效评价以及手术方式选择等方面也发挥着不可替代的作用。不过 MRI 也有局限性，如价格昂贵、操作复杂、检查时间长、影像易受呼吸心脏搏动伪影的影响，且对钙化的显示不如钼靶。

（四）近红外线乳腺扫描

近红外线乳腺扫描是根据人体软组织密度和血红蛋白含量对红外线光有选择吸收的原理，将红外线源探头对乳腺组织进行透视扫描并取像后由计算机处理，将组织图像显示在屏幕上，根据病变组织阴影的灰度、大小、形状、边界、位置以及血管走行情况，判断乳腺疾病及良、恶性肿瘤。该方法具有直观性、费用低、无辐射、无创伤、操作简便等特点，患者乐于接受。人体正常乳腺组织对红外光透射程度大，而病变组织能大量吸收红外光，对致密型乳腺的中、青年妇女敏感性可能高于乳腺钼靶拍片检查。乳腺癌的影像为团块状灰影，灰度深，边界不整，形态不规则，可见异常血管影（如血管畸形并进入瘤体或血管中断、血管受压或血管呈放射状、蝌蚪状改变等），其血管特异性改变是其他检查所没有的；但近红外线乳腺扫描也有它的局限性，如肿瘤部位在乳房边缘、肿块位置较深紧贴胸壁、乳房较大而肿块较小时红外光探及不到易致漏诊。

（五）微创活检法

微创活检对于早期诊断乳腺癌提供了组织病理学依据，通过前述辅助检查，准确对病变组织定位并进行穿刺活检。目前临床常用的活检术包括乳腺空心针穿刺活检和微创旋切活检术。微创活检术可以直接获取病变组织标本，得到确定的病理诊断，对乳腺癌术前选择麻醉方式、手术方案提供了可靠的依据。活检术是乳腺癌早期诊断的金标准，其地位是不可替代的，可以弥补相关影像学产生的失诊、误诊。

（六）分子生物学技术

随着医学技术的日益发展，乳腺癌的研究由细胞病理学逐渐深入到分子病理学领域，乳腺癌中越来越多的分子缺陷被揭示，分子生物学技术将有望成为乳腺癌诊断的一个重要内容。国外已有报道，通过针吸活检组织或细胞穿刺进行乳腺病变中微量 DNA 或 RNA 的提取，从而发现分子水平基因异常，可早期发现乳腺癌。乳腺癌在家族中的多发性已在统计中获得证实，母系有乳腺癌史的妇女，乳腺癌的发生率较之母系无乳腺癌史者高一倍。有报道对家族性乳腺癌病史的特定人群进行 *BRCA1*、*BRCA2* 基因异常的检测，对高危人群进行端粒酶活性、8q 染色体断臂缺失的检测等。检测 *BRCA1* 基因的胚系突变，有利于乳腺癌高危人群的早发现和早治疗，降低乳腺癌的病死率，但检查费用昂贵是该手段不能推广的原因之一。

乳腺癌的发生是对妇女生命的极大威胁，因此，早期诊断乳腺癌是十分重要的。选择合理的检查方法，做到早期诊断才能使乳腺癌患者得到及时准确的治疗方案，延长患者生存时间和提高患者生活质量。

此外，在癌变过程中，由肿瘤细胞产生、分泌，直接释放细胞组织成分，并以抗原、酶、激素或代谢产物的形式存在于肿瘤细胞内或宿主体液中，这类物质称为肿瘤标志物。

1. 癌胚抗原（CEA）

癌胚抗原为非特异性抗原，在许多肿瘤及非肿瘤疾病中都有升高，无鉴别诊断价值，行手术的乳腺癌患者术前检查有 20%～30%血中 CEA 含量升高，而晚期及转移性癌肿患者则有 50%～70%出现 CEA 升高。

2. 铁蛋白

血清铁蛋白反映体内铁的储存状态，在很多恶性肿瘤如白血病、胰腺癌、胃肠道肿瘤、乳腺癌中有铁蛋白升高。

3. 单克隆抗体

用于乳腺癌诊断的单克隆抗体 CA15-3 对乳腺癌诊断符合率为 33.3%～57%。

4. 激素受体检查

通过检查雌激素受体（ER）和孕激素受体（PR），可以指导治疗，尤其是内分泌治疗，并判断预后。

5. Her-2 检测

Her-2 可以指导预后，阳性者预后较差，阴性者预后较好。

二、鉴别诊断

临床工作中乳腺癌易与以下几种常见的乳腺疾病发生混淆，故应从临床表现、影像学检查及病理活体组织检查等多方面进行鉴别诊断。

（一）乳腺囊性增生症

乳腺囊性增生症可表现为乳房腺体局限增厚或整个乳房腺体结节感，特别是局限性、硬化性腺病质地较韧、硬，故需与乳腺癌相鉴别。乳腺囊性增生症多好发于 40 岁前的妇女，多为双侧，多伴有不同程度的疼痛，并可放射到肩、背部，月经来潮前明显；而乳腺癌高发于 40 岁以上妇女，单侧多见，一般无疼痛，即使有疼痛，也常为胀痛、刺痛，与月经周期无明显关系。

乳腺囊性增生症伴乳头溢液者，多为双侧多孔的浆液性溢液，而乳腺癌多为单侧单孔溢液。

乳腺增生症触诊常为散在的结节或增厚，乳腺囊肿时可扪及局限性肿块，有时边界不清；而乳腺癌多为边界不清，质地坚硬，活动性差的肿块，有时伴有皮肤及乳头的改变。

乳腺囊性增生症 X 线中表现为散在斑片状或高密度增高影，密度不均，边缘模糊，形似云团或棉花样，B 超检查多无实质占位，可有结构不良表现，不均质的光斑回声增多。乳腺囊肿可见大小不一的椭圆或圆形致密影，密度均匀，边界清楚，B 超检查可见椭圆形病变，边界清楚完整，后壁有回声增强效应；而乳腺癌 X 线片（表现为毛刺肿块或钙化）和 B 超（表现为蟹足样低回声肿块）具有与此不同的征象。对高危人群而临床可疑者以及局限性腺病，仍须做针吸活体组织检查或切除活体组织检查。

（二）乳腺导管扩张症

乳腺导管扩张症常表现为边界不清，质地较硬的肿块，可伴有皮肤粘连及橘皮样变，也可出现乳头内陷及腋窝淋巴结增大等酷似乳腺癌的症状，因此常被误诊为乳腺癌。

乳腺导管扩张症急性期常伴有疼痛或出现乳腺炎的表现，但对抗感染治疗反应较差，增大的腋窝淋巴结可随病程延长而缩小；而乳腺癌则疼痛较轻，腋窝淋巴结随病程延长逐渐增大变硬。

穿刺细胞学检查是较好的鉴别方法，前者可查到炎性细胞浸润，后者可查到癌细胞。

（三）乳腺结核

乳腺结核常表现为乳房局部肿块质地较硬，边界不清，常伴疼痛，可穿破皮肤形成窦道或溃疡，可有腋窝淋巴结增大；乳腺 X 线片可出现患部皮肤增厚的症状、边缘模糊的密度增高区或伴有钙化等乳腺癌相似之影像。

乳腺结核约 5%可合并乳腺癌，该病多见于中青年妇女，常继发于肺、颈淋巴结及肋骨等部位的结核，可有全身结核中毒症状。抗结核治疗有效，结核病灶及腋窝淋巴结可缩小；而乳腺癌多发生于中老年，无全身结核中毒症状，抗结核治疗无效。确诊困难者需经针吸活体组织检查或切除活体组织检查予以鉴别。

（四）乳腺纤维腺瘤

乳腺纤维腺瘤好发于 18～25 岁的妇女，乳腺肿块呈圆形或椭圆形，有时为分叶状，边界清楚，表面光滑，质地韧，活动度好，生长较慢。B 超显示为边界清楚、回声均匀的实性占位病变，有时可见包膜；这需要与界限清楚的乳腺癌鉴别，不过乳腺癌肿块有时虽然界限较清楚，但是其活动度差，质地坚硬，生长较快，并且可以有腋窝淋巴结增大。确诊困难者仍需针吸活体组织检查或切除活体组织检查予以鉴别。

（五）急性乳腺炎

急性乳腺炎好发于哺乳期妇女，先为乳房胀痛，后出现压痛性肿块，皮肤逐渐变红、水肿、皮温升高（符合炎症红、肿、热、痛的特点），可伴腋窝淋巴结增大，故需要与炎性乳腺癌相鉴别。

急性乳腺炎发病较急，疼痛明显，常同时伴有全身感染中毒表现，脓肿形成时可扪及波动感，血常规示白细胞计数升高，B 超检查可发现液性占位，边界不规则，穿刺抽出脓液；而炎性乳腺癌皮肤可呈红或紫红色，皮肤厚而韧，常伴橘皮样变或卫星结节，无全身感染中毒表现，无疼痛或仅有轻微胀痛，年龄偏大，40 岁以上多见，针吸活体组织检查可以与炎性乳腺癌相鉴别。

（六）脂肪坏死

脂肪坏死好发于中老年，以乳腺肿块为主要表现，肿块较硬，边界不清，活动差，可伴有皮肤发红并与皮肤粘连，少数可有触痛，乳腺 X 线片表现为带毛刺的肿块，点状或棒状钙化及皮肤增厚等似乳腺癌样改变，但脂肪坏死可有乳腺外伤的病史，乳腺肿块较长时间无变化或缩小；而乳腺癌肿块会逐渐增大变硬。确诊困难者仍需针吸活体组织检查或切除活体组织检查予以鉴别。

（七）积乳囊肿

积乳囊肿好发于 30 岁左右或哺乳期的妇女，表现为乳腺肿块，合并感染者可有疼痛，触诊可扪及界清光滑的活动肿块，如合并感染则边界不清；X 线片可见界清、密度均匀的肿块影；B 超显示囊性占位，囊壁光滑。穿刺抽得乳汁即可确诊。

（八）导管内乳头状瘤

乳头溢液为导管内乳头状瘤的主要临床表现，溢液多为血性，其部位主要位于大导管，多数仅有溢液，较少扪及肿块，即使可扪及肿块，多在乳晕附近，其直径一般小于 1cm；而有乳头溢液的乳腺癌多数在溢液的同时可扪及肿块，特别是 50 岁以上的妇女有乳头溢液伴有肿块者应首先考虑为乳腺癌。可借助导管造影，溢液涂片细胞学检查，乳管内视镜检查或切除活体组织检查进行鉴别诊断。

（九）腋窝淋巴结增大

其他部位原发癌转移或炎性肿块（如慢性淋巴结炎）等常可表现为腋窝淋巴结增大，隐性乳腺癌的首发症状也经常是腋窝淋巴结增大，因此需要仔细鉴别。如为其他部位的转移癌，可有原发病灶的相应表现，必要时可借助病理或特殊免疫组化检查进行鉴别。慢性腋窝淋巴结炎一般局部可有压痛，肿块质地相对较软。

（十）乳房湿疹

乳房湿疹与湿疹样乳腺癌均发生于乳头乳晕区，应予以鉴别。乳房湿疹为乳房皮肤过敏性炎症病变，多为双侧，表现为乳房皮肤瘙痒、脱屑、糜烂、结痂或皮肤增厚、破裂，一般病变较轻，多数不累及乳晕及乳头，不形成溃疡，外用皮质激素药物效果较好；而湿疹样癌为单侧，皮肤上可有增厚隆起，也可破溃发红，后期可使乳头变平或消失，常可在乳晕下扪及肿块，创面印片细胞学检查可发现特征性 Paget 细胞。

（邓永春）

第五节　乳腺癌的手术治疗

一、乳腺癌前哨淋巴结活检术

循证医学Ⅰ级证据证实乳腺癌前哨淋巴结（SLN）活检是一项腋窝准确分期的微创活检技术，它可以准确确定腋窝淋巴结的状况，其替代腋窝淋巴结清扫术可使患者的并发症显著降低。癌前哨淋巴结是指最早接受肿瘤区域内淋巴引流和发生肿瘤转移的第一站淋巴结，如果该淋巴结没有转移，则其他淋巴结出现转移的概率非常小，即肿瘤出现“跳跃转移”的风险较低，约在5%以下（小概率事件）。

对早期乳腺癌患者进行前哨淋巴结活检（SLNB）来预测腋窝淋巴结是否有转移，可以避免80%以上的早期患者行乳腺癌腋窝淋巴结清扫术（ALND），从而避免了早期患者在传统方法上所产生的患肢淋巴水肿、疼痛和功能障碍等并发症，且不增加腋窝的局部复发率及整体病死率，目前也未发现其他的不良后果，提高了早期乳腺癌患者术后的生活质量。

目前对SLNB的适应证存在一定的争议。

（一）适应证

国际乳腺癌治疗共识支持将除炎性乳腺癌以外的所有临床腋窝淋巴结阴性乳腺癌作为SLNB的适应证。

（1）早期浸润性乳腺癌。

（2）临床腋窝淋巴结阴性。

（3）性别不限。

（4）年龄不限。

（5）导管内癌患者中接受全乳切除术者建议行SLNB或接受保乳手术。

（6）多中心/多灶性病变，乳腺淋巴系统的解剖学研究和多中心临床研究结果支持多中心乳腺癌患者接受SLNB。

（7）有SLNB和新辅助化疗适应证的患者推荐新辅助化疗前行SLNB，新辅助化疗后腋窝的标准处理方法是ALND，美国NCI召开的乳腺癌新辅助化疗后局部区域治疗会议的结论认为，临床乳腺癌患者在新辅助化疗前后都可以接受SLNB。

（8）既往曾行乳腺或腋窝手术。部分研究在先前进行过乳腺和腋窝手术后同侧乳房复发的患者中进行SLNB取得了成功，但在其作为常规应用前还需要更多循证证据的支持。

（9）临床查体和影像学检查可疑的腋窝淋巴结可以通过超声引导下的细针穿刺或空心针活检进行评估，细胞学或病理组织学阴性患者仍可进行SLNB流程。

（10）高危患者在行预防性乳腺切除时，可以考虑接受SLNB。

（二）禁忌证

（1）炎性乳腺癌。

（2）组织学/细胞学证实腋窝淋巴结阳性。

（3）对蓝染料/胶体过敏。

（4）大的或局部晚期浸润性乳腺癌。

（5）妊娠期乳腺癌。

（6）准备行保乳术的导管原位癌。

（三）常用方法及其评价

1. 示踪剂的选择

良好的示踪剂应具备以下条件：淋巴组织吸收快，可在前哨淋巴结中聚积且可停留较长一段时间而不迅速穿行至第二、第三水平淋巴结，并且在人体内代谢较快。

（1）活性染料示踪剂　染料法不受仪器和试剂的限制，术前准备简单，对医护人员和患者均无放射性损伤，显像时间短且直观，费用低廉，易于被患者接受，比较符合我国的国情。但是活检选择皮肤切口时比较盲目、创伤较大，且对外科医师经验、技术要求较高。临床上常用的活性染料有1%亚甲蓝、专利蓝、异硫蓝等。相关文献报道专利蓝和亚甲蓝在SLNB的检出率、准确性、敏感性和假阴性率等预测指标方面无显著差异。

（2）核素示踪剂　核素示踪方法可弥补染料示踪法定位难、手术盲目、创伤较大、检出率较低、受限于外科医师的经验和技术等缺点，而染料示踪法可弥补肿块位于乳腺外侧时放射活性干扰带来的影响，此时染料法起着重要的鉴别作用。

（3）联合法　到目前为止是最为可靠、最为常用的定位活检前哨淋巴结的方法。

（4）吲哚菁绿　用专用的荧光灯照射，可以定位浅表的前哨淋巴结，但如果前哨淋巴结位置很深，则不宜采用此方法。

（5）超顺磁性氧化铁（SPIO）　低毒，生物相容性高，易于加工，呈棕褐色，可用手持式术中识别装置进行前哨淋巴结定位。

2. 常用的注射部位

（1）肿瘤周围注射　该方法最早应用于SLNB，其理论基础是可准确地反映原发肿瘤的淋巴引流。

（2）肿瘤表面皮下或皮内注射　该方法基于乳腺实质表面的皮肤与深面的乳腺实质具有相同的胚胎来源和相同的淋巴引流，因此，肿瘤表面皮下或皮内注射可反映肿瘤细胞的淋巴转移途径。

（3）乳晕周围注射　该方法基于乳腺的淋巴引流具有向心性，乳晕下的淋巴丛具有“十字路口”的作用，其将皮肤浅层、深层及大部分实质的淋巴引流连接起来，最后流向腋窝淋巴区域。肿瘤实质内注射示踪剂可使其内部压力增高，可能迫使肿瘤细胞转移扩散，目前不建议采用此方法。

随着对乳腺腋窝淋巴引流规律的充分认识及大量的临床研究证实，目前更加倾向于乳晕周围注射，因为其检出率较高，且操作更易掌握。

3. 注射时间

注射时间的选择对SLNB的检出率和假阴性率有着至关重要的作用。

（1）活性染料一般在做皮肤切口前5min注射，若注射时间间隔过长，蓝色染料按乳腺淋巴引流途径至下一站淋巴结，从而影响SLNB的检出率，导致假阴性的出现。

（2）^{99m}Tc标记的硫胶体半衰期为6h，因此核素示踪剂应用于SLNB的操作标准是在手术前 2～6h 注射，但临床实践中发现 SLNB 只要在核素注射后 24h 内进行均可取得很好的效果，虽然只有一小部分示踪剂到达前哨淋巴结，但不影响其放射性计数。若注射时间距手术时间较短，注射部位的放射活性很高，尤其是肿块位于外侧者，从而干扰腋窝核素的探测，影响 SLNB 的检出率、准确性和假阴性率。

（四）影响乳腺癌前哨淋巴结活检术检出率和假阴性率的因素

1. 影响 SLNB 检出率的因素

（1）年龄　年龄大的患者淋巴管功能退化，吸收转运功能较差，减少了对蓝染料和核素示踪剂的吸收和滞留，从而影响前哨淋巴结的发现，理论上年龄＞50 岁的乳腺癌患者 SL-NB 的检出率较低。

（2）肿瘤位置　目前认为肿瘤侧别不是影响 SLNB 检出率的因素。而位于外上象限的病灶距腋窝很近，且淋巴引流管道丰富，染料迅速进入前哨淋巴结，并按引流顺序至下一站淋巴结，如果手术时机掌握不准确，也影响前哨淋巴结的检出；核素示踪剂在此聚集，从而干扰前哨淋巴结的检出。

（3）肿瘤大小　理论上如果肿瘤体积较大，可能压迫周围的淋巴引流通道，发病时间一般也较长，可能形成癌栓阻塞淋巴管，而使示踪剂不能在前哨淋巴结内积聚，使局部淋巴引流受限，因而影响检出率。

（4）肿瘤的病理分型　理论上认为浸润性乳腺癌大多时候已经发生腋窝淋巴转移，所以容易检出前哨淋巴结，而非浸润性乳腺癌一般没有淋巴侵犯，所以不易检出前哨淋巴结。

（5）学习曲线　准确地发现和分析乳腺癌前哨淋巴结是一个复杂的过程，需要核医学科、外科、病理科共同合作，是一项技术性操作，有一个学习过程，即学习曲线。其中外科医师对 SLNB 的作用最重要。

2. 出现假阴性的主要原因

（1）淋巴结微转移　指肿瘤细胞以单个细胞或微小细胞团的形式转移至淋巴结而常规病理及影像学检测不到的转移，常无临床表现。

（2）癌栓堵塞淋巴管　示踪剂无法到达并聚集于前哨淋巴结。

（3）腋窝淋巴结存在着 1.3%跳跃转移的可能性，这意味着癌细胞可以不经前哨淋巴结而直接进入下一站，即前哨淋巴结对肿瘤细胞没有屏障作用。

（4）临床、病理操作熟练程度及规范性问题。

（5）浸润性小叶癌肿瘤细胞形态学上类似于淋巴样细胞，且以单一的形式侵犯淋巴结细胞，其在前哨淋巴结中很难被区分而导致假阴性。

（五）前哨淋巴结术中确认与检出

无论是乳房切除手术还是保乳手术，SLNB 均应先于乳房手术。术中前哨淋巴结的确定依示踪剂而异。染料法要求检出所有蓝染料淋巴管进入的第一个蓝染淋巴结，仔细检出所有蓝染的淋巴管是避免遗漏前哨淋巴结、降低假阴性率的关键。核素法前哨淋巴结的阈值是超过淋巴结最高计数 10%以上的所有淋巴结，术中伽马探测仪探头要缓慢移动，有序检测，贴近计数。应用蓝染料和（或）核素法检出前哨淋巴结后应对腋窝区进行触诊，触诊发现的肿大质硬淋巴结也应作为前哨淋巴结单独送检。

（六）并发症

1. 染料引起的并发症

蓝染料的不良反应有个案报道，包括急性荨麻疹和过敏反应，但是发生率极低，没有死亡病例。

亚甲蓝可引起皮肤红斑、浅表溃疡及注射部位组织坏死，部分皮肤坏死一般用磺胺嘧啶银处理，而不需要行清创术。

2. 外科并发症

腋窝的并发症在 ALND、SLNB 及腋窝放疗后均有报道，与 ALND 相比较，单独的 SLNB 的并发症更少。SLNB 的切口更小，组织损伤更少，相应的并发症也比 ALND 更少。SLNB 引起的疼痛更少，对上肢运动的限制更少，引起的神经系统后遗症也更少。

（七）前哨淋巴结的病理组织学、细胞学和分子生物学诊断

前哨淋巴结的术中诊断：准确、快速的前哨淋巴结术中诊断可以使前哨淋巴结阳性患者通过一次手术完成 ALND，避免二次手术的费用负担和手术风险。推荐使用冰冻快速病理组织学和印片细胞学作为前哨淋巴结术中诊断的检测方法。术中冰冻病理和印片细胞学两者或任一诊断阳性，均诊断为前哨淋巴结阳性而进行 ALND。

术中分子诊断技术由于检测的前哨淋巴结组织量更多，较冰冻快速病理组织学和印片细胞学有更高的准确性和敏感性。术中分子诊断简单培训即可掌握，可以节省有经验的病理医师的宝贵时间，检测结果客观、标准化、重复性好。有条件的单位可以采用经过国家药品监督管理局批准的术中分子诊断技术。

（八）前哨淋巴结不同转移类型的预后意义及腋窝处理

1. 宏转移

定义：淋巴结内存在一个以上＞2mm 的肿瘤病灶、其他阳性的转移淋巴结至少微转移；仅有孤立肿瘤细胞（ITC）的淋巴结不作为 pN 分期阳性淋巴结，但应另外记录为 ITC。

约 50％的患者腋窝非前哨淋巴结（nSLN）阳性。ALND 是标准治疗，特别是通过 ALND 进一步获得的预后资料将改变治疗决策。如果预后资料不改变治疗决策，且患者拒绝进一步行腋窝手术，则腋窝放疗可以作为替代治疗。

2. 微转移

定义：肿瘤病灶最大径＞0.2mm 且≤2.0mm 或单张组织切片不连续，抑或接近连续的细胞簇＞200 个细胞。

约 20％的患者腋窝 nSLN 阳性（＞5mm 的浸润性导管癌），且大多数为宏转移（80％），ALND 可导致 15％的患者分期提高，7％的患者辅助治疗改变。单个前哨淋巴结微转移患者接受保乳治疗时，可以不施行 ALND；其他情况下的腋窝处理同宏转移患者。

3. ITC

定义：单个细胞或最大径≤0.2mm 的小细胞簇、单张组织切片不连续或接近连续的细胞簇≤200 个细胞，淋巴结不同纵横切片或不同组织块不能累计计数；通常没有或很少组织

学间质反应，可以通过常规组织学或IHC检出。

腋窝nSLN转移的概率＜8%（＞5mm的浸润性导管癌），ALND可导致4%的患者分期提高。目前认为ITC对患者预后有不良影响，与微转移患者一样可以从辅助全身治疗中获益，但ITC患者不接受腋窝治疗，其腋窝复发率也并无显著升高，不推荐常规施行ALND。

4. 前哨淋巴结阴性

不需进行腋窝处理。

（九）乳腺癌前哨淋巴结活检替代ALND患者的随访

除常规复查项目外，常规行双侧腋窝、锁骨区超声检查。临床或超声检查异常腋窝淋巴结应在超声引导下行细针穿刺或空心针活检，必要时行切开活检手术。

二、乳房全切的乳腺癌根治术

（一）术前评估

1. 肿瘤学评估

乳腺肿物的肿瘤性评估包括影像学、病理学和免疫组织化学等全面的局部乳腺肿瘤、淋巴引流区域及全身脏器转移评估。在决定行乳房切除＋腋窝外科分期手术之前，这是必不可少的重要工作。

乳房全切的根治术包括：改良根治（全乳切除＋腋窝淋巴结清扫）、Halsted根治术（全乳及胸大小肌切除＋腋窝淋巴结清扫）、全乳切除±前哨淋巴结活检、保留乳头乳晕皮肤腺体全切＋即刻硅凝胶假体植入再造±前哨淋巴结活检等。只有经过全面的肿瘤学评估和患者的全身情况的安全性评估，才能确定个体化的最佳术式。

乳房局部评估应包括肿瘤大小、范围，是否为多灶或多中心，有无乳内转移，与皮肤和胸肌的关系等，这直接关系到是保乳或全切；区域淋巴结评估容易忽略的是锁骨下淋巴结转移状况，将会导致错误的分期和错误的治疗程序以及腋窝清扫范围不足；全身评估如果忽略远处转移的存在，所谓的根治术本身就是一个错误的概念。

2. 术前准备

（1）除肿瘤学评估这一重要的术前准备外，术前准备需包括血尿便三大常规、肝肾功能、凝血功能、血清肿瘤标志物（CA-153、CA-125、CEA等）、碱性磷酸酶、心电图、X线胸片等基本的术前全身状况评估以及与手术器械污染相关的传染性指标检查（乙型肝炎、丙型肝炎、梅毒、艾滋病等），对于伴有其他基础性疾病或老年患者，则应进行更为全面的治疗前安全性评估。

（2）乳房全切的根治术一般无须备血，临床上较大的乳腺癌Halsted根治术或术前贫血较重者可适当备血。

（3）预防性使用抗生素　乳房手术作为Ⅰ类清洁切口，原则上无须预防性使用抗生素。与乳腺癌手术相关的下属情况者可考虑使用抗生素：使用人工材料（如硅凝胶假体植入再造），创伤大、手术时间长，有感染高危因素如高龄（＞70岁）、糖尿病、免疫功能低下、营养不良等。

(4) 皮肤准备范围自同侧下颈部起到脐部，外侧达腋后线，包括肩部，内侧达对侧腋前线。伴有皮肤溃疡的患者，为避免术后切口感染，在应用有效抗生素的同时，术前3天开始局部换药，使得炎症得到有效控制，避免术后感染扩散。

(5) 测定肩关节的活动范围　乳腺癌根治术易造成患侧上肢功能障碍，给患者的日常生活和工作带来一定的影响。术后患侧上肢的功能障碍主要表现为肩关节活动异常，较为突出的是患侧上肢外展和屈曲功能障碍。术前应对上肢的前、后、侧方上举角度，内外方旋转角度、水平位内外方移动角度、指椎间距离进行测量记录，以便确定术后的患肢活动的障碍程度，为术后功能锻炼提供依据。

(6) 术前宣教

① 在手术方案确定以后，应向患者及家属讲解病情进展程度及手术治疗情况，使患者及家属心中有数，减少顾虑。

② 讲解术前准备的意义和术后的注意事项，使患者能主动配合治疗和护理。

③ 介绍术后患侧上肢状态及功能锻炼的重要性，并从术前开始施行肢体运动训练。就运动的目的、方法及注意事项向患者指导，并给患者示范具体方法。

④ 为有效预防术后呼吸系统并发症，术前应教会患者深呼吸、咳痰、变换体位及在病床上完成大小便的具体方法。

⑤ 心理准备：术前患者对手术存在双重的恐惧感。一方面因为罹患恶性肿瘤，对手术是否能够达到预期效果担忧；另一方面，如果手术中切除乳房，意味着失去女性的第二性征和丧失了女性功能。医护人员应掌握相应的心理学知识，给予充分解释、讲解相关知识，消除其顾虑。同时还应做好其家人的思想工作，以减轻患者的心理负担。

(二) 适应证和外科腋窝分期

乳腺癌的手术方式包括保乳、保留皮肤或乳头乳晕的腺体全切＋即刻再造、改良根治、Halsted根治术等。选择上应遵循由简到难、达到治疗目的同时注重功能和美观的原则。

外科腋窝分期是乳腺癌根治性手术中涉及腋窝区域淋巴结清扫的部分，包括前哨淋巴结活检（SLNB）、Ⅰ～Ⅱ级腋窝淋巴结清扫和Ⅰ～Ⅱ级＋Ⅲ级腋窝淋巴结清扫。有学者按照淋巴结所在部位与胸小肌边缘的关系，将腋淋巴结分为Ⅰ～Ⅲ级。Ⅰ级：胸小肌外侧组，位于腋窝外侧到胸小肌外侧缘之间，相当于腋窝外侧群。Ⅱ级：胸小肌深面组，位于胸小肌后方（包括胸肌间淋巴结，即Rotter淋巴结），相当于腋窝淋巴结内侧群。Ⅲ级：胸小肌内缘内侧组，即尖群淋巴结或锁骨下淋巴结。

符合保乳条件的患者（Ⅰ期、Ⅱ期和ⅢA中的 $T_3N_1M_0$）优选保乳手术，肿瘤较大者可在新辅助化疗降期后进行保乳。保乳术的外科腋窝淋巴结分期，术前腋窝临床阴性者首选前哨淋巴结活检，阳性者则行Ⅰ～Ⅱ级腋窝清扫，对于 T_2 及以下、术后需要放疗的早期癌，ASCO及NCCN已采纳Z0011试验的结果，1～2枚前哨淋巴结转移者可不清扫腋窝。

保留皮肤或乳头乳晕的腺体全切＋即刻再造适于因病变多灶或广泛无法保乳的导管原位癌和早期乳腺癌，也可用于高危患者（遗传学评估*BRCA*1/2突变携带者、存在广泛癌前病变等）的预防性切除。局部复发风险高的早期乳腺癌（肿瘤较大、离皮肤乳晕和胸肌近、腋窝阳性、三阴性或HER-2阳性等侵袭亚型乳腺癌）选择该术式应慎重。其外科腋窝淋巴结分期首选前哨淋巴结活检，阳性者则行Ⅰ～Ⅱ级腋窝清扫。

乳腺癌改良根治术包括保留了胸大小肌的 Auchincloss 术式和保留胸大肌而切除胸小肌的 Patey 术式等。其适应范围包括各期乳腺癌，其外科腋窝淋巴结分期为Ⅰ～Ⅱ级腋窝清扫，NCCN 推荐有Ⅱ级淋巴结明显肿大者应进行Ⅲ级淋巴结清扫。虽然局部晚期乳腺癌（除了 $T_3N_1M_0$）被 AJCC（美国癌症联合委员会）定义为不可手术，建议有可疑或确定锁骨下淋巴结转移而无更远处的区域转移者，也应进行Ⅲ级淋巴结清扫，此时若暴露困难可选择 Patey 术式等。

乳房单纯切除术适用于明确无浸润的导管原位癌、晚期乳腺癌原发病灶的姑息性切除等。对于接受全乳切除的导管原位癌，NCCN 推荐的外科腋窝分期是可做或不做前哨淋巴结活检。由于导管原位癌往往病变广泛，术前很难确定是否存在局灶浸润，ASCO 更新的前哨淋巴结活检指南建议乳房切除术的 DCIS 患者进行前哨淋巴结活检，对于接受保乳＋放疗的 DCIS，则不需要 SLNB。

乳腺癌 Halsted 根治术目前已经很少应用，主要因为：早期乳腺癌的随机对照研究显示破坏性大的 Halsted 根治术与改良根治比，在全身治疗和放疗的辅助治疗前提下，并无局部控制和生存获益优势；根据 AJCC 的定义，Ⅲ期患者除了ⅢA 中的 $T_3N_1M_0$，大部分为不可手术的局部晚期乳腺癌（ⅢA、ⅢB、ⅢC)，即初始手术可能无法切除所有病灶或达到长期局部控制的患者，其治疗原则是以新辅助化疗为起始的综合治疗；至于Ⅳ期乳腺癌，已经明确为全身性疾病，局部手术的目的是改善生存。对于那些胸肌有侵犯、分化好、病理类型对化疗不敏感、通过手术有望达到切缘阴性或长期局部控制的局部晚期乳腺癌，可考虑选择 Halsted 根治术。

（三）乳腺癌根治术（Halsted）

乳腺癌 Halsted 根治术的切除范围包括全部乳房及皮肤等附着组织、胸大肌、胸小肌、腋窝脂肪淋巴组织（包括Ⅲ级淋巴结，即锁骨下淋巴结）。虽然循证医学证据并不支持 Halsted 根治术作为乳腺癌的常规术式，但作为包括胸大小肌、Ⅰ～Ⅲ级淋巴结清扫的经典术式，仍适合于部分肿瘤较大侵犯胸肌、通过手术可望获得局部控制的部分局部晚期乳腺癌。乳腺外科医师应从解剖学的角度了解和熟悉该手术。下面详述 Halsted 根治术的手术步骤和方法。

（1）体位　取仰卧位。患侧上肢外展 90°，将手术台向健侧倾斜，以便腋窝部廓清时有良好的术野显露。

（2）切口　以肿瘤为中心采取不同的梭形切口。一般做 Stewart 横切口，也有做 Halsted-Meyer 纵切口，但纵切口不利于后期的乳腺再造。横切口内侧端到胸骨线，外侧端到腋中线，注意不要切入腋窝。纵切口上端起自锁骨下缘中、外侧 1/3 交界处，下端止于锁骨中线肋弓交界处，不宜将切口引向上臂。

（3）切开皮肤及剥离皮瓣　切皮勿过深，以刚露出真皮下脂肪组织为宜。皮肤切开后，用巾钳钳夹提起皮缘（间隔 1cm)，使其成一平面，于皮肤和皮下脂肪之间用电刀或手术刀片进行剥离。皮瓣上仅留薄层脂肪，以隐约可见脂肪组织附着为宜，勿切入真皮层。将皮瓣剥离至 5cm 左右后，用电刀继续剥离时开始少保留脂肪，使皮瓣逐渐增厚，接近终点时保留全层脂肪。注意腋窝部皮瓣不保留脂肪。因腋窝皮肤松弛且与皮下组织连接紧密，可将皮肤绷紧后进行剥离，以免剥破皮肤。皮瓣剥离范围，上至锁骨，下抵肋弓，内到胸骨中线，外达背阔肌前缘。皮瓣的剥离顺序：①横切口为上-下-内侧-外侧、腋窝；②纵切口为外侧、腋窝-内侧。

（4）游离头静脉，切离胸大肌的肱骨抵止部　头静脉走行于三角胸大肌沟，沿该静脉走行剥离其下缘，结扎切断来自胸大肌的分支，显露胸大肌上缘至肱骨抵止部。此时助手用镊子夹持三角肌下缘，术者左手用镊子轻轻提起胸大肌，使头静脉下缘与胸大肌上缘分离，用刀切开其间的薄膜，即可使头静脉和胸大肌游离。

锐性游离胸大肌外缘，切开与上臂肌群间的薄层组织后，将示指插入胸大肌后方并向肱骨游离，直至胸大肌止点（肱骨大结节嵴）处，尽量靠近止点用电刀切断胸大肌扁腱。

（5）向内侧剥离头静脉　切离胸大肌锁骨部将胸大肌断端向下牵拉，向内侧剥离头静脉下缘，显露胸肩峰静脉肩峰支，注意保护这两条血管支，仔细结扎切断胸肩峰静脉的胸大肌分支。继续向内侧剥离头静脉，显露胸大肌锁骨部并以电刀切离后，即可见到其下方的胸小肌。

通常在不影响根治切除的情况下，保留一束胸大肌锁骨部，这样既可保护头静脉不受损伤，又不必特意去显露头静脉，并有利于术后患侧上肢的活动。此时可沿锁骨下切开胸大肌浅面的脂肪组织，显露胸大肌，在锁骨下方1～2cm处，沿肌纤维方向由内向外钝性分离胸大肌，直至其止点（肱骨大结节脊）处，以示指挑起已分离的胸大肌，靠近止点以电刀将其切断。

（6）切开胸小肌　向下牵拉胸大肌断端，显露胸小肌。切离胸小肌内、外缘筋膜，结扎切断进入胸小肌血管后，以示指插入胸小肌后方分离，使其与深面的脂肪组织分开，并向上分离至肩胛骨的喙突，用电刀于靠近止点处切离胸小肌抵止部。

（7）廓清腋窝及锁骨下区域　切离胸小肌后，其下方若见到有被脂肪组织包裹的淋巴结，应廓清至头静脉和胸肩峰静脉汇入腋静脉处。此时需切断结扎胸肩峰静脉的胸肌支。

首先用镊子轻轻提起腋血管周围的脂肪组织，沿血管走行切开薄膜，以免损伤静脉。然后向外侧切开腋筋膜后，即可见到暗蓝色的腋静脉，剥离腋静脉周围的组织，使其仅保留薄层被膜。将胸大、小肌向内下方牵引，向腋静脉的上方及外侧剥离，显露其上方的臂丛及其后方的腋动脉，并将包绕腋血管及臂丛的脂肪组织一并向下方剥离，显露胸外侧动静脉、胸肩峰动静脉及胸最上动静脉在内的腋动静脉及臂丛周围的血管分支均予以结扎切断，同时结扎切离这些血管分支走行的神经、淋巴管。接着切断结扎汇入腋静脉的3～4条静脉细支，向外侧廓清，显露肩胛下动静脉及其发出的旋肩胛动静脉后的胸背动静脉。胸背动静脉不明确时，可先显露背阔肌前缘上方的白色腱膜，由此处向内侧剥离脂肪组织，即可确认肩胛下动静脉和胸背动静脉。以神经拉钩牵引胸背动静脉，结扎切断2～3条血管分支，廓清胸背动静脉周围脂肪组织，直至其进入背阔肌处。若胸背动静脉周围淋巴结明显肿大疑有转移时，应于根部切断结扎胸背动静脉，将淋巴结连同胸背动静脉一并切除。对于胸背动静脉，原则上同胸背神经一样，应予以保留。胸背动静脉和胸背神经周围廓清结束后，于胸背神经走行的内侧3cm处，纵行切开胸壁薄层脂肪组织后，可见到与胸背神经几乎平行走行的胸长神经。以神经拉钩向内侧牵引胸长神经并剥离其周围的脂肪组织，上至腋静脉，下至其进入前锯肌处。然后以神经拉钩向内侧牵引胸长神经、向外侧牵引胸背神经，并向上牵拉腋静脉，廓清腋静脉背侧的脂肪淋巴组织，结扎切断其中的静脉分支，将其与此部位以下的组织一并廓清。

（8）整块切除　从背阔肌前缘向内侧剥离脂肪组织，显露前锯肌的前面，继续向内侧剥离，显露胸大、小肌的胸壁起始部，由此处向内侧用电刀沿胸壁切离胸大、小肌，注意勿切入肋间肌。若有胸壁血管穿支应以血管钳钳夹后切断，以免血管断端缩回肋间肌致止血困难。切离至胸骨旁时，先将胸廓内动静脉的穿支结扎切断后再切离胸肌，将乳房、胸大肌、胸小肌及腋窝脂肪淋巴组织整块切除。然后，以温生理盐水冲洗创面，严密止血。

(9) 放置引流管，缝合皮肤　取直径为0.6～0.8cm的乳胶管或硅胶管，剪2～3个侧孔，置于腋窝处，于腋窝下方另切口引出固定。皮肤缝合时，如皮肤缺损较多，应行中厚皮片游离植皮，不宜勉强缝合。腋窝及锁骨下区域置纱布及棉垫，并用绷带加压包扎。根据引流量，可于手术后3～5天拔除引流管。

(四) 乳腺癌改良根治术

1. 适应证

乳腺癌改良根治术切除范围包括全部乳腺组织，胸大肌、胸小肌间的淋巴脂肪组织，腋窝及锁骨下区的淋巴脂肪组织。适用于临床Ⅰ、Ⅱ期及部分Ⅲ期乳腺癌，肿瘤尚未累及胸肌筋膜，且无远处转移症状，全身情况较好，能耐受手术者。运用于临床的乳腺癌改良根治术主要包括乳腺癌改良根治术Ⅰ式（Auchincloss-Madden术式），即手术切除全部乳腺组织，胸大肌、胸小肌间淋巴脂肪组织，腋窝及锁骨下区的淋巴脂肪组织，保留胸大肌、胸小肌，主要用于非浸润性癌和Ⅰ期浸润性癌。Ⅱ期临床无明显腋窝淋巴结肿大者也可选用。乳腺癌改良根治术Ⅱ式（Patey术式），即切除胸小肌，保留胸大肌，淋巴结清扫范围与根治术相当，多用于腋窝淋巴结转移较多的患者，需进行包括胸肌间Rotter淋巴结在内的腋窝淋巴结彻底清扫的进展期乳腺癌患者。

2. 禁忌证

(1) 肿瘤远处转移者　治疗目的在于提高患者生活质量，缓解肿瘤引起的相关症状，在确保患者生活质量的前提下尽量延长其生命。根据患者的一般情况，首选内分泌治疗或新辅助化疗。适合手术治疗的转移性乳腺癌患者相当有限。

(2) 炎性乳腺癌　炎性乳腺癌是病程进展快、预后差、高度恶性的乳腺肿瘤。症状有乳房肿大、发红，可伴有疼痛，局部皮温增高，扪之坚实。绝大部分炎性乳腺癌的炎症改变继发于原有的局部晚期乳腺癌，大部分患者腋下可扪及肿大淋巴结。炎性乳腺癌进展快，多数患者在诊断后几个月内死于远处转移，手术疗效极差。但其应与急性化脓性乳腺炎、浆细胞性乳腺炎、梅毒或结核侵犯乳腺引起的急性炎症性改变以及恶性淋巴瘤或白血病的乳腺浸润相鉴别。

(3) 年老体弱不能耐受手术者　全身情况较差、恶病质、合并有其他重大疾病或难以承受手术应激者。

(4) 重要脏器功能障碍，凝血功能障碍不能行手术治疗者。

(5) 乳房皮肤广泛橘皮样变及多处卫星结节者。

(6) 乳腺癌侵及胸壁或胸骨旁淋巴结转移者。

(7) 腋窝淋巴结彼此粘连或侵及腋静脉致上肢水肿者。

3. 术前准备

手术前准备：完善检验、检查，术前诊断评估及手术风险告知。手术区域备皮，术前禁饮、禁食，全身麻醉术前上尿管。

(1) 术前系统检查全身表现　检查有无淋巴结肿大、黄疸、贫血、心脏杂音、肝脾大等表现，有助于手术方式的设计。

（2）完善循环功能的检查　血压、心电图、胸片、心脏彩超。心动过速可伴有广泛性的心功能异常，左心功能不全者射血分数下降，可引起呼吸困难、缺血性心肌病、心源性休克等。右心功能不全者可合并有颈静脉怒张、肝颈静脉回流征阳性、肝大。心电图可检查有无心律失常及心肌梗死表现。心肌梗死后3个月内，全身手术可有再次发生梗死风险。心律失常者可通过Holter心电图检查，明确心律失常类型、程度，有助于评估手术风险及进行术后护理。胸片可判断心影有无扩大，哪个心房、心室扩大，有无气胸、肺气肿，肺部有无明显肿块，有无支气管炎等。高血压可因手术应激出现心脑血管破裂等问题，应于术前给予重视。

（3）年老体弱者需行呼吸功能检查　如肺活量、第1s用力呼气量占用力肺活量百分率、肺通气功能检查等。全身麻醉手术时肺呼吸功能要求较高，需明确是否适宜手术。

（4）肾功能检查　肾小球滤过率、肌酐、尿素氮及尿常规检查。了解患者是否合并肾功能问题，电解质有无异常，是否需要透析。对于透析患者，可以行乳腺癌手术。

（5）血常规检查　判断有无血象异常、是否合并感染、血小板是否正常，凝血功能检查等检验，有无口服抗凝药。阿司匹林、双嘧达莫、非甾体抗炎药的服用可能引起血小板功能异常。血小板数目即使在$100 \times 10^9/L$个以上仍有出血可能，需予以注意。

（6）术前为明确肿块性质可行粗针穿刺快速冰冻病理检查，穿刺针道需在手术设计切口范围以内或者术中切除肿块行快速冰冻病理检查。

（7）对于合并症的处理

① 高血压：入院当天患者可因紧张等因素，血压稍偏高，以入院第2天及第3天为基准，舒张压不高于90mmHg者符合手术要求。口服抗高血压药的患者，手术当天正常服用抗高血压药。血压控制不佳者需至专科就诊，调整降压，同时注意循环血容量及电解质变化，及时纠正。

② 心脏病：合并有心律失常、传导阻滞、心肌功能障碍，探讨病变的严重程度，进行术前风险评估。

③ 呼吸系统疾病：支气管哮喘、慢性支气管炎、肺气肿等。术前严格戒烟，有气道感染者给予祛痰及抗生素治疗，支气管哮喘者给予支气管扩张药及抗过敏剂，训练呼吸，增加肺活量。

④ 消化系统疾病：肝硬化患者术后并发多种器官功能障碍的可能性较高，术前应根据患者情况，对全身麻醉手术进行风险评估。

⑤ 内分泌疾病：主要是糖尿病。糖尿病临手术时空腹血糖控制在11.1mmol/L（200mg/dL）以下。术前禁食患者，手术当天停用降糖药或者禁食时间较长者补充葡萄糖+胰岛素制剂。

（8）麻醉　气管内插管全身麻醉或硬脊膜外阻滞，术中应控制血压不宜过高，降低出血风险。

（9）体位　患者取仰卧位，患侧上肢外展90°，肩、胸用布垫垫起，使腋窝位置充分暴露。健侧上肢外展90°，便于麻醉师管理、患者血压监测及动脉血气检查。

（10）手术体位及切口皮肤标记　患者取仰卧位，患肢外展，肩下垫一肩枕，取手术体位。根据肿块位置、大小，从美容角度及手术需要设计手术切口，距肿瘤边缘至少2cm以上皮肤切开，尽量保证术后缝合切口张力不要过高。外侧端朝向腋窝，不宜超过腋中线。内侧端不超过正中线。用记号笔标记肿块位置、大小，并且标记出乳腺切除时需游离的皮肤范围。

(11) 术野消毒铺巾　乳腺癌不合并感染者手术为无菌手术，消除和杀灭术野皮肤表面的细菌即可。乳晕及患侧腋窝需术前备皮。消毒范围：应以手术切除范围为中心，包括引流管放置部位。内侧至对侧乳头部位，上至锁骨上方和肩部，外侧至侧胸部，下至脐水平线。患侧上肢从肩部至手指。铺巾：向上提起患侧上肢，无菌巾置于患者肩部至上肢后方，放下上肢，用无菌巾包裹上肢前臂。然后术区铺巾，按足侧、对侧、头侧、患侧顺序将无菌巾围在术野四周，巾钳固定。足侧及头侧各加盖无菌巾，最后铺手术孔巾。注意无菌操作，无菌巾不可由非无菌区向无菌区移动。

4. 手术要点、难点及对策

(1) 根据肿瘤位置、大小及乳房的大小、形态决定切开方式。纵、横梭形切口均可，以肿瘤为中心，包括乳头乳晕向上、下两方延伸，切缘避免肿瘤浸润。以横梭形切口为例，内起自胸肋关节外侧，外至背阔肌前缘。手术切口范围需包括术前穿刺活检针道走行范围。对于美容效果要求高的患者，此类切口便于术后乳房的Ⅰ期或Ⅱ期重建。手术切口大小需考虑腺体切除后，缝合伤口的张力，张力不宜过高或过低。此外，手术切缘需距离可能有肿瘤侵犯的问题皮肤 3～5cm。切口不宜至腋窝中部，以免瘢痕形成，影响上肢活动。

(2) 以记号笔画出设计好的乳腺切口，用刀片沿设计好的切口切开皮肤层。切口不宜过深，以免不利于分离皮肤浅筋膜与脂肪层。用组织钳提起上缘皮瓣，高频电刀分离皮下脂肪，上至锁骨下缘，外至胸大肌外侧缘与腋窝交接处，保留供应皮瓣的毛细血管层，一边分离，一边用手扪测皮瓣厚度，皮瓣以带有少许细脂肪颗粒为宜，不宜分离太浅，以免烫伤皮肤真皮层，导致愈合不良甚至穿孔。同法分离下缘皮瓣至肋弓处。提起上下缘皮瓣内侧连接处，游离内侧皮瓣至胸骨旁，不宜超过胸骨旁线，以免影响伤口愈合。同法游离外侧皮瓣至背阔肌外侧缘。用组织钳提起乳腺内侧组织，用电刀由内至外分离乳房后间隙胸大肌筋膜浅面，分离并缝扎穿支血管，避免术后出血。由于胸大肌外侧缘及腋窝处皮下脂肪与皮肤连接较紧密，且有较多神经、血管穿过，可最后游离。

(3) 保留胸大肌，切除胸小肌（Patey 术式）　先将胸大肌与其深面的胸锁筋膜和胸小肌分离，一边分离，一边止血，将胸大肌牵向内上方，充分暴露胸小肌。仔细分离并保留附着在胸大肌深面的胸肩峰动脉的胸肌支。此外，注意保护胸前神经的外侧支。切断穿过胸小肌的胸前神经内侧支。切断胸小肌于喙突的止点，牵向下方即可暴露腋静脉等腋窝重要神经、血管。

(4) 保留胸大肌和胸小肌（Auchincloss-Madden 术式）　先将胸大肌与其深面的胸锁筋膜和胸小肌分离，一边分离，一边止血，将胸大肌牵向内上方，充分暴露胸小肌。将胸小肌前面的胸锁筋膜连同胸肌间淋巴结（Rotter 淋巴结）从胸大肌和胸小肌间分离出来，清除筋膜组织与淋巴结，保留胸小肌。将胸大肌和胸小肌一同向内上方牵拉，从而暴露腋静脉等腋窝重要神经、血管。

解剖腋静脉，清除腋窝淋巴结及部分脂肪结缔组织。上述已显露腋静脉术野，从中段解剖腋静脉，依次向外侧及内侧段解剖，游离腋静脉及腋动脉的分支，钳夹，切断，结扎，避免滑结，以免术后大出血。腋静脉 1/3 段内侧为锁骨下区，又称腋顶。解剖内侧段时，将该处脂肪结缔组织与胸壁分离，谨慎操作，避免引起气胸。腋外侧清扫应达背阔肌前缘。将上述分离的组织与乳腺、胸肌连成一大块准备切除。操作过程中应注意保护前锯肌表面的胸长神经与支配背阔肌的胸背神经。

用无菌蒸馏水冲洗创面3次，检查有无活动性出血，并及时止血，清除脱落的脂肪组织和残余血块。

放置引流管：自创面最低处下方放置负压带孔引流管，皮下引流管放置在胸大肌前胸骨旁，引流皮下渗液；腋下引流管放置于腋前线，引流管顶端位于腋窝顶部，引流腋窝渗液，分别缝合固定在皮肤上。

皮下减张缝合切口后皮钉钉合，如中部切口张力过大难以对合，可扩大皮瓣的游离面，有利于减张或者行中厚皮片游离植皮。有美容要求者可行乳房Ⅰ期再造。

伤口消毒，无菌敷料覆盖，锁骨下、腋窝可用纱布胸带均匀加压包扎，避免形成局限包裹性积液或张力性水疱。

5. 术后监测与处理

（1）术后适当加压包扎切口，腋窝处应注意避免患侧肢体血液循环障碍。包扎的目的是使术后的淋巴液和血液的潴留量尽量减少。对于惧怕伤口疼痛、裂开，不安感较强烈的患者，加压包扎很有效果。

（2）术后监测血压、脉搏、呼吸等生命体征，气管插管全身麻醉后，患者麻醉未完全清醒，多有头晕、呕吐、咽喉肿痛等症状，需给予吸氧及止吐药。术后血压可能较术前稍增高，可暂时不予处理，如果持续性高血压，需给予抗高血压药。此外，术后低血压并持续下降，应注意引流管是否引流出大量鲜血，考虑术后出血可能，应及时补液，伤口拆开止血，避免失血性休克，并给予抗炎及营养支持。

（3）密切观察负压引流壶中引流液颜色及引流量，避免阻塞及脱出，如有大量新鲜血液快速流出，需及时补液及进行伤口止血处理，必要时给予输血。

（4）术后第2天即可积极进行康复锻炼。鼓励患者进行洗脸、梳头等日常动作。在病房散步，避免长期卧床导致下肢静脉血栓形成。逐步开始做患肢的圆周运动及上举运动。避免剧烈运动，劳逸结合，逐步增强患肢肌肉力量，并帮助上肢静脉、淋巴回流，防止术后粘连导致的运动障碍。术后第1周应指导患者做患侧肩关节的运动，包括屈曲、伸展、外旋、内旋、外展等全方位运动，鼓励患者克服伤口疼痛及对运动的恐惧心理。

（5）密切观察伤口是否渗血渗液，敷料是否干燥。如伤口有较多渗出，应给予换药，乙醇湿敷，操作时注意无菌原则，避免感染。如伤口皮肤出现缺血、坏死、发黑，也应坚持乙醇湿敷。如发现伤口红肿、渗液、脓性分泌物，并且血象较高，除伤口勤换药外，还应给予抗生素抗感染治疗，密切观察伤口情况，及时对症处理。

6. 术后常见并发症的预防与处理

（1）术后出血　多于术后初期出现，表现为引流管内大量鲜红色血液流出，严重时可伴有心慌、脉速等低血容量性休克表现。给予吸氧、输液，必要时输血治疗，同时拆除缝线重新止血，创面加压包扎，并给予抗感染治疗。出血原因有穿支动脉等小动脉未结扎或回缩导致术后肌肉收缩后出血、术中血管结扎不彻底、线结滑脱、患肢功能锻炼过早、伤口裂开、患者本身凝血功能异常等。防治措施：术中分离血管时谨慎操作，逐支分离，结扎较大血管时，避免滑结；术后患者搬运要小心；有凝血功能问题者应及时纠正。

（2）皮瓣坏死　多表现为伤口愈合不良、皮瓣颜色异常或伤口感染化脓等。原因多见于切口设计不当使皮肤切除过多而张力较大、移植皮瓣血供不足、皮瓣游离较薄而血供障碍、创面加压力度较大而影响血供、切口感染、皮下积液或使用电刀切开时电刀功率过大导致焦痂而影响切口愈合。防治措施：术前根据肿瘤位置、大小、侵及皮肤范围等合理设计切口位置、形状、大小，必要时需移植皮瓣；术中皮瓣不宜过薄，皮瓣与深层肌肉需贴合紧密，加压包扎力度需适中，避免皮下积液；术后加强营养，促进身体恢复及伤口愈合。

（3）患侧上肢水肿　临床上根据上臂周径较对侧上肢增大的程度分为轻、中、重 3 度。轻度为患侧上肢比对侧上肢周径增大 3cm 以下，中度为周径增大 3～6cm，重度为周径增大 6cm 以上，术后患者以轻度增粗者多见。原因可见于：腋窝淋巴结转移较多，广泛切除致淋巴回流障碍；加压包扎时腋窝加压不当导致瘢痕缩窄压迫腋静脉，上肢血液回流障碍；上臂活动较迟；腋窝局限性积液；手术时上肢静脉损伤；术后感染；术后局部放疗。防治措施：以预防为主，术中解剖到位，避免损伤上肢静脉；术后腋窝包扎避免压力过大；术后适时功能锻炼，减少腋窝瘢痕挛缩；清扫淋巴结时，结扎较大淋巴管。出现上肢水肿症状后，可抬高患肢，弹力绷带包扎，避免感染，如有感染因素，应行抗感染治疗。此外，应避免肢体注射、输液、抽血，防止患肢下垂和受压，适当按摩，必要时可人工从上肢末梢往腋窝方向按摩，帮助上肢体液回流。

（4）皮下积液　为常见的并发症，一般术后 4～5 天即可出现。原因多为手术操作粗糙、止血不严密、术后引流不畅或引流拔除过早、加压包扎时间过短、包扎纱布填充不均匀、压力不均衡导致局限性包裹性积液。防治措施：术中充分止血，结扎较大的血管，避免滑结，小的出血点可电凝止血。保证负压引流管引流通畅，引流管拔除时间不宜过早，视引流量而定，一般引流量少于 15mL/d 方可拔除。皮瓣固定，胸带加压包扎力度均匀，避免局限性积液。肩关节的功能锻炼宜在引流量较少时开始。

（5）术区感染　术后近期感染多由于积液、皮下组织坏死、引流管逆行感染。远期感染多由于上肢淋巴水肿继发丹毒或蜂窝织炎。防治措施：术后保持伤口敷料清洁干燥，定期换药，必要时去除皮下坏死组织，远期感染去除病因，均需给予抗生素抗感染治疗。

（6）术后肿瘤局部复发　复发灶多出现在手术野皮肤、皮下、同侧腋下、胸壁。其复发与手术无瘤操作、手术范围、肿瘤分期、术后放化疗、肿瘤类型及生物学行为有关。防治措施：术中应严格遵循无瘤原则，术中肿块切除送检时应保证肿块周围有 1cm 正常组织。送检后行改良根治术时应更换手术器械、重新铺无菌手术单、更换手术衣及无菌手套等。术中肿块应整块切除，防止医源性播散，避免挤压致癌细胞外溢。术中应多次用无菌蒸馏水冲洗伤口，引流管放置应更换刀片及手术钳，避免导致种植播散。手术方式及操作范围应遵循规范，避免手术不彻底，导致癌细胞残留。若术后局部复发，可根据病情行进一步放化疗或手术治疗。

（五）全乳切除术

全乳切除包括乳房单纯切除、乳房切除＋前哨淋巴结活检。近年来由于对美容要求的提高，保留皮肤或乳头乳晕的腺体全切±前哨淋巴结活检＋即刻再造正越来越多的在临床应用。

1. 乳房单纯切除术

没有外科腋窝分期的乳房单纯切除，并不是乳腺癌的根治性术式。但在临床实践中，仍然有一部分乳腺癌和其他乳腺疾病，适合选择单纯乳房切除。下面这些情况可以考虑该手术。

（1）以改善局部状况为目的的乳腺癌　进展期乳腺癌（不可手术的局部晚期乳腺癌和Ⅳ期乳腺癌）的治疗原则是全身治疗，局部手术无论大小并不改善生存。圣安东尼奥乳腺癌会议上的一篇来自印度的关于转移性乳腺癌的前瞻性随机试验结果显示：全身治疗＋手术与单纯全身治疗相比，2 年 OS 分别为 40％和 43.3％，尽管手术组局部区域控制率更高，但远处进展的风险也随之增加。进展期乳腺癌如出现肿瘤大、破溃、出血等情况时，可选择单纯乳房切除作为姑息性局部控制手段以改善生活质量。

（2）难以耐受手术时间过长的老年乳腺癌　少部分老年乳腺癌患者经全身安全性评估无法耐受增加腋窝外科分期的过长时间手术。

（3）乳腺软组织肉瘤　来自乳腺间叶组织的软组织肉瘤或低度恶性的分叶状肿瘤，几乎不出现腋窝淋巴结转移，可以考虑单纯乳房切除。

（4）乳腺癌前疾病或某些良性疾病　乳腺广泛癌前疾病（不典型增生、乳头状瘤病等），巨大良性肿瘤、炎性病变如浆细胞性乳腺炎反复迁延致乳房变性等，不接受或不适合行保留皮肤腺体全切＋即刻再造者，可考虑单纯乳房切除。

乳房单纯切除的手术方法同改良根治的乳房切除。

2. 乳房切除＋前哨淋巴结活检

乳房切除＋前哨淋巴结活检已成为导管原位癌或早期乳腺癌根治性手术的重要方式之一。与单纯乳房切除相比，该术式完成了腋窝淋巴结的分期评估（SLN 阴性），达到了符合肿瘤学要求的根治目的；同时，由于乳房切除游离皮瓣在外上靠近腋窝处时，已基本接近前哨淋巴结所在位置，故在行前哨淋巴结活检时并不额外增加更多的损伤。

该术式适合于导管原位癌和早期乳腺癌，且经肿瘤学评估不适合行保乳或保留乳头乳晕皮肤腺体全切＋即刻再造的患者（如多中心病灶、肿瘤邻近皮肤、乳头乳晕等）或者患者不接受保乳或再造。导管原位癌术前穿刺很难确定是否存在局灶浸润，ASCO 更新的前哨淋巴结活检指南建议乳房切除术的 DCIS 患者进行前哨淋巴结活检，如 SLN 转移则行腋窝清扫，虽然基于美国外科肿瘤学会的 Z0011 试验结果当仅有 1～2 枚 SLN 转移时也可不清扫腋窝，但仅限于保乳且拟接受全乳放疗的患者。

乳房切除＋前哨淋巴结活检手术要点：乳房切除分离皮瓣为前哨淋巴结的发现提供了良好的暴露，一般仅选择亚甲蓝、纳米碳等染料示踪即可。分离外上靠近腋窝的皮瓣时注意蓝染的淋巴管，很容易在前哨淋巴结位置（腋前线与第 2 肋交叉投影、胸大肌外缘下方）找到 1～5 枚蓝染的 SLN。

（六）保留皮肤、乳头及乳晕的腺体全切＋即刻再造

NCCN 指南推荐在乳房切除后可以进行乳房重建，可使用假体、自体组织或两者结合的方式进行重建。乳房再造按时间分为即刻与延期乳房再造。即刻乳房再造在节省手术时间、损伤程度、美容效果等方面较延期再造更有优势。尤其是保留皮肤、保留乳头乳晕复合体的乳房全切正越来越受到关注。

保留皮肤、乳头乳晕的腺体全切＋即刻再造，尤其是硅凝胶假体植入再造，具有省时、创伤小、简易、美观的优点，值得推广。保留皮肤乳头乳晕再造的安全性（局部复发率与生存率）的临床研究数据有限，但一些研究显示该方法术后隐性乳头乳晕复合体乳腺癌受累发生率和局部复发率均较低。国内已有多篇小样本短期随访的保留皮肤、乳头乳晕再造的报道，均显示局部复发率极低。由于保留乳头乳晕复合体需要保留一部分腺体，NCCN 指南

并不支持保留NAC，但不保留NAC意味着需要背阔肌肌皮瓣等移植配合假体植入，损伤大，美容效果相对较差，因此，如能保证NAC下切缘阴性，保留皮肤和乳头乳晕的腺体全切＋硅凝胶假体植入即刻再造，仍是合理选择。

该术式适合于没有保乳机会的导管原位癌和早期乳腺癌（如多中心肿瘤等）以及经风险评估适合行预防性乳房切除者，且肿瘤不邻近皮肤或乳头乳晕。外科腋窝分期首选前哨淋巴结活检。对于肿瘤较大、腋窝淋巴结转移者选择该手术需慎重，因术后放疗可导致假体瘢痕挛缩影响美容效果，这类患者宜先即刻植入扩张器、放疗时将水抽干净，放疗后再植入永久性假体。

1. 保留皮肤和乳头乳晕的腺体全切＋硅凝胶假体植入＋即刻再造

（1）切口设计　即刻再造切口的设计要考虑顺皮肤张力线的美观、有足够的空间保证腺体的全切及前哨淋巴结活检等因素。根据我们的临床经验，以乳晕下缘为起点向腋窝方向的斜切口是很好的选择，如果乳晕较大，可选择环乳晕±延长线的切口。

（2）肿胀麻醉的应用　小切口行皮下腺体全切有一定困难，全乳皮下先行整形手术中常用的肿胀麻醉，可以提高皮下分离效率和减少出血。

（3）游离皮瓣与腺体全切　再造术游离皮瓣的要领为在保证肿瘤切缘无瘤的前提下，皮瓣可稍微厚一些，经术前影像学评估肿瘤位置远离腺体表面，则可在皮下组织和腺体表面的间隙进行分离。皮瓣分离过薄，会严重影响术后美容效果。在游离至乳头乳晕复合体下方时，要适当保留一部分乳晕复合体，否则术后将导致乳头坏死，乳晕复合体的切缘术中需送冰冻确定无瘤，如有瘤则不能保留乳头乳晕。

（4）前哨淋巴结活检　大多数情况下，用上述切口即可行前哨淋巴结切除，术者应为前哨淋巴结活检有丰富经验的医师。如前哨淋巴结阳性，则需腋窝另做切口行腋清扫。

（5）假体置入再造　要点是在保证对称的前提下，游离胸大肌后间隙，使之形成一个能容纳假体的空间，胸大肌在第4～6肋骨起止点处用电刀小心剥离，间隙的下界如分离不够，极易导致假体上移而不对称。分离时注意胸大肌完整无破损，置入后缝合好肌层，否则假体外露容易导致手术失败。硅凝胶假体大小的选择术前应仔细测量，注意切除的腺体体积不一定是合适的体积。如腋窝淋巴结有转移术后需要放疗，最好先置入盐水扩张器。

2. 双侧即刻再造

双侧保留皮肤和乳头乳晕的腺体全切＋硅凝胶假体植入＋即刻再造适用于有高危因素（*BRCA1/2*突变，癌前病变存在）的预防性切除和双侧多中心早期乳腺癌。与单侧再造相比，可以获得满意的对称性，术后美容效果良好。

双侧即刻再造的手术方法同上述。

3. 扩张器置入再造

在置入永久性假体之前，先放置适当的扩张器，术后分阶段逐步注入生理盐水，调节扩张器的容量，可以避免即刻再造容易导致的胸大肌间隙和皮肤张力过大，使扩张器达到最满意的状态，再根据扩张器注入液体的多少计算出最合适的假体，二期置入永久性硅凝胶假体，获得满意的再造效果。

对于肿瘤较大，腋窝淋巴结有转移，术后需要放疗的患者，则需采取该术式，在放疗前将扩张器的水抽干，放疗后逐渐注水，达到满意状态后再二期置入假体，方法同上。

该手术的要领是选择好合适的扩张器，胸大肌下间隙仍需要充分游离，扩张器的注水泵要妥善埋于皮下固定，以利于术后注水或抽液。

(七) 常见并发症及处理

1. 出血

手术区域出血或渗血，术后即可发现，多发生在手术当天。

(1) 临床表现　①有鲜血自手术切口或缝线处溢出，引流管持续引出血性液体，若血凝块堵塞了引流管引流量减少，但挤压引流管可发现引流管内有血块。②手术部位肿胀，数小时后切口及周围皮肤可出现暗紫色。③腋窝部位积血时原有的凹陷已消失，呈现隆起状，触诊有波动感。④急查血红蛋白较手术前下降。⑤严重者可引起出血性休克。

(2) 原因　①术中止血不彻底。②血管结扎线松脱或电凝止血血凝痂脱落。③患者凝血功能障碍，可引起术后创面渗血。④引流管损伤了腋静脉及其分支（少见)。⑤肌肉损伤、撕裂出血。⑥术前化疗时曾应用过激素等药物。

(3) 预防　术中止血要彻底，结扎要牢靠，较大的血管最好行双道结扎或缝扎。缝合切口之前，应冲洗手术野，仔细检查有无活动性出血，如有出血应给予可靠止血。

(4) 治疗　一旦发生皮瓣下出血，可先试行粗针穿刺抽吸，若积血已形成血块导致穿刺失败，可拆除血肿附近的皮肤缝线或选择血肿的最低部位切开，清除血凝块消除血肿，放置负压引流。皮瓣下出血若出现下列情况需二次手术止血：①急查血红蛋白呈持续下降趋势。②引流量超过 200mL/h。手术止血打开伤口，保护好皮瓣，清除积血和血凝块，找出出血原因并止血，冲洗创面，重新放入引流管，缝合切口加压包扎。

2. 皮下积液

皮下积液是指术后皮瓣与胸壁之间或腋窝腔内有液体积存，是乳腺癌手术常见并发症。

(1) 临床表现　小量积液局部可肿胀，触诊有囊性感。若积液范围较大，可出现大面积皮肤漂浮，波动感明显。穿刺液一般呈血性或淡黄色，常不凝固，多为渗液和渗血。

(2) 原因　①创面渗血渗液，各种原因导致皮瓣与胸壁贴合不紧等。②引流不畅或无效引流。③术中淋巴管结扎不彻底或淋巴管损伤未及时处理。④继发感染。

(3) 预防　①术中仔细操作，彻底止血，明显的淋巴管、血管切断时应结扎或缝扎。②加压包扎保持皮瓣相对固定。③选择合适的引流管。④保持负压引流管通畅，一般引流液＜20mL/d 时拔管，拔管后应继续适度加压包扎。

3. 皮瓣坏死

皮瓣坏死多发生在两侧皮瓣边缘。根据坏死的长度，可分为轻度（＜2cm)、中度（2～5cm）和重度（≥5cm)。皮瓣血供来自真皮层内的毛细血管网和术后新生的毛细血管，血供不良是乳腺癌术后皮瓣坏死的主要原因。

(1) 原因　①皮瓣剥离不当。皮瓣剥离应在同一平面，剥离过薄或薄厚不均，使真皮层内的毛细血管网受到严重碰坏。②电刀操作不当。用电刀剥离皮瓣时或多或少会使皮肤发生电烧灼伤，高频电刀功率过大、温度过高、时间过长或同一部位反复电灼。③乳腺癌手术时皮肤切除过多，对合不上，强行缝合影响血供。④加压包扎压力过大。手术区皮瓣表面敷料少，厚度不够，包扎过紧，影响局部血供。⑤各种原因造成的皮瓣下积血、积液，皮瓣与胸壁隔离，继发感染，导致皮瓣血供障碍，失去营养而坏死。

(2) 预防　①合理设计手术切口，尽量使切口两侧切缘等长或接近。切除皮肤适度，如需切除大面积皮肤，应联合肿瘤整形外科技术。②正确剥离皮瓣。皮瓣剥离厚度为0.3～0.5cm，尽量使皮瓣薄厚均匀，用电刀剥离时，电刀的功率不宜过大，避免在一个部位反复使用电刀。③无张力缝合。④正确包扎伤口，适度加压包扎避免压迫过紧影响血供。

(3) 处理　①术后发现有缺血现象，可用75%乙醇湿敷，促进局部血液循环。若水疱形成，可穿刺抽吸，使表皮与真皮层贴合，有利愈合。②皮肤坏死的范围较小或仅呈线状，待分界清楚后予以剪除，保持创面清洁，加强切口护理，待其自行愈合。③皮肤坏死面积较大，应将坏死组织切除，经湿敷、换药，待新鲜肉芽组织生长良好时游离植皮。若创面已形成慢性溃疡或采用皮片移植失败，亦可考虑采用整形外科技术消除溃疡创面。

4. 上肢淋巴水肿

淋巴水肿是因淋巴液回流障碍，并在组织间隙，尤其是在皮下脂肪中聚集，引起相关部位组织肿胀，是腋窝淋巴结清扫（ALND）手术后并发症。近年来ALND后中度、重度上肢淋巴水肿的发生率不超过5%。淋巴水肿与个体因素有关，部分患者上肢淋巴管交通支欠发达，容易发生淋巴水肿。高龄和肥胖乳腺癌患者术后淋巴水肿发生率高。

(1) 临床表现　上肢淋巴水肿发生在手术后任何时期，可术后立即出现，也可在后期出现。急性淋巴水肿表现为患侧上肢增粗，周径超过2cm，即可肉眼发现。慢性淋巴水肿上臂呈象皮样肿胀。淋巴水肿可引起患侧上肢疼痛、肢体变形、功能障碍，并可继发感染。国际淋巴学会将其分为三期：Ⅰ期，上肢呈凹陷性水肿，肢体抬高则水肿消失；Ⅱ期，水肿为非可凹性，上肢组织有中度纤维化，肢体抬高水肿不消失；Ⅲ期，象皮肿，上肢呈软骨样硬度，皮肤外生性乳头状瘤。根据水肿的范围和程度分为Ⅲ度：Ⅰ度，上臂体积增加<10%，一般不明显，肉眼不易发现，多发生在上臂近端内、后侧；Ⅱ度，上臂体积增加10%～80%，肿胀明显，但一般不影响上肢活动；Ⅲ度（重度），上臂体积增加>80%，肿胀显著，累及范围广，可影响整个上肢，并有严重的上肢活动障碍。

(2) 原因　①淋巴回流受阻。ALND切除了腋窝淋巴组织，阻断了上肢淋巴回流的通路，日久引起皮肤及皮下组织增厚、水肿及纤维组织增生。术后腋窝积液、感染、瘢痕挛缩，阻碍了上肢淋巴回流和静脉回流。②手术、输液、化疗等操作引起静脉内膜炎症、纤维化及管壁增厚甚至管腔闭塞，从而使静脉回流受阻。③术后胸带加压包扎过紧，可以压迫回流的淋巴管和静脉。

(3) 预防　①行ALND应规范操作，勿损伤腋静脉主干，不要进行超范围的解剖。②尽量避免术后患肢进行过重的体力劳动、外伤、静脉穿刺，应防止感染。

(4) 处理　术后轻度上肢水肿可在数月内缓解，严重上肢肿胀很难自行恢复，各种非手术治疗和手术治疗效果均有限。①抬高患肢局部按摩。晚间休息时可将肘部垫高，使上臂高于胸壁水平。局部按摩时患者抬高患肢，按摩者双手扣成环状，自远端向近侧用一定压力连续挤压推移，每次自上而下反复推压10～15min，每日数次，可促进回流。②酌情使用弹力绷带压迫上肢减轻肿胀，也可结合按摩，按摩后立即使用弹力绷带。有些医院康复门诊使用压力泵代替手法按摩以促进回流。将可充气的袖套置于水肿肢体，间断充气，使水肿液向心流动。这些空气压力设备多为多腔房、序贯性、可调节压力梯度的泵，泵压力向心地如波浪状递减，将水肿液像挤奶一样注入血液循环。空气压力泵适用于淋巴水肿早期，出现明显皮下纤维化者效果欠佳。③饮食上应控制食盐的摄入量。④神经节封闭以解除血管和淋巴管痉挛，改善循环状况。⑤手术治疗。目的在于降低淋巴系统的负荷（去除水肿增生的病变组织）或提高淋巴系统转运能力（促进淋巴回流、重建淋巴通道）。如皮下组织及深筋膜的切除术，筋膜条、大网膜及带蒂皮瓣的引流术，淋巴管（结）-静脉吻合术、自体淋巴管移植，带瓣膜的静脉移植，淋巴结复合皮瓣移植，显微手术淋巴结移植术等，据文献报道有些研究取得了较好的疗效。治疗乳腺癌术后上肢淋巴水肿，既要减少淋巴液的淤积，又需要改善淋巴回流，获得长期缓解，减少复发。

5. 神经损伤

手术可能损伤胸长神经、胸背神经、胸内外侧神经、肋间臂神经等。

（1）胸长神经损伤　胸长神经在腋静脉下面沿胸廓下行，支配前锯肌。

① 临床表现：胸长神经损伤可出现前锯肌萎缩，肩胛骨不稳定，呈翼状肩畸形，手术后数月内常伴有肩痛。

② 预防：胸长神经周围有胸肌淋巴结（腋窝淋巴结前群），手术清扫该组淋巴结时有可能损伤胸长神经。手术中在腋静脉下方，胸外侧动脉后方，靠近胸廓表面找到并显露胸长神经，沿该神经外侧自上而下清扫淋巴脂肪组织，注意勿伤胸长神经。

（2）胸背神经损伤　胸背神经由腋静脉下方穿出后与肩胛下动、静脉并行，支配背阔肌、肩胛下肌、大圆肌。

① 临床表现：胸背神经损伤可引起背阔肌萎缩，上肢内收、内旋功能轻度减弱。

② 预防：胸背神经与肩胛下血管伴行，肩胛下淋巴结在其周围，清扫该组淋巴结时若不仔细有可能误伤胸背神经。手术中在腋静脉下方找到有搏动的肩胛下动脉，显露与其伴行的胸背神经，沿肩胛下血管仔细解剖，如遇肩胛下血管分支一一切断结扎，勿损伤胸背神经及胸背血管。

（3）胸内、外侧神经损伤　胸内侧神经在胸小肌内前方斜过，与胸肩峰血管伴行，支配胸大肌内侧半；胸外侧神经绕过胸小肌外侧和（或）穿过胸小肌，支配胸小肌及胸大肌外侧半。

① 临床表现：损伤后可出现胸大肌、胸小肌萎缩，引起胸壁塌陷，对肩关节内旋、内收功能影响不大。

② 预防：在游离胸小肌外侧缘时有可能损伤绕过胸小肌外侧的胸内侧神经的分支，在清扫 Rotter 淋巴结时会损伤胸外侧神经。熟悉胸内、外侧神经的解剖位置，解剖过程中仔细操作避免损伤神经。

（4）肋间臂神经损伤　肋间臂神经由第 2 肋间神经发出，穿过肋间肌与前锯肌，在腋中线跨过腋窝达到上臂内侧与内侧皮神经会合，接受腋部和上肢皮肤的感觉。

① 临床表现：切断肋间臂神经常导致术后患侧上臂内侧后方及腋窝部位皮肤麻木、酸胀、疼痛或烧灼感以及腋窝无汗症，即所谓肋间臂神经综合征。

② 预防：清扫腋窝淋巴结时应由上向下、由内向外，便于发现并显露肋间臂神经，然后将应切除的淋巴脂肪组织自其深面清除。

三、乳腺癌保乳性根治术

（一）保乳术前评估

1. 影像学评估

乳腺癌的常规术前影像学检查包括超声、钼靶和 MRI。术前明确肿瘤学的评估是至关重要的，包括肿瘤的分期、大小、位置、多灶问题等，根据保乳的适应证来确定是否可行保乳术。

乳腺超声经多年的发展，不仅灰阶更细致，在实时彩色多普勒、3D影像及计算机软件等方面都有明显进步，近年来已广泛应用于保乳手术的术前评估、诊断定位及术中肿瘤定位。当乳腺钼靶或乳腺超声检查初步诊断为BI-RADS分级4～5级，即必须有细胞学或组织学诊断。在常规影像引导介入性检查中，以超声引导下穿刺活检最为常用，其优点包括操作简单，费用低廉，但缺点为病灶易取样不足造成病理结果的误判。对于不可触及肿物的乳腺癌保乳手术，往往在术前就要对手术部位进行初步定位，术中再采用实时超声指引手术范围，术后再次使用超声检测切除标本及手术残腔，以保证手术的准确性。相较其他定位方式，超声定位具有准确、实时、方便、舒适等众多优点。综上所述，超声在乳腺癌保乳治疗中的应用会更加广泛，从而推动保乳手术的进一步发展。

乳腺钼靶是乳腺癌筛查的重要影像学手段，其操作简便，费用低廉，且诊断正确性高。它是在常规钼靶摄片的基础上，通过计算机立体定位仪引导，将穿刺针直接刺入到乳腺可疑病变区域，取得活体组织标本以明确病理诊断。特别是对于临床上触诊不到的肿瘤，可予以穿刺后留置定位针，以便于保乳手术中明确肿瘤位置及确保切除范围足够。

相比于超声、钼靶等传统影像学检查，由于乳腺MRI的敏感性更高，有助于发现其他影像学检查所不能发现的多灶病变和多中心病变，有助于显示和评价癌肿对胸肌筋膜、胸大肌、前锯肌及肋间肌的浸润等。在考虑保乳治疗时，NCCN指南推荐可进行乳腺增强MRI检查。但是需要注意的是，由于乳腺MRI对乳腺癌的假阳性率较高，不能仅凭MRI的发现决定手术，建议对乳腺MRI检查的可疑部位进一步取样活检。决定行保乳的患者，MRI应在穿刺活检前进行，因穿刺引起的血肿可造成更多的假阳性。

乳腺MRI是评估术前新辅助化疗的一种比较新的方法。随着新辅助治疗的应用日益广泛，新辅助治疗后的保乳患者也越来越多。如何决定一位患者在接受新辅助治疗后能否保乳手术，尤其对于那些在初始诊断的时候不符合保乳手术指征的患者。传统影像学检查，包括乳腺超声和乳腺钼靶检查，与病理“金标准”的符合程度较低，导致了较高的切缘阳性率和再次手术率，影响保乳术后的美容效果。而乳腺MRI对于病灶的范围、形态、定位方面都优于常规影像学检查，有助于评估新辅助治疗前后的肿瘤范围变化，治疗缓解情况及是否可行保乳术治疗。NCCN及欧洲乳腺影像学指南均建议通过乳腺MRI在评估新辅助治疗的疗效。在新辅助治疗开始前行第一次的MRI检查；在治疗期间行第二次的MRI检查，以便明确治疗效果，决定是否转变治疗方案；第三次MRI检查在新辅助治疗结束后进行。

2. 活检方式

拟保乳患者，应争取术前空心针活检确诊，对于肿瘤较大或侵袭亚型的患者，可选择先行新辅助化疗。空心针活检前应与活检医师密切协商沟通，选取合适的穿刺点，以确保术中肿瘤和穿刺针道的完整切除。

开放式活检可以缩短穿刺活检的等待时间，术中冰冻确诊即进入保乳术，其弊病是活检造成的残腔不规则，影响区段切除的实施。对于BI-RADS分级5级的肿瘤，也可在活检时即采取包含足够切缘的区段切除，标记好位置送检，如冰冻为恶性则要求做切缘冰冻。

3. 新辅助化疗后保乳手术问题

新辅助化疗可以使部分患者达到临床完全缓解，肿瘤完全消退，此时行保乳手术可能会增加区段切除范围界定的难度。因此在新辅助化疗前进行原发肿瘤标记定位是必需的。

对于原发肿物的定位，可以选择文身、画线、坐标定位法等方法进行体表定位，国外介绍的金属夹法，是在B超引导下，将金属夹在化疗前置入肿瘤中心，术前在B超引导下根据金属夹位置行体表或导丝定位。当肿瘤达到临床完全缓解时，化疗前置入的金属夹是唯一残留的影像学证据。在对比MD Anderson肿瘤中心410例新辅助化疗患者的数据后，未放置金属夹的患者保乳后的局部复发率高于放置金属夹患者，同时，金属夹定位法的应用，也使得保乳率提高了20%。此外，还可以使用碳标记法，液态碳比其他染料如亚甲蓝或者吲哚菁绿，弥散和吸收的速度较慢，研究显示液态碳在6个月内仍然肉眼可见，有学者研究显示，在310天的范围内，液态碳还稳定存在，因此，液态碳也是肿瘤位置可靠的标记物。

4. 保乳手术的知情与告知

保乳术前应就下列问题与患者充分交流，并考虑患者的意愿。

(1) 经大样本临床试验证实（超过1万例患者），早期乳腺癌患者接受保留乳房治疗和全乳切除治疗后生存率及发生远处转移的概率相似。

(2) 保留乳房治疗包括保留乳房手术和术后的全乳放疗，其中保留乳房手术包括肿瘤的局部广泛切除加腋窝淋巴结清扫或前哨淋巴结活检。保留乳房治疗还需要配合必要的全身治疗，例如化疗和（或）内分泌治疗。

(3) 术后全身性辅助治疗基本上与乳房切除术相同，但因需配合全乳放疗，可能需要增加相关治疗的费用和时间。

(4) 同样病期的乳腺癌，保留乳房治疗和乳房切除治疗后均有一定的局部复发率，前者5年局部复发率为2%～3%（含第二原发乳腺癌），后者约1%，≤35岁的患者有相对高的复发和再发乳腺癌的风险。保乳治疗患者一旦出现患侧乳房复发仍可接受补充全乳切除术，并仍可获得很好的疗效。

(5) 保留乳房治疗可能会影响原乳房的外形，影响程度因肿块的大小和位置而异。

(6) 虽然术前已选择保乳手术，但医师手术时有可能根据具体情况更改为全乳切除术(如术中或术后病理报告切缘阳性，当再次扩大切除已经达不到美容效果的要求或再次切除切缘仍为阳性时)。

(7) 有乳腺癌家族史或乳腺癌遗传易感（如*BRCA*1、*BRCA*2或其他基因突变）者，有相对高的同侧乳腺复发或对侧发生乳腺癌风险。

（二）保乳术操作及要领

保乳性根治的乳房部位手术是以肿瘤为中心的区段或象限切除，保乳手术要求镜下切缘阴性。意大利米兰保乳共识会议上大多数放射肿瘤学专家认为，浸润性导管癌安全切缘至少1～2mm；导管原位癌（DCIS）安全切缘从1～10mm，<1mm应视为切缘不足。保乳手术是由乳房手术和腋窝淋巴结手术两部分组成。遵循恶性肿瘤的无瘤观念应首先进行腋窝部位手术，再进行乳房手术，术前已确定腋窝淋巴结转移患者除外。

1. 切口设计

保乳手术的切口设计应考虑既要有利于手术解剖，又要获得较理想的乳腺形体效果。按

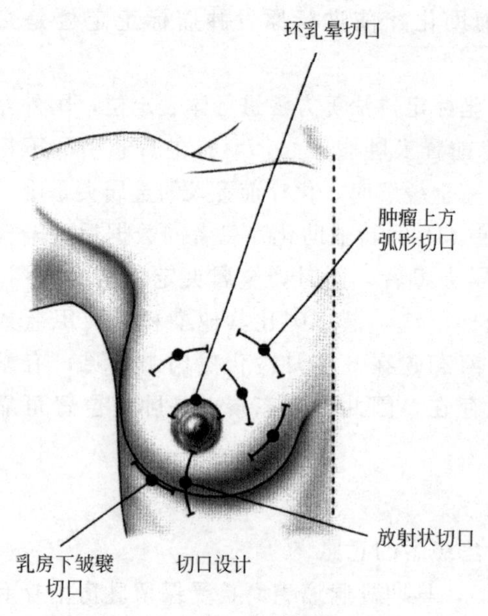

图 3-1　NSABP 保乳切口设计

美国 NSABP 推荐的肿瘤切除（图 3-1）与腋窝淋巴结清扫分别做切口。

常用的乳房切口是尽量以肿瘤为中心的放射形及弧形切口。一般病灶位于乳房上象限、外侧象限和内侧象限常采用弧形切口。病灶位于乳房下象限时，采用放射形切口，弧形切口易导致乳房下象限挛缩畸形。肿瘤位于乳房腋尾部既可采取弧形切口，亦可采用放射状切口，并向腋部延伸，以便腋淋巴结处理。肿瘤邻近乳晕时，结合体表标记可选择环乳晕切口以获得更好的美容效果。需要注意的是，在做保乳切口设计时要考虑乳房全切的切口可以尽量覆盖保乳切口，因为部分患者因切缘阳性中途转全切。

皮肤的处理：为使局部有较好的外形，不必做广泛的切除，如肿瘤与皮肤无粘连，一般可保留皮肤或仅做肿瘤表面一小片皮肤的切除（包含穿刺点），皮肤下可以保留部分脂肪。

2. 皮瓣分离

皮瓣分离是在皮下组织层进行分离，皮肤下要保留适当的皮下脂肪组织，如皮瓣过薄将影响术后美容效果。决定皮瓣厚度应根据术前影像学尤其是 MRI 检查，明确肿瘤距离皮下组织的距离，如肿瘤位于腺体深层，可在皮下与腺体表面间隙进行分离。

分离皮瓣及后续操作均应注意保护切口，尽量避免巾钳、拉钩等有损伤的暴露方式，可采取缝线牵拉等。皮瓣分离的要点：分离面积要足够大，距离区段切缘最好 2～5cm，以保证缺损区能用自身腺体缝合上。

3. 腺体区段切除

区段切除的范围：能保证切缘阴性的腺体柱状切除，上包括部分皮下脂肪组织，下达胸大肌表面，必要时需切除肌膜。切除要点：术前肿瘤体表定位，术中通过触诊结合体表肿瘤定位标记切缘，虽然美国外科肿瘤学会（SSO）和美国放射肿瘤学会（ASTRO）共同制订乳腺癌手术切缘新指南示安全切缘至少 1～2mm，但考虑到肿瘤表面的不规则性，我们建议切缘距离肿瘤边沿至少应在 0.5～1cm。

区段切除标本切缘位置（上、下、内、外及基底切缘）可用缝线标记后送病理检查，宜选择冰冻病理，术中即可明确切缘状况，如多次切缘阳性，则转入全乳切除。如选择石蜡病理，3～5 天后因切缘阳性将面临再次手术。

4. 缺损区修复与创面处理

创面应仔细止血，在上、下及内、外侧切缘均应放置钛夹，为术后放疗做定位用。应遵循逐层缝合原则。切除要点：乳腺组织缺损区的修复，如前期皮瓣游离充分，大多可无张力对缝，区段切除后，可根据松紧对腺瓣再做适当游离，以确保腺体缝合时无皮肤皱起。然后依次皮下、皮肤缝合。腺体和皮下缝合建议用可吸收线，以减少术后跑线头等感染机会。

缺损区较大时，并不要求强行对缝，因对缝可引起乳腺外形皱起而影响美观，可将乳腺切缘与胸肌筋膜稍做固定，创面在仔细止血后不必放置引流条，若有少许渗液可使局部缺损得以填充，使外形较为饱满。但远期出现局部凹陷畸形的概率显著增大。

5. 不同象限的保乳术要领

（1）乳房下象限　乳房下象限具有局域相对狭窄、下垂曲面弧度大，外形修复较困难的特点。乳房下象限保乳应注意：应选择放射状切口，垂直或略为倾斜，如用横行或弧形切口，易导致局部挛缩畸形；腺体瓣的游离要充分，以保证能对缝，最好是纵行对缝，如缺损区过大无法修复腺瓣，可考虑邻近腹直肌或背阔肌转瓣修复，否则极易导致局部挛缩畸形。

（2）上象限和内上象限　该部位由于乳房下垂，具有平坦、腺体层薄等特点。上象限和内上象限的保乳应通过影像学如 MRI 明确肿瘤与皮肤和胸大肌的关系，必要时要切除一部分皮肤和胸大肌肌膜；该部位的缺损区由于腺体组织少，较难行腺体瓣缝合修复，但由于该部位平坦，可不对腺体缺损区修复，加压包扎愈合后，也可获得良好的外形效果。

（3）外侧象限　外侧象限一般腺体饱满，适合于保乳，即使是一些肿瘤较大的患者，经充分游离腺体瓣，也可获得满意的外形。

（4）外上象限　对于保乳术来说，外上象限是一个相对特殊的部位，邻近腋窝，易出现腋窝淋巴结受累，区段切除时一般需把邻近腋窝的腺体全部切除而导致此部位腺体难以修复。切口的设计要考虑同时兼顾乳房和腋窝淋巴结手术（前哨活检或腋清扫）的要求，可选择外上邻近腋窝处的弧形或放射状切口。此处的腺体缺损区一般不修复对缝，必要时可对区段切除后周边保留的腺体进行修薄、翻转处理，使手术部位外观上平顺自然。腋窝部放置一根引流管即可。

外上象限切口离腋窝相对较远，切口较小，清扫腋窝会有一定难度，但腋窝组织疏松，通过拉钩可以有效显露，完成Ⅰ～Ⅱ级淋巴结的清扫。需要注意的是，拉钩难免造成伤口皮肤挫伤，缝合伤口时需修剪损伤的切口皮缘，以免术后伤口出现坏死感染。

（5）邻近乳晕　肿瘤邻近乳晕（不包括中央区乳腺癌）的患者，可以选择环乳晕切口，以达到更好的外形美观效果。手术要点是术前体表肿瘤标记，需要拉钩配合充分游离皮瓣，按程序行区段切除与腺体修复。

6. 保乳术的腋窝淋巴结处理

（1）保乳术的前哨淋巴结活检　决定行保乳术的大多为临床检查未发现腋窝淋巴结转移的早期乳腺癌患者，其腋窝外科分期手术首选前哨淋巴结活检（SLNB）来了解腋窝淋巴结的状况，对于 T 及以下、术后需要放疗的早期癌，ASCO 及 NCCN 已采纳 Z0011 试验的结果，1～2 枚前哨淋巴结转移者可不清扫腋窝。

大多数患者需要在腋前（一般选择在第 2 肋水平，腋前线和胸大肌外侧缘交点）另做一斜行前哨淋巴结活检切口，外上象限邻近腋窝的保乳术可与保乳用同一个切口。前哨淋巴结活检切口要考虑到 SLN 阳性时需延长切口、能满足充分显露腋窝的要求。

SLN 活检的要点：切开皮肤、皮下，顺蓝染淋巴管进入胸大肌外侧缘下方的脂肪囊（剪开其表面的筋膜），找到并切除蓝染的前哨淋巴结，切除后注意要反复探查，尤其是靠近乳腺的部位，以免遗漏。活检切口一般无须放置引流管。

（2）保乳术的腋窝淋巴结清扫　SLN 活检阳性或术前穿刺腋窝淋巴结转移，需进行腋窝淋巴结Ⅰ～Ⅱ级清扫。此时需将 SLN 活检切口延长，内侧起自胸大肌外缘，外侧达背阔肌前缘的弧形切口。

小切口行腋清扫的要点：应用拉钩进行充分暴露，术者应熟悉腋窝解剖，操作细致，一般先行胸大肌外侧缘和近乳端脂肪软组织分离，再行腋窝皮瓣分离，由于空间狭小，术者可用纱布压住已游离的腋窝软组织，解剖腋静脉，清扫Ⅰ～Ⅱ级淋巴结。拉钩引起的伤口皮肤挫伤，缝合伤口时需修剪损伤的切口皮缘，以免术后伤口出现坏死感染。术后留置负压引流管1根充分引流。

（三）中央区保乳术

中央区乳腺癌（CLBC）是指肿瘤距离乳头乳晕2.0cm以内的乳腺癌，占全部乳腺癌的5%～20%。既往中央区乳腺癌大多采取乳房全切的治疗，原因主要是中央区乳腺癌不能够保留乳头、乳晕，影响乳房的美观；另外中央区乳腺癌可能累及多个导管系统，难以保证切缘阴性。因此中央区乳腺癌曾一度被认为是保乳术的禁忌。

保乳术最重要的原则是切缘阴性，虽然中央区保乳的临床研究数据有限，NCCN指南并未把中央区乳腺癌列为禁忌或相对禁忌证。中央区保乳术保留了乳房的基本形态，必要时可行一期或二期乳头重建，与其他部位的保乳术相比，外形评判的优良率高，美容效果甚至更好。

中央区保乳术，包含乳头乳晕复合体的区段切除术后，修复的术式有多种，包括背阔肌肌皮瓣转移修复、邻近皮瓣转移修复、直线、倒T和荷包缝合等方法。

背阔肌肌皮瓣和邻近皮瓣转移均存在创伤大、切口长等缺点。后期，用一种以荷包缝合为主的简易中央区保乳方法，完成了近30例，均获得满意的术后效果，随访至今未见复发转移，仅1例伤口感染，经换药愈合后仍然保持良好对称性。术后短期一般会见荷包缝合处缺血结痂改变，痂脱落后不影响外观，如有要求可考虑二期乳头重建，本组患者大多对外形满意，未接受二期乳头重建。该术式操作简单、创伤小、美观、患者满意，值得推广。现把手术要领介绍如下。

包含乳头、乳晕复合体的中央区柱状区段切除＋荷包缝合即刻简易乳头重建。

1. 切口设计

环乳晕切口，要点是留一点乳晕皮肤，荷包缝合后形成的皮肤皱褶凸起形似乳头，比肌皮瓣转移形成的乳晕区光面皮肤外观要好。

2. 切缘要求

中央区区段切除的腺体上、下、内、外及基底切缘阴性；由于中央区乳腺癌邻近乳晕，我们建议术中同时送皮肤切缘冰冻，确保皮肤上、下、内、外切缘阴性。

3. 中央区腺体修复

中央区柱状区段切除后，应充分游离腺体，行腺体间断缝合修复残腔。如未修复腺体，远期将导致中央区轻度凹陷。

4. 荷包缝合与简易乳头重建

荷包缝合建议用2～3/0的可吸收线缝合，收紧，对有空隙的地方用细线缝合关闭。

（四）保乳术的常见并发症及处理

1. 伤口积液

伤口积液是保乳手术术后最常见的并发症。表现为术后皮瓣与胸壁之间或腋窝腔内有液体积存。B超是诊断伤口积液的最佳方法，若无B超可行细针抽液初步诊断。伤口积液最常见的原因为术后残腔未闭导致渗出。预防积液的最主要方法包括：术中彻底止血；尽量对缝腺体，关闭残腔；适当加压包扎。

积液较少临床判断张力不大，可不用处理，保乳术后积液产生机化后填补保乳手术所引起的乳房体积缺失，有时可获得较好的术后美容效果；如果积液多、波动感明显，则必须穿刺抽液，否则会导致感染、伤口愈合不良等。

2. 伤口感染

伤口感染的常见原因包括：新辅助化疗后或基础疾病等导致免疫力下降；手术时间过长；术中无菌操作不严谨；术后血肿或积液。其中术后早期（1～2周）积液引起感染较为常见，特别是新辅助化疗后的患者。伤口感染可分为单纯性感染与合并软组织蜂窝织炎感染。合并软组织蜂窝织炎感染时局部可出现红、肿、热、痛等炎性表现，保乳术很少出现。保乳术作为一类无菌手术，一般不需要使用抗生素，对于术前化疗后、具有复杂的基础性疾病、年纪偏大或手术时间较长的患者，可考虑预防性使用抗生素。

出现伤口感染应给予抗感染治疗，单纯性感染一般局限于残腔，可抽出浑浊、脓性混合液或伤口部分拆线引流；如合并软组织蜂窝织炎，此时应做脓液和血细菌培养及药敏试验，加强抗感染治疗，伤口换药，必要时切开引流。

3. 伤口裂开

伤口裂开的原因包括术后伤口积液、积血、感染、边缘坏死、缝合不牢固等。术中拉钩引起可伤口皮肤挫伤，缝合伤口时需修剪损伤的切口皮缘，以免术后伤口出现坏死感染并继发伤口裂开。除了对伤口裂开的原因进行预防及处理（如行B超下抽液、抗感染）以外，建议在切口处皮缘无明显感染灶时予即时缝合，不建议置入引流管或填塞其他任何引流物，因为这些操作都会导致患者的瘢痕增大。

4. 局部伤口的异物结节

在进行前哨淋巴结活检时，示踪剂亚甲蓝注射方法不当可在乳房皮下注射部位出现硬结，有时伴有疼痛。因此建议在进行前哨淋巴结活检时用生理盐水对亚甲蓝进行一定的稀释，注射部位宜选择乳晕皮内，1～2点注射，每点量为0.1～0.2mL，不宜过量。淋巴蓝或专利蓝则不易出现术后结节。

保乳手术中所放置的定位钛夹若未予夹紧，可能松脱从而发生移位。当钛夹从残腔移位、至皮下时所形成的结节可被患者接触及发现。钛夹结节往往以术后半年出现，大小如黄豆般大，边界清楚，有少许活动性，不觉疼痛。B超是十分可靠的诊断方法。除非B超判断不清的患者强烈要求，否则钛夹结节不予处理。

5. 出血及血肿

细针穿刺抽出暗红色液体即可诊断。原因：术前使用化疗药物或激素类药物；术中止血不彻底，遗留活动性出血点或创面渗血，患者凝血功能差；手术后，原痉挛的小动脉断端舒张。治疗措施：首先判断是否存在小动脉活动性出血可能，手术当天或术后第一天出现的伤口处明显的进行性肿胀、伤口破裂渗血、皮肤出现大块瘀斑等情况则考虑动脉出血可能，此时需急诊手术止血。若为其他原因所致的一般性的血肿常常术后2天才出现，此时予以穿刺抽液，适当加压包扎。预防方面主要是注意术中止血需要彻底。若患者有凝血障碍，可在手术前适当补充凝血因子或其他血制品。

四、乳腺肿瘤术后修复与重建

（一）概述

现代乳房再造的目的是矫正乳腺癌局部治疗后所造成的乳房及胸壁的畸形，给患者以形体及心理双重治疗。患者的病情及局部处理手段直接影响再造的时间和方式的选择。从一开始，整形外科医师就要成为乳腺癌治疗队伍中的一员，要与肿瘤外科医师、肿瘤内科医师、肿瘤放射科医师、病理专家、护士及心理医师密切合作。

整形外科技术的发展，特别是自体组织移植的进一步完善，大大改进了再造乳房质量及形态。乳房再造的成功，依赖于整形外科医师、肿瘤外科医师、肿瘤内科医师、肿瘤放射科医师、病理专家、护士及心理医师等其他队伍成员之间的密切合作。早期诊断、早期治疗，不仅可使患者的生存率大大提高，同时也给患者及医师多种治疗手段的选择，大大提高患者的生存质量。患者的病情及局部处理手段直接影响到再造方式的选择，而整形外科医师主要负责：①乳房切除后的再造与塑形；②改进部分切除后的乳房形态；③应用整形外科原则扩大手术治疗的适应证；④立体地象限地规划乳腺手术。

乳房切除术、部分乳房切除术、预防性乳房切除术及假体取出术后的即刻自体组织乳房再造是一种安全可行的方法。它不会影响局部复发的诊断及干扰其他辅助治疗的效果。即刻乳房再造对患者来说是切除与再造一次完成，减少住院时间与费用，使患者不必经历失去乳房的心理痛苦，而且再造乳房的形态会更好。

在过去的10年中，对Ⅰ、Ⅱ期乳腺癌患者实行改良根治术已大大减少，更多地应用保留乳房加局部放射治疗。部分切除、预防性切除及保留皮肤的乳房切除术给乳房再造创造了更有利的条件，使再造的乳房看上去更自然逼真。而自然逼真、对称的乳房，加上再造的乳头、乳晕，使乳腺癌患者重新树立起自尊与自信，是对其生理、心理方面最好的治疗。对乳房再造可靠、可信性知识的普遍认识，进而鼓励更多的妇女主动关心她们的乳房，勇于接受早期检查、早期诊断、早期处理，对社会也将产生良性循环的影响。

（二）乳房再造的时间

乳房再造按时间主要分为即刻乳房再造及延期乳房再造，还有一种即刻延期乳房再造是指乳房切除的同时放置扩张器，待日后进行乳房假体或自体组织的乳房再造。

即刻乳房再造是指于乳房切除的同时进行乳房再造与修复。它具有以下不可忽视的优点：①切除与再造一次完成，减少住院时间与费用；②使患者不必经历失去乳房的心理痛苦；③再造乳房的形态会更好。即刻乳房再造不会推迟辅助的放射治疗或化疗，也不会增加局部复发的风险。除了已有远处转移或者有手术禁忌证者，即刻乳房再造适应于绝大部分Ⅰ、Ⅱ、Ⅲ期乳腺肿瘤患者。

延期乳房再造可于乳房切除术后任何时间进行。某些进展期患者或需要大量放疗及化疗的患者，可待治疗结束病情稳定后考虑行延期乳房再造。

（三）乳房再造的方法

1. 非自体重建术

应用组织扩张技术的乳房重建术涉及对胸壁组织的连续扩张，以替代乳房切除术中切除的皮肤。其主要方式是反复地将生理盐水注射至置于胸大肌后方的可膨胀的硅胶扩张器中。一旦扩张完成，可以选择替换永久性假体，也可选择带扩张器的硅胶假体，这种乳房假体多由硅胶外腔和可扩张的盐水内腔构成。只有这个内腔未与假体设备融合时，才需将注液泵取出。

仔细选择合适的患者和假体决定着这项技术的手术效果。假体重建技术较简单，多能较好地恢复乳房体积。但是这项技术却很难达到乳房下垂的效果，因此为了保持双侧乳房对称性，最好行对侧乳房提升或缩乳手术。

（1）适应证　这项技术最适于乳房较小且不下垂的患者，也适用于愿意接受双侧乳房重建术、乳房固定术或对侧乳房增大术的患者。对于那些希望术后仅留下较小瘢痕的患者以及不愿意或不适宜行自体重建术的患者，这项技术是非常理想的选择。

（2）禁忌证　以下情况不适宜假体乳房重建术：胸壁组织薄弱，不能确定乳房切除术后皮瓣生存能力，先天性胸大肌缺失或根治性乳房切除术后胸大肌缺失。放疗显著增加了假体或扩张器乳房重建术后并发症发生的风险，也降低了乳房重建的美观度。因此对于计划行辅助放疗或者已经放疗的患者，假体乳房重建不是最佳的手术选择。

（3）外科技术　对于假体乳房重建术，乳房下皱襞是一个重要的体表标志，应在乳房切除术中将其安全地保留。若在术中受到破坏，应该用缝线将其复原。仔细选择组织扩张器是很重要的，选择扩张器的大小时应考虑正常完整乳房的基底宽度、高度以及凸度。

组织扩张器被放置于胸大肌后，其下侧部可以被前锯肌筋膜、异体或异种移植物、前锯肌和外斜肌的肌肉所覆盖，以避免假体暴露于皮下。现今流行使用脱细胞真皮基质（ADM）来覆盖假体的下侧部，应用最普遍的是来源于人类或猪的皮肤，还有来源于牛的皮肤和心包膜的 ADM。这使得应用一步法即刻假体重建成为可能，并缩短了组织扩张所需的时间。这项技术使乳房大而下垂的患者也能进行即刻假体重建，但同时患者也需为这种材料付出更多的费用。总体来说，应用这种材料所付出的费用与不用材料而行二期重建手术的费用相当。应用 ADM 可为乳房下皱襞塑造出更好的轮廓。但使用 ADM 同样也有并发症，血清肿、感染的发生率会更高，重建术失败的概率也更大。避免并发症的关键在于将乳房切除术的切口选择在肌肉的表面，而不是在被置入的 ADM 表面，同时通过多次清洁伤口来保证伤口的一期愈合。因此，在手术结束时应将创伤的皮肤边缘切除。对于乳房大而下垂的患者，另外一种很好的即刻乳房重建方式是减少皮肤的乳房切除术，并使用去上皮的低位皮瓣，将其缝合于胸大肌下方，作为血管化的真皮皮瓣覆盖假体的下外侧部。但对侧乳房缩小也是必需的。

组织扩张器既可用于即刻乳房重建术也可用于延期乳房重建术。扩张器在置入时仅部分注水，以保证乳房切除术皮瓣能无张力地闭合。为了保证伤口的愈合，术后 2～4 周才开始进行真正的组织扩张，扩张频率多为每周一次。至于每次扩张的体积，应该以患者能感到舒适为准。过度扩张是一项用于产生一定程度的下垂效果从而使乳房外观更自然的技术，但当应用组织补片时则没有必要进行过度扩张。一旦扩张完成，扩张器应置于原位 1～3 个月，以使皮肤外层保持永久性的伸展状态。然后移除扩张器，行包膜囊切除术，并植入基于囊袋宽度、高度、凸度的永久性假体。乳头的重建则需将组织扩张器置于乳房中 6 个月。在完成扩张后，常植入相对稍大的解剖型假体，以降低假体发生旋转的风险。修正后的操作要求要对重建后的乳房美观效果进行改善，超过 1/3 的患者在应用假体的乳房重建术后 5 年内需要进一步手术。另外，乳房固定术、对侧乳房缩小术或增大术、注脂术多用于改善双侧乳房的对称性。但就长期而言，应用假体重建的乳房美观度随时间推移而降低，这与假体的类型和体积无关，而是因为对侧乳房随时间推移会逐渐下垂但应用假体重建的乳房不会像正常乳房一样下垂，因而在后期会造成两侧乳房的不对称。该手术持续时间约为1h，需要短期的住院和术后2～4周的休息。

（4）并发症　早期并发症包括血肿、感染、乳房切除术后皮瓣坏死和伤口裂开。晚期并发症包括假体破裂/渗漏，包膜挛缩，假体位置不正/旋转，假体皱褶、突出，乳房不对称。即使应用最新的假体材料和现代放射技术，假体乳房重建的患者在乳房切除术及放疗后，并发症的发生率也高达41%，假体突出率达15%。最常见同时又是最不可预测的假体乳房重建术后并发症是包膜挛缩，它可致乳房坚硬、乳房形态改变，后期患者还可感到疼痛，可能需要手术治疗。且在放疗后，包膜挛缩发生率有所增加。一些证据表明，应用毛面假体可以降低包膜挛缩的发生率。注脂法似乎能改善包膜挛缩并帮助改善乳房美观度，同时，注脂术有利于改善假体皱褶，并使双侧乳房更加对称。

2. 自体乳房重建术

（1）背景　相比应用假体的乳房重建术，自体乳房重建术可以重建出在手感和外观上与原来的乳房更接近的乳房。另外，自体乳房重建的乳房美观度会随时间推移而日渐改善。

背阔肌（LD）肌皮瓣和横形腹直肌肌皮（TRAM）皮瓣目前仍为乳房重建常用选择方式，腹壁下深动脉穿通支（DIEP）皮瓣的重建因能减少腹部供区的损伤率也越发普及了。

自体乳房重建术适用于计划辅助放疗的即时乳房重建的患者、延期乳房重建术后需辅助放疗的患者、乳房大而下垂的患者、先前乳房重建术失败的患者。对于可因腹壁成形术而得到额外腹部整形的患者来说，应用腹部皮瓣的重建术是非常理想的选择。

（2）背阔肌肌皮瓣乳房重建术　背阔肌瓣包括肌肉瓣和肌皮瓣。它有着丰富的血供，供应着覆盖其的皮肤，由此可设计出能隐藏在胸罩后背带下的皮岛。该重建术多需与假体植入相配合，但同时也显著地减少了临床上包膜挛缩和假体皱褶的发生率。扩大背阔肌肌皮瓣还包括了覆盖于背阔肌上深达浅筋膜的皮下脂肪。其增加了皮瓣体积从而减少了对假体的需求。若采用扩大背阔肌肌皮瓣重建术后乳房体积仍然不足，可在后期行脂肪注入术，这样也减少了对假体的需求。

在自体重建术的术式中，带蒂的背阔肌肌皮瓣乳房重建失败率最低，适用于那些行自体乳房重建术风险较高的患者。最佳适应证是腹部组织不适宜作为皮瓣供区，而不适宜的原因有腹部组织体积不足、腹部有多道瘢痕、腹壁下血管蒂已被结扎。这种术式的局限性在于术后背部留有瘢痕、可有肩部僵硬以及上肢功能障碍、术后上肢运动功能减弱。关于上肢功能降低的研究表明，大圆肌可对缺失的背阔肌的功能进行较好代偿，但仍需就这一并发症与那些对上肢功能需求高的患者进行充分沟通，特别是需肩部扩展和内收动作的运动，如攀爬、游泳等。术后还需额外的物理治疗，以恢复肩部的灵活性。

还需要考虑的是，来源于背部的皮肤比来源于胸部的皮肤更厚且两处皮肤存在色差。该手术平均耗时3～4h，扩大背阔肌肌皮瓣乳房重建术较背阔肌肌皮瓣重建术和假体重建术耗时更长，平均住院时间为5～7天，术后恢复时间为4～8周。

① 适应证：这项技术适用于乳房大而下垂的患者、胸壁组织不适于组织扩张者以及乳房切除术后还需要额外皮肤者。另外还适用于局部晚期乳腺癌患者、保乳术后需部分乳房重

建的患者以及对腹直肌肌皮瓣丢失补救者。

② 禁忌证：该术式不适用于高度怀疑既往手术中皮瓣血管蒂已损坏的患者，如胸廓切开术后、广泛而彻底的腋窝手术后。也不适用于先天性背阔肌缺失者或有其他明显并存病的患者。即使需要行术后放疗，即刻背阔肌肌皮瓣乳房重建也能产生满意的结果。

③ 皮瓣的选择：背阔肌肌皮瓣是最常用的肌皮瓣，可为斜形或横形的岛状皮瓣。在重建术中，当不需要额外的皮肤时，可采用肌肉瓣；当只需额外皮肤移植时，可使用保留肌肉的胸背动脉穿通支皮瓣。

④ 术前计划：首先，在手术前确认背阔肌是否存在是很有必要的，可让患者做双手在臀上向下按压的动作，如可于腋前皱襞触及肌肉收缩，则表明背阔肌存在。在先前腋窝手术后，确认血管蒂和周围的神经未受损伤也是非常重要的。接下来要确定需要被替换的皮肤的面积，并测量在能够关闭供区的前提下可从背部取得的皮肤面积，同时应考虑到皮瓣的厚度。一般情况下皮瓣取 6～9cm 宽，对于高危人群（如吸烟的患者），应取相对较少的皮肤，以防止伤口裂开。皮瓣一般取 20～25cm 长。根据经验在取扩大背阔肌肌皮瓣时，若患者背部较瘦弱，则能取到总体积约 200mL 的肌皮瓣；若患者背部脂肪量较适中，能取到 400～700mL；若患者背部脂肪较多，可取得更多的肌皮瓣。

⑤ 手术技术：患者取侧卧位，用带衬垫的附件将其固定于手术台上，固定手臂保持 90°弯曲。在切口线处皮下浸润注射加入肾上腺素的局部麻醉药，以减轻术后疼痛及出血，由于计划要取的扩大背阔肌肌皮瓣部位的组织肿胀，可方便地定位 Scarpa 筋膜。扩大背阔肌皮瓣的剥离平面应深达 Scarpa 筋膜，以保障背部皮瓣的血供，但这个平面在某些患者身上不易定位。要处理这种情况，最简单的方法是从皮瓣的尾部开始剥离，因为此处剥离平面较易定位。可取皮下脂肪的其他区域包括肩胛旁区脂肪、背阔肌前缘区脂肪和髂骨上脂肪。

通常最先剥离背阔肌前缘，接下来将肌肉的头端、后下端提起。在背阔肌前缘下继续剥离肌皮瓣，但要注意避免损伤及钳夹带皮瓣的前锯肌、胸背神经血管蒂及其前锯肌分支。若损害了胸背神经血管蒂，则可致皮瓣灌流不足，术中必须证实并保留。若要求肌皮瓣有更大的移动度，可离断插入肱骨结节间沟的背阔肌肌腱。为将背阔肌肌皮瓣转移至胸壁，需制造出一个高位的腋窝隧道，同时在背部充分游离背阔肌止点，以避免肌皮瓣偏向腋窝后方，否则会导致在平卧位时游离或离断背阔肌止点肌肉部分困难。在将肌皮瓣转移至胸壁前，应先检查肌皮瓣的止血情况，再将其转移至乳房切除术后伤口中，在此过程中要注意不要扭转血管神经蒂。在转移肌皮瓣前，为避免神经血管蒂被压迫，重要的是检查隧道是否有足够大的空间，通常隧道要有 4 指的宽度。当需要肌皮瓣有更大的延展性时，可完全分离插入肱骨结节间沟的背阔肌肌腱或结扎前锯肌支。某些外科医师习惯于在神经血管蒂的水平分离并切除一段胸背神经，以避免术后肌肉的收缩和皮瓣的移动。尽管过去曾认为去神经术会导致肌肉萎缩，从而使其肌皮瓣体积随时间推移而缩小，但最近的研究表明肌皮瓣体积不会随时间而减小。在那些保留胸背神经的病例中，肌肉收缩的发生也随时间推移而减少，并被认为是一个非常次要的问题。缝合供区皮肤时可以采用连续褥式缝合，以降低切口张力和背部血清肿发生风险，置入引流管后，按 3 个层次关闭背部切口。再将患者置于仰卧位，以便于肌皮瓣的置入。然后固定肌皮瓣并塑形创建出乳房的形状，置入引流管，按解剖层次关闭皮肤切口。应将背阔肌肌皮瓣缝合于乳房切除术皮瓣的边缘上，而不是胸壁上。

术后，建议患者戴具有良好支持功能的胸罩6周。也可开始物理疗法以帮助肩部功能的恢复。

⑥ 并发症：早期术后并发症包括血肿、感染、乳房皮肤坏死、皮瓣部分或完全丢失、伤口裂开。晚期并发症有血清肿、假体破裂、包膜挛缩。在肌皮瓣供区处采用连续褥式缝合的方式可减少血清肿的形成，若血清肿一旦形成，可行类固醇的腔内注射。

（3）下腹部组织的乳房重建术　下腹部的血管网是自体乳房重建的绝佳组织来源，而且患者对下腹部皮瓣供区的伤口接受度较高，同时也施行了具有整形美容效果的腹壁成形术。该技术可获得长期稳定的美学效果。这是一项被认可的技术，但任何破坏腹直肌前鞘的技术都有供区膨隆和腹壁疝形成的风险。

① 适应证：对于任何有足够下腹部组织的患者来说，可将其应用于即刻或延期乳房重建术。应用显微外科技术时，必须选择合适的患者。由于下腹部皮瓣具有多功能性，重建的乳房与正常乳房形态相似且美观度可长期保持稳定，因而下腹部组织皮瓣已经成了许多外科医师行乳房重建术的首选。

② 禁忌证：绝对禁忌证是曾经施行过下腹壁血管蒂结扎或腹壁成形术。相对禁忌证是下腹部有多道瘢痕及曾经施行过腹部抽脂术，而血管成像可反映出这些情况。当瘢痕位于腹壁中线上时只能取得一半的肌皮瓣，在某些情况下也可使用双蒂肌皮瓣。放疗后的自体重建术结局是最安全、最可预料的。在即刻乳房重建术后行放射治疗，自体组织对放疗的耐受性更好。

③ 手术技术：下腹部血管网的血供主要来源于穿过腹直肌的腹壁下深动脉穿通支和髂外动脉分支。该血管通过在肌肉中的穿支小血管和腹壁上深动脉连接，乳内动脉终末支是带蒂皮瓣的血供来源，因此取皮瓣时应包括肌肉和可回流的静脉。下腹部皮瓣也接受腹直肌前鞘表面的腹壁下浅动脉（SIEA）血供，而这些穿支血管在腹壁的位置不固定。

具有三重血供的下腹部组织可应用于多种手术方式，包括带蒂TRAM皮瓣、游离TRAM皮瓣、游离DIEP皮瓣及游离SIEA皮瓣。游离TRAM皮瓣和游离DIEP皮瓣利用主要的血供，并且较带蒂TRAM皮瓣发生皮瓣并发症的风险更小。此外，若能完全或部分保留腹直肌及其肋间运动神经，可减少皮瓣供区并发症的发生率。因此，在考虑最合适的乳房重建方式时，要仔细询问患者的病史，充分了解其活动习惯和兴趣爱好。但不论哪种术式，术后在新的脐和腹部切口间形成的三角形区域内都可能存在持续性的感觉恢复障碍。

a. 带蒂TRAM皮瓣：带蒂TRAM皮瓣的血供依赖于通过腹直肌实质肌腹的腹壁上深血管。通过一条大的腹上部皮下隧道将皮瓣转移至胸壁，皮下隧道可位于血管蒂同侧或其对侧。采用对侧血管蒂的重建减小了上腹部的凸起并且可以避免乳房下皱襞的中断，因而术后美观度更佳。该术式唯一的绝对禁忌证是曾经施行过腹壁上深动脉蒂的结扎。该皮瓣的应用不需显微外科技术，但灌流来源于非主要血供的带蒂TRAM皮瓣较游离皮瓣发生并发症的风险更高，如脂肪坏死。因此，某些外科医师提倡“延迟”皮瓣，即在转移皮瓣前先结扎同侧的腹壁下深、浅动脉，以增加保留血管的血供，特别是针对脂肪坏死的高危患者，如吸烟患者或肥胖患者。

由于供区一侧肌肉的缺失，需要利用假体材料在供区处进行腹壁重建。但带蒂TRAM皮瓣与采用游离皮瓣的术式相比，供区并发症发生率更高。双蒂TRAM皮瓣重建术可能会进一步增加供区并发症发生率。

b. 游离 TRAM 皮瓣：许多医疗中心将下腹部游离皮瓣的重建术作为自体重建的首选术式。游离 TRAM 皮瓣的主要血供来源于腹壁下深血管。将带有部分腹直肌、腹壁下深血管的下腹壁皮肤转移至受区，使之与位于肩胛下轴或乳房系统内部的受区血管相吻合。同侧的血管蒂能更有利于血管支靠近中线放置。现今广泛地应用保留肌肉和筋膜的技术以避免在供区置入合成补片。由于改善了血供，脂肪坏死的发生率降低，并且相比带蒂皮瓣可安全地转移更大面积的皮瓣。已证实保留肌肉的游离 TRAM 皮瓣技术能降低供区并发症发生率。许多大型医疗机构报道，游离皮瓣移植总体失败率约为 1%。

完成该手术通常需要 6～8h，住院时间为 7～10 天，而术后恢复时间为 2～3 个月。

c. 腹壁下深动脉穿通支（DIEP）皮瓣：DIEP 皮瓣保留了完整的腹直肌，同时需极其仔细地剥离腹直肌中的腹壁下深动脉穿通支并保留肋间运动神经。与 TRAM 皮瓣相比，该术式降低了供区发病率。该术式不切下肌肉，很少或不切下筋膜，并且在关闭供区时不需使用合成补片。

d. 腹壁下浅动脉（SIEA）皮瓣：SIEA 皮瓣是基于腹壁下浅动脉和浅静脉，它们分别起始于股总动脉和大隐静脉球部。由于切断了 Scarpa 筋膜平面上的血管且保留了完整的腹直肌筋膜，SIEA 皮瓣供区的并发症发生率是最低的。SIEA 皮瓣最大的局限性在于其血管数量、血管管径、皮肤供血范围均具有解剖变异性。在切口下水平，皮瓣血管直径至少要达到 1mm 才能安全地移植皮瓣。由于皮瓣的血管蒂短，因此首选受区的乳内血管为吻合血管。植入皮瓣时需注意血管蒂的周围区域。而跨过中线的皮瓣灌流是不稳定的，因此它仅应用于只需一半皮瓣的地方和需行双侧手术时。

④ 手术技术：通过标准腹壁成形术切口取得皮瓣，切口需向侧面延伸直至髂前上棘。再从侧面向中间剥离，注意识别腹壁下浅血管蒂。若发现足够大的动脉，就可以获得 SIEA 皮瓣，否则应切下一小段腹壁下浅静脉以备之后的静脉吻合的需要。术中可见穿通支，若有 1 支主要供血的穿通支或 2、3 支较小的合适的穿通支位于同一肌间隔内，即可取得 DIEP 皮瓣，要注意连接至血管蒂的穿通支的肌间剥离，该血管蒂位于肌肉底面。在剥离时，若未发现适于 DIEP 皮瓣的穿通支，应剥离肌肉（尽可能包含其中的穿通支），继续剥离直至取得合适长度和管径的血管蒂。支配皮瓣的感觉神经通常与侧部穿通支伴行，也可与第 4 肋间神经侧支相联系，但也时常发生自发性感觉恢复的情况。

两个手术小组分别同时进行皮瓣受区准备和皮瓣剥离的方法是很有效的。切除一部分第 3 肋软骨或在该肋软骨下的间隙内可找到内乳血管，它是用于吻合皮瓣血管的首选供区血管。接着行皮瓣血管穿支与受区的内乳血管吻合，将皮瓣置入重建区，同时根据保留原乳房皮肤面积的多少，决定去除表皮的量，皮瓣置入后放置引流管。由于皮瓣常有血供不足的情况，多需切除离蒂最远部分的皮瓣（Ⅳ区）。最后按解剖层次关闭切口，行具有腹部整形作用的腹壁成形术并重建脐部，并置入引流管。

⑤ 并发症：早期并发症有动脉或静脉吻合口血栓形成、血肿、部分或全部皮瓣丢失、脂肪坏死、伤口裂开，若使用合成补片还可能出现感染。晚期并发症有供区膨隆或供区疝、腹壁薄弱。超重（BMI 25～29kg/m^2）和肥胖（BMI≥30kg/m^2）患者伴发皮瓣或供区并发症的概率显著增加。吸烟患者术后并发乳房切除术区皮瓣坏死、供区皮瓣坏死以及腹壁疝的概率较非吸烟患者增加，但发生吻合口血栓形成以及皮瓣丢失的危险性并未增加，并发症发生率见表 3-2。

表 3-2　DIEP 皮瓣和游离 TRAM 皮瓣乳房重建的并发症发生率

并发症	DIEP 皮瓣/%	游离 TRAM 皮瓣/%
脂肪坏死	10.1	4.9
皮瓣部分移植失败	2.5	1.8
皮瓣全部移植失败	2.0	1.0
腹部突出	3.1	5.9
腹壁疝	0.8	3.9

注：DIEP，腹壁下深动脉穿通支；TRAM，横行腹直肌肌皮。

⑥ 臀上动脉穿通支皮瓣和臀下动脉穿通支皮瓣：当不能应用腹部组织作为皮瓣，如腹壁组织不足、腹壁有多道瘢痕或患者希望供区瘢痕更隐蔽时，可以应用臀上动脉穿通支（SGAP）皮瓣和臀下动脉穿通支（IGAP）皮瓣。但该皮瓣仅能用于小体积的乳房重建，并且该皮瓣组织较腹部组织更结实，更不易制造出下垂的效果。对于一些严格筛选的患者，臀部供区的皮瓣，特别是 IGAP 皮瓣重建的乳房效果较佳，并且与腹部组织皮瓣相比，术后恢复时间更短。由于臀部组织皮瓣的血管蒂相对较短，在吻合皮瓣和受区时，首选乳内血管作为受区吻合血管。

⑦ 横行上股薄肌皮瓣：横行上股薄肌（TUG）皮瓣是取自大腿上部的横向椭圆形皮肤，在传统的大腿内侧减肥美容术中已不再使用。它由始于旋髂内动脉的穿过股薄肌的肌皮瓣穿通支供血。与臀动脉穿通支一样，其局限性在于只能进行小体积的乳房重建，而且与腹部组织相比，TUG 皮瓣组织更结实，但患者对供区瘢痕的隐蔽效果较满意。

⑧ 其他的游离皮瓣供区：对于不适于取上述供区皮瓣而又要行自体乳房重建的患者来说，还可选择以下皮瓣：大腿前外侧皮瓣、以旋髂深动脉为血管蒂的网膜皮瓣和 Rubens 皮瓣。对于与切除乳房同侧的先天性背阔肌缺失的患者，还可以应用对侧 LD 肌皮瓣进行重建。

（四）保乳术后局部缺损的修复

保乳手术的目的是在取得同根治手术相同的生存率和较好的局部控制率之外，获得最佳的乳房形态、减少心理创伤、提高生活质量。而诸多因素，如与患者相关的、与肿瘤相关及与治疗相关的问题，均可能影响保乳术后乳房形态，仍有相当一部分患者乳房形态存在严重畸形，需要手术来修复。

保乳术后乳房部分缺损的临床表现：皮肤和腺体缺损、乳头-乳晕移位、双侧乳房不对称、腋窝凹陷、切口瘢痕、乳房纤维化、色素沉着等。

由于保乳术后乳房部分缺损最根本的问题是软组织缺损，需要根据所需组织量进行组织移植。由于保乳术后往往要行辅助放射治疗，因此不主张采用乳房假体进行修复，因为放射治疗无疑会增加乳房假体包膜挛缩的概率。而自体组织移植修复乳房，效果持久、外形逼真，且不会受放射治疗的影响。

腺体瓣法：根据双侧乳房大小，可将剩余乳腺组织做成腺体瓣局部旋转或“Z”字改形，以改善乳房形态。

局部皮瓣或邻位皮瓣法，可根据乳腺部分切除后的缺损情况及健侧乳房大小，利用局部皮瓣进行创面关闭及塑形；也可根据需要利用邻位皮瓣，如侧胸、上腹部皮瓣进行修复。

背阔肌肌皮瓣或胸背动脉穿支皮瓣以胸背血管及穿支为蒂，可形成肌皮瓣、肌瓣或穿支皮瓣，向前带蒂转移至胸部，简单易行，最为常用。

如果修复乳房缺损所需组织量较大，可根据患者全身情况选择供区。

适应证：①切除乳房范围较小的保乳手术；②腹部或同侧背部皮肤软组织完整，最好无外伤及手术创伤；③健侧乳房较小；④全身条件良好，无影响手术的伴随疾病。

术前设计：①根据拟行手术切除的乳房大小测量背部或腹部术区范围；②采用超声或CT血管造影等方式，标记胸背动脉或腹壁上、下动脉走行及穿支位置，若采用游离移植还需要确定受区血管大致位置。

体位根据手术方式决定。

技术要点：术中需仔细解剖，保护好所需血管蒂或血管，操作温柔，避免损伤，术后包扎避免血管蒂或血管吻合口区域受压，密切观察皮瓣情况，必要时及时行探查手术。

（五）乳腺癌术后合并上肢淋巴水肿的治疗

上肢淋巴水肿是乳腺癌腋窝淋巴清扫手术治疗的并发症之一，常发生于乳腺癌根治术、改良根治术及保乳手术的腋窝淋巴结清扫加放射治疗后，发生率国外报道6%～60%，国内报道10%～30%。前哨淋巴结摘除术的推广大大减少了术后患肢淋巴水肿的发生，但仍有一定发生率（2%～7%）。由于其发病机制中存在自行加重的恶性循环，早期未引起重视及正规治疗，导致症状加重，后期将严重影响患者生存质量，目前的治疗方法分为非手术疗法和手术疗法。

在进行乳腺癌术后胸壁修复、乳房再造的同时，应用携带腹股沟淋巴组织的腹部皮瓣进行游离移植，将腹股沟淋巴组织移植于清扫过的腋窝，可以同时对上肢淋巴水肿进行治疗。通过长期的临床研究，根据皮肤弹性、淋巴水肿减轻或消失及同位素淋巴管造影术来评估，证明其对于乳腺癌腋窝淋巴清扫术后出现的上肢淋巴水肿是有长期疗效的。

适应证：①乳腺肿瘤切除同时行腋窝淋巴结清扫术；②中下腹部比较松弛且皮肤软组织完整，最好无外伤及手术创伤；③健侧乳房较丰满；④已生育或无再生育需要；⑤全身条件良好，无影响手术的伴随疾病，特别是无淋巴相关疾病。

术前设计：①根据拟行手术切除的乳房大小测量腹部术区范围；②采用超声或CT血管造影等方式，标记腹壁上、下动脉走行及穿支位置，若采用游离移植还需要确定受区血管大致位置；③应用淋巴成像技术了解患肢及下腹部淋巴情况。

体位：术中仰卧，术后需保持屈膝屈髋位以减少腹部伤口张力。

技术要点：除术中需仔细解剖，保护好所需动静脉，操作温柔，避免损伤外，还必须考虑下腹部淋巴组织情况，既需要取得供区有效的淋巴组织，又需要避免获取过量而可能出现的下肢淋巴水肿，术后包扎避免血管蒂或吻合口区域受压，密切观察皮瓣血运情况，必要时及时行探查手术。

（六）乳房再造手术的相关技术

1. 对侧乳房的矫正

如果对侧乳房过大、过小或下垂，再造的乳房不能与其对称，则需要对对侧乳房施行巨乳缩小术、隆乳术或乳房固定术。

适应证：①乳房肿瘤术后与健侧乳房相差过大；②腹部或同侧背部皮肤软组织完整，最好无外伤及手术创伤；③患者要求改善健侧乳房形态；④全身条件良好，无影响手术的伴随疾病。

术前设计：①根据拟行手术切除的乳房大小及健侧乳房大小测量背部或腹部术区范围；②采用超声或CT血管造影等方式，标记胸背动脉或腹壁上、下动脉走行及穿支位置，若采用游离移植还需要确定受区血管大致位置；③标记健侧乳房术后乳头、乳晕及乳房下皱襞位置。

体位：根据手术方式决定。

技术要点：术中除需要避免皮瓣并发症外，需要密切关注乳头、乳晕、乳房容积的对称。

2. 乳头乳晕再造

乳头乳晕再造是乳房再造不可缺少的组成部分。乳头再造可于乳房再造同时完成或待双侧乳房形态最后稳定后进行。乳头再造的方法很多，可应用组织游离移植或局部皮瓣法。组织游离移植可应用对侧乳头、耳垂或小阴唇。但目前普遍应用局部皮瓣法。乳晕再造可采用皮片游离移植或文身技术。

适应证：①再造乳房成活良好，皮肤松弛；②全身条件良好，无影响手术的伴随疾病。

术前设计：站立位设计，根据健侧乳头、乳晕大小及位置设计再造乳头、乳晕的周径、高度及位置。

体位：通常情况下，仰卧位即可。

技术要点：再造乳头、乳晕与健侧的对称是最关键的，由于再造乳头高度随时间会降低，通常再造乳头的高度是健侧乳头高度的2倍。乳晕的颜色选择与对侧对称，有时也可双侧同时纹饰以达到对称。

3. 保留皮肤的乳房切除术

于术前精心设计切口，切除乳腺组织、乳头乳晕、原来的活检部位及相应的受侵犯的皮肤组织，尽量多地保留乳房的局部皮瓣，保留乳下皱襞，以利于乳房塑形。对于乳房过大者，则采用巨乳缩小的切口。其优点是保留自身的皮肤，减少移植组织的皮肤需要量，容易获得与对侧对称的效果。

4. 预防性乳房切除术

对于带有乳腺癌高危因素的患者，可采取预防性乳房切除术。可为双侧或单侧，后者即在对一侧已诊断为乳腺癌而行乳房切除术的同时，对另一侧乳房行预防性切除术。切口多采用沿下半环乳头乳晕，有时可向侧上方延长，便于操作。术中全部切除乳腺组织，如果没有明显的乳房下垂，可原位将乳头乳晕与乳房皮肤（局部皮瓣）一起保留。如果有乳房下垂，需切除多余的皮肤组织，可将乳头乳晕行游离移植于新的位置。预防性乳房切除术的同时多采用即刻自体组织乳房再造，将皮瓣去表皮后置于原乳腺组织切除后的腔隙内。为了便于对皮瓣进行术后监测，多采用保留皮瓣的一部分皮肤作为“窗口”，待皮瓣成活后行二期去表皮修整。

（何笑冬）

第六节　乳腺癌的放射治疗

一、乳腺癌的放射治疗原则和技术

（一）放射治疗原则

乳腺癌放射治疗前，尽量获得前哨淋巴结活检和（或）腋窝淋巴结清扫的外科病理学分期，可明确区域淋巴结照射的范围。对有以下指征者，需行放射治疗。

（1）对术后切缘阳性或有肉眼可见的残存病灶者。

（2）腋窝淋巴结≥3cm、淋巴结包膜或淋巴管受侵、脉管癌栓。

（3）内乳淋巴结阳性，应加内乳淋巴结区放射治疗。

（二）放射治疗野设计

1. 放射治疗野设计原则

（1）保乳术后全乳放疗　采用二维或三维设计切线野或正向调强设计切线野子野（野中野）或逆向调强设计多野/弧形照射。

（2）保乳术后瘤床放疗（全乳照射后瘤床加量照射）　常规电子线局部野或小切线野或三维适形多野照射或逆向调强全乳＋瘤床同期加量多野照射或近距离技术照射。

（3）改良根治术/根治术后胸壁放射治疗　采用二维或三维设计切线野照射或全胸壁电子束单野或弧形照射。

（4）区域淋巴结放射治疗　可分别采用锁骨上野、内乳野、锁骨上-腋窝联合野和腋后野照射，注意与全乳或胸壁射野的衔接。

2. 放射治疗放射线、能量的选择和物理优化原则

（1）乳房和胸壁切线野照射　采用4～6MV-X线，剂量参考点选取乳房后1/3处或肺胸壁交界处。

（2）改良根治术/根治术后胸壁放射治疗　为保证皮肤表面剂量，需根据选用适当能量电子线半程至全程使用0.5～1.0cm厚的组织等效填充物（Bolus），术前肿瘤有皮肤侵犯者全程使用Bolus（保乳术后乳房和瘤床根治性放射治疗不使用Bolus）。

（3）胸壁电子束照射　建议使用4～6MeV的电子束，参照CT或B超实际测量的术后皮肤和皮下组织厚度，确定治疗深度，照射时需半程至全程使用0.5～1cm厚的Bolus。

（4）瘤床加量照射　使用6～12MeV的电子束，参考术前钼靶片及术中银夹实际测量位置，在模拟机下根据术中银夹标记定位或手术瘢痕周围外放2～3cm，确定射线治疗参考深度及选择射线能量（用合适能量的电子线或X线小切线野）；深度≥4cm不宜使用电子束，选用4～6MV-X线采取缩小的切线野（6cm×6cm左右）照射或多野照射。

（5）锁骨上野和内乳野　参考患者CT实际测量数据，使用4～8MV-X线和适当能量电子束混合照射，电子束能量需根据治疗参考深度和射野大小选取9～12MeV；锁骨上野参考深度一般为皮下 3～4cm，内乳野参考深度一般为皮下 2.5～3cm。

(6) 腋窝野照射　剂量计算，按腋窝-锁骨联合野（前野）以 3～4cm 深度为参考点，照射 D_T 30～40Gy 后；改腋后野，参考点按实际体厚取中平面深度 6～7cm（大致相当于腋中群淋巴结的深度），照射 D_T 10～20Gy。

（三）放射治疗技术

患者仰卧于专用乳腺托架上，调整托架板适当角度，使胸壁走行与模拟定位机床面平行，患侧上臂外展 90°，手握立柱，健侧上肢置体侧；三维适形、调强适形放疗，双侧上臂外展 90°，手握立柱。

对全乳房、胸壁、腋窝及锁骨上下和（或）内乳淋巴引流区照射，可选择常规放疗（全乳房/乳腺两侧切线加楔形板对穿野/垂直野、腋窝及锁骨上下淋巴引流区对穿野/垂直野）、三维适形放疗及调强适形放射治疗技术。

1. 常规放射治疗技术

(1) 靶区　乳腺、胸壁、腋窝及锁骨上下和（或）内乳淋巴引流区，设野要求如下。

① 照射准确，靶区剂量分布均匀，变动在±5%以内。

② 尽量减少对正常组织如心、肺和对侧乳腺的照射。

③ 避免在照射野邻接处发生重叠或遗漏。

④ 照射技术简便易行，重复性要好。

(2) 乳腺或胸壁照射野

① X 线照射：适用于胸壁较厚且厚薄不均匀的患者。为了与锁骨上下野衔接，采用半束（半野）照射技术，照射野的中心置于锁骨头下缘水平；采用内切野和外切野照射。

② 电子线照射：适用于胸壁厚度均匀患者。

上界：第 2 前肋间（设锁骨上下野）或平胸骨切迹处（不设锁骨上下野）。

下界：乳腺皱褶下 1.5～2.0cm。

内切界：体中线（不包内乳区）或过中线向健侧 3cm（包内乳区）。

外切界：外界为腋中线或腋后线（包全手术瘢痕和引流口）。

切线深度包括：乳腺底部胸壁和部分肺组织，切线野后缘到前胸壁后缘垂直距离 2～3cm 之内（包括 1～2cm 肺组织），切线野高度超过乳头 1～2cm 以上。

(3) 锁骨上下野　需要锁骨上下区照射的患者，定位时采用上下半束（半野）技术；照射野中心置于锁骨上下野和全乳腺切线野的分界处（锁骨头下缘水平）。

如用 X 线照射，源皮距 100cm，机架角向健侧偏 15°，以保护气管、食管及脊髓。如用电子线照射，机架角为 0°。

上界：平甲状软骨下缘或环状软骨水平。

外界：在肩关节（肱骨头）内侧（喙状突内缘）。

下界：平第 2 前肋或在第一前肋骨端水平（锁骨头下缘）。

内界：体正中线至胸骨切迹水平向上沿胸锁乳突肌内缘内 0.5～1cm 直达甲状软骨下缘。

(4) 腋窝野　可与锁骨上下野联合照射。

内界：胸骨柄过中线 1cm，向上沿胸锁乳突肌内缘达甲状软骨下缘水平。

上界：甲状软骨下缘横行到肩关节沿肩缘向外，包括肱骨头内侧缘，尽量保护肱骨头。

下界：第 2 肋软骨水平，前野向健侧呈 15°。

（5）腋后野 为保证照射剂量均匀，患者俯卧位。

上界：锁骨上缘或下缘（只照射腋窝第 1、2 组淋巴结）。

内界：沿胸廓走行进入肺野 1～1.5cm（沿胸廓内缘走行，包括 1cm 的肺组织）。

外界：锁骨肩峰端向下，包括肱骨头的内侧缘，肱骨头要给予保护。

下界：与锁骨上野下界相同。

2. 三维适形/调强适形放射治疗

（1）调强适形放射治疗（IMRT） 需在 CT 图像上逐层勾画靶区和危及器官，以减少乳腺内照射剂量梯度，提高剂量均匀性，提高了乳房美容效果；降低正常组织如肺、心血管和对侧乳腺的照射剂量，降低近期和远期毒副作用。

采用正向或逆向调强放射治疗计划设计，以内切野和外切野为主。年轻、乳腺大的患者，可能受益更大。

CT 扫描前要用铅丝标记全乳腺和手术瘢痕、引流口，以辅助 CT 确定全乳腺照射和瘤床补量的靶区。

① 手术切除范围：乳腺（原发灶），腋窝Ⅰ、Ⅱ组（淋巴引流区）；手术未切除范围：部分腋窝Ⅱ组、腋窝Ⅲ组、内乳。

② 经模拟 CT 扫描，勾画靶区和危险器官：全乳腺/胸壁，瘤床，内乳、锁骨上下、腋窝淋巴引流区、臂丛神经、心腔、冠状动脉、对侧乳腺，双肺，脊髓等，行放射治疗计划制订。

③ GTV：肿瘤已切除，以 CT 示术腔和银夹示瘤床范围确定。

CTV：GTV 外放 10mm。

PTV：CTV 外放 10mm。

CTV：胸壁、锁骨上下区照射；腋窝、内乳是否照射需根据具体病情而定。

全乳腺靶区：CTV：全乳腺（结合查体和 CT）；PTV：CTV 外放 0.5～1cm（皮下 5mm）。

（2）乳腺癌靶区的定义及建议

① 乳腺原发病灶、区域转移淋巴结肿瘤（GTV）

a. GTV_T：体检和影像学可见的乳腺原发病灶（局部晚期不能手术的乳腺癌行高姑息性放疗、术前放疗）。

b. GTV_N：体检和影像学可见的区域转移淋巴结肿瘤。

c. $GTV_{R/M}$：体检和影像学可见的复发、转移肿瘤（复发、转移性乳腺癌姑息放疗）。

d. 无 GTV：原发肿瘤和区域淋巴结已切除（保乳手术、改良根治/根治手术后乳腺癌）。

② 保乳术后全乳靶区（CTV_{T-B}）

a. 导管内原位癌保乳术后放射治疗，全乳靶区：患侧乳房完整的乳腺组织。

b. 早期浸润性癌保乳术后放射治疗，全乳靶区：完整乳房及腋尾的乳腺组织、瘤床、胸大小肌间 Rotter's 淋巴结和乳房下的胸壁淋巴引流区。

c. 保乳术后全乳靶区勾画建议

内外界：按照乳腺腺体实际分布范围确定，参照扫描前金属标志和胸骨旁线、腋中线、胸大肌边缘和胸背静脉等解剖标志勾画，注意原发病灶位于边缘的患者应充分包括瘤床。

上下界：按照乳腺腺体实际分布范围确定，参照第 2～6 前肋范围界限（即锁骨头下

0.5cm 和乳房皱褶之间)。

后界：包括胸肌（胸大、小肌间隙 Rotter's 淋巴结）和乳房下的胸壁淋巴引流区。

前界：在皮缘下 5mm。

③ 保乳术后瘤床靶区（$CTV_{T\text{-}TB}$）

a. 手术切除瘤床外扩 10～15mm（切缘阴性）的乳腺腺体和软组织，切缘阳性者必须适当扩大范围。

b. 参照手术银夹，必要时用 B 超、CT 和 MRI 来辅助确定手术切除瘤床和残腔。

④ 锁骨上淋巴引流靶区（CTV_N）：患侧部分胸小肌后和内侧的Ⅱ、Ⅲ组腋淋巴结，同侧最上纵隔淋巴结区、锁骨上淋巴结和颈部的Ⅳ、Ⅴ组淋巴结区。

⑤ 保乳术后 $CTV_{T\text{-}B}$、$CTV_{T\text{-}TB}$ 相应的 $PTV_{T\text{-}B}$、$PTV_{T\text{-}TB}$

a. 内、外界和后界：外扩 7mm。

b. 上下界：外扩 10mm。

c. 前界：仍与 CTV 一致（在设野时再考虑充分外扩安全边界）。

⑥ 乳房切除术后胸壁靶区（$PTV_{T\sim T}$）：改良根治/根治术后的手术瘢痕和手术区域胸壁皮肤和皮下组织及相应外扩的安全边界范围。

上界：在胸骨切迹上缘颈静脉角/锁骨头水平，如有锁骨上野则与其下界在锁骨头下 0.5cm 衔接。

下界：在乳房皱褶下 1～2cm。

内界：在体中线或胸骨旁线。

前界：包括全胸壁皮肤。

外界：在腋中线水平。

3. 乳腺癌靶区的勾画

(1) 全乳腺区勾画（根据患者解剖调整）

上界：不超过胸锁关节。

下界：剑突下缘（根据患者解剖调整）。

外界：不超过背阔肌前缘。

内界：胸骨内缘。

腹侧界：乳腺皮下 5mm。

背侧界：胸肌筋膜。

(2) 瘤床区勾画　依赖手术瘢痕位置、血清肿/手术改变/金属标记确定瘤床范围。

瘤床 CTV：瘤床外放 1.0～1.5cm（收至皮下 5mm 和胸壁处）。

瘤床 PTV：CTV 外放 0.5～1.0cm（用电子线单野照射时，背侧方不外放）。

(3) 内乳淋巴结勾画　内乳淋巴结转移多见第 1～3 肋间，在内乳血管（IMV）外放 5mm（不包括胸骨和肺）。

上界：颈静脉和锁骨下静脉结合部。

下界：第 4 肋上缘。

腹侧界：胸大肌背侧面，胸骨背面。

背侧界：胸膜或 IMV 背侧 5mm 脂肪。

外界：IMV 外侧 5mm，头臂静脉外侧。

内界：IMV 内侧 5mm，头臂静脉内侧。

(4) 内侧锁骨上淋巴结区勾画

上界：环状软骨上缘。

下界：颈外和锁骨下静脉结合部上缘，颈外静脉下缘。

腹侧界：胸锁乳突肌背侧。

背侧界：颈内动脉背侧，前斜角肌腹侧。

外界：胸锁乳突肌和前斜角肌外缘。

内界：颈内动脉和颈内静脉的内侧。

(5) 外侧锁骨上淋巴结区勾画

上界：肩胛舌骨肌上缘。

下界：颈外静脉，颈横血管下缘。

腹侧界：锁骨、皮肤。

背侧界：肩胛舌骨肌/肩胛提肌/中斜角肌的腹侧。

外界：肋骨，斜方肌。

内界：胸锁乳突肌和前斜角肌外缘。

(6) 锁骨下淋巴结区勾画

上界：三角肌下缘。

下界：喙突下缘。

腹侧界：胸大肌，皮肤。

背侧界：锁骨，锁骨下肌。

外界：喙突、胸小肌、喙肱肌的内缘。

内界：皮肤，胸大肌的锁骨起点。

(7) 腋窝Ⅲ组淋巴结区勾画

上界：喙突下缘。

下界：腋静脉下缘。

腹侧界：胸大肌背面。

背侧界：锁骨下肌腹侧，锁骨下静脉/腋血管背侧，肋骨。

外界：胸小肌内缘。

内界：锁骨、肋骨，颈静脉和锁骨下静脉结合部外缘。

(8) Ⅱ组淋巴结区勾画

上界：腋血管头侧。

下界：胸小肌尾侧游离缘。

腹侧界：胸小肌背面。

背侧界：腋血管背侧缘，肋骨、前锯肌。

外界：胸小肌外缘。

内界：胸小肌内缘。

(9) 腋窝Ⅰ组淋巴结区勾画

上界：背阔肌腱下缘。

下界：胸大肌游离缘，肩胛下肌下缘。

腹侧界：皮肤（腋血管腹侧 5mm）。

背侧界：腋血管背侧缘，肩胛下肌和前锯肌。

外界：背阔肌、大圆肌、肩胛下肌。

内界：肱二头肌、喙肱肌、胸大肌外缘和乳腺。

(10) 胸肌间淋巴结（LNs）区勾画

上界：胸肩峰血管头侧缘。

下界：胸小肌尾侧缘。

腹侧界：胸大肌背面。

背侧界：胸小肌腹面。

外界：胸小肌外缘。

内界：胸小肌内缘。

(11) 锁骨上窝（内侧锁上）淋巴结区勾画

内界：气管侧缘（不包括甲状腺和甲状软骨）。

外界：锁骨的内缘。

前界：胸锁乳突肌深面和颈深筋膜。

侧后界：前斜角肌的前内缘。

内后界：颈内动静脉的内缘。

上界：环状软骨上缘。

下界：锁骨下动脉（下部）。

(12) 锁骨下窝淋巴结区勾画

上界：胸小肌最上缘。

下界：锁骨入胸骨柄处。

外侧界：胸小肌的内缘。

内界：锁骨的侧缘。

前界：胸大肌的深面。

后界：锁骨下（腋）动脉。

(13) 心脏勾画：在呼吸门控（BG）深吸气末屏气（DIBH）下定位 CT 扫描，勾画心脏、冠状动脉。

心脏：心房、心室。

冠状动脉：左主干前降支、回旋支，右冠状动脉。

二、保乳术后放射治疗

（一）保乳术后局部-区域放疗的价值和适应证

1. 局部管理模式及其演变

近年来，局部管理模式的研究进展主要体现在以下 4 个方面。

(1) 豁免瘤床加量　尽管瘤床加量照射能够给所有保乳术后人群带来局部控制率的改善，但不同亚群的相对或绝对获益差异较大。年轻（年龄<50 岁）、局灶切缘阳性或组织学高级别患者获益较大，是瘤床加量照射的指征，可作为保乳术后标准治疗模式的一部分。反之，不含有这些高危因素患者的相对或绝对获益较小，可在临床实践中考虑豁免瘤床加量照射。

迄今，有3项前瞻性随机研究比较了WBI 50Gy后的瘤床加量的研究结果。这些研究一致发现，与单纯WBI相比，WBI后瘤床加量照射能够进一步降低局部复发率，但并不改善总生存率。样本量大且切缘一致阴性的EORTC 22881研究10年随访结果显示，加量照射组与对照组间局部复发率的差别随着年龄增加而减少。更新后的20年随访发现，患者年龄仍然与同侧乳腺内复发的绝对风险强度相关。20年累积复发风险从年龄≤35岁年龄组的34.5%降低至年龄>60岁年龄组的11.1%。瘤床加量照射带来的相对获益对于年龄≤40岁和41～50岁年龄组有显著意义，对于年龄较大亚组（51～60岁和年龄>60岁）则无显著意义。瘤床加量照射的绝对获益在最年轻亚组最大，年龄≤40岁亚组的20年绝对复发风险从对照组的36%降低至加量组的24.4%，41～50岁亚组从19.4%降低至13.5%，51～60岁亚组从13.2%降低至10.3%，年龄>60岁亚组则从12.7%降低至9.7%。这些数据说明不同年龄亚组从瘤床加量照射中的获益存在差异，瘤床加量照射在年龄≤50岁患者中意义更大。

除年龄因素外，影响瘤床加量照射组与对照组局部复发率差异的因素还包括切缘状态及组织学级别。其中，局灶切缘阳性者或组织学高级别者能够从瘤床加量照射中显著获益。

（2）全乳大分割照射　从理论上讲，乳腺癌细胞增殖速度缓慢，加大分次剂量照射可能增加生物学效应；由于分次剂量加大，在总的生物等效剂量不变的前提下，治疗次数减少，因而可以节约放疗资源，方便门诊患者治疗。

从肿瘤控制、乳房外形改变和纤维化的α/β值来看，乳腺癌对分次剂量的敏感性与正常乳腺组织相似，为开展大分割照射提供了生物学基础；在不考虑瘤床加量的前提下，可供选择的全乳大分割方案有两种，即英国方案40Gy/15次和加拿大方案42.5Gy/16次。

根据ASTRO的共识，符合全乳大分割照射指征的人群需满足以下条件：①年龄≥50岁者。②接受了保乳术（BCS），病理分期为$T_{1\sim2}N_0M_0$。③术后未行辅助化疗。④靶区剂量相对均匀。

（3）部分乳腺照射（PBI）　仅限于瘤床的PBI是近年来挑战传统全乳放疗模式的另一趋势。其主要理论基础在于：保乳术后复发模式以瘤床及其周围为主，而瘤床以外部位的复发较为少见。PBI将术区和周边1～2cm边界的范围定义为临床靶区（CTV），给予根治性剂量，以替代传统的WBI。无论采用哪种照射方法，整个疗程均在1周左右完成，而不是常规的6周左右。其潜在优势包括：疗程较标准模式大幅缩短，因而有可能使更多的BCS患者接受术后照射；减少急、慢性损伤，并提高生存质量；PBI后即使发生局部复发仍有可能接受保守治疗。

目前，关于PBI的主要争议是哪些患者可接受PBI，但仍然能够保持跟WBI相似的局部控制率。总体而言，与成熟的WBI相比，PBI所对应的复发风险仍然稍高。目前，关于PBI的指征可以参考北美洲或欧洲对低危患者群的定义（表3-3）。根据北美ASTRO关于部分乳腺加速照射（APBI）的共识，在临床试验以外开展APBI的患者必须具有复发风险低危的特征。除低危浸润性乳腺癌外，纯粹的导管原位癌，若是经乳腺X线筛查发现，核分级为低-中，肿瘤直径≤2.5cm，并且切缘阴性≥3mm的导管原位癌保乳术后，也可考虑APBI治疗。

PBI实施技术分为两大类：一类是APBI，通过分次照射来完成；另一类是术中放疗（IORT），在手术中单次照射完成。就APBI的技术而言，包括近距离治疗和外照射技术，近距离治疗技术又分为组织间插植技术和球囊技术。通常采用高剂量率照射，每次340cGy，每日 2 次，总剂量 3400cGy；外照射技术以 3D-CRT 为主，每次 385cGy，每日 2 次，总剂量 3850cGy。曾经被视为 PBI 技术禁区的 IMRT，近年来也得到越来越多的关注。IORT 技术有 X 线或电子线照射等多项技术可供选择。技术上依据运用的广泛性，大致顺序为 3D-CRT，近距离照射和 IORT。近几年，关于这些 PBI 技术均有临床Ⅲ期研究正在进行，目的是验证 PBI 与 WBI 在局部控制率方面的等效性。

表 3-3 欧洲和北美洲关于推荐 APBI“低危”患者的定义

项目	GEC-ESTRO（欧洲）	ASTRO（北美洲）2009	ASTRO（北美洲）2016
年龄	＞50 岁	≥60 岁	≥50 岁
肿瘤大小	≤3cm	≤2cm	≤2cm
BRCA-1/2 突变	未限定	不存在	不存在
T 分期	$pT_{1\sim2}$	T_1	T_{is} 或 T_1
切缘	阴性（≥2mm）	阴性（≥2mm）	阴性（≥2mm）
分级	任何	任何	任何
脉管癌栓	不允许	不允许	不允许
ER 状态	任何	阳性	阳性
多中心性	单中心	单中心	单中心
多灶性	单病灶	临床单病灶，总的大小≤2cm	临床单病灶，总的大小≤2cm
组织学类型	浸润性导管癌、黏液腺癌、小管癌、髓样癌	浸润性导管癌或其他预后较好的浸润性癌	浸润性导管癌或其他预后较好的浸润性癌
纯导管内癌	不允许	不允许	允许，若是经乳腺 X 线筛查发现，核分级低-中，≤2.5cm，并且切缘阴性≥3mm
广泛导管内癌成分	不允许	不允许	不允许
小叶原位癌成分	允许	允许	允许
N 分期	pN_0	pN_0（i－，i＋）	pN_0（i－，i＋）
淋巴结评价（手术方式）	前哨淋巴结活检术或腋窝淋巴结清扫术	前哨淋巴结活检术或腋窝淋巴结清扫术	前哨淋巴结活检术或腋窝淋巴结清扫术
新辅助化疗	不允许	不允许	不允许

关于 APBI 的临床Ⅲ期研究，以 NSABP B-39/RTOG 0413、RAPID-OCOG 和意大利研究为代表。其中，规模最大的是 RTOG 0413 研究，共入组了 4216 例 18 岁以上的Ⅰ～Ⅱ期（阳性淋巴结＜3 个）患者。PBI 技术包括 3D-CRT、导管插植技术或球囊技术。该研究后来关闭，研究结果也尚未报道。RAPID 研究共入组了 2315 例年龄＞40 岁 0～Ⅱ期患者，PBI 技术以 3D-CRT 为主，目前只有 3 年的不良反应结果。与 WBI 组相比，APBI 组的毛细血管扩张、乳房纤维化和脂肪坏死等更为常见，不良美容效果所占比例更高。意大利研究入组的患者数目最少，仅 520 例年龄＞40 岁、原发病灶＜2.5cm 的患者，PBI 技术采用 IMRT，分

次剂量为6Gy，共5次，总照射剂量30Gy，2周内完成，已经有随访5年的报道。APBI组与全乳常规分割组在局部控制率和生存率方面均差异无统计学意义。按年龄、脉管状态、T分期、N分期、受体状态等因素分层，进行亚组分析，也未找到高复发风险的亚组存在，因此该研究并不能回答将APBI的人群扩大到含有中、高危复发因素者以后其肿瘤控制的安全性问题。主要原因在于复发例数和总例数均较少。在不良反应方面，包括急性皮肤反应和晚期皮肤反应，与全乳照射组相比，APBI组的不良反应更少；医师评估的美容效果方面，也是APBI组好，差异均有统计学意义。因此，从不良反应的角度来看，对IMRT实施的APBI更为有利。造成这种差异的可能原因包括：3D-CRT技术中受到50%处方剂量照射的乳房体积大；剂量均匀性较调强放疗差；每日两次照射有更大的生物学效应，两次照射间正常组织修复不完全。

关于IORT实现的PBI的临床Ⅲ期研究以意大利ELIOT和TARGIT-A为代表。ELIOT采用移动式直线加速器Mobetron产生的高能电子线在术中单次照射瘤床21Gy。特点是自屏蔽、剂量率高、治疗时间短，通常2min左右即可完成。在入选的患者中包括了部分含有ASTRO定义的中、高危因素个体（T_1以上占15%，ER阴性占10%，N_1占21%），5年随访结果显示，IORT组的同侧乳房内复发（IBTR）高于对照组（4.4%对比0.4%，$P<0.0001$），区域复发率亦高于对照组（1.0%对比0.3%，$P=0.03$），但尚未影响OS（96.8%对比96.9%，$P=$NS）。多因素分析显示，增加局部复发率的因素包括T_2、G_3、ER阴性及TNBC。因此，将PBI的人群扩大到ASTRO定义的中、高危人群仍然需要慎重。

TARGIT-A研究的IORT组和WBI组分别入组了1113例和1119例$T_{1\sim2}$、0～3个腋窝淋巴结阳性、接受BCS、切缘阴性的患者。研究中采用Intrabeam产生的低能（50Kv）X线，术中单次照射瘤床20Gy，其特点是剂量跌落快，这对于正常组织保护而言是优点，但对肿瘤控制而言可能是潜在的不足。该研究5年随访结果显示，IORT组的IBTR高于对照组（3.3%对比1.3%，$P<0.042$），但尚未影响乳腺癌病死率（2.6%对比1.9%，$P=0.51$）和OS（96.1%对比94.5%，$P=0.099$）。因此，IORT实施的PBI只能用于经过筛选的患者。

总之，临床实践中APBI的指征应限于ASTRO共识限定的低危人群，适宜人群能否扩大有待Ⅲ期临床研究结果进一步确认，不良反应和美容效果的优劣可能取决于采用的PBI技术，IORT实施的PBI证据在增加。但是，目前的Ⅲ期临床研究提示，IORT实施的PBI患者局部复发率较高，因此需要进一步随访和筛选IORT-PBI的适宜人群。

（4）豁免放疗　虽然部分PBI和全乳大分割照射在某种程度上减少正常组织损伤以及患者负担和花费，但并不能消除局部复发的风险，这也是考虑豁免放疗的基础。理论上，只有局部复发风险极低、放疗绝对获益较小的患者才能考虑省略放疗。基于临床与病理特征，筛选低复发风险人群的研究一直在进行。其中，改变或有可能改变临床实践的临床研究主要有CALGB-9343研究和PRIMEⅡ研究。

CALGB-9343研究的纳入标准，包括年龄≥70岁，临床分期$T_1N_0M_0$、ER阳性或未知。符合标准的患者BCS术后按是否给予WBI随机分组，研究组给予单纯他莫昔芬（TAM）治疗，对照组给予WBI 45Gy/25次＋TAM治疗，共有636例患者入选。从5年的研究结果来看，两组在OS、DM或因局部复发率接受全乳切除的比例均无显著性差异，唯一有统计学差异的是5年局部或区域复发率（1%对比4%）。尽管未放疗患者的复发率略高，但是因复发接受全乳切除的比例未增加，DM和总生存率未受影响，可见放疗的获益有限。10年后的更新结果显示，单纯TAM组的10年复发率为10%，放疗组为2%，仍有统计学差异，但依然没有影响到乳腺癌病死率和总生存率。该研究结果改变了临床实践，因此被NCCN指南引用。根据指南，年龄≥70岁、临床分期$T_1N_0M_0$、ER阳性者可以免予放疗，给予单纯TAM治疗。

PRIMEⅡ也是一项Ⅲ期临床试验，目的是评估低危乳腺癌患者保乳术后放疗的价值。纳入标准包括年龄≥65岁，保乳术后切缘阴性，组织病理学提示原发肿块<3cm，腋窝淋巴结阴性，并且ER/PR阳性。符合条件的患者随机分组，对照组接受WBI 40～50Gy及内分泌治疗，试验组给予单纯内分泌治疗。试验组和对照组的5年IBTR分别是4.1%和1.3%，从次要终点来看，除无癌生存率外，其他终点结果均无统计学差异，无癌生存率从96.4%提高至98.5%，主要归因于IBTR的降低。由于放疗的绝对获益有限，该研究有可能像CALGB-9343一样改变临床实践。

毫无疑问，放疗仍然是多数保乳术后患者的标准治疗，但在选择放疗时有必要确保患者有净获益。目前，能够豁免放疗的人群是年龄>70岁、T_1、N_0及ER阳性者。根据PRIMEⅡ的结果，未来豁免放疗的人群年龄有可能降低至65岁。

2. 区域淋巴照射

对于可进行手术的乳腺癌，通常根据腋窝淋巴结状态决定是否进行区域淋巴照射(RNI)。根据目前的《NCCN指南》，对于接受了BCS+ALND后，腋窝淋巴结4枚以上阳性者，毫无疑问有确定的RNI指征；对于1～3枚阳性者，强烈建议给予锁骨上、下区和内乳区的照射。RNI不仅可降低复发，还可以降低乳腺癌死亡，因而有生存的获益。对于保乳术后的患者，放疗后10年能避免4例复发，就能在放疗后15年时避免1例乳腺癌死亡(即4∶1)。

在腋窝手术趋势发生变化、新辅助化疗可降低分期的背景下，如何对RNI进行取舍是放疗医师必须面对的问题。

(1) 腋窝清扫时代的RNI　加拿大MA.20研究目的是探讨RNI是否改善区域控制率或生存率。在研究中，保乳术后腋窝淋巴结阳性或腋窝淋巴结阴性，但合并高危特征（原发肿瘤≥5cm或原发肿瘤≥2cm但腋窝淋巴结清扫数目<10枚），并且含有至少一项以下因素，如组织学Ⅲ级、ER阴性或脉管阳性者随机分成WBI+RNI组和单纯WBI组。RNI的靶区包括内乳区和锁骨上、下区，采用分野照射技术。

(2) 前哨淋巴结活检时代的RNI　近年来，有关BCS+SLNB以后，SLN阳性者后续区域管理方面的研究主要有IBCSG 23-01、ACOSOG Z0011以及EORTC 10981-22023 AMAROS等Ⅲ期非劣效临床试验。其中，IBCSG 23-01和Z0011两个研究都报道了5年结果，其局部复发率（LRR）、无病生存率（DFS）和总生存率均无显著性差异，其结论是单纯SLNB不劣于ALND。因此，更新的SLNB指南中明确指出，对于早期乳腺癌1～2个SLN阳性，并将接受BCS及全乳常规分割放疗者，不应推荐ALND。需要注意的是，SLNB指南中提到的放疗范围是全乳腺，什么情况下需要RNI，在SLNB指南中并没有明确说明。因此，有必要对以上涉及区域管理研究的患者特征和放疗技术进行梳理，并讨论有限个数的阳性SLN者RNI的指征。

从IBCSG 23-01研究入组患者的特征来看，92%的原发病灶<3cm，ER阳性者占90%，95%为1个前哨淋巴结微转移，可以说多数患者肿瘤负荷小，预后好。从治疗角度来

讲，91%的患者接受了BCS，ALND组和无ALND组分别有98%和97%的患者接受辅助性放疗，96%的患者接受某种全身治疗。就辅助性放疗的策略而言，两组均有19%的患者接受IORT，70%的患者接受术后放疗，接受IORT+术后放疗者分别占9%和8%。在ALND组，除阳性SLN外，仅13%的患者有阳性淋巴结。可以理解为，辅助治疗前单纯SLNB组还有13%的患者腋窝有亚临床肿瘤残留。但治疗后5年出现区域复发的比例<1%。区域复发率低可能得益于入组患者的腋窝肿瘤负荷较小，预后较好，全身治疗尤其是内分泌治疗的作用以及WBI对低位腋窝偶然照射的作用。既然早期乳腺癌保乳术后SLN 1个微转移者辅助全身治疗及全乳放疗后区域复发率低，不给予RNI是合理的。

从Z0011研究入组患者的特征来看，80%为受体阳性，80%以上有1～2个阳性淋巴结，其中41%为微转移，因此腋窝肿瘤负荷较小，即多数患者的预后相对较好。在ALND组，除阳性SLN外，有高达27%的患者还有其他阳性淋巴结。也可理解为，辅助治疗前单纯前哨组有30%的患者腋窝有亚临床病变残留。但是，治疗后5年出现区域复发的比例<2%。与IBCSG 23-01研究相似，导致区域复发率低的原因包括多数患者的预后较好，腋窝肿瘤负荷较小以及全身治疗的作用。此外，放疗对区域控制率的作用也不容忽视。有学者分析了Z0011研究的放疗照射野设置以及区域淋巴结的覆盖情况。有完整病例报告的患者共605例，其中89%的患者接受了WBI，15%的患者还接受了锁骨上区的X线照射。在有详细放疗记录的228例患者中，有81%的患者接受了单纯乳房切除，对腋窝部分Ⅰ/Ⅱ区形成了偶然照射，有43例（18.9%）患者违反研究方案的规定，接受了直接区域照射（照射野数目≥3个），ALND组和SLNB组分别有22例和21例。相比之下，这些接受直接区域照射的患者有更多的腋窝淋巴结受累，因而主要是针对区域复发风险较高者。此外，有142例切线野上界可评估，ALND组和SLNB组分别有50%（33/66）和52.6%（40/76）的患者接受了高切线野（切线野上界距离肱骨头≤2cm），因此有更多的腋窝Ⅰ/Ⅱ区、部分腋窝Ⅲ区受到了照射。由此可见，乳房切线野、高切线野以及直接区域照射均在某种程度上增加了区域控制率。对于区域复发风险较高的患者，例如阳性SLN≥3枚者，增设包括腋窝和锁骨上、下区的直接区域照射野是必要的；对于阳性SLN 1～2枚者，可在全身治疗的基础上给予乳房切线野或高切线野，是否需要增设直接区域照射野有必要结合患者的临床与病理特征来判断。

AMAROS研究的目的是评估对于SLN 1枚阳性者腋窝放疗（AxRT）能否取得与ALND类似的区域控制率，并减少上肢淋巴水肿等不良反应。原发肿瘤分期$T_{1\sim2}$，SLN有一个阳性者随机分成ALND组和AxRT组，共入选了1425例SLN 1枚阳性者。其中，ALND组744例，AxRT组681例。SLN阳性者中位随访时间为6.1年。在ALND组，有33%的患者腋窝还有其他阳性淋巴结。ALND组有4例出现腋窝复发，而AxRT组有7例出现腋窝复发。ALND后和AxRT后5年腋窝复发率分别为0.43%和1.19%。

对比AMAROS和Z0011研究不难发现，AMAROS研究中患者的腋窝肿瘤负荷略小，SLN仅1枚阳性；ALND组患者有其他阳性腋窝淋巴结者所占比例相似，均为<30%；5年腋窝复发率相似，均<2%。但是，放疗的差别在于AMAROS研究中AxRT组针对腋窝设置了直接照射野，包括全腋窝，况且与Z0011中未做ALND的患者相比，AxRT增加了上肢水肿发生率，并且影响患者的生活质量。因此，AMAROS研究中针对腋窝的直接照射野在某种程度上有过度治疗的嫌疑。换个角度来说，对于SLN 1枚阳性者，无论是微转移，还是宏转移，可能并不需要广泛的RNI。

毫无疑问，Z0011 等有关 SLN 阳性者后续管理的研究还不能直接回答是否给予 RNI 的问题。在临床实践中，当我们面对有限个数的 SLN 转移患者时，需要综合分析患者的临床与病理特征，包括原发病灶的大小，SLN 总数、阳性个数以及转移灶大小，从而评估腋窝其他淋巴结受累及的概率以及腋窝>4 个淋巴结受累的概率，进而判断多大程度需要给予 RNI，并确定合适的照射野。

(3) 新辅助治疗背景下的 RNI　对于化疗前评估为 $cT_{1\sim3}N_1M_0$、化疗后腋窝淋巴结阳性者，需要考虑 RNI；对于化疗前评估为 $cT_{1\sim3}N_1M_0$、化疗后腋窝淋巴结达 pN_0 者，是否需要 RNI 尚有争议，临床实践中应个体化考虑。

Mamounas 对 NSABP B-18 和 B-27 两个关于新辅助化疗的试验进行了联合分析，调查了新辅助化疗后 LRR 的预测因素。B-18 和 B-27 研究分别随机入选 1523 例和 2411 例细针或空心针穿刺证实的可手术乳腺癌患者（临床分期为 $T_{1\sim3}N_{0\sim1}M_0$）。应用的新辅助化疗方案包括单纯 AC 或 AC 序贯新辅助/辅助多西他赛，保乳术后的患者只给予乳腺照射。这两个研究共涉及保乳治疗的患者 1890 例，10 年随访中共有 224 例患者出现 LRR，保乳治疗后 10 年 LRR 为 10.3%（LR 占 8.1%，RR 为 2.2%）。多因素分析结果显示，保乳治疗后 LRR 的独立预测因素包括年龄（≥50 对比<50 岁）、新辅助化疗前临床腋窝淋巴结状态（cN^+ 对比 cN^-）、病理淋巴结状态及乳腺肿瘤反应（ypN^-/乳腺肿瘤未达 PCR 对比 ypN^-/乳房肿瘤达 PCR）。依据这些独立预测因素，可评估临床分期为 $T_{1\sim3}N_{0\sim1}M_0$ 的可手术乳腺癌患者新辅助化疗后的 LRR 风险，可能有助于术后放疗的决策。显然，新辅助化疗前临床评估腋窝淋巴结阳性（即 cN^+），新辅助化后腋窝未达到 ypN 者 10 年 LRR 风险高达 20%。对于接受了 BCS 的患者，尤其是年龄<50 岁者，乳腺照射的基础上应该另外增加 RNI。相比之下，新辅助化疗前临床评估腋窝淋巴结阴性（即 cN^-），新辅助化疗后腋窝淋巴结仍然阴性（即 ypN^-）者 10 年 LRR 风险较低，保乳术后不给予区域照射可能是合理的选择。然而，新辅助化疗前临床评估腋窝淋巴结阳性（即 cN^+），但新辅助化疗后腋窝达到 ypN^- 者 10 年 LRR 风险中等，BCS 后是否应该给予 RNI 目前尚存在争议。

(二) 保乳术后放疗体位与固定

患者一般取仰卧位，患侧或双侧上臂外展>90°。乳房托架或臂托是较理想的固定装置。另外也可以采用真空垫固定，但其重复性较托架或臂托为差。全乳腺或部分乳腺照射时可考虑首选臂托，双手上举，头居中。如果需要照射锁骨上区，则首选乳房托架，头部偏向健侧，以减少喉或气管照射。

(三) 照射技术

1. 常规照射定位技术

(1) 全乳腺照射　靶区范围包括完整的乳房、腋尾部乳腺组织、胸肌和乳房下的胸壁淋巴引流区。通常采用 4～6MV 的 X 射线，部分体格宽大患者可考虑采用 8～10MV 的 X 线。常规技术一般采用 X 线模拟机下直接设野，基本照射野为乳房内、外切线野，内界为体中线，外界为乳房组织外侧缘 1cm；上界为可触及乳房组织最上缘 1～2cm，一般在锁骨头下缘（若同时照射锁骨上、下区，则与锁骨上、下野衔接）；下界为乳房皱褶下 1～2cm；后界一般包括 1～2cm 厚的肺组织，最多<2.5cm；前界皮肤开放 1.5～2cm，目的是使散射充分，并防止照射过程中因乳房肿胀而使射野显得局促。同时，各个边界需要根据病灶具体部

位进行调整，以保证瘤床剂量充分。切线野照射可采用 SSD 或 SAD 技术，使用半野技术或旋转机架角度，可使内、外切线野后界成为无散射的一直线。切线野加用适当角度的楔形板，可以改善乳房内剂量均匀性。通过治疗计划系统优化剂量参考点和楔形板的角度。

（2）瘤床加量照射　在保乳手术中于手术床周围放置钛夹标记，对于提高瘤床加量照射的准确性有很大帮助。肿瘤床加量照射技术可选择在模拟机下包括术腔金属夹或手术瘢痕周围外放 2～3cm，选用合适能量的电子线；在瘤床基底深度＞4cm 时建议选择 X 线小切线野，以保证充分的剂量覆盖瘤床并避免高能电子线造成皮肤剂量过高。常规技术条件下，全乳腺照射与瘤床加量一般序贯进行。

（3）淋巴引流区的照射　锁骨上、下野上界位于环状软骨下缘或锁骨肩峰端上 1cm，下界为锁骨头下缘下 0.5～1cm，内界位于胸锁乳突肌内侧缘，外界为肱骨头内侧。需完整照射腋窝时，锁骨上、下区与腋窝区合并，成为腋窝锁骨联合野。联合野的上界、内界同锁骨上、下野，下界在第 2 肋间，外界包括肱骨颈，需保证射野的外下角开放，射野外上角挡铅保护肱骨头。治疗时头偏向健侧，机架角向健侧偏斜 10°～15°，以减少喉、气管、食管和脊髓照射。

腋窝需要照射时，腋窝-锁骨联合野照射 40Gy/20～22 次后，通过腋窝后野补充腋窝剂量至 50Gy，同时缩野至锁骨上、下区范围，采用电子线追加剂量至 50Gy。腋窝后野的范围如下：上界平锁骨上、下野下缘，内界位于肋缘内 1.5cm，下界同腋窝锁骨联合野的下界，外界与前野肱骨头挡铅相接，一般包括约 1cm 的肱骨头。腋窝后野的参考点为腋中群淋巴结位置，投影相当于锁骨中点下 2cm 处。深度可以中心平面作为参考，一般为 6～7cm。

内乳淋巴引流区需要预防照射时设置内乳野，上界为锁骨头下缘或与锁骨上、下野下界衔接，内界过中线 1cm，野宽 5cm，下界位于第 4 肋间。常规内乳野参考点设于内乳血管处，通常达 2.5～3cm，也可根据胸部 CT 扫描实测。为了减少心脏照射剂量，建议采用光子线-电子线混合照射或单纯电子线照射。

区域淋巴引流区分野照射时，尤其需要注意的是相邻照射野的衔接问题。即使采用常规模拟机下透视定位，仍然需要在定位 CT 图像基础上进行正向的剂量优化，尽可能降低相邻照射野衔接处存在的剂量冷点和热点。

2. 三维适形和调强照射技术

三维放疗计划可在保证靶区覆盖的同时减低正常组织的照射体积剂量，是目前推荐的放疗技术。

（1）临床靶区（CTV）勾画及安全边界

① 全乳腺 CTV：患侧全部的乳腺组织，其上界为可触及或定位 CT 图像可见乳腺组织的上缘，下界为乳腺皱褶，内界位于可触及或定位 CT 图像上可见乳腺组织的内侧缘，外界位于可触及或定位 CT 图像上可见乳腺组织外侧缘，后界位于肋骨前方或胸大肌筋膜表面，前界为皮下 3～5mm，视皮肤厚度或乳腺腺体到皮肤表面的距离而定，包括脂肪组织。全乳腺 CTV 外放安全边界 0.5～1cm 为全乳腺 PTV，各边界可根据需要适当调整。

② 肿瘤床和部分乳腺 CTV：手术残腔或肿瘤床外放 1～1.5cm 的范围，其前界位于皮下 3～5mm，后界（基底）位于胸大肌筋膜表面或肋骨/肋间肌表面。精准地确定手术残腔或肿瘤床的位置是实现精确治疗的关键，而确定肿瘤床的位置关键在于依据术中放置的钛夹（通常为 5～6 枚）标记的范围，并结合残腔内残留的血肿块或术后改变。肿瘤床外放 1～1.5cm 形成肿瘤床 CTV 时，前界仍位于皮下 3～5mm，后界位于胸大肌筋膜表面或肋骨/肋

间肌表面。肿瘤床 CTV 再外放 0.5～1cm 为肿瘤床或部分乳腺 PTV，外放后的 PTV 大小可根据需要适当调整，允许包括 4mm 厚的肺组织，但应避开心脏。

③ 区域淋巴结 CTV：根据肌肉和骨骼标记可以在定位 CT 图像上勾画锁骨上、内乳和腋窝各区域范围。锁骨上淋巴引流区解剖上定义为由锁骨、胸锁乳突肌和舌骨肌构成的锁骨上三角内的淋巴结。由于肩部存在斜面，并且治疗时患肢上举，使锁骨肩峰端拉高，所以断层 CT 扫描将锁骨上淋巴引流区定义为在任何有锁骨显示的横断面上位于同侧锁骨内侧的淋巴结区域，勾画时上界平锁骨肩峰端（可能高于环状软骨下缘）。内乳区淋巴结 CTV 外放 0.5～1cm 为内乳区 PTV，内乳血管深面一般外放 0.5cm，从而在靶区覆盖和心脏、正常肺保护方面取得平衡，内乳血管内侧和外侧可外放 0.5～1cm。

（2）三维适形和调强照射技术的潜在优势：CT 模拟定位技术的出现不仅为开启 3D-CRT 时代提供了基础，也使我们对二维时代以腺体和骨性标记定位的传统有了定量认识和反思。CT 模拟定位勾画乳腺局部和区域靶区以后设计的照射野与根据骨性标记定位的二维射野角度存在相当程度的区别。有学者对 254 例患者做了 CT 模拟定位后，与其预设的二维定位对比，发现有 65%患者的内界或（和）外界需要调整。

三维计划早期的剂量学比较证实，三维计划较二维计划可以改善乳腺靶区的覆盖程度。全乳调强照射技术与常规楔形板技术相比，显著提高了靶区的剂量均匀性。随后的临床随访资料也证实，调强放疗技术对剂量学分析上的优势已转化为临床优势，主要体现在降低了皮肤湿性脱皮的发生率。

与全乳照射相比，关于 RNI 技术的优化探讨较少。事实上，在断层 CT 图像上分析乳腺癌主要区域淋巴引流区的个体化解剖差异，发现既往以骨性标记射野既有合理之处，也有不合理之处。有学者在断层 CT 图像上分析了锁骨上区、腋窝淋巴结分布的个体差异及其与体厚的相关性。锁骨上淋巴结的最大深度是 4.3cm，并且随体厚的增加而增加，大多数腋窝淋巴结深度与锁骨上淋巴结的最大深度相似。此外，以内乳血管为解剖标记，内乳淋巴结的分布也存在较大的个体差异，而且内乳血管在起始点、胸骨角处以及第 3 至第 5 肋间的深度都是不同的。说明个体化 CT 模拟定位及三维计划的重要性。

（3）照射靶区及剂量分割　通常全乳腺加或不加区域淋巴引流区外照射剂量 45～50Gy/25～28 次，1.8～2Gy/次，5 次/周。需要瘤床加量者，一般在全乳腺加或不加 RNI 后序贯加量 10～16Gy/5～8 次。在瘤床能够准确勾画的前提下尝试全乳腺照射同步肿瘤床加量技术也是可行的。在无 RNI 及肿瘤床加量的情况下也可考虑全乳“大分割”方案治疗，即 2.67Gy/次或 2.66Gy/次，共计 15 次或 16 次，总剂量为 40.05Gy 或 42.56Gy 或其他等效生物剂量的分割方式。对于正常组织包括心脏和肺照射体积较大或靶区内剂量分布梯度偏大的患者，不推荐采用大分割治疗。

具备 PBI 指征者，可考虑 3D-CRT 38.5Gy/10 次，3.85Gy/次，每天 2 次，5～8 天内完成；或尝试 IMRT 40.05Gy/15 次，2.67Gy/次，5 次/周，3 周内完成或尝试其他等效生物学剂量的分割方式。其他技术如组织间插植近距离治疗技术，电子线或低能 X 线 IORT 技术实施的 PBI 可在具备相关技术条件或资质的医院内开展。组织间插植近距离放疗可考虑照射 34Gy/10 次，每天 2 次，5～8 天完成；电子线 IORT 可考虑术中单次照射 21Gy，而低能 X 线 IORT 可考虑术中单次照射 20Gy。

（4）靶区剂量分布要求及危及器官限量　对于乳腺放射剂量的分布要求，因采用的技术不同而不同。3D-CRT 如 RTOG 0413 研究要求乳腺靶区最高剂量不超过处方剂量的 115%，肿瘤床剂量等于或超过处方剂量的90%；而采用IMRT技术，其剂量均匀性可以限制。

危及器官，即非靶区正常组织的限量主要针对双肺、心脏和对侧乳腺的剂量，其他危及器官如气管、脊髓、甲状腺、臂丛神经和肱骨头等在同时有RNI的时候应予以考虑，这些危及器官的具体限量应随照射靶区的范围或大小不同进行适当的调整。当全乳腺照射50Gy/25次时，同侧肺V20＜20%，对侧肺V10＜10%，对侧乳腺平均剂量＜2Gy；当病变位于左侧时，心脏平均剂量＜8Gy；当全乳腺＋低位腋窝（Ⅰ、Ⅱ水平），即“高切线”照射50Gy/25次时，同侧肺V20＜25%；当全乳腺＋锁骨上、下区照射100Gy/25次时，同侧肺V20＜30%，同时需要将气管和肱骨头的平均剂量限制在25Gy以下，脊髓的最大剂量限值在40Gy以下；当全乳腺＋锁骨上、下区＋内乳区照射50Gy/25次时，同侧肺V20＜35%，病变位于左侧者，心脏平均剂量可放宽至10Gy。APBI 38.5Gy/10次时，同侧肺V12（处方剂量的30%）＜15%，对侧肺V2（处方剂量的5%）＜15%；病变位于左侧者心脏V2＜40%，同侧乳腺V38.5＜35%，对侧乳腺平均剂量＜1.2Gy；当PBI采用其他等效生物学剂量的分割方式时，上述限量需做相应调整。

（5）验证和质量保证　与常规技术相比，3D-CRT与IMRT技术不仅改善了乳腺或区域靶区内的剂量均匀性，也改善了靶区的适形性，使周围的正常组织得到了更好的保护。然而，这些技术的剂量学优势要转化为临床优势，就必须对其计划实施采取一定的质量保证措施。逆向设计的IMRT计划应在临床实施前进行剂量学验证，摆位误差的验证和纠正。摆位误差验证的频率需视靶区照射范围和放疗技术而定。当全乳腺IMRT时，可每周验证一次；当部分乳腺短疗程3D-CRT或IMRT时，需要每天验证一次。若任何方向的摆位误差＞5mm，均应纠正后再行治疗。

三、全乳切除术后的辅助放疗

（一）全乳切除术后放疗适应证

对于局部晚期乳腺癌或原发肿瘤最大直径≥5cm或肿瘤侵及乳腺皮肤、胸壁或腋窝淋巴结转移≥4枚。乳腺癌术后放疗（PMRT）不仅能降低LRR，还能降低乳腺癌死亡风险。因此，通常认为该亚群患者全乳切除术后有明确的放疗指征。

（二）全乳切除术后放疗临床研究进展与争议

PMRT的争议人群主要包括：①$T_{1\sim2}$、腋窝淋巴结1～3枚阳性者，改良根治术后。②临床Ⅰ～Ⅱ期患者接受了新辅助全身治疗后行改良根治术。③接受了乳房单纯切除术及SLNB，并且病理检查提示SLN 1枚阳性者。除此之外，由于年轻女性对全乳切除术后胸部外观的需求与日俱增，越来越多的女性选择乳房重建以重塑外观和增强信心，PMRT与乳房重建问题也得到越来越多的关注。在靶区范围方面，不断出现的关于内乳照射的证据也改变着放疗学者对内乳照射指征的认识。

1. 全乳切除术后、$T_{1\sim2}$、腋窝淋巴结1～3枚阳性（行ALND）

支持改良根治术后$T_{1\sim2}$、腋窝淋巴结1～3枚阳性者辅助放疗的主要循证医学证据包括British Columbia研究以及Danish 82b及82c研究。这些研究均包括了相当比例的腋窝淋巴结1～3枚阳性者，并且一致证实，加用放疗能够降低LRR和改善总生存率。其中，British

Columbia 研究包括了>55%的 1～3 枚腋窝淋巴结阳性者。该研究发现，腋窝淋巴结 1～3 枚阳性者术后未放疗组和放疗组的 20 年总生存率为 50%和 57%（RR=0.76）。Danish 82b 及 82c 研究则包括了>70%的腋窝淋巴结 1～3 枚阳性者，研究发现，对腋窝淋巴结 1～3 枚阳性者，PMRT 可降低 LRR（从 27%降低为 4%），提高 15 年总生存率（从 48%～57%）。根据这 3 个随机研究的结果，对 $T_{1\sim2}$、腋窝淋巴结 1～3 枚阳性者在根治术后及辅助全身治疗后应做辅助放疗。但是，以上研究存在的不足也导致了当前关于腋窝淋巴结 1～3 枚阳性者 PMRT 的争议。这些不足主要包括腋窝清扫淋巴结中位数仅 7 枚，显示了部分患者 ALND 可能不充分，因此可能低估了腋窝肿瘤负荷，从而低估了 LRR 风险。后续报道的研究也证实，在补充 ALND 后，多达 30%的患者从腋窝淋巴结 1～3 枚组跃变为≥4 枚组，即腋窝淋巴结分期因补充手术而改变。研究的对照组，即未做 PMRT 患者的 LRR 高达 27%。然而，后期发表的其他文献，包括北美洲、欧洲及亚洲的多个研究中报道的 LRR 明显较低，10 年 LRR 甚至<10%。

当前，对于 $T_{1\sim2}$、腋窝淋巴结 1～3 枚阳性者 PMRT 的基本共识是，应针对所有患者讨论 PMRT 的指征，当同时包含至少下列一项因素的患者可能复发风险更高，PMRT 更有意义：年龄≤40 岁、腋窝淋巴结清扫数目<10 枚时转移比例>20%、激素受体阴性、*HER-2/neu* 过度表达等。

2. 全乳切除术后、$T_{1\sim2}$、SLN 1 枚阳性（未行 ALND）

对于术前评估临床分期为 $T_{1\sim2}$、腋窝淋巴结阴性（cN_0）的患者，乳房单纯切除的同时通常会做 SLNB，若结果提示 SLN 阴性，可考虑豁免 ALND；若 SLN 阳性，通常会考虑进一步采取 ALND 处理方案。然而，尤其是当腋窝仅有有限的肿瘤负荷时，ALND 的必要性面临争议。

乳房单纯切除+SLNB 术后 SLN 阳性，不再做 ALND 这样的实践，很大程度上是从早期乳腺癌 BCS+SLNB 术后区域管理的相关随机临床研究，包括 ACOSOG Z0011、IBCSG 23-01 及 AMAROS 等推测而来。支持者认为，接受了全乳切除术的患者，只要其 SLNB 术后发现与符合随机研究入组条件患者的结果相似，就可以豁免进一步的 ALND，尤其是做了 PMRT 的患者。然而，这些研究中仅入组了少数接受全乳切除术的患者。例如，在 IBCSG 23-01 研究中，仅有 9%（$n=84$）的患者接受了全乳切除术，其中既未做 ALND，又未做 PMRT 的患者 42 例，在随访中未发现区域复发。再如 AMAROS 研究，接受全乳切除术者占入组患者的 18%，其中 ALND 组和 AxRT 组分别有 127 例和 121 例接受了胸壁照射，但研究结果中并未单独报道这些患者是否出现区域复发。因此，对于接受了乳房单纯切除+SLNB，术后病理检查提示 $T_{1\sim2}$、SLN 1 枚阳性者是否需要给予 PMRT 缺乏充分的直接证据。

由于手术范围较小、未清扫的腋窝淋巴结中很可能还有非 SLN 残留，与接受了 ALND 术后 1 枚淋巴结阳性的情况相比，单纯 SLNB 后淋巴结 1 枚阳性的临床意义可能并不相同。因此，那些支持全乳切除术+ALND 术后 $T_{1\sim2}$、腋窝淋巴结 1～3 个阳性 PMRT 的证据也并不完全适用于这些单纯 SLNB 术后仅有有限腋窝肿瘤负荷的患者。

总之，在缺乏循证医学证据的情况下，将做了乳房单纯切除+SLNB，并且 SLN 只有有限个数阳性的患者提交多学科讨论是负责任且现实的做法。当选择豁免 ALND 时，若有足够的证据确认 PMRT 有价值，并且潜在的放疗并发症也在合理的可接受范围内，应给予

PMRT；反之，当缺乏给予 PMRT 的足够证据时，应选择进一步 ALND。

3.新辅助治疗前临床分期Ⅰ～Ⅱ期，改良根治术后

最初新辅助化疗的应用主要限于不可切除的局部晚期乳腺癌患者，化疗后病变缓解从而使全乳切除术得以进行，这些患者因复发风险高，通常需要术后辅助放疗。然而，可切除早期乳腺癌患者新辅助全身治疗后是否有辅助放疗的必要正日益成为一个重要问题。遗憾的是，目前有关这部分患者局部区域复发风险以及危险因素的研究很少。潜在的危险因素对接受了新辅助全身治疗后手术的患者和辅助全身治疗前手术的患者局部-区域复发的影响可能并不相同。

在专家对 NSAB PB-18 和 B-27 两个关于新辅助化疗的试验进行的联合分析中，包括临床分期为 $T_{1\sim3}N_{0\sim1}M_0$、新辅助化疗后接受了全乳切除术但未行辅助放疗的患者共 1071 例，全乳切除术后 10 年 LRR 为 12.3%（LR 占 8.9%，RR 占 3.4%）。多因素分析结果显示，全乳切除术后 LRR 的独立预测因素包括新辅助化疗前乳房肿瘤大小（>5cm 对比≤5cm）、临床腋窝淋巴结状态（cN^+ 对比 cN^-）、病理淋巴结状态及乳房肿瘤反应（ypN^-/乳房肿瘤未达 PCR 对比 ypN^-/乳房肿瘤达 PCR）。依据这些独立预测因素，可评估临床分期为 $T_{1\sim3}N_{0\sim1}M_0$ 的可手术乳腺癌患者新辅助化疗后全乳切除术后的 LRR 风险，并有助于术后放疗的决策。新辅助化疗前临床评估腋窝淋巴结阳性（即 cN^+），新辅助化后腋窝未达到 ypN^- 者 10 年 LRR 风险高达 20%，应常规给予术后辅助放疗。相比之下，新辅助化疗前临床评估腋窝淋巴结阴性（即 cN^-），新辅助化后腋窝淋巴结仍然阴性（即 ypN^-）者 10 年 LRR 风险较低，全乳切除术后不给予辅助放疗可能是合理的。然而，新辅助化疗前临床评估腋窝淋巴结阳性（即 cN^+），但新辅助化疗后腋窝淋巴结达到 ypN^- 者 10 年 LRR 风险中等，全乳切除术后是否考虑辅助放疗，目前存在争议。

4.全乳切除术后放疗与重建手术

原则上无论手术方式是哪一种，乳房重建患者的术后放疗指征都需遵循同期别的全乳切除术后。无论是自体组织或假体重建术，都不是放疗的禁忌证。全乳切除术+重建术后放疗中需要注意的关键问题在于重建乳房与放疗的相互影响。

总体而言，放疗对乳房重建产生一定的负面影响。但是，并发症的发生率和对美容效果的影响与重建及放疗间隔时间、重建方法有关。

运用组织扩张器或植入物行即刻乳房重建，且需要术后放疗的，放疗可在重建过程的不同阶段进行。放疗可以在更换为永久性假体前开始，组织扩张器的容量可以调节，方便放疗计划及实施，放疗结束半年后进行假体置换。更为常用的方法是在化疗期间快速扩张，在放疗开始前更换为永久性假体，这种方法可以稍稍延迟放疗的开始时间。Sloan-Kettering 纪念癌症中心的一项回顾性研究发现，化疗结束至放疗开始间隔平均为 8 周，不会影响 5 年局部控制率和总生存率。

此前曾经接受胸壁放疗的患者（延期重建或 BCS 后补救性全乳切除）进行组织扩张器或植入物重建时，并发症较多，美容效果较差。在一项回顾性研究中，补救性全乳切除术后 20%的患者放置扩张器重建有困难，导致最终重建乳房的突起不足。扩张的过程给患者带来更明显的疼痛，而且无法过度扩张；重建的乳房触感更硬，不规则感更明显，相比未放疗者需要对包囊挛缩实施多次的包囊切除术，患者对美观的满意度较低。最近一项回顾性分析显示，在植入物重建完成前接受过放疗的患者，相比未放疗者，出现更多的并发症，需要取出

或更换植入物（18.5%对比 4.2%），总的并发症也更多（40.7%对比 16.7%）。

在需要放疗的情况下，自体组织重建较植入物重建可明显改善美容效果，减少并发症。自体组织重建可在曾接受过放疗的患者或在放疗开始前进行。保乳术后实施补救性全乳切除的患者，采用自体组织重建乳房后美容效果较满意，并发症少。已经接受过放疗的患者，游离 TRAM 皮瓣比带蒂 TRAM 皮瓣重建，脂肪坏死发生率较低，美容效果更好。但是，放疗对自体组织重建的不良影响包括纤维化、形状改变和体积缩小。重建乳房的形状和体积改变有时会非常显著，造成双侧的不对称，还需另行组织转移修复畸形。预测哪个患者可能发生放疗后重建乳房并发症往往是很困难的。

无论是自体组织重建还是假体植入重建，均可认为其电子密度与水等效，因此从射线与物质的作用原理上来讲，重建材料不影响放疗。然而，重建的术式和技巧的确会影响放疗计划的设计和实施。有学者通过剂量学研究定量分析了即刻乳房重建对术后放疗计划的影响，在 112 例重建术后放疗计划中，有 52%的计划因重建乳房“受损”，而同期别全乳切除术后未重建的对照组中只有 7%的计划“受损”（$P<0.0001$）。计划“受损”主要体现为胸壁及内乳区剂量覆盖差，肺的体积-剂量和心脏保护未达预期；“受损”的计划更多见于病变位于左侧的病例。此外，植入假体的位置过于偏向内侧会影响计划时照射角度的选择，可能造成对侧乳腺照射剂量过高。

5. 内乳区照射

尽管内乳淋巴结复发的比例相对较低，但是支持内乳照射的证据似乎在增加。支持全乳切除术后辅助放疗的 EBCTCG Meta 分析中共纳入了 22 个研究，其中有 20 个研究的照射野包括了内乳区。更为引人注目的是，EORTC 22922 等 4 个符合现代放疗规范的研究结果的发表。其中，EORTC 22922、加拿大 NCICMA 20 以及法国研究均为随机研究，入组患者的腋窝淋巴结既有阳性者，也有阴性者。EORTC 22922 和 MA 20 主要评估了 BCS 后 WBI 加或不加包含内乳区在内的 RNI（两个研究）以及全乳切除术后是否给予胸壁加包含内乳区在内的 RNI（仅 EORTC 22922 研究）对生存的影响。法国研究则评估了胸壁，锁骨上、下区照射基础上加或不加内乳区照射对生存的影响。丹麦研究是一个回顾性研究，入组患者的腋窝淋巴结均阳性，研究方法是将左侧乳腺癌患者作为对照，仅照射左侧胸壁和锁骨上、下区，不照射内乳区；右侧乳腺癌患者作为研究组，除胸壁和锁骨上、下区外，加照内乳区。这些研究结果均显示，由于内乳区或包括内乳区在内的区域照射，DFS、DDFS、乳腺癌专项病死率和总生存率方面都有 1%～5%的获益。其中，有些研究终点的组间差异达到了统计学意义（例如 EORTC 和丹麦研究中的总生存率），因而成为支持内乳区照射的重要循证医学证据。

然而，这些研究在设计和结果细节方面存在较大的差异，对研究的解读也因此变得复杂。例如，法国研究只包括接受全乳切除术的患者；MA20 研究只包括接受 BCS 的患者；EORTC 22922 研究人群以 BCS 后患者为主，但有 24%的患者接受了全乳切除术。3 个随机研究都入组了腋窝淋巴结阴性者，但每个研究中淋巴结阴性者所占比例不同。法国、加拿大和 EORTC 研究中淋巴结阴性患者分别占 15%、10%和 44%。任何淋巴结阴性患者，只要原发灶位于中央区或内侧，都符合法国和 EORTC 研究的入组条件。可是，只有合并高危特征的淋巴结阴性患者才符合加拿大研究的入组条件（≤5cm，≥2cm，腋窝淋巴结清扫数目≤10 枚，ER 阴性，Ⅲ级或 LVI 阳性）。在 EORTC 研究中，接受了全乳切除术的患者随机化决定是否 RNI，胸壁是否照射则由治疗医师决定。此外，这些研究在照射野设计和技术方面存在明显的差异。例如，法国研究中的内乳照射野包括了第1～第5肋间的内乳淋巴结，加拿大研究只包括了第1～第3肋间，EORTC研究一般包括第1～第3肋间，原发灶位于内下象限者则包括第1～第5肋间。法国研究中所有患者都接受锁骨上、下区照射，随机化决定是否照射内乳区。然而，MA20和EORTC研究则是随机化决定是否做同时包含内乳区和锁骨上、下区的照射。因此，锁骨上、下区照射与内乳区照射的效应是无法分开评估的。

根据EBCTCG Meta分析及加拿大和EORTC研究，当考虑全乳切除术后辅助放疗时，似乎应该同时包括内乳区和锁骨上、下区。不过，某些患者广泛区域照射的获益可能有限，并且照射范围越广泛，放疗引起的不良反应也会越多，尤其是心、肺损伤。即便是改进放疗的技术，不良反应仍不可能避免。因此，需要进一步研究明确哪些患者在内乳区照射或内乳区加锁骨上、下区照射的获益有限，从而避免不必要的区域照射。

（三）照射靶区

由于胸壁和锁骨上、下区是最常见的复发部位，占所有复发部位的80%左右，所以该两区域是术后放疗的主要靶区。但是，T_3N_0患者可以考虑单纯胸壁照射。

尽管内乳区照射的证据在增加，从放疗获益和毒性两方面考虑，放疗实践中仍需谨慎选择内乳区照射指征。对于治疗前影像学诊断内乳淋巴结转移可能性较大或经术中活检病理诊断证实为内乳淋巴结转移的患者，需考虑内乳区照射。原发肿瘤位于内侧象限同时腋窝淋巴结有转移的患者或其他内乳淋巴结转移概率较高的患者，在三维治疗计划系统上评估心脏剂量安全性后可谨慎考虑内乳区照射。原则上*HER-2*过表达的患者为避免抗*HER-2*治疗和内乳区照射心脏毒性的叠加，决定内乳区照射时应慎重。

淋巴结清扫后的腋窝复发罕见，并且腋窝照射会增加并发症特别是上肢淋巴水肿发生率，因此，ALND后的患者通常不照射全腋窝。但是，有些情况下还是需要考虑腋窝照射的，如腋窝淋巴结未清扫，包括仅做SLNB，病理证实有限个数的淋巴结转移或做了ALND，但腋窝淋巴结广泛受累或侵犯包膜外时。

（四）全乳切除术后放疗体位与固定

全乳切除术后放疗的体位要求与保乳术后基本相似，患者一般取仰卧位，患侧或双侧上臂外展>90°。相比之下，采用乳房托架固定更为理想，一方面可以调节托架角度使胸骨保持水平，便于设野；另一方面，可以兼顾淋巴引流区的照射，通过调整头枕的位置，使患者体位舒适，并且重复性好。

（五）照射技术和照射剂量

所有术后放疗靶区原则上给予50Gy/25次（5周）的剂量，对于影像学（包括功能性影像）上高度怀疑有残留或复发病灶的区域可局部加量至60Gy或以上。

1. 常规照射技术

（1）锁骨上、下野　上界为环甲膜水平，下界位于锁骨头下0.5～1cm，与胸壁野上界相接，内界为胸骨切迹中点沿胸锁乳突肌内缘向上，外界与肱骨头相接，照射野需包括完整的锁骨。可采用X线和电子线混合照射以减少肺尖的照射剂量。治疗时为头部偏向健侧以减少喉照射，机架角向健侧偏斜10°～15°以保护气管、食管和脊髓。内上射野必要时沿胸锁乳突肌走向作铅挡保护喉和脊髓。

（2）胸壁切线野　上界与锁骨上野衔接，如单纯胸壁照射上界可达锁骨头下缘，下界为对侧乳腺皮肤皱褶下1cm。内界一般过体中线，外界为腋中线或腋后线，参照对侧腺体附着位置。同保乳术后的全乳照射，各边界也需要根据原发肿瘤的部位进行微调，保证原肿瘤部位处于剂量充分的区域，同时需要包括手术瘢痕。

胸壁照射如果采用电子线照射，各射野边界可参照切线野。无论采用X线或电子线照射，都需要给予胸壁组织等效填充物以提高皮肤剂量至足量。

（3）腋窝照射

① 锁骨上和腋窝联合野：照射范围包括锁骨上、下野和腋窝，与胸壁野衔接。腋-锁骨联合野的上界和内界都同锁骨上野，下界在第2肋间，外界包括肱骨颈，需保证射野的外下角开放。采用6MV X线，锁骨上、下区深度以皮下3～4cm计算。达到锁骨上区肿瘤量50Gy（5周，25次）的剂量后，腋窝深度根据实际测量结果计算，欠缺的剂量采用腋后野补量至DT 50Gy，同时锁骨上区缩野至常规锁骨上野范围，采用电子线追加剂量至50Gy。

② 腋后野：作为腋-锁骨联合野的补充，采用6MV X线，上界平锁骨下缘，内界位于肋缘内1.5cm，下界同腋-锁骨联合野的下界，外界与前野肱骨头铅挡相接，一般包括约1cm肱骨头。光栏转动使射野各界符合条件。

（4）内乳野　常规定位的内乳野需要包括第1～3肋间，上界与锁骨上野衔接，内界过体中线0.5～1cm，宽度一般为5cm。原则上，2/3及以上剂量需采用电子线，以减少心脏的照射剂量。

2.三维适形与调强放疗技术

与二维放疗相比，基于CT定位的三维放疗计划可以显著提高靶区剂量均匀性和减少正常组织不必要的照射，提高照射野衔接处剂量合理性，所以即使采用常规定位，也建议在三维TPS上进行剂量参考点的优化、楔形滤片角度的选择和正常组织体积剂量的评估等，以更好地达到靶区剂量的完整覆盖和放射损伤的降低。胸壁和区域靶区勾画可以参照RTOG标准或其他勾画指南，乳房重建后放疗的技术可以参照保乳术后的全乳放疗。由于重建的乳房后期美容效果在很大程度上取决于照射剂量，而重建后放疗的患者一般都有RNI指征，所以尽可能提高靶区剂量均匀性，避免照射野衔接处的热点，是减少后期并发症的关键。在此前提下，建议采用3D-CRT技术，尽可能将淋巴引流区的照射整合到三维放疗计划中。

IMRT计划在全乳切除术后放疗中的应用尚有一定争议，例如，全乳切除术后的胸壁通常很薄，导致切线方向的靶区厚度很小，剂量散射不充分，计划设计的剂量分布与实际实施的剂量分布之间的一致性难以保证。根据学者的临床工作经验，以下情况可以考虑施行IMRT计划：①有内乳区照射指征者，将内乳区与胸壁和其他淋巴引流区勾画成一个整体靶区。针对整体靶区设计IMRT计划，与常规技术相比，可以消除内乳野与胸壁内切野的重叠造成的高剂量区，显著改善靶区剂量均匀性，从而减少重叠区域的皮肤不良反应。②锁骨上、下区已有淋巴结转移，IMRT计划可以达到更好的剂量覆盖，并避免常规技术存在的锁骨上、下区与胸壁切线区接野造成的锁骨下剂量欠缺。③乳房单纯切除＋SLNB术后，病理证实SLN有限个数的转移、未进一步ALND者，若有放疗指征，IMRT计划可以更好地覆盖腋窝。④特殊胸壁结构，如胸廓畸形、胸廓过于膨隆，若常规技术的靶区剂量覆盖不佳或有明显缺损或心脏过于贴近胸壁或胸壁瘢痕过长，常规技术往往会造成心肺剂量过高。⑤即刻重建术后，如果采用 IMRT 计划，一定要严格控制照射野的角度，避免对侧乳腺和其他不必要的正常组织照射。

四、局部晚期乳腺癌的放射治疗

局部晚期乳腺癌（LABC）的定义是指原发灶直径>5cm（T_3）或有皮肤、胸壁粘连固定（T_4）和（或）区域淋巴结相互融合（N_2 和 N_3）的但尚无远处转移的乳腺癌。

根据以上标准，LABC 包括从ⅡB 到ⅢC 期的乳腺癌，包括未发现远处转移的炎性乳腺癌。多数学者认为，对于乳腺病灶>5cm、不伴腋窝淋巴结转移的患者（T_3N_0 的乳腺癌），虽然预后较好，5 年生存率可达 70%，但手术切除有一定难度，区域淋巴结转移的概率高，从治疗角度考虑，宜按 LABC 处理。

对于 LABA 患者，总的治疗原则为综合治疗，任何一种单独的治疗方法均不能获得好的疗效。局部晚期乳腺癌治疗失败的原因主要是远处转移。新辅助化疗（诱导化疗）和局部治疗相结合成为局部晚期乳腺癌治疗的新模式，可以有效杀灭亚临床肿瘤播散病灶，并可因此提高乳腺癌患者的长期生存率和无瘤生存率。文献报道诱导化疗后 CR 率为 20%，其中 1/3 为病理 CR；PR 为 50%～60%。诱导化疗具有下列优点：①早期开始全身化疗；②使不能手术病变转变为可手术病变；③可观察肿瘤对所用化疗方案的反应，为选用合适的化疗方案提供宝贵的依据。

诱导化疗与局部治疗手段综合可明显提高肿瘤局部控制率。文献报道单独诱导化疗的 CR 率在 14%～27%，而诱导化疗与放疗综合后 CR 率可提高至 42%～83%。诱导化疗后局部治疗的选择和应用尚无一致的看法，有些随机分组研究比较诱导化疗+放疗、诱导化疗+手术或诱导化疗+手术+放疗的疗效。初步结果表明不同综合疗法的局部复发率和生存率均无显著的差异，但有趋势表明在局部复发率方面以诱导化疗+手术+放疗的疗效最好。

LABC 目前普遍采用的治疗方案为新辅助化学治疗 3～4 个周期后行手术及放射治疗，术后放疗范围以胸壁和锁骨上区为主，最后再给予辅助化学治疗。乳腺癌病灶切除术后的辅助放射治疗有助于杀灭局部组织中残余的肿瘤组织和细胞。

对于新辅助化疗后若肿瘤侵及范围大，评估为不可手术切除者，因放射治疗能有效地提高局部控制率，故常是其唯一可采用的治疗手段。其照射范围应包括乳腺、腋窝及锁骨上，全乳腺照射剂量为 DT 50～60Gy/5～6 周，然后缩野对残存病灶做追加剂量照射。依据残存病灶大小，追加剂量在 DT 10～15Gy。淋巴结引流区的剂量为 DT 46～50Gy/4.5～5 周，然后针对肿大的淋巴结追量照射 DT 10～15Gy。LABC 皮肤及皮下区肿瘤侵犯的概率大，放射治疗时应采用隔日加用补偿物的方法来提高皮肤及皮下区的剂量。

对此类患者可考虑行术前放疗使肿瘤变为可手术切除。一般多主张单纯放疗，也有采用放疗联合二线化疗的临床研究报道。

经化学治疗后若肿瘤缩小可行根治术或仿根治术，术后应照射胸壁和淋巴引流区。化疗前临床分期为ⅢB 期或更晚期别的患者或术后淋巴结转移>4 个者，应行胸壁和锁骨上为主的放射治疗，其方法同根治术后放疗。

（唐　利）

第七节　乳腺癌的化疗

一、辅助化学药物治疗的原理

多数乳腺癌为全身性疾病，目前已被众多的实验研究和临床观察所证实。当乳腺癌发展到>1cm，在临床上可触及肿块时，往往已是全身性疾病，可存在远处微小转移灶，只是用目前的检查方法尚不能发现而已。手术治疗的目的在于使原发肿瘤及区域淋巴结得到最大限度的局部控制，减少局部复发，提高生存率。但是肿瘤切除以后，体内仍存在残余的肿瘤细胞。基于乳腺癌在确诊时已是一种全身性疾病的概念，全身化学药物治疗（简称化疗）的目的就是根除机体内残余的肿瘤细胞以提高外科手术的治愈率。

二、乳腺癌术后辅助化疗

乳腺癌术后辅助全身治疗应根据乳腺癌术后复发风险分组及分子分型决定。

传统的肿瘤解剖病理分期（如TNM分期，包括肿瘤大小、淋巴结转移数目、远处转移情况）对于预测肿瘤的复发转移价值不可低估，是临床上较成熟的风险评估指标。但由于乳腺癌是一种异质性肿瘤，其在组织形态、免疫表型、生物学行为及治疗反应上存在着极大的差异，传统病理TNM分期相同的患者对临床治疗的反应及预后可能会有很大差别。近年来，基于DNA微阵列技术和多基因RT-PCR定量检测的方法对乳腺癌进行的分子分型来预测乳腺癌的复发转移风险及其对治疗的反应，目前常将基因芯片技术的分子亚型和免疫组织化学结合起来，临床上通常应用ER、PR、HER-2及Ki-67将乳腺癌划分为4类分子亚型。

由于不同分子亚型乳腺癌的临床治疗反应和生存截然不同，研究乳腺癌分子标志及分子分型对于指导临床治疗与判断预后有重要意义。比如临床上比较棘手处理的“三阴乳腺癌”（指ER、PR及HER-2均阴性的乳腺癌），相当于分子分型的Basal-Iike型分子表达［特征为基底上皮分子标志物高表达（CK5/6或17，EGFR）以及ER或ER相关基因及HER-2或HER-2相关基因低表达］，占全部乳腺癌的10%～15%。三阴乳腺癌5年生存率不到15%，临床上往往作为一种预后差的乳腺癌类型代表。

三阴乳腺癌多见于绝经前年轻患者，内脏转移、脑转移概率较高，病理组织学分级较差，多为3级，细胞增殖比例较高，且多伴*p53*突变，*p53*、*EGFR*表达多为阳性，基底细胞标志物CK5/6、CK17也多为阳性。三阴乳腺癌预后与肿瘤大小和淋巴结状况关系不大，复发迅速，1～3年是复发高峰，5年内是死亡高峰，脑转移发生率高，迅速出现远处转移而导致死亡。三阴乳腺癌内分泌治疗和曲妥珠单抗靶向治疗无效，治疗上依靠化疗为主，化疗敏感性差并容易产生耐药。

乳腺癌分子亚型的定义和治疗推荐及乳腺癌不同分子分型的推荐治疗见表3-4、表3-5。

表 3-4 乳腺癌分子亚型的定义和治疗推荐

分子亚型	定义	治疗类型	注释
Luminal（管腔或激素受体阳性）A型	ER和（或）PR阳性 HER-2阴性 Ki-67低表达（小于14%）	单纯内分泌治疗	Ki-67染色的质量控制非常重要 这一亚型几乎不需要化疗，但要结合临床淋巴结状况及其他危险因素综合而定
Luminal（管腔或激素受体阳性）B型	Luminal B（HER-2阴性）： ER和（或）PR阳性 HER-2阴性 Ki-67高表达（大于等于14%）	内分泌治疗±细胞毒性治疗	多基因序列分析显示，高增殖基因可预测患者预后较差 如果不能进行可靠的Ki-67评估，可以考虑一些替代性的肿瘤增殖评估指标，如分级 这些替代指标也可用于区分Luminal A型和Luminal B（HER-2阴性）型，而对后者是否选用化疗及具体化疗方案的选择可能取决于内分泌受体水平表达、危险度及患者志愿。对于Luminal B（HER-2阳性）型的治疗，目前并没有证据表明可以去除细胞毒性治疗
	Luminal B（HER-2阳性）： ER和（或）PR阳性 HER-2过表达或增殖 Ki-67任何水平	细胞毒性治疗+抗HER-2治疗+内分泌治疗	
Erb-B2（HER-2）过表达型	HER-2阳性（非Luminal） ER和PR缺失 *HER-2*过表达或增殖	细胞毒性治疗+抗HER-2治疗	对非常低危（如pT_{1a}和淋巴结阴性）患者可能考虑不加用全身辅助治疗
Basal-like（基底样）型	三阴性（导管） ER和PR缺失 HER-2阴性	细胞毒性治疗	“三阴性”患者和“基底样”患者有近80%的重合，但前者还包含一些特殊组织学类型，如低危（典型）髓样癌及腺样囊性癌 基底角蛋白染色有助于判定真正的“基底样”肿瘤

表 3-5 乳腺癌不同分子分型的推荐治疗

亚型	治疗类型	备注
Luminal A样	大多数患者仅需内分泌治疗	一些高危患者需加用化疗
Luminal B样（HER-2阴性）	全部患者均需内分泌治疗，大多数患者要加用化疗	是否加用化疗需要综合考虑激素受体表达高低、复发转移风险以及患者状态等
Luminal B样（HER-2阳性）	化疗+抗HER-2治疗+内分泌治疗	本亚型患者常规予以化疗
HER-2阳性（非LuminaJ）	化疗+抗HER-2治疗	抗HER-2治疗对象：pTlb及更大肿瘤或淋巴结阳性
三阴性（导管癌）	化疗	
特殊类型		
A.内分泌反应型	内分泌治疗	
B.内分泌无反应型	化疗	髓样癌（典型性）和腺样囊性癌可能不需要化疗（若淋巴结阴性）

特殊类型：内分泌反应型（筛状癌、小管癌和黏液腺癌）；内分泌无反应型（顶浆分泌、髓样癌、腺样囊性癌和化生性癌）。

（一）乳腺癌术后辅助化疗适应证

（1）肿瘤＞2cm。

（2）淋巴结阳性。

（3）激素受体阴性。

（4）Her-2 阳性。

（5）组织学分级为 3 级。

以上单个指标并非化疗的强制适应证，辅助化疗方案的制订应综合考虑肿瘤的临床病理学特征、患者方面的因素和患者的意愿以及化疗可能的获益和由之带来的毒性等。行免疫组化检测时，应该常规包括 ER、PR、Her-2 和 K1-67。

（二）乳腺癌术后辅助化疗禁忌证

（1）妊娠早期女性　妊娠早期女性患者，应慎重选择化疗。

（2）年老体弱且伴有严重内脏器质性病变患者。

（三）乳腺癌术后辅助化疗治疗前谈话

（1）辅助化疗的目的是降低肿瘤复发率，提高总生存率。

（2）化疗的不良反应。

（3）＞70 岁的患者接受化疗可能会有获益，但应慎重权衡化疗带来的利弊。

（四）乳腺癌术后辅助化疗治疗前准备

（1）首次化疗前应充分评估患者的脏器功能，检测内容包括血常规，肝、肾功能，心电图等。以后每次化疗前应常规检测血常规和肝、肾功能；使用心脏毒性药物前应常规做心电图和（或）左室射血分数（LVEF）测定；其他检查应根据患者的具体情况和所使用的化疗方案等决定。

（2）育龄妇女应妊娠试验阴性并嘱避孕。

（3）签署化疗知情同意书。

（五）乳腺癌术后辅助化疗方案与注意事项

1. 选择联合化疗方案

（1）以蒽环类为主的方案　如 CAF、A（E）C、FEC 方案（C—环磷酰胺，A—多柔比星，E—表柔比星，F—氟尿嘧啶）。虽然吡柔比星（THP）在欧美少有大组的循证医学资料，但在我国日常临床实践中，用同等剂量的吡柔比星代替普通多柔比星也是可行的。THP 推荐剂量 40～50mg/m^2。

（2）蒽环类与紫杉类联合方案　例如 TAC（T-多西他赛）。

（3）蒽环类与紫杉类序贯方案　例如 AC→T/P（P-紫杉醇）或 FEC→T。

（4）不含蒽环类的联合化疗方案适用于老年、低风险、蒽环类禁忌或不能耐受的患者，常用的有 TC 方案及 CMF 方案（C—环磷酰胺，M—甲氨蝶呤，F—氟尿嘧啶）。

2. 注意事项

（1）若无特殊情况，一般不建议减少化疗的周期数。

(2) 在门诊病历和住院病史中须给出药物的每平方米体表面积的剂量强度。一般推荐首次给药剂量不得低于推荐剂量的85%，后续给药剂量应根据患者的具体情况和初始治疗后的不良反应，可以1次下调20%～25%。每个辅助化疗方案仅允许剂量下调2次。

(3) 辅助化疗一般不与内分泌治疗或放疗同时进行，化疗结束后再开始内分泌治疗，放疗与内分泌治疗可先后或同时进行。

(4) 化疗时应注意化疗药物的给药顺序、输注时间和剂量强度，严格按照药品说明和配伍禁忌使用。

(5) 蒽环类药物有心脏毒性，使用时须评估LVEF，至少每3个月1次。如果患者使用蒽环类药物期间发生有临床症状的心脏毒性或无症状但LVEF＜45%，抑或较基线下降幅度超过15%，应先停药并充分评估患者的心功能，后续治疗应慎重。

中国专家团认为三阴性乳腺癌的优选化疗方案应为紫杉类和蒽环类的剂量密度方案。大多数Luminal-B（HER-2阴性）乳腺癌患者需要接受术后辅助化疗，方案应包含蒽环类和（或）紫杉类。

3. 术前辅助化疗

新辅助化疗又称术前化疗、初始化疗和诱导化疗。新辅助化疗是指在手术或加放射治疗的局部治疗前，以全身化疗为乳腺癌治疗的第一步治疗，然后再行局部治疗。局部治疗后继续完成拟定的化疗。新辅助化疗是与乳腺癌术后的辅助化疗相对而言的。新辅助化疗现已成为局部晚期乳腺癌（LABC）和无远处转移的炎性乳腺癌的规范疗法。

新辅助化疗与外科关系密切，它能使肿瘤降期，便于手术切除或行保乳手术。经3～4周期的新辅助化疗后，有50%～70%的乳腺癌肿块可缩小50%以上。病理达完全缓解（CR）的介于6%～19%。对于局部晚期乳腺癌（LABC）的病例来说，新辅助化疗不但使手术易于切除，而且可使不可切除的肿块变为可切除，显著地提高了对肿瘤局部的治疗效果。

新辅助化疗对乳腺癌外科治疗及预后有着重要意义。

(1) 经新辅助化疗治疗后肿瘤明显缩小，降低临床分期，为原本应乳房切除的病例能成功地施行保乳手术创造了条件，使更多的患者得到保乳治疗的机会。

(2) 与术后辅助化疗相比，采用新辅助化疗还可观察到化疗前后肿瘤的大小、病理学及生物学指标的变化，区别对化疗药物敏感还是抗药，对实现个体化的治疗方案有重要意义。

(3) 乳腺癌易早期发生血行播散，在初诊的患者中有半数以上已存在有周身的微小转移，原发肿瘤切除后，转移灶肿瘤细胞的倍增时间缩短，肿瘤迅速增长；同时，耐药细胞增多。新辅助化疗使已存在有全身亚临床转移灶得以控制，防止术后肿瘤细胞的增殖及耐药细胞的产生，提高患者的生存率。在迄今发表的临床试验结果中，虽然从患者总的生存率看，术前化疗组未见优于术后化疗组，但在术前化疗组中，原发肿瘤对化疗反应好的（CR、PR）及淋巴结转为阴性的生存率有明显的提高。最著名的是美国乳腺癌大肠癌外科辅助治疗计划（NSABP）B-18实验结果显示，使用多柔比星加环磷酰胺方案做术前化疗4周期，肿瘤临床缓解率达79%，其中CR为36%，PR为43%，达CR患者的5年无病生存率为76%，达PR的患者则为64%。新辅助化疗的疗效直接影响患者的预后。

（邓永春）

第八节　乳腺癌的靶向治疗

目前乳腺癌常用综合治疗手段已经取得了很大的进步，从而使患者获得较高的生存率。然而，术后复发、远处转移以及转移性乳腺癌不可治愈的问题仍然是一大难题。随着分子生物学等相关技术的迅猛发展和人类对乳腺癌发病机制认识的不断深入，乳腺癌的分子靶向治疗取得了令人瞩目的进展，是目前乳腺癌治疗研究较为活跃的领域，并有可能成为今后乳腺癌药物研究的重要方向。了解这一领域的研究动态、合理使用分子靶向药物，将提高乳腺癌的治疗效果。

乳腺癌分子靶向治疗是指针对乳腺癌发生、发展有关的癌基因及其相关表达产物进行的治疗，是继化疗和内分泌治疗后的又一种有效的内科治疗手段。这种治疗方法是在细胞分子水平上，针对已经明确的致癌位点来设计相应的治疗药物，分子靶向药物通过阻断肿瘤细胞或相关细胞的信号转导，来控制细胞基因表达的改变，从而抑制或杀死肿瘤细胞。药物进入体内以后只会特异性地选择与这些致癌位点相结合并发生作用，最大限度地杀伤肿瘤细胞，而对正常细胞损伤很小，所以分子靶向治疗又被称为“生物导弹”。

一、乳腺癌的分子分型与个体化治疗策略

目前，临床上以雌激素受体（ER）、孕激素受体（PR）、HER-2 以及 Ki-67 将乳腺癌分成 4 种亚型，不同亚型的乳腺癌应采取不同的治疗策略。

1. 管腔 A 型

管腔 A 型 ER 阳性、PR＞20％、Ki-67＜14％。该类型乳腺癌一般发展相对缓慢，对内分泌治疗敏感，除了淋巴结转移数目≥4 个、核分级Ⅲ级、21 基因或 70 基因检测评分高等高危险因素的患者需要化疗以外，一般建议可单用内分泌药物治疗。

2. 管腔 B 型

管腔 B 型分为两种：一种是 ER 阳性，PR≤20％，HER-2 阴性，Ki-67≥14％，建议给予内分泌治疗±化疗；另一种是 ER 和（或）PR 阳性，HER-2 阳性，无论 Ki67 的值是多少，一般应考虑化疗＋抗 HER-2 治疗＋内分泌治疗，目前尚无资料显示这类患者可免于化疗。

3. *HER-2* 过表达型

这一类型乳腺癌的特点是 ER 和 PR 阴性，HER-2 阳性。除了对非常低危（如 pT_{1a} 和淋巴结阴性）的患者可考虑不用辅助治疗以外，一般应采用化疗＋抗 HER-2 治疗。

4. 三阴性乳腺癌

三阴性乳腺癌（TNBC）是指 ER、PR 和 HER-2 均阴性的一类乳腺癌，由于 ER 和 PR 阴性，不能进行内分泌治疗，又因 HER-2 阴性，抗 HER 治疗无效，因此，主要治疗手段是化疗。

二、*HER-2*基因与乳腺癌靶向治疗

1. HER-2 的生物学特性

人类表皮生长因子受体家族是由 4 个独立而结构相似的酪氨酸激酶受体组成，分别是 EGFR/HER-1/ErbB-1、HER-2/ErbB-2、HER-3/ErbB-3、HER-4/ErbB-4。HER-2 基因定位于人染色体 17q21，编码分子量为 185KDa 的跨膜糖蛋白 p185。HER-2 单体基本无活性，必须形成二聚体才能产生活化信号，是表皮生长因子受体家族中表达最为广泛的受体。HER-2 由细胞外区（ECD）、跨膜区和细胞内区（ICD）3 部分组成，HER-2 的 ECD 包括 4 个亚结构域，亚结构域Ⅰ和Ⅲ是配体结合域，介导受体配体结合；亚结构域Ⅱ和Ⅳ，富含半胱氨酸，在形成受体二聚体过程中起着重要作用。

目前尚未发现与 HER-2 直接结合的配体，但是由于 HER-2 的 ECD 结构的特殊性，子域Ⅰ和Ⅲ紧密结合在一起，导致子域Ⅱ和Ⅳ之间形成外展二聚化环构象，便于形成同源二聚体或与活化的其他 EGFR 形成异源二聚体。HER-2 是表皮生长因子受体家族的成员之一，当其生理性配体与其结合，受体会形成同源或者异源二聚体，并自身磷酸化激活下游通路。HER-2 的下游通路中，MAPK 和 PI3K/AKT 通路与肿瘤密切相关。MAPK 通路主要调控细胞的增殖和分化，而 PI3K/AKT 通路则调控细胞的生存和凋亡。

2. HER-2 基因与肿瘤的发生及发展

HER-2 基因扩增与增加细胞分化、迁移、肿瘤侵袭、局部及远处转移、加快血管发生和减少细胞凋亡密切相关。目前研究的较为清楚的 HER-2 胞内信号途径主要有 2 条，分别为丝裂原活化蛋白激酶（MAPK）、磷酸酰肌醇-3 激酶-蛋白激酶 B（PI3K/PKB）。

一般认为，HER-2 的 ECD 与配体结合后，引发受体变构，导致其与相同的或其他 EGFR 家族成员形成同、异二聚体，随后受配体被内吞并激活蛋白酪氨酸激酶（PTK），可使细胞膜内侧的 PTK 活性显著增加。其 ICD 具有 PTK 活性，受配体内吞后，受体分子酪氨酸残基互相催化发生自身磷酸化，进而引发级联反应，信号转导经细胞膜和细胞间质、细胞核，激活基因，最终使核内早期反应基因如原癌基因 *fos* 和 *jun* 等转录水平增加，促进有丝分裂等，从而能够促进肿瘤形成、进展。HER-2 还可通过抑制乳腺癌腺泡细胞极化阻止细胞凋亡。

3. HER-2 在乳腺癌中的表达

HER-2 基因主要在人体的胚胎发育时期表达，参与多种组织器官的生长发育。HER-2 在多种组织中均有表达，在成人正常组织中表达水平较低，主要表达在乳腺、胃肠道、呼吸道和泌尿生殖道上皮，生理情况下调控着组织内的细胞的增殖和分化，而异常激活后则会导致肿瘤生长、复发和转移。在许多上皮性肿瘤如乳腺癌中，HER-2 基因异常扩增，其 DNA 或 mRNA 拷贝数明显增加。过度表达的 HER-2 蛋白通过在细胞表面聚合而自身活化，而不依赖配体的活化。激活后的 HER-2 蛋白通过不同的信号传导途径及诱导 TNF-α 抗性等方法，最终导致细胞恶性转化。在原发性乳腺癌患者中，约有 30%的患者出现人表皮生长因子受体 2（HER-2）过表达或者其基因扩增。*HER-2* 过表达是一个不良的预后因素，出现 HER-2 过表达的乳腺癌患者其治疗难度大，预后差。近年来，针对 HER-2 阳性乳腺癌分子靶向治疗取得了较大的进展，现在已经成了治疗乳腺癌的一种重要手段。

4. HER-2 检测方法及阳性的定义

（1）检测方法　推荐免疫组织化学（IHC）法与原位杂交（ISH）法相结合的检测策略。应用IHC检测HER-2受体蛋白的表达水平，应用ISH检测HER-2基因扩增水平。ISH包括荧光ISH（FISH）和亮视野ISH。常用的亮视野ISH方法有显色ISH（CISH）和银增强ISH（SISH）。

（2）HER-2阳性的定义　HER-2阳性的定义为免疫组化（IHC）3＋或原位杂交（ISH）阳性。乳腺癌标本一般可先经IHC检测，IHC 3＋为HER-2阳性，IHC 0和1＋为HER-2阴性。IHC 2-1-为HER-2不确定病例，需进一步应用ISH的方法进行HER-2基因扩增状态检测，也可以选取不同的组织块重新检测或送条件更好的实验室进行检测。

三、乳腺癌靶向药物的其他靶点和作用机制

1. 针对EGFR的靶向药物

临床研究显示，EGFR（HER-1/ErbB-1）在许多上皮来源的肿瘤细胞，如乳腺癌细胞、非小细胞性肺癌细胞和结肠癌细胞中都存在过表达，提示EGFR可作为抗肿瘤治疗的有效靶点。靶向EGFR的治疗即针对HER-1的治疗。主要有两类药物：一种是针对EGFR胞内部分的小分子酪氨酸激酶抑制药；另一种是针对EGFR胞外部分的单克隆抗体。

2. 针对肿瘤血管生成的靶向药物

肿瘤生长到直径1～2mm时将通过分泌血管内皮生长因子（VEGF），与静脉血管内皮细胞上的VEGF受体（VEGFR）结合，促进新生血管生成，从而获得足够的养分。VEGF在乳腺癌的发生、发展及预后方面起重要作用。血管生成抑制药的作用途径有4种：直接抑制内皮细胞的功能；阻断内皮细胞降解周围基质的能力；阻断血管生成因子的合成和释放，拮抗其作用；阻断内皮细胞表面整合素的作用。

3. mTOR抑制药

磷脂酰肌醇3激酶/蛋白激酶B/哺乳动物雷帕霉素靶蛋白（PI3K/PKB/mTOR）作为细胞内重要的信号通路参与细胞增殖生长的调控，与肿瘤的形成发展密切相关。具有酪氨酸激酶活性的跨膜受体如胰岛素样生长受体、成纤维细胞生长因子受体及内皮生长因子受体等PI3K/PKB/mTOR通路的上游分子，这些受体的激活可以磷酸化PI3K和PKB，激活PI3K/PKB信号通路下游分子，促进细胞增殖。mTOR是PI3K/PKB信号通路下游的重要靶分子，是一种重要的丝氨酸/苏氨酸蛋白激酶，其可以磷酸化并激活真核转录起始因子结合蛋白（4E-BP1），此外该激酶还可以通过正反馈磷酸化PKB，进一步增强PI3K/PKB/mTOR通路的活性。

4. 针对以细胞周期依赖性激酶为靶点的药物

细胞周期素（Cyclins）与细胞周期激酶（CDK）的有序结合与分离对细胞周期的调控具有重要作用。有研究发现，人类乳腺癌的发生，常伴有细胞周期素D1（CycinD1）基因的高表达，乳腺细胞的规律性增殖和生长，受周期依赖性激酶的活化和灭活的影响，故针对cyclin D1进行的干预研究，是乳腺癌靶向治疗的重点之一。

5. 法尼基转移酶抑制药（FTIs）

Ras蛋白在肿瘤细胞的增殖中起重要作用。已有研究表明乳腺癌中ras信号传导通路的

功能异常。法尼基转移酶抑制药是一组针对 ras 家族及其下游信号传导途径的药物。其作用于 Ras 蛋白，阻断法尼基转移酶参与 Ras 蛋白的法尼基化，从而阻断 Ras 蛋白介导的信号转导作用，抑制肿瘤细胞增殖、生长。目前进入研究阶段的 FTIs 主要有 Lonafamib 与 Topifamib。

6. Bcl-2 抑制药

Bcl-2 是一种重要的凋亡抑制物，它在肿瘤中过度表达，并可能使肿瘤细胞对细胞毒药物产生耐药性。$G_3$139 是一种反义寡核苷酸，可以与 Bcl-2mRNA 结合，下调 Bcl-2 蛋白水平，从而达到调节肿瘤细胞凋亡的作用。

7. COX-2 抑制药

环氧化酶 f2（COX-2）是前列腺素（PG）合成过程中的重要酶。COX-2 异常表达导致 PG 合成增加，进而刺激细胞增殖及介导免疫抑制；COX-2 介导突变诱导剂的产生；参与肿瘤血管的形成；提高肿瘤的侵袭性和抑制凋亡。在乳腺癌中可测到 COX-2 的高表达，且 COX-2 高表达可能与 HER-2/neu 过度表达有关。塞来昔布是一种选择性 COX-2 抑制药。研究表明，COX-2 抑制药可能用于乳腺癌的化学预防和辅助治疗。另外，COX-2 抑制药与化疗药物及曲妥珠单抗联合治疗 HER-2/neu 阳性的乳腺癌可能会产生更好的疗效。

8. PKC-α 抑制药

PKC 是一类磷脂依赖的丝氨酸/苏氨酸酶。PKC-α 是 PKC 家族的一员，与肿瘤的侵袭性有关，并可调节细胞对细胞毒性药物的敏感性，在乳腺癌细胞系 MCF-7 中过度表达可引起细胞增殖及促进无胸腺小鼠移植后的肿瘤发生。PKC-α 仅与肿瘤的侵袭性有关，并可调剂细胞对细胞毒性药物的敏感性。有报道乳腺癌患者 PKC-α 表达上升。

LY900003 是一个有 20 个碱基的反义寡核苷酸，可与 PKC-amRNA 的 3’端非翻译区特异性结合，阻断 mRNA 的翻译过程，抑制 PKC-α 蛋白的合成。

9. 胰岛素样生长因子-1（IGF-1）及其受体

IGF 家族包括生长因子（IGF-1 和 IGF-2)、细胞表面受体（IGF-1R 和 IGF-2R)、IGF 结合蛋白（IGFBPs）以及 IGFBP 相关蛋白。IGFs 是多种细胞的有丝分裂原，能刺激细胞的 DNA 合成，促进细胞从细胞周期的 G_1 期进入 S 期，同时它们还能通过阻止细胞凋亡过程来促进细胞的繁殖和增生。乳腺癌患者血清 IGF-1 的水平比正常对照高。血清 IGF-1 水平与绝经前女性发生乳腺癌的概率呈正相关，但与绝经后女性乳腺癌发生无相关性。在乳腺癌中，雌激素对 IGF-1R 有正相调控作用，而且 ER 状态和 IGF-1R 状态呈正相关，两者常共同表达。提示雌激素可调节 IGF-1 和 IGF-1R 的表达，从而影响 IGF-1 信号传导；而 IGF-1 与 IGF-1R 结合后又反过来通过影响细胞内的蛋白合成翻译过程而影响 ER 的表达，从而影响雌激素的作用。这为治疗乳腺癌提供了很多特异性靶向的机会，包括降低 IGF 配体和使之失效；下调和拮抗 IGF-1R，包括内源性 IGFBPs 的应用、中和配体以及封闭受体活性的措施（显性负向 IGF-1R、反义 IGF-1R、IGF-1R 抗体以及 IGF-1R 酪氨酸激酶抑制药)。

10. 多靶点抑制药

血小板衍生生长因子受体（PDGFR)、VEGFR 和 C2Kit 蛋白在乳腺癌发生发展中起重要的作用。Sunitinib 是一种多靶点的小分子酪氨酸激酶抑制药，可以靶向作用于 PDGFR、VEGFR、C2Kit 蛋白和 FIt3 蛋白，而发挥抑制肿瘤细胞生长、促进凋亡和抗肿瘤血管生成作用。

四、PD-1/PD-L_1 免疫疗法

PD-1/PD-L_1 免疫疗法是当前备受瞩目的新一类抗癌免疫疗法，旨在利用人体自身的免疫系统抵御癌症，通过阻断 PD-1/PD-L_1 信号通路使癌细胞死亡，具有治疗多种类型肿瘤的潜力。

1. 三阴乳腺癌（TNBC）

特指雌激素受体（ER）、孕激素受体（PR）及人表皮生长因子受体 2（HER-2）三者均为阴性表达的乳腺癌，预后极差，5 年生存率不到 15%。三阴乳腺癌（TNBC）对激素疗法和 HER-2 靶向疗法均无效，临床治疗上主要依靠化疗。

2. PD-1 受体及其配体

T 细胞活化需要两个信号，第 1 信号来自 T 细胞抗原受体（TCR）与抗原肽-MHC 复合物的结合，为抗原特异性的；第 2 信号即协同刺激信号，由 T 细胞上黏附分子的受体与抗原提呈细胞（APC）上相应的配体结合，为抗原非特异性的。第 2 信号在 T 细胞活化中具有重要的作用，若无协同刺激分子提供第 2 信号，T 细胞识别抗原后将处于无应答状态或凋亡。CD28/CTLA-4 与其配体 B7-1、B7-2 的结合为 T 细胞活化所必需的协同刺激通路，参与机体抗原特异性体液免疫和细胞免疫。最近又发现，CD28-B7 家族的新成员，包括：ICOS 及其配体 B7RP-1 以及 PD-1 及其配体 PD-L_1 和 PD-L_2。CD28 和 ICOS 可传递协同刺激（阳性）信号；而 CTLA-4 和 PD-1 则传递抑制性（阴性）信号。T 细胞活化的阳性和阴性信号之间的平衡，对机体抵抗外来抗原的入侵，防止自身免疫反应的发生起着关键作用。PD-1/PD-L 是最近在抑制性协同刺激通路方面的新进展。

（1）PD-1 及其配体的结构和表达　PD-1 是 55KD 的跨膜蛋白，与 CD28、ICOS 和细胞毒性 T 淋巴细胞（CTL）相关抗原 4（CTLA-4）同属免疫球蛋白超家族成员。其胞外区只有 1 个 IgV 样区，与 CTLA-4 有 23%的同源性，但无结合 B7-1/B7-2 必需的 MYPPPY 基序；胞质区有 2 个酪氨酸残基，尾部有 1 个 ITIM，而无 YXXM 基序。其他 CD28 家族中的成员以二硫键连接的同源二聚体形式而存在，而 PD-1 则以单体形式存在。与 CD28、CT-LA-4 的局限性表达（主要在 T 细胞）不同，PD-1 可表达于活化的 T 细胞、B 细胞和骨髓细胞以及 $CD4^+$、$CD8^+$ 胸腺细胞。PD-1 有两个配体，PD-L_1（B7-Hl）和 PD-L_2（B7-DC），均为 B7 家族中的新成员，胞外都有 1 个 IgV 样区和 1 个 IgC 样区。PD-L_1 含有 290 个氨基酸，其胞外区与 B7-1、B7-2 分别有 20%和 15%的同源性，胞质区变化多样，但二级结构同 B7-1、B7-2 非常相似。在基因水平上 PD-L_2 与 PD-L_1 有 37.4%的同源性。PD-L_1 和 PD-L_2 的表达与调节不同。

PD-L_1 mRNA 在非淋巴组织（如胎盘、心、肺和骨骼肌）中含量丰富，但除巨噬样细胞和胎盘滋养层外，PD-L_1 蛋白在正常组织中几乎检测不到。在 APC、T 细胞和内皮细胞上经诱导可表达 PD-L_1，而且多种人类的肿瘤中富含 PD-L_1。相反，PD-L_2 仅在树突状细胞（DC）和单核细胞上表达。用 IFN-γ 处理 DC 和单核细胞后，PD-L_1 和 PD-L_2 的表达均上调。但是，实际上 PD-L_1 和 PD-L_2 分别受 Th1 和 Th2 型细胞的调节。在巨噬细胞上，Th1 细胞分泌的 IFN-γ 可经转录因子 STAT1 上调 PD-L_1 的表达；而 IFN-γ 需经 IL-4 才能诱导 PD-L_2 表达，STAT6 参与了 IL-4 下游的信号传导，提示 PD-L_2 的表达受 Th2 细胞的调节。

(2) PD-1/PD-L 的生物学作用　PD-1 是免疫抑制性受体，与其配体 $PD-L_1$、$PD-L_2$ 相互作用传递抑制性信号，在免疫应答中发挥负向调控作用。PD-1 与 $PD-L_1/PD-L_2$ 的结合，可抑制 TCR 介导的淋巴细胞增殖和细胞因子（IL-2、IFN-γ 及 IL-10）产生，导致细胞周期停滞，但不增加细胞死亡，分别阻断 DC 上 $PD-L_1$、$PD-L_2$ 的表达，可导致 T 细胞增殖和细胞因子（IFN-γ 和 IL-10）产生增加，且同时阻断二者表现的作用相加，表明 $PD-L_1$ 和 $PD-L_2$ 的功能是抑制 T 细胞活化。PD-1 也可参与 B 细胞应答的负调节。PD-1-/-小鼠可出现脾肿大、B 细胞增殖、血清 Ig 增加以及多种自身免疫症状，提示 PD-1 信号传导的作用是抑制 B 细胞增殖、分化、Ig 类型转换，在建立和（或）维持外周自身耐受中起重要作用。PD-1 抑制 BCR 介导的信号转导的分子机制是：PD-1 通过其所含 SH2 区的酪氨酸磷酸酶 2（SHP-2），使 BCR 信号转导的重要信号换能器去磷酸化，从而抑制效应分子的酪氨酸磷酸化，包括 Igβ、Syk、PLC-γ2 及 ERK1/2。该抑制作用不需要 ITIMN-末端的酪氨酸，而需要 C-末端的其他酪氨酸残基。PD-1 在抑制 TCR 介导的 T 细胞活化的同时，可减弱 ICOS、IL-4 和 IL-21 的作用，但不影响 CD28、IL-7 和 IL-15 的效应。然而 PD-1 信号传导能够抑制亚理想水平的 CD28 介导的协同刺激作用。

在某些情况下，PD-1/PD-L 通路可能是第 2 位的或后备的，只有当 CD28-B7 协同刺激通路缺乏或处于亚理想水平时，该通路才能发挥调节 T 细胞应答的作用。在其他情况下，该通路对 T 细胞活化或分化起核心作用，这可能有赖于正在进行的免疫应答的特定阶段。APC 上抑制性 $PD-L_1/PD-L_2$ 和协同刺激 B7-1/B7-2 信号的相对水平，可能影响 T 细胞活化的程度，决定产生耐受还是自身免疫。$PD-L_1$ 在非淋巴组织上的表达，提示 PD-1/PD-L 可能是通过抑制自身反应性 T 细胞、B 细胞和效应 T 细胞而诱导免疫耐受及调节局部的炎症反应。尽管 PD-1 缺陷小鼠也发生一些胸腺选择（β 选择和阳性选择）的变化，PD-1 似乎在外周耐受（而非中枢耐受）中起着更为重要的作用。PD-1/PD-L 的某些作用依赖于抗原的浓度。抗原浓度较低时，$PD-L_2$ 与 PD-1 的结合可抑制 CD28-B7 协同刺激信号的强大作用；抗原浓度较高时，$PD-L_2$ 与 PD-1 的结合则减少细胞因子的产生，但不抑制 T 细胞增殖。IL-2 水平在决定 PD-1 作用的结果中是关键的。用抗可溶性 CD28 单抗刺激 $CD4^+$ 和 $CD8^+$ T 细胞，能够通过增加 IL-2 的产生拮抗 PD-1 介导的抑制作用。$CD8^+$ T 细胞可能对 PD-1/PD-L 的调节更敏感，因为其本身不能产生明显水平的 IL-2。在理想的刺激下，PD-1/PD-L 能遏止 ICOS 的协同刺激作用，ICOS 的协同刺激只产生低水平的 IL-2，提示该通路对 PD-1 介导的抑制敏感性更高。外源性 IL-2、IL-7、IL-15 能拮抗 PD-1 的抑制作用，IL-7、IL-15 可能通过增加高亲和力 IL-2R 的表达而提高 T 细胞对 IL-2 的反应性发挥作用。$PD-L_1$ 和 $PD-L_2$ 也能刺激 T 细胞活化。$PD-L_1$ 可增加 IL-10、IFN-γ 和 GM-CSF 的产生，但对 IL-2、IL-4 无作用。$PD-L_2$ 能有力地刺激 T 细胞产生 IFN-γ，但对 IL-10 和 IL-4 没有影响。$PD-L_1$ 可优先刺激 IL-10 产生，进一步诱导活化 T 细胞凋亡，提示其在 T 细胞协同刺激和凋亡中起双向信号传递作用。尽管 IL-2 产生量少，但却为 $PD-L_1$ 协同刺激作用所必需。$PD-L_1$ 还可优先协同刺激 $CD4^+$ T 细胞，增强其对异体抗原的混合淋巴细胞反应，且不依赖 CD28 的参与。这些研究结果提示，可能存在 PD-1 以外的其他受体。最近发现，失去 PD-1 结合能力的 $PD-L_1$ 和 $PD-L_2$ 突变体，仍具有刺激正常小鼠和 PD-1 缺陷小鼠 T 细胞增殖和产生细胞因子的能力，为另一个协同刺激受体的存在提供了直接证据。

(3) PD-1/PD-L 与疾病　随着 PD-1 缺陷小鼠模型的建立，对 PD-1/PD-L 在自身免疫病中的作用已变得更加明了。PD-1 缺陷的 C57BL/6 小鼠可出现狼疮样肾小球肾炎及关节炎，而在BALB/C小鼠中，PD-1的缺陷可导致自身免疫性扩张型心肌病，提示PD-1/PD-L能提供独特的阴性信号防止自身免疫病的发生。在原发性干燥综合征的涎腺组织中，发现PD-1和CTLA-4的表达增加，提示两者参与了涎腺炎的炎症过程。类风湿关节炎患者抗PD-L_1自身抗体的阳性率高于正常人，活化的$CD4^+$、$CD8^+$、$CD45R0^+$ T细胞表面PD-L_1呈高水平表达，抗PD-L_1自身抗体在体外能够协同刺激$CD4^+$ T细胞增殖，该自身抗体可能是通过诱导异常的T细胞应答而促进类风湿关节炎进展。在系统性红斑狼疮的1个易感位点（SLEB2）的凋亡基因（PDCD1，也称PD-1）中发现，单链核苷酸的多态性与欧洲人和墨西哥人系统性红斑狼疮的发病有关。PD-1/PD-L也参与了抑制移植排斥反应。

多数正常组织和移植心脏中，PD-1、PD-L_1和PD-L_2的表达甚微，但在心脏异体移植排斥过程中，体内移植物可诱导全部上述3种分子。混合皮肤移植能够延迟移植排斥反应的发生，其中自体角蛋白细胞上表达的PD-L_1，可通过激活T细胞分泌IL-10而诱导局部对皮肤移植物的耐受。许多人类肿瘤均表达PD-L_1，肿瘤相关PD-L_1可增加抗原特异性T细胞的凋亡。转基因表达PD-L_1的P815肿瘤细胞，体外对CTL的溶细胞作用不敏感，而且肿瘤在体内的致瘤和侵袭能力明显增强。部分取自血液单核细胞的髓样DC上可表达PD-L_1，肿瘤微环境中髓样DC上PD-L_1表达的上调可抑制T细胞的免疫应答，这些研究揭示了肿瘤逃避宿主免疫的新机制。人类胎盘可通过积极和消极的机制，逃避母体免疫系统的排斥。足月胎盘中富含PD-L_1，由合胞体滋养层和绒毛外细胞滋养层所表达，两者均与母体的血液和组织直接接触，PD-L_1的这种定位有利于保护胎儿细胞对抗活化的母体白细胞的攻击。HIV感染者的APC上PD-L_1的表达增加，能诱导产生大量的IL-10（免疫抑制性细胞因子），并与$CD4^+$细胞的数目呈负相关，可解释HIV感染后出现的T细胞无应答和防御免疫的丧失，而且PD-L_1合成和表达的调节失控的程度与疾病的严重性相关。

五、HER-2与乳腺癌的关系

*HER-2*是一种跨细胞膜的人体表皮生长因子受体的原癌基因，又称为*C-erbB-2*或*HER-2/neu*，是人类表皮生长因子受体（EGFR）家族的第2个成员，该家族中的受体均位于细胞膜上，在许多组织中都能发现。HER-2在EGFR家族中发挥关键作用，它与其他表皮生长因子受体一起，通过复杂的信号网络调节细胞生长、分化。*HER-2/neu*基因最初是在乙基亚硝脲引起的大鼠神经母细胞瘤株中发现的，后来许多学者研究证实，该基因与乳腺癌、卵巢癌、肺癌、胃癌、结肠癌、泌尿系统肿瘤等多种恶性肿瘤的发生有密切关系。它在胎盘、胚胎上皮组织及许多肿瘤细胞中呈高表达，而在正常组织中为阴性或微量表达。现有的研究表明，*HER-2/neu*（*C-erbB-2*）基因为乳腺癌的主要致病相关基因，其产物在20%～30%的乳腺癌患者中有过表达现象，*HER-2*过表达患者提示预后不良，并对细胞毒性化学治疗药产生抵抗以及对内分泌治疗药物他莫昔芬（TAM）不敏感。2012年有两项曲妥珠单抗辅助治疗临床研究公布了8年随访数据，显示靶向治疗有长期效益。

（一）HER-2的结构与功能

*HER-2/neu*基因（*HER-2*或*C-erbB-2*基因），是1985年确认的*V-erbB-2*相关的原癌基因，定位于人第17对染色体长臂21位（17q21），mRNA约4.8kb，编码由1255个氨基酸残基组成、为185kb的跨膜糖蛋白，其产物命名为P185HER-2，通常简称为P185蛋白，

HER-2 蛋白或受体。*HER-2/neu* 基因最初是在乙基亚硝脲引起的大鼠神经母细胞瘤株中发现的，后来许多学者研究证实，该基因与乳腺癌、卵巢癌、肺癌、胃癌、结肠癌、泌尿系统肿瘤等多种恶性肿瘤的发生有密切关系，其产物在 20%～30%的乳腺癌患者中有过表达现象。

HER-2 蛋白与表皮生长因子受体（EGFR、erbB-1、HER-1）、erbB-3（HER-3）、erbB-4（HER-4）等同属于Ⅰ型酪氨酸激酶受体（TITK，RTK）超家族，通常称为 HER 家族，HER 受体位于细胞膜上。HER-2 蛋白的结构与 EGFR 极其类似，其胞质区的 260 个氨基酸残基（727～986）与 EGFR 的 TK 区有 95%以上的同源性，故可以认为它是一个被激活的生长因子受体。HER-2 蛋白与 EGFR 一样均为跨膜的酪氨酸激酶受体，含有 3 个功能域：一个细胞外配体结合区（1～653 残基），一个亲脂性的跨膜部分（654～675 残基），一个具有酪氨酸激酶活性的胞质内区域（676～1255 残基）。HER-2 可与 TITK 超家族的其他成员之间形成异二聚体，当配体与细胞表面的异二聚体受体复合物包括 HER-2 蛋白结合后，导致细胞内酪氨酸激酶的蛋白活化，发生酪氨酸自身的磷酸化，进而引发瀑布式的连锁反应，信号传导经细胞膜和细胞间质至细胞核，激活 ras/raf/MAPK 和多种转录因子，如 C-fos、C-Jun、C-myc 等，促使细胞生长分化或肿瘤性转化。*HER-2/neu* 原癌基因在正常情况下不会引起肿瘤，相反地还具有重要生理功能，它与其他表皮生长因子受体一起，通过复杂的信号网络调节细胞的生长和分化，在细胞进行生命活动中必不可少。

（二）HER-2 与乳腺癌的发生与发展及预后

HER 家族调节正常乳腺的生长和发育，而 HER-2 的过度表达与乳腺癌的发生与发展有关。*HER-2* 基因扩增是引起 HER-2 蛋白增加的最常见机制，可导致肿瘤细胞的形成。HER-2 诱导肿瘤发生的基本要素为 *HER-2/neu* 基因的扩增，在一个上皮细胞内产生多于正常的两个基因拷贝，导致 *HER-2/neu* 基因转录增加，引起 HER-2mRNA 水平升高，同时 HER-2 蛋白合成增加，在细胞表面过度表达。HER-2 过表达的致瘤作用被认为与以下几个因素相关：一是诱导细胞对肿瘤坏死因子 α（TNF-α）产生耐受；二是可激活多种信号传导通路，引起基因活化，最终导致细胞增殖；三是因为细胞膜表面 HER-2 蛋白含量增多，HER-2 杂合二聚体数量增多，作用时间延长，导致信号传导（如有丝分裂原活化的蛋白激酶路径）增加，最终导致肿瘤生长。据专家分析在一项 189 名乳腺癌的研究中首次报道了原癌基因 HER-2 的扩增，并指出因该基因多拷贝的性质而导致肿瘤易复发和临床预后较差。现有研究已表明 HER-2 过表达可作为乳腺癌多变量分析中的一个独立的风险预后指标。HER-2 在 20%～30%的乳腺癌细胞中过度表达，*HER-2* 基因过度表达的乳腺癌生长迅速、侵袭性强、局部复发的危险性高、容易出现腋窝淋巴结转移和远处转移、化学治疗缓解期短、无病生存期（DFS）和总生存时间（OS）缩短。从临床资料分析得知，腋窝淋巴结阴性的“低危”乳腺癌患者手术后，HER-2 过表达的 10 年生存率明显低于 HER-2 正常组，腋窝淋巴结阳性者的预后则更差。复发转移性乳腺癌，HER-2 过表达者的中位生存期仅 3 年，而 HER-2 阴性的中位生存期却达 6～7 年。

（三）HER-2 状态与乳腺癌的治疗

1. HER-2 状态与乳腺癌的化学治疗

多数化学治疗药物通过信号调节和控制细胞周期而抑制肿瘤细胞，而 HER-2 过表达可使细胞过度增殖，细胞更快地从化学治疗药物的细胞毒作用中恢复，从而更容易耐药。在283例新辅助化学治疗与辅助化学治疗的对比试验中，证实HER-2与化学治疗缓解显著相关。HER-2过表达的患者缓解率低。在HER-2过表达的辅助化学治疗组无病生存期最差（$P<0.05$），HER-2阴性新辅助化学治疗组无病生存期显著优于其他组（$P<0.05$）。

研究结果表明，HER-2过表达的肿瘤患者可能对烷化剂耐药。有学者曾对306名患者进行以CMFP方案（环磷酰胺＋甲氨蝶呤＋氟尿嘧啶＋泼尼松）作为术后辅助化学治疗方案的随机研究，结果显示，HER-2阴性的患者术后经CMFP方案化学治疗后无病生存期较术后未行化学治疗的患者明显延长，而HER-2阳性者的无病生存期在化学治疗组与非化学治疗组之间无显著差别，提示*HER-2/neu*扩增或过度表达的乳腺癌患者对化学治疗药物环磷酰胺、甲氨蝶呤、氟尿嘧啶和泼尼松的反应性降低。有学者曾对一组乳腺癌患者应用CMF（环磷酰胺＋甲氨蝶呤＋氟尿嘧啶）辅助化学治疗，HER-2过表达者复发危险比率（HR）为0.77，正常表达者复发危险比率为0.57，说明HER-2过表达者复发转移率较正常表达者明显增加。在80例转移性乳腺癌中发现38.8%的患者HER-2血清水平增高，其中高表达者对一线化学治疗药物的有效率仅为29%，而HER-2表达正常者为59%（$P<0.01$），两者有显著性差异。复发转移后的中位生存期，HER-2正常表达者为12个月，HER-2过表达者为6个月（$P<0.01$）。此后还有多项研究证实，HER-2阳性的乳腺癌患者对CMF方案耐药，但也有研究显示肿瘤对CMF的化学治疗敏感性与HER-2表达水平不相关。

HER-2表达状态可能使肿瘤对蒽环类药物的反应与对烷化剂药物的反应不同。众多的实验证实含蒽环类药物的辅助化学治疗优于烷化剂（CMF等），对于HER-2过表达者优越性更明显。有学者从CALGB8541研究结果中分析了HER-2表达和含有多柔比星的辅助化学治疗疗效的关系，结果显示，HER-2阳性的患者在三种不同剂量的CAF（环磷酰胺＋多柔比星＋氟尿嘧啶）方案治疗后无病生存期和总生存时间有显著差异，而HER-2阴性的患者之间无剂量反应的差异，提示*HER-2*过表达者可从高剂量蒽环类化学治疗药物中受益。NSABP B-11试验也证实蒽环类药物使*HER-2*过表达的患者达到了与HER-2阴性者相似的较长生存期，提示HER-2过表达可能是对最佳剂量的蒽环类药物辅助化学治疗敏感的标志物。

紫杉类药物目前已被广泛应用于复发转移性乳腺癌的解救和术后辅助治疗，但HER-2状态对能否预测肿瘤对紫杉类药物的反应性目前尚无定论。多数研究认为*HER-2*过表达，乳腺癌细胞是对紫杉类药物耐药增加。有学者在单药多西他赛进行新辅助化学治疗中发现，实现聚合酶链反应（PCR）的患者中大多为HER-2阴性肿瘤。而也有学者用HER-2抑制剂消除卵巢癌SK-OV3细胞是*HER-2*过表达后，得出紫杉醇耐药增加70倍的完全相反的结论。Memorial Sloan Kettering肿瘤中心的一项临床研究则表明，HER-2阳性的乳腺癌患者对紫杉醇化学治疗的反应性（65%）明显高出HER-2阴性的患者（36%）。临床研究方面，vanPoznak对几组应用多西他赛、紫杉醇治疗转移性乳腺癌的回顾性分析显示，HER-2过表达并不能预测肿瘤细胞对紫杉类药物的敏感性；在体外HER-2转染的乳腺癌和卵巢癌细胞系研究中，不能得出HER-2过表达与紫杉醇耐药相关的结论。但紫杉醇联合可以干扰HER-2功能的其他制剂用于治疗HER-2阳性的肿瘤在动物模型和临床试验中均已得到肯定的结果。

2. HER-2 状态与乳腺癌的内分泌治疗

多项临床研究显示，HER-2 阳性的乳腺癌患者不仅对他莫昔芬（TAM）不敏感，甚至HER-2 阳性患者接受他莫昔芬治疗较未接受治疗的患者预后更差。用回顾调查的方法研究TAM 在 HER-2 过表达、无淋巴结转移的乳腺癌的辅助治疗疗效。免疫组化方法检测到HER-2 过表达占 29.7%（42/145），HER-2 表达与肿瘤大小成正比，与雌激素受体（ER）状态成反比。ER（+）、HER-2 阴性的患者接受 TAM 辅助治疗后 DFS 和 OS 明显延长，而 ER（+）、HER-2 过表达者的 DFS 和 OS 无延长。据专家分析在开展的新辅助内分泌治疗研究结果表明，HER-2 过表达预示肿瘤患者对 TAM 部分原发耐药。有学者观察了 115例不能手术的原发雌激素受体（+）乳腺癌患者，接受以 TAM 或雷洛昔芬为主的新辅助内分泌治疗。用增殖抗原（Ki-67）检测内分泌治疗对肿瘤增殖活性的影响，结果 HER-2 阴性、ER（+）患者治疗前后 Ki-67 值降低了 71%，而 HER-2 过表达、ER（+）患者的Ki-67 值下降不明显。有学者采用 TAM 治疗手术后第一次复发转移的乳腺癌 241 例，结果显示总临床获益率（CR+PR+SD≥6 个月）、中位治疗疾病进展时间（TTP）HER-2 过表达组明显低于 HER-2 阴性组，排除了 ER 阴性对内分泌耐药的影响后，进一步分层分析也支持上述结论。由此可见，HER-2 过表达在 ER（+）的晚期乳腺癌中可作为内分泌治疗独立的靶标，预示应用内分泌治疗效果差。

有研究发现对两项甲地孕酮和 fadrozole 试验进行联合分析也得出相似结论。HER-2 过表达组对甲地孕酮的反应率仅为 20.3%～23%，而 HER-2 低表达组则为 40.9%～45%；TTP 分别为 3.0 个月和 5.9 个月；生存期分别为 17.1 个月和 29.0 个月，预示 HER-2 过表达的复发转移性乳腺癌对甲地孕酮可能存在耐药性。

HER-2 过表达的乳腺癌对芳香化酶的内分泌治疗却高度敏感。某学者组织的一项多中心Ⅲ期新辅助内分泌治疗的随机分组研究，300 例均为绝经后未接受任何治疗而不适合保乳术的术前病例分别采用来曲唑和 TAM 新辅助治疗，有效率分别为 88%和 21%，进一步分析来曲唑治疗组，HER-2 过表达、ER（+）组有效率为 88%，明显高于 HER-2 阴性、ER（+）的 54%，而 TAM 组中的结果却相反，HER-2 过表达、ER（+）组 21%明显低于HER-2 阴性、ER（+）组的 42%，由此说明 HER-2 过表达并不总是内分泌治疗的耐药标志，对于 TAM，它是耐药的指标，但对于芳香化酶抑制剂治疗，它可能是更为有效的标志。可能机制是，来曲唑通过抑制芳香化酶而显著降低雌激素水平，从而绕过 HER-2 阴性TAM 耐药途径。

综上所述，HER-2 阳性的乳腺癌对激素治疗可能存在耐药，其机制可能在于 *HER-2/neu* 基因具有持续激活酪氨酸激酶系统的功能，使原本激素敏感的乳腺癌细胞对雌激素作用不再敏感，最终导致细胞的雌激素受体 ER、孕激素受体 PR 水平下调。同时，HER-2 的过度表达还可导致激素受体的结构和功能出现某种缺陷，进一步抑制了乳腺癌细胞激素依赖生长的特性，因而不能对内分泌治疗产生良好反应。

3. HER-2 与乳腺癌的分子靶向治疗

（1）曲妥珠单抗　由于 HER-2/neu 蛋白位于细胞表面，易被抗体接近，故 HER-2 蛋白可作为抗肿瘤治疗的一个靶点。目前针对 HER-2 蛋白的靶向性治疗的最主要方法为单克隆抗体，曲妥珠单抗即是此类分子靶向治疗药物的代表。该药的活性成分为曲妥珠单抗，是一种人鼠嵌合型单克隆抗体，可选择性地作用于 HER-2 蛋白的细胞外结合部位，通过下调细胞表面的 HER-2 蛋白，抑制 HER-2 蛋白与 RTK 超家族其他成员形成杂合二聚体，从而减弱细胞生长信号的传递，介导对过度表达 HER-2 肿瘤细胞的抗体依赖性细胞介导的细胞毒作用（ADCC）等机制来抑制肿瘤生长。曲妥珠单抗能联合或序贯细胞毒药物的化学治疗，能明显改善 *HER-2* 过表达的乳腺癌患者的预后，目前已成为标准的化学治疗方案。

（2）帕妥珠单抗　帕妥珠单抗也是一种人源化的单克隆抗体，是一种通过干扰配体依赖性 HER-3 介导的信号来阻止 HER-2 和 HER-3 形成异二聚体。单独使用显示温和的抗肿瘤行为，联合曲妥珠单抗具有协同作用。CLEOPATRA 试验是一项对帕妥珠单抗联合曲妥珠单抗的临床疗效评价试验，是一项Ⅲ期随机临床试验。帕妥珠单抗与曲妥珠单抗联用可对 HER-2 进行“双靶点阻断”研究证明，联合使用曲妥珠单抗和帕妥珠单抗可明显改善 PFS 和病理学缓解率。

（3）曲妥珠单抗美登素（TDM-1）　TDM-1 成为 HER-2 阳性乳腺癌靶向治疗新秀。TDM-1 是一种将曲妥珠单抗与抗微管类细胞毒性化学治疗药通过共价键连接在一起的免疫交联剂。在Ⅰ、Ⅱ期临床研究中耐受性良好，有客观缓解率和 PFS 的显著改善。Ⅲ期研究结果显示，与拉帕替尼联合曲妥珠单抗或紫杉类或蒽环类化学治疗相比，TDM-1 单药使用时有更高的总生存率和更长的 PFS 期。但 TDM-1 是否可以成为首选的 HER-2 阳性转移性乳腺癌的一线治疗，仍需要进一步的临床研究结果证明。

（4）拉帕替尼　拉帕替尼是一种口服的小分子表皮生长因子酪氨酸激酶抑制剂，它可以同时抑制 EGFR 和 CerbB-2 的酪氨酸磷酸化、ERKI/2 磷酸化、PKB 磷酸化和周期素 D，从而抑制了肿瘤的生长。

Ⅰ期实验结果显示，lapatinib 对 HER-2 过表达的进展期乳腺癌有较高的有效率，与曲妥珠单抗无交叉耐药。Ⅱ期临床研究拉帕替尼治疗复发或难治性炎性乳腺癌和拉帕替尼一线治疗晚期或转移性乳腺癌的有效性。Ⅲ期随机临床 EGF100151 实验研究拉帕替尼联合卡培他滨治疗已用蒽环类、紫杉类及曲妥珠单抗但未用卡培他滨的 HER-2 过表达局部晚期或进展期乳腺癌疗效，结果显示治疗组中位疾病进展期、中位无病生存期均明显延长，治疗组较少出现脑转移。现在有两项全球多中心临床试验用于研究拉帕替尼对早起乳腺癌术后辅助治疗是否有效。TEACH 试验和 ALTTO 试验，计划入组 3000 例和 8000 例。随着试验数据的公布，拉帕替尼疗效将会有全新的认识。

（5）来那替尼　来那替尼是一种作用于 HER-1 和 HER-2 受体酪氨酸激酶抑制剂，靶向定位于 HER-1 及 HER-2。一项来那替尼治疗晚期乳腺癌的Ⅱ期临床试验，共入组 66 例接受曲妥珠单抗治疗的患者，70 例未接受曲妥珠单抗的晚期乳腺癌患者，来那替尼用量 240mg（每日 1 次），结果显示，来那替尼对接受过曲妥珠单抗和未接受曲妥珠单抗治疗的晚期乳腺癌患者有良好的疗效。最常见的不良反应为腹泻、恶心、呕吐和疲乏。目前来那替尼联合曲妥珠单抗、紫杉醇、卡培他滨、长春瑞滨的Ⅰ期、Ⅱ期临床试验尚未完成。

其他抗 HER-2 治疗：除 HER-2 蛋白外，针对 DNA、受体二聚体化和酪氨酸激酶活性的治疗的研究也取得了一定的进展。实验证实，以腺病毒为载体，将 5EIA 基因转染到卵巢癌细胞和乳腺癌细胞中，可通过抑制肿瘤细胞 HER-2 过表达抑制癌细胞的增殖。有研究发现，对应于跨膜区域的小肽链可以干扰受体的二聚体化，抑制 neu 转化细胞的生长。HER-2 在 HER-2 阳性的肿瘤细胞内域有酪氨酸激酶活性，一些化学抑制剂，如 tyrphostins、4，3-2-dianilinophthalimide 和 Emodin 等可以抑制酪氨酸激酶的活性，从而抑制 HER-2 阳性肿瘤细胞的生长；Geldanamycin（GM）与热休克蛋白 Hsp90 结合后可诱导细胞膜上的 HER-

2受体降解，干扰HER-2信号传递，使HER-2阳性细胞阻滞于G_1期和产生凋亡。另一种针对HER-2阳性肿瘤细胞的措施是免疫接种，通过接种HER-2的多肽疫苗，激发机体免疫反应产生对HER-2蛋白的特异性免疫，将可能在乳腺癌的特异性治疗中起重要作用。近年来，有研究发现用HER-2的细胞外或细胞内肽链片段进行免疫接种，并与GM-CSF（粒细胞巨噬细胞集落刺激因子）联合使用，结果显示大部分患者可对HER-2产生抗体反应。

（四）HER-2状态的检测

由于乳腺癌HER-2蛋白过表达和（或）基因扩增，不仅与疾病进展和预后不良密切相关，并且还是制订有效治疗方案，如靶向药物治疗、激素治疗和化学治疗的重要参考指标。因此准确检测HER-2状态是成功治疗乳腺癌的关键。美国临床癌症协会建议，对每一位乳腺癌患者，无论其处于诊断还是复发阶段，都应对HER-2过表达状况进行评估。对不同病期HER-2状况的检测研究显示，原发性肿瘤与转移癌相比，HER-2表达水平高度一致，一致率为87.6%～98%。综合这些资料说明，在乳腺肿瘤原发灶及转移灶之间，HER-2状况的变换率低。

每一种癌都由实质和间质两部分组成，不同癌的实质（癌）和间质比例不同，如胰腺癌的间质极其丰富。要准确测定癌的基因状态是指癌细胞而不是间质细胞的基因状态，所以要以病理切片为基础，由那些具有病理形态基础又懂得分子病理学的病理医师做出抗HER-2或其他类似药物的靶向性诊断。目前检测HER-2状态的方法有免疫组织化学（IHC）、荧光原位杂交（FISH）和显色原位杂交（CISH）三种，其中前两种方法已被FDA批准用于临床上进行HER-2检测多年，因此也是最常用的方法。

1. IHC

使用最早的一种检测HER-2蛋白表达的方法，当时认为只要IHC阳性达3＋就可以用曲妥珠单抗治疗，后来发现IHC 3＋的癌组织经FISH检测有些并无*HER-2*基因扩增，而是17号染色体多体和（或）HER-2拷贝数增加。据专家分析561例浸润性乳腺癌的IHC和FISH结果，在IHC3＋的124例中109例有HER-2扩增，15例无扩增而是17号染色体多体和（或）HER-2拷贝数增加。有学者统计分析文献上4个单位用IHC和FISH检测HER-2的符合率：IHC 0～1（＋）、FISH阳性（HER-2扩增）4%～9%；IHC 2＋、FISH阳性24%～50%；IHC 3＋、FISH阳性85%～100%。IHC的优点是，支撑它的技术已广泛推广，有商品化的抗体和试剂盒，不需要昂贵的设备；IHC的缺点是敏感性和特异性差，结果受组织固定、脱水、包埋以及抗原修复等影响，重复性差，分级主观性较强。

2. CISH

CISH优点是方法较FISH简单，不需要昂贵的仪器设备，普通光学显微镜下就能观察判断，试剂比较便宜，切片可以长期保存，结果分析快速、简单，并且CISH可以同时显示基因异常与组织形态学。其主要缺点是只有单一颜色的信号，没有内对照，所以遇到17号染色体多体或HER-2低水平扩增时不能得出准确结论，但与IHC相比，CISH和FISH的符合率较高。国内外研究报道乳腺癌CISH和FISH的符合率在90%以上。

3. FISH

FISH是FDA批准的检测方法，被誉为“金标准”。它能准确地反映HER-2的基因状态。HER-2的FISH试剂盒为双色荧光标记探针，一般是*HER-2*基因（17q12-21.32）标成红色荧光，17号染色体着丝粒（CEP17）标成绿色荧光作为内对照。HER-2∶CEP17≥2为扩增，HER-2∶CEP17<2为无扩增。一些CISH检测出的HER-2基因扩增，经FISH再检测，HER-2拷贝数虽多，但17号染色体为多体，两者的比例<2，FISH确定为无扩增；又如HER-2低水平扩增，CISH一般检测不出，而用FISH检测，如果HER-2为2个信号，CEP17为1个信号，HER-2∶CEP17≥2，证实有扩增，即低水平扩增。回顾性分析进一步证实FISH检测结果的准确性和科学性，如有专家对经曲妥珠单抗治疗的799例转移性乳腺癌患者用FISH分析癌的HER-2基因状态，96%（765/799）有FISH检测结果。其中78%（596/765）为FISH阳性，即HER-2：CEP17≥2。22%（169/765）为FISH阴性，即HER-2∶CEP17<2。曲妥珠单抗只对FISH阳性患者有效。与FISH阴性患者相比FISH阳性者疗效好，生存期长。FISH虽有诸多优越性但也有缺点，影响广泛开展此技术。其缺点为仪器设备昂贵（需要荧光显微镜及相关的电脑软件）、方法比较复杂、试剂昂贵、标本不易长期保存、观察不到形态学改变等。

目前大多学者认为，IHC是筛查的首选方法，而FISH多用于结果确认，尤其是蛋白质表达为临界值的IHC2＋病例。为了准确地指导乳腺癌的分子靶向治疗，IHC2＋者最好做FISH以明确其基因状况。

六、曲妥珠单克隆抗体的应用

曲妥珠单克隆抗体简称曲妥珠单抗，是一种重组DNA衍生的人源化单克隆抗体，选择性地作用于人表皮生长因子受体-2（HER-2）的细胞外部位。此抗体属IgG_1型，含人的框架区及能与HER-2结合的鼠抗-P185 HER-2抗体的互补决定区。由于曲妥珠单抗靶向作用于细胞表面的HER-2，拮抗生长因子对肿瘤细胞生长的调控，同时加快过度表达HER-2受体的降解，所以只有HER-2过表达（IHC 3＋）或基因扩增（FISH阳性）的乳腺癌应用曲妥珠单抗疗效最好。

（一）机制及用法

临床前研究显示曲妥珠单抗的抗肿瘤机制如下。

（1）下调细胞表面的HER-2/neu蛋白。

（2）减少血管内皮生长因子的产生。

（3）介导对过度表达HER-2/neu的肿瘤细胞的抗体依赖性细胞介导的细胞毒作用（ADCC）。

（4）抑制HER-2/neu蛋白与受体酪氨酸激酶（RTK）超家族的其他成员发生交联形成异质二聚体。

（5）减弱细胞生长信号的传递。

（6）通过诱导P27kipi和RB相关蛋白P130而大量减少S期细胞数目。

（7）增强化学治疗所致细胞毒性。

在早期的研究中发现，曲妥珠单抗的血浆半衰期为5.8～8.3日，但在随后的曲妥珠单抗的单药试验中发现，曲妥珠单抗的血浆半衰期至少为28.5日（±5.0日）。曲妥珠单抗的标准用法：首剂为4mg/kg，90min内静脉滴注，以后每周2mg/kg，连续3周、休息1周，持续应用1年。也可每3周1次给药，首剂为8mg/kg，以后6mg/kg，每3周1次，90min

内静脉滴注，持续应用1年。对于术后初始未接受曲妥珠单抗治疗的HER-2阳性乳腺癌，延迟使用曲妥珠单抗辅助治疗也可以获益，因此辅助化学治疗已经结束，在术后5年内，但仍处于无病状态的患者均可以使用1年曲妥珠单抗。术前新辅助治疗已用过曲妥珠单抗的患者，术后辅助治疗推荐继续使用曲妥珠单抗，治疗总疗程1年。HER-2阳性乳腺癌患者，如果术前新辅助治疗未用过曲妥珠单抗，术后辅助治疗仍推荐使用曲妥珠单抗。

（二）临床应用

1. 复发、转移乳腺癌的应用

（1）单药应用　单一药物曲妥珠单抗对HER-2过表达的晚期转移性乳腺癌是有效且安全的治疗方法，它作为一线药物的有效率为26%左右，其中HER-2（3+）患者有效率为35%左右；作为二、三线药物总有效率为15%，其中HER-2（3+）患者有效率为18%，且曲妥珠单抗能显著改善患者生活质量（QOL）。曲妥珠单抗治疗难治、复发、转移的晚期乳腺癌仍有26%的总有效率，中位缓解时间为18.8个月，中位生存期为24.4个月。

在一个开放、单组、多中心临床研究中，222例复发转移性乳腺癌患者入组，均为免疫组化检测HER-2高表达（2+或3+）；入组病例均为继往1～2个化学治疗方案治疗失败的，其中继往用过蒽环类的占94%，用过紫杉类的占67%，用过内分泌治疗的占57%。全组总有效率为21%（46/222），中位TTP 3.1个月，中位生存期为13个月。

（2）联合化学治疗药物应用　曲妥珠单抗联合应用化学治疗药物治疗HER-2过表达的乳腺癌也可明显提高疗效，延长生存期。已有的Ⅲ、Ⅳ期临床研究显示，曲妥珠单抗联合化学治疗较曲妥珠单抗单药治疗，在有效率、TTP及中位生存期方面均有明显优势，差异均有显著意义（$P<0.5$）。联合应用的化学治疗药物包括多柔比星、紫杉醇与多西他赛、长春瑞滨等。

① 与长春瑞滨联用：单药长春瑞滨（NVB）治疗转移性乳腺癌初治或复治的患者疗效可达16%～50%，主要不良反应为骨髓抑制，无心脏异常。联合曲妥珠单抗疗效可进一步提高。一项Ⅱ期临床研究显示，NVB 25mg/m^{2}每周一次，曲妥珠单抗的首剂为4mg/kg，以后每周2mg/kg治疗转移性乳腺癌40例，HER-2过表达的有效率为75%。HER-2（3+）的患者有效率更高达80%，其主要不良反应是Ⅰ～Ⅱ度的中性粒细胞减少症。另一项Ⅱ期临床研究中，每周NVB（30mg/m^2）联合曲妥珠单抗（首剂4mg/kg，以后每周2mg/kg）一线治疗HER-2过表达的转移性乳腺癌，共入组患者40例，37例可评价疗效，有效率为78%（CR 4例，PR 25例），HER-2（3+）的患者有效率达82%，中位TTP为72周。最常见的不良反应是血液学毒性，14%的患者出现Ⅳ度粒细胞减少，无Ⅲ、Ⅳ度心脏毒性。

一项名为TRAVIOTA的实验为了研究曲妥珠单抗联合用药疗效，对两组病例（RECIST标准Ⅳ期，HER-2（+）（IHC 3+或FISH+），未接受过化学治疗和曲妥珠单抗治疗，左心室射血分数LVEF>50%）同时给予曲妥珠单抗，并分别联合使用长春瑞滨和紫杉醇，结果显示曲妥珠单抗与长春瑞滨联合使用的疗效好于与紫杉醇联合。

② 与紫杉醇及多西他赛联用：单药紫杉醇如果是3周给药方案，有效率为30%～40%，最高达60%；每周方案给药可获得较高的累积剂量，有效率也可达53%，毒性显著降低。因此认为曲妥珠单抗联合每周紫杉醇方案既方便，耐受性又好。一项临床研究显示，紫杉醇

每周 90mg/m^2，曲妥珠单抗首剂为 4mg/kg，以后每周 2mg/kg，连续 3 周的联合方案二线治疗 95 例乳腺癌。其中 65%的患者曾接受蒽环类药物治疗，总有效率仍高达 56.8%，FISH 方法检测 HER-2 阳性患者的有效率达 75%，主要不良反应与单药紫杉醇的每周治疗方案相似，29%的患者有Ⅲ～Ⅳ度中性粒细胞减少，仅有 7 例患者的 LVEF 较基线降低 20%以上。

多西他赛可以认为是治疗转移性乳腺癌最有效的单药之一，临床前研究显示，多西他赛与曲妥珠单抗之间具有协同作用。有学者研究了每 3 周 1 次多西他赛（75mg/m^2）联合曲妥珠单抗作为二线治疗转移性乳腺癌，其中有效率为 44%，HER-2（3+）的患者有效率达 55%，中位疾病进展时间>6 个月。主要不良反应是Ⅲ度骨髓抑制，未观察到明显心脏毒性，无 1 例病例 LVEF 值较基线降低 20%以上，无 1 例患者有充血性心力衰竭症状。另一项每周多西他赛（35mg/m^2）联合曲妥珠单抗研究治疗 21 例转移性乳腺癌，中位转移部位数为 2，主要转移部位是内脏转移。19 例患者可评价疗效，2 例 CR，10 例 PR，总有效率为 63%，HER-2（3+）的患者有效率达 73%。可见该方案对内脏转移治疗效果较好。

③ 与蒽环类药物联用：在Ⅲ期临床研究中，曲妥珠单抗联合多柔比星、环磷酰胺治疗转移性乳腺癌，尽管取得了很高的有效率，但是心脏毒性也明显增加，是一个不容忽视的问题。但是蒽环类药物是治疗乳腺癌疗效确切的一线药物，为减少心脏毒性，目前考虑可用心脏毒性小的表柔比星、多柔比星脂质体取代多柔比星与曲妥珠单抗联用。有人采用多柔比星脂质体（60mg/m^2）联合曲妥珠单抗治疗 37 例转移性乳腺癌患者，总有效率为 58%。1 例既往曾接受过多柔比星辅助治疗的患者 LVEF 较基线下降 20%以上，另 1 例既往曾接受过多柔比星解救治疗的患者出现充血性心力衰竭，但两个患者结束研究后心功能恢复正常。另一项实验将多柔比星脂质体（PLD）与曲妥珠单抗联合应用，结果显示患者耐受性好，疗效佳，有效率为 52%，其中 38%病情稳定；中位随访时间为 13.9 个月，中位无进展生存期为 12 个月。虽然 53 例中有 3 例出现了心脏毒性，但是仅限于无临床表现的 LVEF 下降。上述研究可以初步看出曲妥珠单抗联合心脏毒性小的蒽环类药物是可行的，但还需要大样本量的研究进一步证实。

④ 与希罗达联合：曲妥珠单抗与希罗达联合初步临床研究显示具有良好的疗效，希罗达联合曲妥珠单抗一线治疗 HER-2 阳性转移性乳腺癌的有效率为 77%。有人应用曲妥珠单抗与希罗达联合治疗 18 例对蒽环类、紫杉类耐药的转移性乳腺癌患者，总有效率达 47%，中位治疗时间为 5.4 个月，观察 9～17 个月，中位缓解期为 10.5 个月。

⑤ 与吉西他滨联合：有学者进行了曲妥珠单抗与吉西他滨联合治疗 HER-2 阳性转移性乳腺癌的研究。吉西他滨 1200mg/m^2，第 1、8 日给药，Herceptin 仍为每周方案给药，全部患者既往曾接受过化学治疗。38 例病例，有效率为 32%，中位缓解期为 8.6 个月，中位疾病进展时间为 6.7 个月，中位生存期为 10.2 个月。无Ⅳ度非血液学毒性，2 例出现Ⅳ度粒细胞减少，1 例有粒细胞减少性发热。

⑥ 与其他化学治疗药物的联合：目前还有一些临床试验研究，如曲妥珠单抗与吉西他滨、紫杉醇三药联合治疗转移性乳腺癌，也有将曲妥珠单抗与多柔比星脂质体、紫杉醇三药联合治疗转移性乳腺癌的研究，还有将曲妥珠单抗与顺铂或卡铂联合的临床试验。

(3) 与内分泌治疗联用　联用他莫昔芬目前广泛应用于乳腺癌患者的辅助治疗，能明显降低复发率，但对于 ER、HER-2 均表达阳性的患者疗效差。临床前研究已证明，ER 和 HER-2 的信号传导通路可以相互影响。例如在他莫昔芬的 ER 阳性细胞中，HER-2 表达增强，导致细胞恶性程度增加，对内分泌治疗耐药。而体外实验证明，曲妥珠单抗能逆转这种耐药性，这为曲妥珠单抗联合内分泌药物治疗转移性乳腺癌提供了临床依据，目前已有阿那曲唑和来曲唑联合曲妥珠单抗治疗转移性和 TAM 耐药乳腺癌的大量临床研究。

2. 乳腺癌术后辅助治疗的应用

曲妥珠单抗在 HER-2 过表达患者术后辅助治疗中的作用正在研究中，美国临床肿瘤学会（ASCO）会议报告了曲妥珠单抗用于术后辅助治疗的 NSABP B-31 试验、Intergroup N9831 试验、HERA 试验的初步结果。NSABP B-31 试验对 2700 例 HER-2 过表达的淋巴结阳性的乳腺癌患者，对照组给予 AC→T（紫杉醇），试验组 AC→T 同时联合曲妥珠单抗。Intergroup N9831 试验共 3000 例分 3 组，第一组 AC→T_2，第二组 AC→T 同时联合曲妥珠单抗，第三组完成 AC→T 后给予曲妥珠单抗×51 周。联合分析 B-31 试验和 N9831 试验结果，加用曲妥珠单抗组的 4 年总生存时间显著提高（91%与 87%）。HERA 试验是对 HER2 过表达（IHC 3＋或 FISH＋）的乳腺癌患者在完成标准放、化学治疗后加用曲妥珠单抗 1～2 年的疗效，中位随访 2 年的结果显示加用曲妥珠单抗组和不加曲妥珠单抗组的两年 DFS 分别为 85.8%和 77.4%（风险比为 0.54，$P<0.001$）。上述试验结果显示，HER-2 过表达乳腺癌患者术后辅助治疗中加用曲妥珠单抗可明显提高疗效。

研究表明，曲妥珠单抗能显著改善乳腺癌患者的无病生存，与化学治疗同时应用的疗效优于序贯使用。目前循证医学的证据支持曲妥珠单抗用于 HER-2 过表达早期乳腺癌的辅助治疗，最新版美国综合癌症网（NCCN）指南推荐：HER-2 阳性（IHC 3＋或 FISH＋）早期乳腺癌患者（淋巴结阳性或淋巴结阴性，肿瘤≥1cm）都需考虑含曲妥珠单抗的辅助治疗方案。根据现有资料，推荐曲妥珠单抗辅助治疗的使用期限为 1 年，并定期进行心功能检查。

3. 乳腺癌新辅助治疗的应用

近年来，曲妥珠单抗在乳腺癌新辅助治疗中的应用受到了较多关注，该药与化学治疗及放射治疗联合及单药用于新辅助治疗的临床试验均取得了满意的结果。

NOAH 研究是迄今为止样本量最大的曲妥珠单抗新辅助治疗Ⅲ期临床研究。该研究入组 228 例局部晚期 HER-2 阳性乳腺癌患者，随机分为新辅助化疗联合抗 HER-2 曲妥珠单抗（靶向治疗组）或单用新辅助化疗（单用化疗组）。术后患者按照当地诊疗常规行放疗和针对 HR 阳性患者的内分泌治疗。靶向治疗组患者术后继续曲妥珠单抗每 3 周方案用满 1 年。结果显示，曲妥珠单抗联合化学治疗组与单纯化学治疗组有效率分别为 80.9%和 73.4%，两组 PCR 率分别为 38%和 20%（$P=0.003$）。对炎性乳腺癌亚组分析显示，含曲妥珠单抗治疗可显著提高 PCR 率，两组有效率分别为 54.8%和 19.3%。另一项报道的新辅助治疗Ⅲ期临床研究中，曲妥珠单抗联合紫杉醇序贯 CEF 方案化学治疗的 PCR 率高达 65.2%，显著高于单纯化学治疗组的 26.3%（$P=0.016$），两组 3 年 DFS 率分别为 100%和 85.3%（$P=0.041$）。

其他小样本的Ⅱ期临床研究结果显示，曲妥珠单抗与紫杉醇单药或多西他赛联合用于新辅助治疗，PCR 率达 18%～47%；与紫杉类＋卡铂联合，PCR 率可达 36%～70%；与蒽环类联合，PCR 率达 30%～73%。还有一些探索性研究表明，将曲妥珠单抗与 TC 方案（多西他赛＋卡培他滨）联合用于新辅助治疗，PCR 率达 50%；曲妥珠单抗与长春瑞滨联合，PCR 率达 21%～45%。

上述研究报道的不良反应多与曲妥珠单抗所联合的化学治疗方案有关，常见的3～4级不良反应包括：中性粒细胞减少、黏膜反应、胃肠道反应、发热、感染等。与这些方案用于辅助化学治疗的不良反应相当。但心脏毒性发生率却较相同方案用于辅助治疗时明显增高：治疗过程中，左心室射血分数（LVEF）降至正常值以下的患者占6%～15%，其中5%～30%的曲妥珠单抗新辅助治疗组患者LVEF降幅超过10%。分析其原因，可能为在辅助治疗中，曲妥珠单抗常在蒽环类药物化学治疗后使用；而在新辅助治疗中，曲妥珠单抗需与紫杉类或蒽环类化学治疗药同时使用，因此增加了心脏毒性。建议在曲妥珠单抗使用的全过程（包括新辅助或辅助治疗）中密切监测心功能，如出现LVEF显著减低需果断停药。其他与曲妥珠单抗相关的常见不良反应包括发热、乏力、咳嗽、呼吸困难、头痛、皮疹及外周神经反应等，一般较轻微，对症处理后可缓解。

4. 对于曲妥珠单抗治疗失败的晚期乳腺癌患者的治疗

《NCCN乳腺癌临床实践指南》推荐的方案是：①继续曲妥珠单抗，更换其他化学治疗药物；②拉帕替尼联合卡培他滨；③双靶向药物曲妥珠单抗和拉帕替尼的联合使用；④还可考虑曲妥珠单抗联合多西他赛和帕妥珠单抗。

（三）曲妥珠单抗的不良反应及处理

曲妥珠单抗95%为人源化，致敏源性低，常见不良反应与其他单克隆抗体相似，主要为输液相关症状，包括寒战、发热、疼痛、呕吐、乏力等，多在首次用药后发生，给予对乙酰氨基酚、苯海拉明或哌替啶即可缓解。联合化学治疗后，化学治疗的轻中度不良反应有所加重，常见心功能不全，多见于与蒽环类药物联合应用时。严重的毒性反应为心脏毒性作用。

1. 输液相关症状

第一次输注本药时，约40%患者会出现通常包括轻至中度的寒战和（或）发热等的综合征。这些症状可用解热镇痛药，如对乙酰氨基酚或抗组织胺药（如苯海拉明）治疗。其他症状和（或）体征包括恶心、呕吐、疼痛、头痛、眩晕、呼吸困难、低血压、皮疹和乏力。这些症状在以后输入本药过程中很少出现。由于严重的注射相关不良反应多见于在第一次应用曲妥珠单抗的2h内，故首剂注射后应密切观察2h。

2. 心脏毒性

临床应用中心脏毒性多表现为慢性心功能不全（CHF）症状，主要特征为气促、肺水肿、外周性水肿和心脏扩大，也可以表现为心律失常。在单独使用曲妥珠单抗治疗的患者中，中至重度心功能不全（NTHA分级Ⅲ/Ⅳ级）的发生率为5%。与化学治疗联用时，无论是与化学治疗还是序贯使用，发生心功能不全的危险性均稍有增加，同时使用的心脏毒性发生率高于序贯使用，尤其与蒽环类药物联合应用时更应注意心脏毒性。患者在治疗前如曾接受相当剂量蒽环类药物（例如Doxorubicin累积剂量达300mg/m^2）及有蒽环类用药史时，建议应用曲妥珠单抗前进行心功能状况评估，行心脏超声检查测定左心室射血分数（LVEF）是评估心功能的简便方法，LVEF＞50%者提示心功能正常。应用曲妥珠单抗期间，应定期进行心功能检查，并避免与蒽环类药物同时使用。若患者出现临床显著的左心室功能减退应考虑停用曲妥珠单抗，必要时给予对症治疗，如利尿药、强心苷类药和（或）血管紧张素转换酶抑制剂类药等。

曲妥珠单抗开始治疗前应进行左心室射血分数（LVEF）的检测，治疗期间也需经常密切监测 LVEF。出现下列情况时，应停止曲妥珠单抗治疗至少 4 周，并每 4 周检测 1 次 LVEF。

（1）LVEF 较治疗前绝对数值下降 16%以上。

（2）LVEF 低于该检测中心正常范围，并且 LVEF 较治疗前绝对数值下降 10%以上。

（3）4～8 周内 LVEF 回升至正常范围或 LVEF 较治疗前绝对数值下降 15%以内，可恢复使用曲妥珠单抗。

（4）LVEF 持续下降（8 周以上）或者 3 次以上因心肌病而停止曲妥珠单抗治疗，应永久停止使用曲妥珠单抗。

关于心脏毒性的研究发现，大多数病例的心脏毒性均为可逆的，可通过一般的治疗手段得以解决。如果患者本身就有心脏病史，可以在心脏病控制良好的前提下考虑使用曲妥珠单抗。

3. 其他

曲妥珠单抗单独治疗时，将近 25%的患者发生轻至中度腹泻现象，对症给予止泻药可改善症状。血液学不良反应方面：有关白细胞减少、血小板减少等Ⅲ级的不良反应发生率少于 1%，至于Ⅳ级不良反应的发生几乎没有相关报道。肝肾毒性：在单独使用曲妥珠单抗治疗的患者中观察到有 12%发生了世界卫生组织（WHO）分级Ⅲ或Ⅳ级肝毒性反应，其中 60%的患者其肝毒性与肝转移癌进展相关，未见 WHOⅢ或Ⅳ级肾毒性反应。

（四）曲妥珠单抗的使用及处理指导

输液准备、溶液配制：应采用正确的无菌操作。每瓶注射用曲妥珠单抗应由同时配送的稀释液稀释，配好的溶液可多次使用，曲妥珠单抗的浓度为 21mg/mL，pH 约 6.0。配制成的溶液为无色至淡黄色的透明液体。溶液注射前应目测有无颗粒产生和变色点。配制好的溶液超过 28 日应丢弃。注射用水（非同时配送）也可以用于单剂量输液准备。其他液体不能用于配制溶液。应避免使用配送的稀释液之外的溶剂，除非有禁忌证。对苯甲醇过敏的患者，曲妥珠单抗必须使用无菌注射用水配制。根据曲妥珠单抗初次负荷量 4mg/kg 或维持量 2mg/kg 计算所需溶液的体积；3 周给药方案根据曲妥珠单抗初次负荷量 8mg/kg 或之后的 6mg/kg 计算所需溶液的体积。所需的溶液量从小瓶中吸出后加入 250mL 0.9%氯化钠输液袋中，不可使用 5%葡萄糖液，因其可使蛋白质聚集。输液袋轻轻翻转混匀，防止气泡产生。使用前肉眼观察有无颗粒产生或变色。一旦输注液配好，应马上使用。如果在无菌条件下稀释的，可在 2～8℃冰箱中保存 24h。本品不可与其他药混合或稀释。

在科室应用曲妥珠单抗生物靶向治疗时，要求患者在用与不用曲妥珠单抗时，都签署同意书（同意使用和拒绝使用同意书）。并且尽量把配制好的溶液在 28 日之内全部使用完，给药剂量可以适当增减 15%，但不得低于计算剂量的 85%。

总之，曲妥珠单抗是全球第一种被批准应用于临床针对 HER-2 的人源化单克隆抗体。不仅单药治疗 HER-2 过表达的乳腺癌患者疗效确切，而且与化学治疗联合能明显提高治疗效果，可提高有效率、延缓疾病进展时间、延长无病生存期、提高总体生存期、改善生活质量等。与化学治疗相比，恶心、呕吐、白细胞减少、脱发、黏膜炎及肝功能、肾功能损害等重度不良反应发生率极低，是一种安全有效的分子靶向治疗药物。

七、血管生成抑制因子

新生血管是肿瘤发生、增殖、侵袭的必要条件。据研究，肿瘤细胞在机体组织着床后，若无新生血管形成提供必要的营养，肿瘤最大也只能长至1～2cm^3。

（一）肿瘤新生血管的形成及作用

肿瘤新生血管的形成受血管生成调节因子的相互作用，这些调节因子主要由肿瘤细胞分泌，但某些正常细胞，如血管内皮细胞也能分泌调节因子，共同影响肿瘤新生血管的形成。这些调节因子大致可分为两类：第一类为肿瘤血管生成促进因子，如血管内皮生长因子家族（VEGF）、转化生长因子（TGF）、表皮细胞生长因子（EGF）、肿瘤坏死因子（TNF）、成纤维细胞生长因子（FGF）、血小板源性生长因子（PDGF）、胰岛素样生长因子（IGF）、血管生成素、血管趋向素、IL-8、多育曲霉素、神经节苷脂等。第二类为肿瘤血管生成抑制因子，按其作用及功能分为如下几种。

（1）α趋化因子，如PF-4、干扰素（IFN）、诱导蛋白-10（IP-10）等。

（2）蛋白质降解产物，如血管抑素、内皮抑素、泌乳素、层黏蛋白降解产物及片段等。

（3）具有血管生成促进及抑制双重作用的因子，如血小板反应素-1。

（4）其他类，如金属蛋白酶组织抑制剂（TIMP）、可溶性FGF受体、血小板敏感蛋白（TSP）等；另外还有与血管生成调控相关的癌基因（如*src*、*sis*、*ras*、*iun*）、抑癌基因（如*p53*）及其产物。正常情况下体内这些调节因子处于平衡状态，一旦这种平衡被打破，促进血管生成的调节因子占优势，就启动了新生血管的生成。这就是“血管生成开关学说”。

新生的肿瘤血管不仅生长率与正常血管不同，而且它们的结构与正常血管完全不同：结构紊乱、内皮不完整、血管扭曲、盲端和动静脉吻合。由于血管通透性高，缺乏引流多余液体的淋巴网络，新生毛细血管间质液压很高，该高压是抗癌药物通过的障碍，却有利于肿瘤细胞的扩散和转移。在血管形成前期，肿瘤组织的生长极其缓慢或处于“休眠”状态，进入血管期后，肿瘤在血管形成的24h内就会迅速增长。肿瘤细胞的快速增殖导致其缺氧，供氧不足不仅是实体瘤的特征，其本身也是血管新生的刺激因素，可诱导多种促血管内皮细胞生长因子的分泌。新生血管通过灌注形式为肿瘤细胞生长提供营养，同时它也是肿瘤细胞代谢产物排泄的有效途径。此外，肿瘤通过血液循环将癌细胞输送至转移靶器官。因此，血管新生是肿瘤生长、发展的必经之路，与实体瘤的发生、增殖、转移有密切的关系。

（二）血管生成抑制因子及乳腺癌的分子靶向治疗

1. 血管内皮生长因子抑制剂

血管内皮生长因子（VEGF）是影响新生血管形成的最重要因素。实验证明，循环中的VEGF是恶性肿瘤的预后指标，VEGF通过血管内皮表达的两种受体VEGFR1、VEGFR2起作用，VEGFR对缺氧、癌基因、细胞因子的应答常为表达增加，其表达与预后不良相关。高表达者易发生转移复发，且该指标可用于指导治疗。ASCO会议上，有学者报道，VEGF在乳腺癌组织中的表达明显高于基质，而且与一些预后不良因素相关，高表达者提示预后不良。有研究发现对399例乳腺癌患者的检测分析显示，VEGF表达与新的肿瘤标志物生存素（survivin）的表达呈正相关，生存素表达增加提示乳腺癌患者预后不良。

人 VEGF 基因位于 6p21.3，全长 14kb，由 8 个外显子和 7 个内含子交替构成。其编码产物 VEGF 分子是一个热、酸稳定的分子，分子量在 $34\times10^{3}\sim45\times10^{3}$ 之间，序列高度保守，其脂蛋白单体以二硫键结合成二聚体而具有生物活性。VEGF 选择性直接作用于血管内皮细胞膜上的三种Ⅲ型酪氨酸激酶受体（VEGFR-1/Flt-1、VEGFR-2/KDR/Flk-1、VEGFR-3/Flt-4）。KDR 是血管形成的主要调控分子，具有明显的化学趋化和促分裂作用，与血管岛、血管形成和造血有关；而 Flt-1 主要在内皮细胞排列形成管腔时发挥作用，VEGF 及其受体通过这种旁分泌途径联合调控内皮细胞分化、血管形成。因这两种受体主要表达在内皮细胞上，而极少数造血细胞、单核细胞也有少量表达，但只有内皮细胞对 VEGF 有应答反应，故 VEGF 是一个特异作用于血管内皮细胞的生长因子。VEGF 与受体结合后细胞内 Ca^{2+} 浓度急剧升高达 4 倍以上，这是目前检测 VEGF 活性最敏感的方法之一。VEGF 家族目前主要包括 VEGF-A、VEGF-B、VEGF-C、VEGF-D、VEGF-E、胎盘生长因子（PIGF）。其中 VEGF 是诱导肿瘤血管形成作用最强、特异性最高的血管生长因子。受体与 VEGF 结合，胞内的 VEGFRTKs（酪氨酸激酶）发生磷酸化，发生信号传导，促进血管生长。

VEGF 是多功能性的分子，无论在生理或病理条件下均发挥重要的功能。其主要生物学功能包括：①刺激血管生成；②促进内皮细胞的增生与迁移；③增加血管通透性；④促进某些蛋白水解酶的作用使基质降解。

以上作用均有助于肿瘤的血管形成、浸润与转移。许多因素可以上调 VEGF，最主要的因素是缺血缺氧，可上调 VEGF 基因的表达水平；其次为某些细胞因子（如内皮生长因子、转化生长因子-β)、炎症介质（如白细胞介素 6、白细胞介素 1α、白细胞介素 1β、前列腺素 E_2）和一些癌基因（如 *ras*、*v-raf*、*v-src*）等，还有某些抑癌基因的突变（如 *p53* 基因）。

贝伐单抗是针对血管内皮生长因子的一种重组的人源化单克隆抗体，包含 93%的人类 IgG 和 7%的鼠源结构，是一种广谱的抗肿瘤药物。它通过与内源化的 VEGF 竞争性结合 VEGF 受体，使内源的 VEGF 生物活性失效，从而抑制内皮细胞有丝分裂，增加血管通透性，减少新生血管形成，最终达到抑制肿瘤生长的作用。贝伐单抗是世界上第一个批准上市的血管内皮生长因子抑制剂。

贝伐单抗在乳腺癌的治疗中也显示了令人鼓舞的治疗效果，成为研究的热点之一。随着研究的深入，贝伐单抗联合紫杉醇在局部复发或转移乳腺癌治疗中及与细胞毒药物联合应用时 DFS 明显延长，但总的生存时间上无差异。长期抗血管治疗会使肿瘤的侵袭性增加而引发肿瘤进展，临床观察存在一系列严重的不良反应，如高血压、出血、器官受伤或心脏衰竭。同时药物经济学分析显示贝伐单抗 PFS 每增加 1 年，需要付出巨大医疗费用。

2. 血管抑素

血管抑素并非由肿瘤本身产生，而是肿瘤产生或活化某些蛋白酶，使纤溶酶原分解而成。大量实验结果表明血管抑素具有抗肿瘤血管生成作用，血管抑素的应用研究目前尚在试验阶段。

3. 内皮抑素

内皮抑素可使肿瘤血管减少且抑制转移癌灶的发生，对正常细胞无毒性且不产生耐药性，其抑制活性随剂量的增大而增强。国内研发的药物研究已顺利完成临床研究，目前已经上市。临床研究显示，该药物与化学治疗联合可以明显增加对非小细胞肺癌的疗效。对乳腺癌等其他肿瘤治疗的研究尚待进一步进行。

4. TNP-470（烟曲霉素衍生物）

烟曲霉素的半合成类似物，其抑制内皮细胞的增殖、游走及血管形成的作用较后者更强，毒性也低。该药与吉西他滨或顺铂联合应用，Ⅲ期临床用于乳腺癌、宫颈癌、胃癌、前列腺癌和肺癌等实体瘤治疗显示出了明显的抗肿瘤活性。

5. 抑制基底膜降解的肿瘤血管生成抑制剂

基质金属蛋白酶（MMP）和金属蛋白酶抑制剂（TIMP）是细胞外基质合成和降解代谢平衡中两个重要因素。MMP和其抑制剂调节失衡，则促使肿瘤血管生成和转移。金属蛋白酶抑制剂能阻断这一过程，从而抑制肿瘤的转移和新生血管的产生。TIMP可以抑制MMP的激活，因此TIMP和MMP均可能被作为抗肿瘤的靶点。Batimastat（BB-94）是一种选择性MMP，在动物模型中可以抑制肿瘤的生长，Ⅰ期临床试验显示对乳腺癌复发胸膜转移的患者胸腔中注射BB-94后，血液中药物浓度升高，但还没有更多的证据表明BB-94的疗效。

6. Sunitinib（SU11248，Sutent）

Sunitinib是一种口服的多靶点抗血管形成和肿瘤增殖的小分子药物，可阻断涉及血管生成的4条信号通路，即VEGF、PDGF（血小板源性生长因子）、KIT（干细胞生长因子受体）和FLT3。ASCO会议上报道的一项Ⅱ期临床试验入组了标准的IL-2免疫疗法或IFN-α治疗无效的63例转移性肾细胞癌患者，25例（40%）达到PR，21例（33%）达到SD，17例（27%）为进展（PD）。患者对药物的耐受性良好，大多数不良反应表现轻微，主要是疲乏。其他少见的不良反应有腹泻、恶心、呕吐、舌痛、中性粒细胞减少、血小板减少等。另一项Ⅱ期临床试验表明，SU11248可以萎缩或减缓胃肠道间质细胞瘤，48例对伊马替尼（Glivec）耐药的胃肠道间质细胞瘤患者接受SU11248治疗，其中26例（54%）对治疗有效或在6个月至更长时间内疾病没有进展，6例患者部分有效。SU11248的疗效依患者的特殊遗传突变而不同：有*KIT*外显子9突变的患者显示疗效（79%）大于*KIT*外显子11突变（33%）或者没有任何突变的患者（50%）。对于不同基因突变导致的伊马替尼耐药，SU11248均能够控制肿瘤进展，使患者获得客观缓解。ASCO会议上报道的SU11248的Ⅲ期临床研究入组了357例对伊马替尼耐药的胃肠道间质细胞瘤患者。初步结果显示，50%的患者可以延长TTP。治疗临床获益的肿瘤患者在SU11248治疗后内皮细胞和肿瘤细胞的凋亡分别增加了3.6倍和6倍，PDGFR-β（血小板衍生生长因子）的磷酸化水平显著减少，而在疾病进展的患者中内皮细胞和肿瘤细胞的凋亡率没有显著的变化，其他靶位的受体酪氨酸激酶活性也是如此。这表明SU11248抑制了PDGFR-β和其他受体酪氨酸激酶活性。SU11248是通过抗肿瘤、抗血管生成两条途径发挥作用的。

（三）抗肿瘤新生血管生成的靶向治疗面临的问题和展望

抗肿瘤新生血管的靶向治疗与传统的化学治疗和放射治疗相比有以下优点。

（1）靶向明确，对正常组织损伤较小。

（2）不易产生耐药性。

（3）肿瘤血管内皮细胞的有限损伤就可造成大量肿瘤细胞的生长抑制，不会对骨髓和造血器官产生毒性。

（4）抗血管生成治疗可应用到多种恶性肿瘤，具有广谱性。

抗肿瘤新生血管的靶向治疗在临床试验中遇到了一些问题，如：①临床试验的最佳剂量和用药时间；②动物试验与临床试验的差异；③抗血管生成治疗如何与化学治疗、放射治疗及其他生物治疗有效结合；④毒副作用的进一步降低；⑤规范微血管的标记和记数方法；⑥寻找新的内皮细胞标志物等。随着这些问题的进一步解决，相信抗肿瘤新生血管的靶向治疗会取得更好的疗效和临床价值。

八、表皮生长因子受体-酪氨酸激酶抑制剂

（一）表皮生长因子

表皮生长因子是一种跨膜糖蛋白，由细胞外特异性配体结合部分、穿细胞膜部分、酪氨酸激酶活性的细胞内部分组成。EGFR 在所有表皮来源性正常组织的细胞中均有表达，大约 1/3 的人体肿瘤过度表达 EGFR，尤其是头颈部鳞状细胞癌（80%～100%）、结肠癌（25%～77%）、胰腺癌（30%～95%）、非小细胞肺癌（40%～80%）、肾癌（50%～90%）和乳腺癌（14%～91%）等。表皮生长因子（EGF）、转化生长因子-α（TGF-α）等多种配体可与 EGFR 胞外部分结合，将有丝分裂信号向胞内传递，从而调控细胞周期，调节细胞生长与分化，促进损伤修复，EGFR 还可活化其下游的血管表皮生长因子受体（VEGFR），促进实体瘤微血管网形成，因此 EGFR 在肿瘤细胞的发生、发展、分化、修复及转移中发挥重要的作用。

（二）表皮生长因子酪氨酸激酶抑制剂

表皮生长因子受体家族有四个成员，分别为 HER-1（EGFR）、HER-2、HER-3 和 HER-4，在乳腺癌中都有表达。抑制 EGFR 信号通路的一个途径是抑制 EGFR 的酪氨酸激酶（TK）的活性。以 EGFR 作为乳腺癌治疗靶点的研究很多，其中以单克隆抗体及小分子酪氨酸激酶抑制剂（TKI）最为成功。

1. 单克隆抗体

（1）曲妥珠单抗　乳腺癌分子靶向治疗的成功典范，其特异性作用于 HER-2 受体，对 HER-2 过表达的乳腺癌患者有较好疗效，在前文已有详细叙述。

（2）Pertuzumab　一种重组的单克隆抗体，与 HER-2 受体胞外结构区域Ⅱ区结合，抑制二聚体的形成，抑制受体介导的信号转导通路。这可能部分解释 Pertuzumab 抑制 HER-2 低表达肿瘤生长原因，而曲妥珠单抗与 HER-2 受体的细胞外Ⅳ区结合，二聚体的形成不涉及Ⅳ区，因此曲妥珠单抗只针对 HER-2 过表达的乳腺癌患者有效。帕妥珠单抗不仅适用于 HER-2 过表达者，对 HER-2 低表达者也有效。从作用机制看，在治疗乳腺癌方面两者应具有协同作用。有研究显示，曲妥珠单抗联合帕妥珠单抗与单用曲妥珠单抗治疗 HER-2 阳性晚期乳腺癌具有明显抑制肿瘤的作用，客观反应率（ORR）为 24.2%，临床获益率（CBR）为 50%。有研究发现，两药联合应用较单独应用帕妥珠单抗 CBR 显著提高。CLEOPATRA 试验将帕妥珠单抗、曲妥珠单抗与多西他赛联合化学治疗应用于 HER-2 阳性的姑息性乳腺癌中，PFS 较对照组延长了 6.1 个月。后帕妥珠单抗 FDA 批准上市用于治疗 HER-2 阳性乳腺癌，多西他赛联合曲妥珠单抗以及帕妥珠单抗方案成为治疗 HER-2 阳性转移性乳腺癌患者新的标准方案。此外，帕妥珠单抗联合其他化学治疗药物疗效的临床研究正在进行中。

2. 小分子酪氨酸激酶抑制剂

此类药物为小分子化学制剂，作用于EGFR细胞内部分，可封闭EGFR酪氨酸激酶ATP结合位点，从而达到特异性抑制EGFR的目的。

(1) 吉非替尼（Gefitinib，Iressa，ZD1839，易瑞沙） 一种苯胺喹钠唑啉化合物，是可口服的EGFR酪氨酸激酶小分子抑制剂，可抑制非小细胞肺癌（NSCLC）和其他肿瘤，如结肠癌、直肠癌、头颈部癌、前列腺癌、乳腺癌细胞的生长及存活，其可能的机制包括：①竞争EGFR-TK催化区域上Mg-ATP结合位点，阻断其信号传递；②抑制有丝分裂原活化蛋白激酶的活化，促进细胞凋亡；③抑制肿瘤血管生成。临床上首先将它应用于NSCLC的治疗中，一项比较阿那曲唑与联合吉非替尼治疗激素受体阳性的绝经后乳腺癌患者的Ⅱ期临床研究发现，与对照组相比，联合组可明显提高患者的PFS和临床获益率。

临床前研究显示，对内分泌治疗耐药的乳腺癌细胞系中EGFR表达水平上升。Iressa可以抑制对内分泌治疗抗拒的MCF-7细胞系的生长，这与Iressa阻断EGFR自身磷酸化及ERK1/2MARK信号传导通路有关。Iressa和他莫昔芬联合，对MCF-7细胞系的抑制作用优于单用他莫昔芬。另外，Iressa还能抑制动物乳腺癌的生成，对乳腺癌可能有预防作用。

在一项Ⅱ期临床研究中，22例经过化学治疗的转移性乳腺癌（16例ER阴性，6例ER阳性，但他莫昔芬耐药）服用Iressa 500mg/d，用药4周后，2例（9%）PR，10例（45%）SD（病情稳定），5例（23%）PD（病情进展）。这一结果提示，Iressa对ER阴性和他莫昔芬耐药的ER阳性乳腺癌可能有效。另一项研究采用Iressa治疗63例经多程化学治疗和内分泌治疗的转移性乳腺癌，9例（14.3%）获得疗效；12例骨转移引起骨痛者中，5例骨痛明显减轻。以上结果显示，EGFR酪氨酸激酶抑制剂对乳腺癌有一定疗效。

原发乳腺癌中10%～36%的EGFR和HER-2表达阳性，且这部分患者较单一阳性者预后差。Iressa可以通过抑制EGFR的酪氨酸激酶而抑制HER-2的信号传导。因此，有人提出联合使用曲妥珠单抗和Iressa可能对抑制HER-2阳性乳腺癌有协同作用。目前一些临床前的试验结果也证实了这一点。

一项关于吉非替尼与多西他赛联合作为乳腺癌一线治疗的Ⅱ期临床试验，选择了41位转移性乳腺癌患者，均给予口服吉非替尼（250mg/d），同时静脉给予多西他赛（14人75mg/m^2；27人100mg/m^2，第1日，3周为1周期）。结果显示，疗效和耐受性与多西他赛的剂量无关。有22位患者（54%）达到缓解（CR+PR）。这22位患者治疗6周期后继续给予吉非替尼单药治疗，又有两位患者又PR转为CR。此项治疗的疗效与ER表达有关，ER（+）的患者有70%达到缓解，ER（−）患者只有21%达到缓解，两者有显著性差异（P=0.01）。不良反应主要是粒细胞减少（49%）、腹泻（10%）、痤疮样皮疹（5%）、贫血（2%）。随访还在继续进行中。

(2) 厄罗替尼 一种小分子化合物，喹唑啉类似物，也是一种表皮生长因子受体（EGFR）拮抗药。通过在细胞内与三磷酸腺苷竞争性结合受体酪氨酸激酶的胞内区催化部位，抑制磷酸化反应，从而阻断向下的增殖信号的传导，抑制肿瘤细胞配体依赖的HER-1或EGFR的活性，达到抑制肿瘤细胞增殖的作用。

此外，还有人将Erlotinib和Pertuzumab联合使用，以期同时抑制HER-1或EGFR和HER-2的活性。经过小鼠实验证实，联合用药的疗效要明显好于单独用药。

（3）索拉非尼　一种多激酶抑制剂。临床前研究显示，索拉非尼能同时抑制多种存在于细胞内和细胞表面的激酶，包括 RAF 激酶、血管内皮生长因子受体-2（VEGFR-2）、血管内皮生长因子受体-3（VEGFR-3）、血小板衍生生长因子受体-β（PDGFR-β）-KIT 和 FLT-3。由此可见，索拉非尼具有双重抗肿瘤效应：一方面，它可以通过抑制 RAF/MEKlERK 信号传导通路，直接抑制肿瘤生长；另一方面，它又可通过抑制 VEGFR 和 PDGFR 而阻断肿瘤新生血管的形成，间接抑制肿瘤细胞的生长。Solt11-0701 试验评价了卡培他滨联合索拉非尼治疗晚期乳腺癌，治疗组和安慰剂组的 PFS 分别为 6.4 个月和 4.1 个月（$P=0.006$）。N0366 试验研究索拉非尼治疗使用过蒽环类或紫杉类的晚期乳腺癌患者，结果显示，索拉非尼并没有很好的疗效。

（4）凡德他尼（vandetanib，ZD6474，商品名 Zactima）　一种合成的苯胺喹唑啉化合物，为口服的小分子多靶点酪氨酸激酶抑制剂（TKI），可同时作用于肿瘤细胞上皮生长因子受体（EGFR）、血管内皮生长因子受体（VEGFR）和 RET 酪氨酸激酶，还可选择性地抑制其他的酪氨酸激酶（如 Flt-1、PDGFR、Tie-2、EGFR-1、erbB2、IGF-1R 等）以及丝氨酸苏氨酸激酶（如 CDK2、PKB、PDK 等）。Ⅰ期临床研究显示，剂量限制性毒性为腹泻、高血压和皮疹。常见的不良反应为腹泻、皮疹、恶心、呕吐以及无症状的 QT 间期延长。不良反应与剂量相关，在小于 300mg/d 时，耐受性良好，最大耐受剂量（MTD）为 300mg。Ⅱ期临床研究涉及的病种很多。2006 年 2 月 2 日批准凡德他尼为治疗甲状腺癌快速通道药物。此药正在我国进行治疗非小细胞肺癌的临床试验。

一项入组既往以紫杉醇＋蒽环类药物化学治疗失败的 46 例转移性乳腺癌患者的研究显示，接受凡德他尼（100mg 或 300mg），44 例可评价的患者中未见客观疗效，两组患者各有 1 例患者 SD 时间≥24 周，有学者认为，单药凡德他尼治疗复发耐药的乳腺癌疗效有限，但耐受性良好。

（5）环氧化酶 2（COX-2）抑制剂　COX-2 是花生四烯酸合成前列腺素的限速酶，在正常生理状态下人体大部分组织不表达，当受到生长因子、内毒素、激素及肿瘤因子刺激时可以大量表达。COX-2 的过度表达可促进肿瘤的生长增殖。研究显示 COX-2 抑制剂和芳香化酶抑制剂联合应用优于单用芳香化酶抑制剂。COX-2 抑制剂是新的治疗靶点，其疗效有待证实。目前在国内上市的 COX-2 抑制剂中，三环类化合物塞来昔布是 FDA 批准的第 1 个，也是唯一一个 COX-2 选择性抑制剂，其苯磺酰胺结构对 COX-2 受体有较高的选择性，而对 COX-1 无抑制作用。而连环类的尼美舒利、美洛昔康等都对 COX-1 有一定的抑制作用。

（6）哺乳动物雷帕霉素靶蛋白靶向药物（mTOR 抑制剂）　哺乳动物雷帕霉素靶蛋白是 P13K 或 PKB 通路下游重要的蛋白激酶，在细胞中以 mTORC1 和 mTORC2 的催化亚基形式存在，可被 HER-2、EGFR、胰岛素样生长因子受体和雌激素受体激活，参与细胞增殖、存活和凋亡。依维莫司是一种口服 mTOR 抑制剂，作用于 P13K 或 PKB 信号通路，可恢复激素治疗敏感性，并通过抗肿瘤细胞增殖及抑制血管生成发挥抗肿瘤效应。一项Ⅱ期临床试验 TAMRAD，对芳香化酶抑制剂治疗耐药的患者分别给予依维莫司联合他莫昔芬和单用他莫昔芬，结果发现，联合用药比单药临床获益率从 42%提高到 61%，进展期从 4.5 个月延长到 8.6 个月。另一个Ⅲ期临床试验 BOLER0-2 试验，依维莫司联合依西美坦能明显延缓浸润性乳腺癌疾病进展，使无病生存期从 2.8 个月延长到 6.9 个月。在激素受体阳性乳腺癌患者中，依维莫司联合内分泌药物能提高疗效，改善预后。

九、靶向治疗常见不良反应及防治

（一）心脏毒性

分子靶向药物的心脏毒性，包括左心功能衰竭、高血压和QT间期（QTc）延长。药物诱导左心功能衰竭机制各有不同，例如细胞毒蒽环类药物产生Ⅰ型损伤，而分子靶向药物如曲妥珠单抗则产生Ⅱ型损伤。血管生成抑制药和MEK抑制药会诱发高血压，血管内皮生长因子（VEGF）抑制药诱导高血压以剂量依赖方式，应使用血管紧张素转化酶抑制药和钙离子通道阻断药治疗血压增高，尽可能维持VEGF抑制药剂量。

QTc间期延长是组蛋白去乙酰化酶抑制药、ABL抑制药、MET抑制药和多靶点酪氨酸激酶抑制药的不良反应，易患因素包括遗传学因素如先天性长QT综合征或是后天原因，具体如下。

1. 心脏

左心室射血功能下降、左心室肥大、心脏缺血、房室结阻滞、二尖瓣脱垂、窦房结功能不全。

2. 代谢

电解质紊乱如低钾、低镁、低钙，营养不良，甲状腺功能减低。

3. 药物诱导

抗心律失常药如奎尼丁、索他洛尔、胺碘酮，精神病用药如阿米替林、文拉法辛，抗生素如阿奇霉素、莫西沙星，抗组胺药如阿司咪唑、特非那唑，其他药物如多潘立酮和昂丹司琼。

拉帕替尼减低左心室射血分数（LVEF）作用低于曲妥珠单抗；帕妥珠单抗与曲妥珠单抗合用不增加心脏毒性；TDM_1减低LVEF作用低于曲妥珠单抗。血管生成抑制药也能降低LVEF，导致CHF和高血压，另有一罕见风险是可逆性后部脑病综合征和血栓性微血管病。多靶点酪氨酸激酶抑制药可使QTc延长，还可导致腹泻并继发电解质紊乱及动脉血栓事件。

靶向治疗通常心脏毒性较小，个别可有严重合并症。推荐基线评估心血管风险因素、合并症及LVEF，推荐标准12导心电图检查。心血管毒性如左心室（LV）功能衰竭，QTc延长和高血压可在各种靶向治疗中观察到，通常可治疗、可逆转。风险预防、检测、报告和治疗应当是这类药物使用计划的一部分。

（二）肺毒性

靶向治疗的肺毒性，包括急性和亚急性肺炎、肺泡出血、咯血、胸膜渗出、肺动脉高压（PAH）和肺栓塞。急性或亚急性肺炎在几个靶向治疗中有报道。

1. 吉非替尼

发生率1%，30%致死性。风险因素包括高龄、PS评分差、吸烟、诊断癌症时间较短、CT显示正常肺容积减少、以往间质性肺疾病史、并发的心脏疾病。

2. 厄洛替尼

发生率0.6%，30%致死性。

3. mTOR 抑制药

发生率 11%，3～4 级肺炎 3%，通常无症状，致死率低。

急性或亚急性肺炎表现包括咳嗽、呼吸困难和发热。图像特点包括弥漫肺泡损害、高敏肺炎、非特异性间质性肺炎、急性嗜酸细胞性肺炎和机化性肺炎。图像模式和病理学结果缺少关联性。治疗包括停药、支持治疗、肾上腺皮质激素用于重症患者。停药后再次使用吉非替尼和厄洛替尼可减量使用，也可同时使用糖皮质激素，肺炎可能再次出现，有学者认为糖皮质激素可预防复发。PAH 可由无症状进展至出现症状，表现为特征性呼吸困难，呼吸音清晰，胸片多正常，心脏超声和右心插管平均肺动脉压＞25mmHg。停用后 PAH 可改善，但不会完全逆转。

（三）皮肤毒性

皮肤是靶向治疗毒性作用最常见靶点，一些皮肤不良反应轻微，不需特殊处理，但一些特别严重的反应能降低生活质量、产生安全问题。皮肤改变对患者影响很大，虽不威胁生命，但因外貌改变致患者抑郁。EGFR 抑制药可产生一系列皮肤毒性。毛囊炎主要影响颜面和躯干，通常发生在治疗 1～3 周；指坏疽在治疗 2～4 周时明显；治疗 4～8 周时可出现甲沟炎；治疗 4～8 周毛发卷曲变软、前额变秃、睫毛生长。开始治疗前应告知患者皮肤不良反应，大部分可控。

皮肤不良反应对生活质量有明显影响，治疗要看是否有适应证，如全身症状、嗜酸性粒细胞增多、大疱性病变、表皮脱落和黏膜损害。需除外感染或是其他药物作用。严重皮肤不良反应标志包括 DRESS 药疹伴有嗜酸细胞增多；全身症状如发热、淋巴结肿大、肝炎、肾炎和神经症状、中毒性表皮坏死松解症和 Stevens-Johnson 综合征。不需要治疗或无有效治疗的症状包括舌下出血、毛发改变、无症状的指甲改变、早期颜面皮疹、黄色皮疹。

（四）内分泌毒性

靶向治疗的内分泌毒性包括甲状腺功能减低、性腺功能减低、垂体功能减低和继发甲状旁腺功能亢进症（甲旁亢）。

1. 甲状腺功能减退（甲减）

甲状腺功能异常主要是甲减，酪氨酸激酶抑制药治疗的患者中很常见。甲减的症状如疲劳、虚弱、便秘、抑郁和怕冷等都可归因于癌症或其他化疗药物影响，某些情况下化疗药物剂量需减少或停用，因甲减能改变药物动力学和清除率，导致难以预测的影响生活质量的不良反应。

2. 复发性甲减

伊马替尼、索拉非尼和莫特沙尼能使稳定剂量左甲状腺素钠治疗下出现复发性甲减，特征是治疗后 2 周内促甲状腺素（TSH）增高。伊马替尼治疗时应考虑治疗开始时左甲状腺素钠剂量加倍。

3. 新发的甲减

舒尼替尼、索拉非尼和阿西替尼可致甲减。推荐患者治疗时监控 TSH 和 T_4 基线水平，每 4 周检测 1 次，然后每 2～3 个月检测 1 次。

4. 性腺功能减低

男性患者接受 ALK 抑制药克唑替尼治疗 2～3 周时 80%～100%出现性腺功能减低，症状包括勃起障碍、性欲减低、疲劳、肌肉减少、腋毛和阴毛减少。应询问患者有无症状，检查睾酮水平。当总睾酮、游离睾酮、促卵泡激素（FSH）和促黄体生成素（LH）减低时诊断性腺功能低下。中断和替代治疗可使性腺功能恢复或改善症状。

5. 垂体炎和垂体功能减低

易普利姆玛可致垂体炎、肾上腺功能减低，用药剂量与垂体炎发生率相关。头痛、恶心、眩晕、行为改变、视觉异常和虚弱等发生在治疗后 6 周。需与新发脑转移鉴别，MRI 增强扫描对诊断有意义。应测皮质醇、ACTH、游离 T_3、T_4、TSH、睾酮、FSH、LH、催乳素。出现有症状的垂体功能不全或任何 3～4 级内分泌病，停用易普利姆玛，先静脉注射甲泼尼龙（1～2mg/kg），再改为泼尼松［1～2mg/(kg·d)］，逐渐减量超过 4 周，同时替代治疗。症状通常几天后改善，影像学显示垂体肿胀和异质性减轻。严重脱水、低血压或休克是肾上腺危象表现，应静脉给予糖皮质激素，需注意防止败血症或其他感染。

6. 继发甲旁亢

继发甲旁亢可发生在索拉非尼、舒尼替尼、伊马替尼和尼洛替尼治疗时，特征是血清磷减少、尿钙浓度下降，PTH 增高，血清钙浓度正常或减少。常规生化监测并非必需，但低维生素 D 与甲旁亢协同有助于索拉非尼诱导的肌肉减少症，致骨软化。补充维生素 D 对低磷血症和 PTH 浓度改善有帮助。低磷血症经常发生在伊维莫司治疗中，在 HDAC、MEK 和 ALK 抑制药中也有报道。

（五）消化道毒性

化疗后患者经常会出现乳糖不耐受、小肠细菌过度生长（SIBO）和胆酸代谢异常。腹胀、腹泻、便急等症状影响生活质量，并可能影响化疗疗效。胃肠道损害可能导致糖类吸收异常、肠道运动异常、脂肪代谢异常、维生素和胆盐吸收异常，并改变括约肌功能。SIBO 占 39%癌症治疗诱导的消化道症状。SIBO 的诊断包括吹气试验和十二指肠抽吸液。如果检测$>1\times10^3$ 克隆形成单位，应当经验性的给予抗生素治疗，如利福霉素、环丙沙星、多西环素或甲硝唑。

（张　辉）

第九节　乳腺癌的免疫治疗

免疫治疗是指通过调整机体对肿瘤的免疫反应而产生抗肿瘤效果的治疗方法。乳腺癌的免疫治疗是一个相对较新的领域，包括主动免疫治疗和被动免疫治疗。生物疗法包括细胞因子治疗、免疫细胞治疗、基因治疗、分子靶向治疗和抗体治疗等。

一、主动免疫治疗（ASI）

（一）肿瘤疫苗

利用自体或同种异体肿瘤细胞或其粗提物，经处理去除其致癌性，保留其免疫原性，通过接种肿瘤疫苗，导入患者体内，打破免疫耐受，激发抗肿瘤免疫，利用肿瘤抗原物质诱导机体的特异性细胞免疫和体液免疫反应，增强机体的抗瘤能力，从而抑制肿瘤的生长、扩散和复发。ASI 具有以下特点：①针对性强，特异性 $CD8^+$ CTL 能直接杀伤相应的肿瘤细胞；②免疫反应产物（细胞因子等）能激活非特异性免疫，起增强、放大、协同作用；③细胞免疫具有记忆作用，能对肿瘤起反应，在机体内不断增殖，并可生存较长时间。目前应用的肿瘤疫苗主要包括：肿瘤细胞疫苗、肿瘤基因工程疫苗、肽疫苗、核酸疫苗、抗独特型抗体疫苗等。

肿瘤疫苗包括如下几种。

1. 树突状细胞（DC）疫苗

DC 是机体最有效的抗原递呈细胞（APCs），可将肿瘤抗原处理成短肽，形成肽-主要组织相容性复合体（MHC），最终为效应 T 细胞识别。从患者体中分离 DC，在体外用肿瘤抗原将其激活，活化的 DC 再输入患者用以激活效应性 T 细胞，提高抗肿瘤反应。一种应用于乳腺癌的 DC 疫苗是用腺病毒 *p53* 转染的 APCs。病毒感染可促进 DC 的活化，且因 *p53* 表达于 DC 的表面，可激发针对 *p53* 异常突变的效应性 T 细胞产生抗肿瘤应答。DC 和（或）肿瘤融合细胞疫苗已进入Ⅰ和（或）Ⅱ期临床试验，许多晚期癌症患者接受该疫苗治疗后产生了很好的疗效。Zhang 等的体外研究表明，三阴性乳腺癌细胞 DC 融合疫苗可显著增强抗肿瘤免疫效应。

2. 病毒载体疫苗

病毒载体疫苗代表着一个相对较新的肿瘤免疫治疗领域。病毒载体因本身具有激活免疫应答能力及携带有特异性抗原基因而具有靶向性。用于转移性乳腺癌实验的病毒载体包括携带有癌胚抗原（CEA）肽和 3 个共刺激分子（B7、ICAM-1、LFA-3）的痘苗和禽痘病毒，合称为 TRICOM。TRICOM 分子可增强效应性 T 细胞摄取病毒的能力，从而产生更加强烈的抗 CEA 免疫应答。

3. 多肽疫苗

多肽疫苗产生的依据是肿瘤细胞可表达特定的肿瘤相关抗原（TAAs），而该抗原在正常细胞中不表达或表达水平低下。常见的乳腺癌 TAAs 有 HER-2 胞外结构域、CEA 及 MUC-1。为提高免疫应答水平，可应用粒细胞巨噬细胞集落刺激因子（GM-CSF）或 CpG 寡核苷酸等 APC 刺激因子并增强细胞毒性 T 细胞（CTLs）和辅助性 T 细胞（Th）的活化，从而加强疫苗的疗效。目前研究较多的是 HER-2 相关多肽疫苗。临床研究表明，运用基于 HER-2、CTL 活化肽 E75 结合 GM-CSF 可有效地减少乳腺癌的复发：171 例患者接种 20 个月后，接种组的复发率为 5.6%（对照组为 14.2%），无病生存率为 92.5%（对照组为 77%）。另外，乳清蛋白多数表达于乳腺癌和哺乳期乳腺组织中，因此乳清蛋白疫苗有可能在乳腺癌高危人群中产生有效的预防。据报道，对自发乳腺癌小鼠进行 α-乳清蛋白疫苗接种，10个月后，接种疫苗的小鼠无一只发生乳腺肿瘤，而未接种疫苗的小鼠全部发生明显的肿瘤；该疫苗不仅可以抑制原发瘤的形成，而且能够阻止移植有肿瘤的BALB/c小鼠中肿瘤的增长。

4. 全细胞疫苗

全细胞疫苗来自于患者自体肿瘤细胞或异体瘤细胞系。为增加肿瘤细胞的免疫原性，可向其转染有效表达免疫激活蛋白，如B7-1CD80和CCL21的基因。全细胞疫苗的优点在于：它具有广泛的TAAs，可大幅度地降低免疫逃逸；同时由于它是全细胞蛋白，因而无人类白细胞抗原（HLA）限制性。有学者运用表达共刺激分子CD80的MDA-MB-231乳腺癌细胞系加GM-CSF治疗转移性乳腺癌，30例患者中只有6例产生了针对HER-2和MUC-1抗原的抗体。

细胞疫苗既可以表达肿瘤的所有抗原成分，又具有树突状细胞（DC）特殊的抗原递呈能力。1998年某学者在乳腺癌动物模型中使用MHCⅡ＋B7-1介导的肿瘤疫苗进行研究，结果使恶性转移明显下降；2003年，有学者又利用DC的高抗原递呈性，将乳腺癌细胞与DC融合，从而激活机体免疫反应，促进抗肿瘤效应，疗效显著。肿瘤基因工程疫苗是通过基因重组技术，将目的基因导入受体细胞而制成的疫苗。如导入细胞因子基因以提高机体抗肿瘤能力或表达肿瘤细胞缺乏的某些因子以增强其免疫原性；导入转染Er7和主要组织相容性复合体Ⅱ（MHC-Ⅱ）基因到表达肿瘤抗原的肿瘤细胞，就可打破因共刺激分子缺乏所致的免疫耐受，恢复肿瘤特异性免疫反应；导入基因产物，直接杀伤肿瘤细胞等。在抗原递呈和免疫识别过程中，肿瘤抗原需在抗原递呈细胞（APC）内降解为短肽，形成肽-MHC-T细胞抗原受体（TCR）复合物才能为T细胞识别，并激发细胞毒性T细胞（CTL）反应。目前肽疫苗主要是利用癌基因、抑癌基因突变肽，以及与肿瘤发生、发展有关的病毒相关疫苗，从乳腺癌相关癌基因，如MAGES、MUC-1、HER-2/neu等序列中筛选并合成的短肽疫苗。这种疫苗可治疗乳腺癌，在美国已进入Ⅰ、Ⅱ期临床试验阶段。核酸疫苗包括DNA和RNA疫苗，是由能引起机体免疫反应的抗原基因片段及其载体构建而成的，能同时激发细胞和体液免疫反应，目前以DNA疫苗研究较多。抗独特性抗体疫苗具有模拟抗原及免疫调节的双重作用，能打破机体免疫耐受，可代替肿瘤抗原诱导特异性主动免疫反应。

（二）细胞因子治疗

20世纪60年代以来，相继发现T细胞、单核巨噬细胞、成纤维细胞和内皮细胞等均能产生一类能调节细胞功能的多功能活性肽，后来把它们统称为细胞因子（CK）。细胞因子的抗肿瘤机制主要包括五个方面。

（1）控制癌细胞的生长和促进分化。

（2）调节宿主的免疫应答。

（3）对肿瘤细胞有直接杀伤作用。

（4）破坏肿瘤血管和营养供应。

（5）刺激造血功能，促进骨髓恢复。

目前在乳腺癌中发挥作用的细胞因子主要包括白细胞介素（IL），IL-2、IL-10、IL-12、干扰素（IFN）、集落刺激因子GM-CSF、肿瘤坏死因子-α（TNF-α）、FIt-3配体等。IFN是最早用于癌症治疗的细胞因子，对肿瘤细胞的直接作用表现为缓解增殖速度、促进分化、直接杀伤、改变细胞表面性质等，间接作用表现为活化单核巨噬细胞、T 细胞和 NK 细胞，调控抗体生成等。IL-2 又称 T 细胞生长因子（TCGF），已在国内外广泛用于治疗肿瘤，在免疫调节中起重要作用。TNF 是一种多功能蛋白，具有抗肿瘤、调节免疫效应细胞、调节机体代谢及诱导细胞分化、刺激细胞生长等多种生物学活性。CSF 是一类调节血细胞生成的高度特异蛋白质，主要用于抗肿瘤治疗中减轻化学治疗或放射治疗的不良反应。细胞因子治疗属于传统的非特异性生物反应调节剂治疗范畴。趋化因子 CXCL12 可介导 ER 阳性乳腺癌细胞的生长和增殖，其受体包括 CXCR4 和 CXCR7，其中 CXCR4 在肿瘤细胞的浸润和转移过程中起重要作用，也是乳腺癌预后不良的重要指标。有研究证实，抑制 CXCL12 或 CXCR4 和 CXCR7 的表达，可有效地抑制乳腺癌细胞生长，这就为雌激素受体（ER）阳性乳腺癌的治疗提供了新靶点。

二、被动免疫治疗

（一）抗体治疗

单克隆抗体（单抗，MAb）是由抗原致敏的 B 细胞克隆产生的抗体，具有特异性强、敏感性高的特点。应用单克隆抗体治疗肿瘤的作用机制是：①抗肿瘤抗体与肿瘤细胞表面抗原结合后，在补体参与下可直接杀伤肿瘤细胞，或通过促进免疫效应细胞与肿瘤细胞接触而杀伤肿瘤细胞；②肿瘤细胞表面有许多与细胞生长、增殖相关的抗原或受体，抗体与之结合后可有效抑制肿瘤细胞生长；③以抗体作为载体将化学治疗药物或生物制剂与其耦联进行特异性导向治疗。

在乳腺癌抗体治疗中主要是曲妥珠单抗。曲妥珠单抗 1998 年 10 月由美国 FDA 正式批准上市，单独应用该药的有效率是 11.6%～21.0%。它是历史上第一个针对实体瘤的生物基因靶向治疗药物，是将人 IgG_1 的稳定区和针对乳腺癌细胞 HER-2 受体胞外区的鼠源单克隆抗体的抗原决定簇嵌合在一起的一种重组 DNA 衍化的人源化（人鼠嵌合性）抗 HER-2 单克隆抗体。*neu* 基因是一种转化基因，在人类同源基因称 *C-erbB-2* 或 *HER-2* 或 *MAC117*，它编码 185kD 的跨膜生长因子受体属表皮生长因子受体。临床基础研究表明，*C-erbB-2* 基因扩增是乳腺癌中最常见的遗传性损伤，HER-2 基因扩增导致细胞表面 HER-2 受体合成持续增加及过度表达，在缺乏配体的情况下，过渡表达的细胞表面受体可自行激活，或通过为表皮生长因子家族其他成员传递信号发挥作用，从而导致 DNA 合成增加，癌细胞生长加快，转移能力增强。HER-2 阳性状态是 Herceptin 治疗的绝对必要条件。Herceptin 与 HER-2 受体细胞胞外区域结合，具有高度亲和力和特异性，既能阻断 HER-2/neu 受体而产生抗肿瘤效应，又能与人体内免疫细胞作用，产生抗体依赖性细胞介导的细胞毒作用（ADCC）效应。其主要作用机制为：①与 HER-2 受体结合，干扰后者的自身磷酸化及阻碍异源二聚体形成，抑制细胞生长信号传导通路，从而抑制肿瘤细胞的生长；②加速 HER-2 受体降解，使 HER-2 受体表达下降；③介导抗体依赖性细胞介导的细胞毒作用（ADCC）杀伤乳腺癌细胞；④抑制血管内皮生长因子的生成。与普通的放射治疗、化学治疗、激素治疗等方法相比，靶向性生物基因疗法的作用机制在于可以通过基因选择针对性地杀伤恶性肿瘤细胞，而不影响正常细胞的生存，这是一种具有突破性意义的靶向性生物治疗基因方法，Herceptin 作为一种靶向性基因治疗药物，为 HER-2 阳性乳腺癌患者提供了重要的临床疗效，这些疗效大大超过了传统的细胞毒化学治疗药物，是目前较成功的靶向治疗的范例。

最新研制成功的 Ado-trastuzumab emtansine（T-DM1）是一种融合了 HER-2 单克隆抗 trastuzumab 及高效细胞毒性化学治疗药物 maytansine 的新型抗体药物复合物。T-DM1 同时具有 trastuzumab 以及 DM1 的抗肿瘤活性，利用抗体的特异性，将化学治疗药物定向运送到肿瘤细胞内部而杀死肿瘤细胞。在一项总数为 110 例的Ⅱ期临床试验中，用 T-DM1 治疗已接受化学治疗和 trastuzumab 的 HER-2（+）转移性乳腺癌患者，有效率达 32.7%。目前 T-DM1 联合化学治疗的Ⅲ期随机临床试验正在进行中，这将为乳腺癌的治疗提供更为有效的方法。另一种较理想的抗体是贝伐单抗，这是一种针对血管内皮生长因子受体的单克隆抗体。有学者证明贝伐单抗可添加到乳腺癌的新辅助化学治疗中发挥作用。随机分配的 1206 例患者接受了多西泰索及 docetaxel＋bevacizumab 为期 6 个周期的治疗。结果显示：相比于对照组，试验组的病情缓解率（对照组为 28.2%，试验组为 34.5%）显著得到提高，但在 ER（+）和 ER（－）中的效应不同，且存在一定的不良反应。

（二）过继性细胞免疫治疗（ACI）

过继性细胞免疫治疗是通过注射免疫活性细胞以增强肿瘤患者的免疫功能而达到抗肿瘤效果的一种免疫治疗方法，主要用于乳腺癌常规治疗后的巩固治疗，以及复发和转移的综合治疗。常用的免疫活性细胞是：淋巴因子激活杀伤细胞（LAK）、肿瘤浸润淋巴细胞（TIL）、特异性细胞毒 T 细胞（CTL）。

LAK 细胞的前体细胞为 NK 细胞（自然杀伤细胞）和具有类似 NK 活性的 T 细胞及其他具有抗肿瘤活性的不受 MHC 限制的 T 细胞，这些前体细胞主要取自患者外周血，经 IL-2 诱导激活而成为 LAK 细胞，它具有广谱抗瘤性，杀伤活性不受 MHC 限制，但杀瘤能力需 IL-2 诱导并维持，因此应用大剂量 IL-2 引起的不良反应限制了 LAK 的应用。

TIL 为浸润在肿瘤组织中具有抗肿瘤效应的淋巴细胞，主要成分为存在于肿瘤间质中的 T 淋巴细胞，在体外扩增后回输患者体内，对自身肿瘤具有很强的特异性杀伤活性。TIL 取源于切除的肿瘤组织，不需抽取外周血，在体外可以长期培养扩增并保持生物活性，杀伤活性具有 MHC 限制性，对 IL-2 依赖性小，仅需较少量 IL-2 即可发挥明显的抗肿瘤效果，杀瘤能力强于 LAK，与细胞因子或化疗药物有协同作用。CTL 为患者自身淋巴细胞与乳腺癌相关基因肽疫苗共同培养而获得，具有 MHC 限制性，可以特异性杀伤自身肿瘤细胞。除了上述 3 种细胞外，树突状细胞（DC）、抗体淋巴因子激活杀伤细胞（CD3AK）、细胞因子激活杀伤细胞（CIK）治疗乳腺癌的研究正在进行。

（三）干细胞治疗

1. 自体造血干细胞移植（AHSCT）

治疗乳腺癌的理论基础是化学治疗对机体，尤其是对骨髓的毒性作用，而干细胞移植对骨髓造血功能的恢复起重要作用。AHSCT 具有创伤小、恢复快、成功率高等优点，比骨髓移植更具有应用前景。对于腋窝淋巴结 10 个以上或对化学治疗敏感的临床Ⅱ期或Ⅲ期有转移的乳腺癌患者，常给予大剂量化学治疗，如 6 个周期的超大剂量的 CAF 或 FEC 方案辅助化学治疗，之后输注外周造血前体细胞，短期疗效肯定。而对那些局部淋巴结少于 10 个（4～9 个）或某些具有化学治疗敏感性的转移病例，如肝转移、肺转移、中枢神经系统转移，Auto-PBSCT 的效应则不确定。Auto-PBSCT 支持下的超大剂量化学治疗在某些血液系统肿瘤应用中取得较好效果，但在乳腺癌、卵巢癌等实体肿瘤中，其远期疗效与常规化学治疗相比没有显著优势，还需要进一步探索和研究。

2. 异基因造血干细胞移植

20 世纪 90 年代后期，在出现 GVHD 的乳腺癌骨髓移植患者的研究中发现移植物抗肿瘤效应（GVT），以及异基因移植物后复发的患者通过供者淋巴细胞输注可以再次诱导缓解，提示 GVT 效应确实是一个值得探索的领域。伴随人们对 GVT 效应及非清髓性预处理方案的不断深入研究，allo-HSCT 在对高危患者及乳腺癌转移瘤患者的治疗也取得了长足的进步。2003 年，有报道称，对于不适合 Auto-PBSCT 治疗的患者可以进行异基因造血干细胞移植，以取得相同的疗效。

（张　辉）

第四章 浅表肿瘤

第一节 恶性黑色素瘤

恶性黑色素瘤（以下简称“黑色素瘤”）是由异常黑色素细胞过度增生引发的肿瘤，有皮肤和黏膜黑色素瘤两大类。前者占全部黑色素瘤的90%，多发生于足底、小腿、指（趾）间、手掌、指甲下、甲沟、头皮、颈部等，也可发生在躯干皮肤。后者发生于体内各器官的黏膜上皮，除了眼结膜、角膜等易观察的部位，大部分黏膜黑色素瘤的发生部位隐蔽，极易漏诊和误诊。美国临床肿瘤学会（ASCO）将黑色素瘤分为四型：肢端型、黏膜型、慢性日光损伤型和非慢性日光损伤型（含原发灶不明型）。我国患者以肢端型和黏膜型为主。

黑色素瘤发病的高危因素包括黑色素瘤家族史、多发非典型痣或发育不良痣和先天基因突变等。国外学者认为，阳光暴晒可能是黑色素瘤发病的独立外部危险因素，皮肤容易被晒伤且皮肤白皙的个体的患病风险更高，然而我国患者的原发病灶多位于接触紫外线极少的地方，此说法显然不适合国人。激光、冷冻色素痣不能预防黑色素瘤的发病，与此相反，不良的物理或化学刺激常常是正常色素痣恶变的重要因素之一。

一、诊断与鉴别诊断

1. 临床表现

早期表现为病灶的两半不对称、边缘不规则，不像良性色素痣那样具有光滑的圆形或椭圆形的轮廓；颜色改变，可表现为污浊的黑色，也可呈褐、棕、棕黑、蓝、粉、黑色；病变直径常＞5mm；瘤体有轻微的隆起。此即皮肤黑色素瘤的“ABCDE”特征。如果病情没有得到及时干预，进一步发展可出现迁移不愈的溃疡、卫星灶（原发病灶周围直径2cm内发生的转移结节）、区域淋巴结转移和移行转移。移行转移系指原发灶（周围直径2cm外）与区域淋巴结之间，通过淋巴管转移造成的皮肤、皮下或软组织转移结节。黑色素瘤最常转移的部位有肺、肝、骨和脑。

2. 病史与体检

仔细的视诊和触诊对黑色素瘤的诊断非常重要，若色素性皮损有下列改变者常提示为黑色素瘤的可能：雀斑型和表浅蔓延型黑色素瘤常在棕色或黑色中掺杂红色、白色或蓝色，其中尤以蓝色最差；表面不光滑，常粗糙而伴有鳞形片状脱屑，时有渗血、渗液，可高出皮面，边缘常呈锯齿状改变，为肿瘤向四周蔓延扩展或自行性退变所致；病灶周围皮肤可出现水肿或丧失原有皮肤光泽或变成白色、灰色；感觉异常，局部灼痛、痒或压痛。

3. 乳酸脱氢酶

乳酸脱氢酶（LDH）是必要的实验室检查项目，尤其对于Ⅳ期患者，是重要的预后指标。有报道 LDH＜0.8 倍正常值的患者总生存时间明显延长。其他各种血清肿瘤标志物对于黑色素瘤没有特异性，不推荐常规检查。

4. 影像学检查

颈部、腋窝、腹股沟、腘窝等淋巴结超声，可疑脏器的 X 线、CT、MRI，骨扫描，主要用于了解瘤体与周围组织的关系以及对转移性黑色素瘤的诊断，对 0～ⅢA 期黑色素瘤诊断意义不大。对原发灶不明的患者，PET-CT 尤其有用。

经常需要与黑色素瘤鉴别诊断的疾病有以下几种。

（1）良性交界痣　为褐色或黑色斑疹，可稍隆起，境界清楚，颜色均一，表面光滑，可发生在身体任何部位，好发于手掌、足趾或移行上皮部位，多见于青少年和儿童。交界痣往往增生活跃，有转变为黑色素瘤的可能。

（2）幼年性黑色素瘤　是一种较少见的黑色素细胞肿瘤，病理改变呈恶性，而生物学过程呈良性为其突出特点。常发生于儿童面部，偶见于成人，为生长缓慢的圆形结节。

（3）细胞性蓝痣　女性多见，常单发，好发于臀、骶尾、腰部，偶见于结膜、口腔黏膜、前列腺和子宫颈等处，为淡蓝色结节，表面光滑而不规则。在此基础上发生的黑色素瘤称为恶性蓝痣。

（4）老年痣　常见于老年人体表，面部、四肢、躯干均常发生，表现为隆起或不高出皮面的皮疹，伴有色素沉着，无恶变倾向。

（5）脂溢性角化病　为中年以上者常见皮肤良性肿瘤，好发于面部，特别是颞部。初起为淡褐色或深褐色，扁平丘疹缓慢增大，表面粗糙，数目不定，病程缓慢，极少癌变。

（6）甲床下血肿　多有相应外伤史，为甲床下皮肤或黏膜出血形成的血肿，红色或暗红色，通过病史询问及临床表现易于与黑色素瘤鉴别。

二、分期

T—原发灶

T_x：原发灶无法评价。

T_0：无肿瘤证据。

T_{is}：原位癌。

T_1：厚度≤1.0mm。

T_{1a}：厚度≤0.8mm 且不伴溃疡。

T_{1b}：厚度≤0.8mm 但伴溃疡或厚度为 0.81～1.0mm。

T_2：厚度 1.01～2.0mm。

T_{2a}：厚度 1.01～2.0mm 且不伴溃疡。

T_{2b}：厚度 1.01～2.0mm 但伴溃疡。

T_3：厚度 2.01～4.0mm。

T_{3a}：厚度 2.01～4.0mm 且不伴溃疡。

T_{3b}：厚度 2.01～4.0mm 但伴溃疡。

T_4：厚度＞4.0mm。

T_{4a}：厚度＞4.0mm 且不伴溃疡。

T_{4b}：厚度＞4.0mm 但伴溃疡。

N—区域淋巴结

N_x：区域淋巴结无法评价。

N_0：无淋巴结转移。

N_1：1 个淋巴结转移或者无淋巴结转移但是出现以下转移：移行转移，卫星结节和（或）微卫星转移。

N_{1a}：1 个临床隐匿淋巴结转移（镜下转移，例如经前哨淋巴结活检诊断）。

N_{1b}：1 个临床显性淋巴结转移。

N_{1c}：无区域淋巴结转移但是出现以下转移：移行转移、卫星转移和（或）微卫星转移。

N_2：2～3 个淋巴结转移或 1 个淋巴结伴有移行转移、卫星转移和（或）微卫星转移。

N_{2a}：2～3 个临床隐匿淋巴结转移（镜下转移，例如经前哨淋巴结活检诊断）。

N_{2b}：2～3 个淋巴结转移中至少 1 个临床显性淋巴结转移。

N_{2c}：至少 1 个淋巴结转移（临床显性或隐性）伴有移行转移、卫星转移和（或）微卫星转移。

N_3：≥4 个淋巴结转移或 2 个以上淋巴结伴有移行转移、卫星转移和（或）微卫星转移；融合淋巴结无论是否伴有移行转移、卫星转移和（或）微卫星转移。

N_{3a}：4 个及以上临床隐匿淋巴结转移（镜下转移，例如经前哨淋巴结活检诊断）。

N_{3b}：4 个及以上淋巴结转移中至少 1 个临床显性淋巴结转移或可见融合淋巴结。

N_{3c}：2 个及以上临床隐匿淋巴结转移或临床显性淋巴结转移伴/不伴融合淋巴结且伴有移行转移、卫星转移和（或）微卫星转移。

M—远处转移

M_x：远处转移无法评价。

M_0：无远处转移。

M_{1a}：转移至皮肤、软组织（包括肌肉）和（或）非区域淋巴结转移。

M_{1a}（0）：LDH 正常。

M_{1a}（1）：LDH 升高。

M_{1b}：转移至肺伴或不伴 M_{1a} 转移。

M_{1b}（0）：LDH 正常。

M_{1b}（1）：LDH 升高。

M_{1c}：非中枢神经系统的其他内脏转移伴或不伴 M_{1a} 或 M_{1b} 转移。

M_{1c}（0）：LDH 正常。

M_{1c}（1）：LDH 升高。

M_{1d}：转移至中枢神经系统伴或不伴 M_{1a} 或 M_{1b} 或 M_{1c} 转移。

M_{1d}（0）：LDH 正常。

M_{1d}（1）：LDH 升高。

三、治疗

（一）治疗原则

治疗根据分期而定，ⅠA 期为低危，ⅠB～ⅡA 期为中危，ⅡB～ⅢA 期为高危，ⅢB～Ⅳ期为极高危。

1. 0 期（原位黑色素瘤）

标准治疗是行原发灶扩大切除术，有指南推荐，切除边缘距病灶或活检瘢痕 0.5cm，不建议行前哨淋巴结活检（SNB）及术后辅助治疗，可定期随访检查。

2. ⅠA 期

无不良预后因素者，可仅行原发灶扩大切除术。有不良预后因素者，可考虑原发灶扩大切除术加 SNB，应尽量达到 1cm 的边缘。不良预后因素包括厚度≥0.75mm、高有丝分裂率、年轻、切缘阳性、脉管侵犯等。若 SNB 结果阳性，应进一步行区域淋巴结清扫术，此后可选择随访观察或 IFN-α 治疗。有研究显示，新辅助化疗和辅助化疗在该期患者中没有显示出生存获益。

3. ⅠB 期～Ⅱ期

厚度≤1mm 的病灶，应尽量达到 1cm 的边缘；厚度 1.01～2mm 的病灶，尽可能争取 1～2cm 的边缘；厚度 2.01～4mm 的病灶，建议 2cm 的边缘；对于厚度＞4mm 的病灶，建议切除边缘超过 2cm。≤1.0mm 伴有溃疡，Clark Ⅳ/Ⅴ级或病变≥1.0mm 的黑色素瘤，应该进行 SNB。SNB 阴性者应用大剂量 IFN-α 1 年。对于临床高度怀疑淋巴结受侵或 SNB 证实淋巴结受侵的患者，建议在切除原发灶的同时进行区域淋巴结清扫。术后辅助应用大剂量 IFN-α 1 年，也可应用长效 IFN-α 5 年。切缘不净、淋巴结受侵数目较多、淋巴结较大者可考虑术后辅助放疗。辅助化疗在ⅠB 期、Ⅱ期同样不能取得生存获益，因此不推荐。

4. Ⅲ期

应进行原发灶扩大切除术加区域淋巴结清扫，但彻底的淋巴结清扫对于局部控制率及远期生存的影响尚不清楚。术后辅助应用大剂量 IFN-α 1 年，也可应用长效 IFN-α 5 年。切缘不净、淋巴侵犯、淋巴结受累≥3 个、淋巴结直径≥3cm 者需行术后辅助放疗。新辅助化疗在可切除的黑色素瘤患者中不推荐使用，无高危因素的Ⅲ期黑色素瘤辅助化疗没有显示生存获益。对Ⅲ期高危黑色素瘤或已行彻底的转移淋巴结清扫术的患者，可行辅助化疗，但至今尚无通用的标准方案。随机研究结果显示，无论是 CVD 方案（顺铂＋长春碱＋达卡巴嗪）或是 Dartmouth 方案（达卡巴嗪＋卡莫司汀＋顺铂＋他莫昔芬）在生存方面均未优于达卡巴嗪单药。紫杉醇单药或联合化疗可使部分患者获益，但有效时间短（2～7 个月）。

5. 移行转移

移行转移灶小且数目有限的优先行切缘阴性的手术切除，由于隐性淋巴结转移可能性大，切除孤立移行转移灶时可考虑行SNB。存在移行转移合并前哨淋巴结阳性者预后不佳，但前哨淋巴结对预后的作用尚未证实。如移行转移灶数目有限，特别是皮肤病灶，不易完全切除的可在病灶内注射卡介苗（BCG）或IFN-α治疗，激光消除对部分患者有效。如移行转移灶数目较多，不适合做局部治疗者，可选择全身姑息化疗。局限于肢端的移行转移病灶且无法手术者，可行肢体隔离热灌注化疗。

6. Ⅳ期

治疗取决于病变局限（可切除的）还是播散（不可切除的）。局限转移灶推荐手术切除，然后接受大剂量IFN-α。部分内脏孤立转移者，可短期观察后复查，如果仍未出现新转移灶，可考虑手术，术后可应用大剂量IFN-α。Ⅳ期或不能手术切除的黑色素瘤，可使用化疗、生物化疗（IL-2、IFN-α、易普利单抗等）和新靶点药物（威罗菲尼、伊马替尼、重组人血管内皮抑制素）治疗。局限转移切除后的残留病灶可按照播散性病变来处理。

脑是黑色素瘤的常见转移部位，发生率为8%～46%，而尸检报告的发生率为55%～75%。发生脑转移者预后差，其放疗疗效与病变的位置和转移数量有关。对于孤立或引起急症的颅内病灶，手术在缓解症状或对病灶的局部控制上似乎有效。对于多发脑转移者，应给予放疗，可能有缓解症状和延长生存期作用。

可通过血脑屏障并对黑色素瘤有效的药物较少，目前标准的脑转移化疗方案为单药替莫唑胺，替莫唑胺等与放疗联合治疗黑色素瘤可以试用。有报道BRAF抑制剂dabrafenib应用于黑色素瘤脑转移，10例患者中有9例病灶缩小，生存期均在5个月以上，其中2例达12个月，1例在第19个月时仍在应用且安全性良好。

7. 局部复发

局部瘢痕复发（原发灶切除不足）常表现为局部持续病变，局部复发（原发灶已切净）通常表现为皮肤淋巴疾病与扩大切除的瘢痕接近，初次复发应经细针穿刺细胞学或活检病理证实。对原发灶切除不足而局部复发者，应行扩大切除，加或不加前哨淋巴结活检。原发灶完全切除后复发可根据病灶厚度和健康状况行前哨淋巴结活检，并行切缘阴性的外科手术切除，辅助治疗多选用高剂量IFN-α或临床观察。

移行复发，外科切除须做到切缘阴性，还应考虑前哨淋巴结活检。

不能切除的复发病灶，可选择：①瘤体内注射BCG或白介素-2（IL-2）；②CO_2激光切除；③肢体隔离热灌注马法兰；④全身治疗。少数情况下，放疗可加强局部控制。如果应用以上方法达完全缓解，可行高剂量IFN-α辅助治疗或临床观察。术后辅助放疗可减少局部复发可能。多处复发者治疗效果和预后均较差，治疗方法可按照Ⅳ期黑色素瘤的方案处理。

（二）治疗方法

1. 手术

（1）原发灶的切除　手术是黑色素瘤的基本治疗方法。安全切缘根据病理报告中的肿瘤浸润深度决定：病灶厚度≤1.0mm时，安全切缘为1cm；厚度在1.01～2.0mm时，安全切缘为1～2cm；厚度>2.0mm时，安全切缘为2cm；当厚度>4.0mm时，安全切缘一般认为以 2～3cm 为宜。

（2）前哨淋巴结的处理　识别前哨淋巴结有无转移的方法有：①术前 1 天用^{99}Tc标记的硫胶作为放射示踪剂注入肿瘤周围皮下或黏膜下；②术中原发病变周围注射 1%的 lymphazurln 蓝色染料，它能迅速进入引流淋巴管并正确标记出前哨淋巴结；③γ 探针放射性活性水平测定：有学者研究结果显示，γ 探针检测与特异蓝染色可分别检出 97%、76%的前哨淋巴结，两者同时应用则可检出 100%的前哨淋巴结。前哨淋巴结有微转移或明显阳性者，应立即行区域淋巴结清扫术。

（3）区域淋巴结清扫　区域淋巴结是指原发病灶发生转移后累及的首站或二级淋巴结，清扫的范围常随原发灶部位的不同而有所侧重。如头颈部黑色素瘤做颈部淋巴结清扫时，原发灶位于面部者应着重清扫腮腺区、颏下及颌下三角的淋巴结；如病灶位于枕部，重点清扫颈后三角的淋巴结。发生于上肢的黑色素瘤需行腋窝淋巴结清扫，发生在下肢者应行腹股沟或髂腹股沟淋巴结清扫术。发生于胸腹部的黑色素瘤则分别行同侧腋窝或腹股沟淋巴结清扫术。但位于腰部的病灶既可向腋窝亦可向腹股沟发生转移，临床应根据相应的情况行淋巴结清扫术。

淋巴结清扫必须将受累淋巴结基底部完全切除，不建议行预防性淋巴结清扫。通常，送检的淋巴结数反映了区域淋巴结清扫的程度和病理评价的准确性。腹股沟淋巴结清扫要求至少应在 10 个以上，颈部及腋窝淋巴结应至少清扫 15 个。如盆腔 CT 显示髂骨和（或）闭孔淋巴结转移或术中发现 Cloquet 淋巴结（指位于腹股沟深淋巴结区的最靠近心端的淋巴结，正好位于腹股沟韧带之下的股管内，下肢黑色素瘤首站转移的淋巴结一般为股浅淋巴结，股深淋巴结是淋巴结转移的第 2 站）转移，推荐行腹股沟淋巴结深切除。

2. 化疗及化学免疫治疗

尽管化疗的缓解率低，但化疗仍是治疗黑色素瘤的手段之一。单药化疗主要使用达卡巴嗪或替莫唑胺。顺铂、紫杉类、长春碱类、博莱霉素或亚硝基脲类药物，近期有效率为 15%～20%。较常用的联合化疗方案为：Artmouth 方案、CVD 方案、GeT 方案、BOLD 方案（博莱霉素＋长春新碱＋洛莫司汀＋达卡巴嗪）等，有效率为 35%～45%，但其毒性也更明显。除少数情况外，联合化疗在总生存方面与单药化疗相比无明显优势。

化学免疫治疗是指化疗联合生物制剂如 IFN-α 和 IL-2。高剂量静脉滴注 IL-2 的总有效率为 15%～21%，但毒性高。早期的单中心Ⅱ期临床试验研究 CVD 方案联合 IL-2、IFN-α 治疗晚期黑色素瘤，有效率为 27%～64%，CR 为 15%～21%。一项小规模的Ⅲ期随机研究比较 CVD 序贯 IL-2、IFN-α 与单纯 CVD，有效率分别为 48%和 25%，中位生存期分别为 11.9 个月和 9.2 个月。近期荟萃分析发现生物化疗可提高有效率，但并未延长生存期。以顺铂为主的化疗联合 IFN-α 和（或）IL-2，有效率、疾病进展时间及生存期的研究结果并不一致，且毒副反应发生率都较高。

常用的治疗方案如下：

（1）CGT（顺铂＋吉西他滨＋二羟马利兰）　顺铂，40mg/m^2，静脉滴注，第 1、8 天；吉西他滨，1000mg/m^2，静脉滴注，第 1、8 天。二羟马利兰，2500mg/m^2，静脉滴注，第 1、8 天。每 5 周重复，直至病情进展或不可耐受。

（2）CVD（顺铂＋长春碱＋达卡巴嗪）　顺铂，20mg/m^2，静脉滴注 30min，第 1～4 天；长春碱，1.2mg/m^2 或 2mg/m^2，静脉注射，第 1～4 天；达卡巴嗪，800mg/m^2，静脉滴注 1h，第 1 天。每 3 周重复，直至病情进展或不可耐受。

(3) Dartmouth（顺铂＋卡氮芥＋达卡巴嗪＋他莫昔芬） 顺铂，25mg/m^2，静脉滴注30～45min，第1～3天；卡氮芥，150mg/m^2，静脉滴注2～3h，第1天；达卡巴嗪，220mg/m^2，静脉滴注1h，第1～3天；他莫昔芬，20～40mg，口服，每天1次。卡氮芥在每个奇数疗程使用，他莫昔芬在治疗前1周开始使用。每3周重复，客观缓解者持续治疗直至病情进展，18周后仍未获缓解者停止本方案治疗。

(4) GeT（吉西他滨＋二羟马利兰） 吉西他滨，1000mg/m^2，静脉滴注，第1、8天；二羟马利兰，3500mg/m^2，静脉滴注，第1、8天。每4周重复，共6个周期。

(5) IFN-α 20MIU/m^2，静脉注射或肌内注射，每周5天。4周后改为10MIT/m^2，皮下注射，每周3次，共48周。

(6) IL-2有两种具体方案可选 ①IL-2，600000U/kg或720000U/kg，输注15min，8小时1次，连续5天，共14次。休息1～2周后进行下一周期的14次治疗，以上为1个疗程。通常间隔6～12周后开始下一疗程，最多治疗5个疗程。②IL-2，9MIU/m^2，皮下注射，每天2次，第1～2天，第1周和第3周；2MIU/m2，皮下注射，每天2次，第1～5天，第2周和第4周。每6周重复，12个月内完成，最多8个周期。

(7) 达卡巴嗪有两种具体方案可选 ①达卡巴嗪，250mg/m^2，静脉滴注30min，第1～5天。每3周1次，最多12个周期。②达卡巴嗪，1000mg/m^2，快速静脉滴注，第1天。每3周重复。

(8) 达卡巴嗪＋IFN-α 达卡巴嗪，800mg/m^2，快速静脉滴注，第1天；IFN-α，9MIU/m^2，皮下注射，每周3次。每3周重复，最多6个周期。

(9) 达卡巴嗪＋顺铂＋IL-2＋IFN-α 达卡巴嗪，250mg/m^2，静脉滴注30min，第1～3天；顺铂，25mg/m^2，静脉滴注1h，第1～3天；IL-2，18MIU/m^2，静脉滴注15min，第6～10天，第13～15天；IFN-α，5MIU/m^2，皮下注射，第6、8、10、13、15天。每4周重复，4～6个周期。

(10) 达卡巴嗪＋顺铂＋长春碱＋IL-2＋IFN-α同时递减生物化疗 达卡巴嗪，800mg/m^2，静脉滴注1h，第1天；顺铂，20mg/m^2，静脉滴注1h，第1～4天；长春碱，1.5mg/m^2，静脉注射，第1～4天；IFN-α，5MIU/m^2，皮下注射，第1～5天；IL-2，18MIU/m^2，静脉滴注24h，第1天，或9MIU/m^2，静脉滴注24h，第2天，或4.5MIU/m^2，静脉滴注24h，第3～4天。每3周重复。应用粒细胞集落刺激因子支持（第6天开始，500μg/d，连用10天）。4～6个周期后病情无进展者进入维持生物治疗：IL-2，2MIU/m^2，皮下注射，第1～5天，每4周重复，共12个周期，应用粒细胞集落刺激因子支持（第1～14天，250μg/d）。其中在第1～6、8、10、12周期需增加剂量，可在以下给药方式中选择一种：①18MIU/m^2，静脉滴注6h，第1天；②18MIU/m^2，静脉滴注12h，第1天；③18MIU/m^2，静脉滴注24h，第2天。

(11) 聚乙二醇化IFN-α 聚乙二醇化IFN-α，6μg/kg，皮下注射，每周1次。8周后改为3μg/kg，皮下注射，每周1次，共5年或者8周后加量至450μg，皮下注射，每周1次，共24周。

(12) 替莫唑胺 替莫唑胺，150～200mg/m^2，口服，第1～5天，每4周重复，最多治疗1年。

(13) 替莫唑胺＋IFN-α 替莫唑胺，200mg/m^2，口服，第1～5天；IFN-α，5MIU/m^2，皮下注射，每周3次。每4周重复，直至病情进展或不可耐受。

3. 放疗

(1) 皮肤黑色素瘤　皮肤出现棕色及黑色加深或褪色病变；病变迅速增大；原斑块病变突出表面；持续瘙痒、结痂、出血；出现卫星病灶；长线锯齿状变化，完整切除行病理检查。首选手术广泛切除病变：对于 T_1 及部分 T_2 病变，1cm 切缘能降低复发率；厚度＞2mm 的肿瘤，1cm 的切缘是不够的，需要达到 2cm，通常无须切除筋膜；但对浸润较深的原发灶（＞4mm）可考虑切除筋膜。对浸润厚度＞1mm 的患者可考虑进行前哨淋巴结活检，证实区域淋巴结存在微转移的患者，都被推荐行即刻的区域淋巴结清扫术。对于ⅡB～Ⅲ期的高危黑色素瘤患者，推荐术后行大剂量干扰素辅助治疗，如有 BRAF-V600 突变的黑色素瘤患者可以选择维莫非尼单药辅助治疗；Ⅲ/Ⅳ期患者可考虑应用免疫治疗或参加临床试验。

① 根治性放疗适应证

a. ＞60 岁以上，病变厚度＞1mm。

b. 病变位于面部，病变较厚或年龄较小或拒绝手术。

c. 不能手术的局部晚期，转移或复发患者。

② 淋巴引流区辅助放疗适应证：辅助放疗可提高局部控制率，但未能改善无复发生存时间或总生存时间，推荐用于以控制局部复发为首要目的的患者或在无法进行全身性辅助治疗的患者中作为备选。淋巴结区复发的高危因素包括：临床显性转移淋巴结伴结外受侵（肉眼或镜下）；腮腺受累淋巴结≥1 个；颈部或腋窝受累淋巴结≥2 个，腹股沟受累淋巴结≥3 个，颈部或腋窝淋巴结≥3cm 和（或）腹股沟淋巴结≥4cm（2B 类证据）。

应由有经验的放射肿瘤医师来确定淋巴结辅助外照射治疗的最佳方案。较新的放射治疗方式，例如 IMRT 或容积旋转调强技术（VMAT），可降低淋巴结辅助放疗的毒性风险，并应在适当可行时加以考虑。

③ 放疗技术

根治性放疗：

a. 靶区

原位癌，CTV：病灶＋1cm。

厚度＜1mm，CTV：病灶＋2cm。

厚度 1～4mm 或＞4mm，CTV：病灶＋3cm。

b. 射线：X 线＋0.5cm 填充/电子线。

c. 剂量：目前无标准推荐剂量，以下剂量方案可选：(64～70)Gy/(32～35)f，每周 5 次，或 (50～57.5)Gy/(20～25)f，每周 5 次；对于体积较小者，可考虑行 35Gy，每周 5 次的方案。

辅助放疗：

靶区：根据原发灶部位对应的高危淋巴引流区域。

目前尚未建立统一的放疗剂量，常用剂量包括：(60～66)Gy/(25～33)f，5～7 周；48Gy/20f（连续 4 周）；30Gy/5f，2 周（每周两次或隔天一次）。

(2) 脉络膜黑色素瘤　脉络膜黑色素瘤是成人眼内常见的原发性恶性肿瘤，转移率及病死率均相当高。眼球摘除是其最常用的治疗方法，但其并不能提高患者生存时间，甚至可增加肿瘤的转移率。因此，传统手术治疗已逐渐被取代。脉络膜黑色素瘤伽马刀治疗在控制肿瘤的前提下，以尽可能保护患者容貌外观和眼球功能为目的，早期采用伽马刀治疗脉络膜黑色素瘤时，许多治疗计划边缘剂量大都在 50～90Gy。

放疗技术：

X 刀治疗与眼位状态：眼外肌缝线固定；闭目保持不转动；注意视点固定法。

GTV：眼球后部、视盘附近、视盘、球后视神经。

CTV：GTV＋5mm。

PTV：CTV＋3～5mm。

危及器官（OAR）：眼球壁、视神经、视交叉和脑干。

剂量：90％剂量参考线，＜30％参考剂量线邻近附近晶状体和虹膜，＜10％参考剂量线邻近角膜，45Gy/3f/5 天或 50Gy/4f/7 天。

（3）葡萄膜恶性黑色素瘤　葡萄膜恶性黑色素瘤是最常见的眼睛肿瘤，建议大体积肿瘤（厚＞8mm，直径＞15mm）、疼痛无视力的或无光感的患者采用眼球摘除，大的肿瘤也可以用质子线治疗，剂量 50Gy，目前眼球摘除后最常见的失败原因是远处转移。中等大小葡萄膜恶性黑色素瘤（厚 3～8mm，直径 10～15mm）推荐敷贴放疗，巩膜表面敷贴器放射治疗是国外大多数眼科中心的首选疗法，这属于一种近距离放疗，具体方法是在局部巩膜表面放置一个含 ^{125}I 或 ^{106}Ru 放射性粒子的金属盘。

（4）头颈部黑色素瘤　头颈部黑色素瘤，包括鼻腔副旁窦恶性黑色素瘤、鼻前庭恶性黑色素瘤、鼻腔恶性黑色素瘤、上颌窦恶性黑色素瘤、口腔恶性黑色素瘤。首选手术，病灶广泛切除后仍可发生区域性淋巴结复发，故主张高危、复发患者做术后瘤区和淋巴结照射，提高局部控制，以术后 4 周为宜，延迟放疗可能是有害。如患者无法或拒绝手术，则可考虑行根治性放疗。放疗技术如下。

① 根治性放疗靶区

GTV：参考增强 CT 或 MRI 进行勾画。

CTV：原发灶＋2～3cm±区域淋巴结引流区。

② 术后辅助放疗靶区：术后辅助放疗靶区包括瘤床＋1～1.5cm±区域淋巴结。

PTV：CTV＋3～5mm。

③ 危及器官（OAR）：眼球壁、视神经、视交叉、脑干、脊髓。

④ 放疗剂量：根治性放疗剂量推荐：高危组（66～70）Gy/(33～35)f/(6～7)周，中低危组（44～50）Gy/(22～25)f 或（54～63）Gy/(30～35)f；辅助性放疗剂量推荐：高危组(60～66)Gy/(30～33)f/(6～6.5)w，中低危组（44～50）Gy/(22～25)f 或（54～63）Gy/(30～35)f；部分根治性或辅助性患者可考虑放疗剂量：(30～36)Gy/(5～6)f。

（5）阴道黑色素瘤　非常少见，以至于患者病例数太少无法行前瞻性对照研究，易出现远处转移，病理确诊后应立即根据肿瘤浸润深度及生长扩散范围选择适当手术方式，早期低危患者可选用局部病灶扩大切除（切缘距肿瘤＞2cm），晚期或高危组则应选用广泛性外阴切除及腹股沟淋巴结切除至盆腔廓清术；5 年生存率 5％～20％；对于无法耐受或拒绝手术患者，可考虑行根治性放疗。放疗技术如下。

① 根治性放疗靶区：GTV 为影像学所见肿瘤区域，CTV：GTV＋1～2cm±淋巴引流区。

② 剂量：因阴道黑色素瘤发病率极低，故目前无标准放疗剂量方案，推荐剂量为：肿瘤区病灶（57.6～64)Gy/16f，亚临床病灶（36～40)Gy/(9～10)f。

（6）黑色素瘤脑转移　临床上凡是体表或内脏有黑色素瘤手术史，颅内压增高症状病程短且发展快，CT 及 MRI 检查明显占位效应，均应考虑颅内黑色素瘤的可能性。黑色素瘤脑转移进展迅速，恶性程度较高，颅内黑色素瘤的血运丰富，易侵犯血管并引起瘤内出血和广泛血性播散转移，预后极差。

单发脑转移灶用立体定向外科（SRT）；如脑转移灶为 2～4 个，且直径均＜5cm，可考虑 SRT 治疗；SRT 疗效与转移灶体积、年龄、RTOG-RPA 分级相关，与脑转移灶数目无关，WBRT 用于≥5 个脑转移灶的治疗。

① SRT 适应证

a. KPS≥70 分，预计生存期＞2 个月。

b. 单发或多发病灶；直径 0.5～5cm，多发病灶的数目≤5 个。

c. 放射抗拒的直接用 SRT。

d. 复发病灶或新出现病灶。

e. 无明显颅内高压及脑疝形成。

② 禁忌证

a. 接受足量照射后短期内复发者。

b. 伴有严重颅内压增高，且未采取减压措施者。不能接受 SRT，否则可能加重症状危及生命。

c. 转移瘤内有活动性或较新鲜出血者近期不宜接受 SRT。

d. 难以按 SRT 治疗体位和时间治疗患者，SRT 也不能治疗。

③ 立体定向放疗技术

a. 靶区勾画

GTV：根据术前和术后 MRI 或术后 PET 范围进行勾画。

CTV：GTV＋(1～2)mm。

b. 处方剂量：伽马刀处方线定为 50％等剂量线。直线加速器 X 刀处方线多为 80％～90％等剂量线，包括 CTV。根据肿瘤体积，（RTOG 90-05）推荐最高边际剂量：病灶直径≤2cm，直径 2～3cm，直径 3～4cm 的患者表面等剂量处方分别是 24Gy，18Gy，15Gy。

如为 X 刀推量照射，≤1cm 病灶，20～24Gy/f；1～2cm 病灶，12～13Gy/1f×2f；2～3cm 病灶，8～10Gy/1f×(2～3) f；3～4cm 病灶，6～8Gy/1f×(4～5)f。

④ 全脑放疗技术

a. CTV：全脑，需包括前、中、后三个颅窝，颅底线上全部脑组织和脑膜。

b. 体位固定：仰卧，头膜固定，采用两颞部相对平行的两个照射野。

c. 剂量：剂量 30Gy/10f（2 周）或 40Gy/20f（4 周）。如患者 PS 较差，可考虑 20Gy/5f（1 周）方案。

（7）黑色素瘤骨转移

① 适应证

a. KPS＞60 分，预计生存期＞2 个月。

b. 疼痛剧烈，有压迫症状。

② 禁忌证：不能平卧耐受放疗体位。

③ 放疗技术

a. 靶区勾画

GTV：CT 或 MR 显示骨破坏和软组织肿块病灶。

CTV：GTV+(2～3)cm（脊椎：上下一个椎体）。

b. 剂量：一般情况好者，30Gy/10f 或 40Gy/20f。一般情况差者，8Gy/f。

4. 免疫治疗

（1）IL-2　高剂量 IL-2 被 FDA 批准用于转移性黑色素瘤的治疗，但由于有效率低和严重的副作用未在临床普遍使用。

（2）IFN　在辅助治疗中，国外多推荐 IFN-α2b，标准剂量为 20MIU/(m^2·d)，每周 5 次，共 4 周，以后 10MIU/(m^2·d)，每周 3 次，共 48 周。我国推荐 15MIU/(m^2·d)，每周 5 次，共 4 周，以后 9MIU tiw×48 周。在姑息治疗中，IFN-α 的剂量和时间尚无高级别的循证医学证据。

（3）BCG　BCG 瘤内注射或皮肤划痕曾在临床广泛使用，但至今没有可信的临床研究结果。

（4）易普利单抗　易普利单抗是抗细胞毒 T 淋巴细胞抗原（CTLA-4）的单克隆抗体，一项Ⅲ期随机对照临床研究的结果证实了其能够延长晚期黑色素瘤患者的生存期。单药治疗晚期黑色素瘤的有效率为 10.9%。易普利单抗的剂量为 3mg/kg，90min 内滴注完毕，每 3 周重复，连续 4 个周期。与达卡巴嗪联合可能提高有效率。该药促进 T 细胞激活和增殖，通过活化免疫系统杀伤肿瘤细胞，因此会引起免疫相关性不良反应，如胃肠道副作用（包括腹泻、出血和穿孔性结肠炎）、肝炎、皮炎（包括瘙痒、皮疹、白癜风、表皮坏死松解症），亦可见神经病变、炎症性肌病和内分泌疾病（包括垂体炎、肾上腺炎和甲状腺炎），并可能会影响视力。

5. 新靶点药物治疗

（1）威罗菲尼　威罗菲尼是 BRAF 丝氨酸-苏氨酸激酶、*BRAF V600*E 的某些突变形式的抑制剂。用法为 960mg，口服，2 次/天。有适应证的患者超过 50%有效，且多数治疗后数天至数周自觉症状明显好转，治疗后 2 周能观察到肿瘤缩小或消失，中位无进展生存期 6.8 个月，中位总生存期 15.9 个月。有些患者用药 6 个月后方出现疗效。最常见的不良反应是Ⅰ～Ⅱ级关节痛、皮疹、光敏感、疲劳和脱发、肝功能异常、QT 间期延长及皮肤鳞癌（多数为角化棘皮瘤型，约 26%）等。本药不推荐用于野生型 BRAF 的黑色素瘤患者。比较威罗菲尼与达卡巴嗪在 *BRAF V600*E 突变患者中的疗效，675 例不能手术切除的Ⅲ/Ⅳ期的初治黑色素瘤患者，威罗菲尼组的客观有效率达到 48.4%，而达卡巴嗪组仅 5.5%，所有的亚组分析均证明威罗菲尼组比达卡巴嗪组大大提高了无进展生存期和总生存时间。

（2）dabrafenib　同样是一种 *BRAF* 基因抑制剂，被 FDA 批准用于 *BRAF V600*E 基因突变的黑色素瘤。用法为 150mg，口服，每天 2 次。该药的Ⅲ期临床试验共入组 250 例不能手术切除的Ⅲ/Ⅳ期的初治 *BRAF V600*E 突变黑色素瘤患者，dabrafenib 组的客观缓解率达 50%，中位无进展生存期 5.1 个月。而达卡巴嗪组仅为 6%，中位无进展生存期 2.7 个月。dabrafenib 最常见的不良反应是皮肤角化过度（14%）、发热（11%）、手足综合征（8%）、皮肤鳞癌（6%）、疲劳（6%）、关节痛（6%）和头痛（5%）。

(3) trametinib　是第一个获批的治疗肿瘤细胞外信号调节抑制剂（MEK 抑制剂），用于 *BRAF V600*E 或 *V600*K 基因突变的黑色素瘤。用法为 2mg，口服，bid。322 例化疗失败的ⅢC/Ⅳ期黑色素瘤患者，已证实为 *BRAF V600*E 或 *V600*K 基因突变，trametinib 组的客观缓解率为 22%，临床获益率为 78%，中位无进展生存期 4.8 个月，均显著优于达卡巴嗪组。最常见的不良反应是皮疹、腹泻、外周性水肿、疲劳和痤疮样皮炎。

(4) 甲磺酸伊马替尼　我国的一项多中心Ⅱ期临床研究报道，43 例 *c-kit* 基因突变或扩增的晚期黑色素瘤患者接受伊马替尼治疗，结果显示 10 例（23.3%）获 PR，13 例（30.2%）SD，20 例（46.5%）PD。相比其他外显子突变的患者，11 号或 13 号外显子突变患者的中位 PFS 更长，多种 *c-kit* 突变者较单个突变者的 PFS 长。

(5) 重组人血管内皮抑制素注射液　联合达卡巴嗪较达卡巴嗪单药一线治疗晚期黑色素瘤，可能延长中位无进展生存期和中位总生存期。

四、预后及随访

(一) 预后

病期是最重要的预后因素，5 年生存率在Ⅰ期患者约为 90%，Ⅱ期约为 70%，Ⅲ期约为 50%，Ⅳ期约为 10%。局限性黑色素瘤中，肿瘤的厚度和溃疡是独立预后因素，厚度≤0.75mm 者，5 年生存率为 89%，>4mm 者仅 25%。其他预后因素包括原发部位、侵袭范围、年龄和性别。发生于躯干者预后最差，头部次之，四肢则相对较好，发生于黏膜的黑色素瘤预后则更差。一般认为女性患者明显好于男性，年轻者比年老者为好。

对于存在淋巴结转移的患者，主要的预后因素包括：转移淋巴结的数量、转移淋巴结诊断为镜下所见还是大体所见、原发病灶是否有溃疡。远处转移的预后与部位有关，皮肤、皮下、远处淋巴结转移的患者预后明显优于内脏转移的患者，而内脏转移的患者中，肺转移患者预后优于其他内脏转移患者。另外，血清乳酸脱氢酶的水平也是影响预后的重要因素之一。少数黑色素瘤表现为惰性，即使是Ⅳ期患者，也有可能长期生存。

KIT 基因和 BRAF 基因突变为皮肤黑色素瘤的独立预后不良因素，KIT 基因突变为黏膜黑色素瘤的独立预后不良因素。

(二) 随访

0 期患者至少每年 1 次询问病史和查体（重点为皮肤和淋巴结）。对于可疑色素痣或痣，可定期拍照以作对照。有高危因素者，如有家族史、发育不良痣和非黑色素瘤皮肤肿瘤病史等，应至少每半年 1 次。

ⅠA 期患者，应根据临床情况每 3～12 个月询问病史和查体，重点检查皮肤和区域淋巴结，共 5 年，此后每年 1 次。ⅠB～Ⅳ期患者前 2 年每 3～6 个月 1 次，后 3 年每 3～12 个月 1 次，以后至少每年 1 次。胸片、LDH 等检查可每 6～12 个月复查 1 次，CT、MRI 和（或）PET-CT 可根据临床症状酌情应用。

大部分患者的复发风险在 5 年之内，但有少部分患者在 10 年后复发。据统计，发生第二原发黑色素瘤的风险为 2%～8%，因此建议对黑色素瘤患者的皮肤进行终生监测。

（马　犇）

第二节　皮肤基底细胞癌和鳞状细胞癌

一、TNM 分期与分类

皮肤基底细胞癌（BCC）和鳞状细胞癌（SCC）现采用美国癌症联合会（AJCC）分期（见表 4-1、表 4-2），该版本强调肿瘤复发高危因素对 T 分期的影响：肿瘤浸润深度中厚度＞2mm、Clark 分级≥Ⅳ级、侵犯神经各为 1 个高危因素，病变位置原发于耳或唇为 1 个高危因素，分化程度中差分化或未分化亦为 1 个高危因素。无论肿瘤大小，只要高危因素≥2 个即分期为 T_2。同时强调了淋巴结转移部位、数目及大小的重要性。

表 4-1　皮肤基底细胞癌和鳞状细胞癌 TNM 分期

分期	T	N	M	T、N、M 简明定义	
Ⅰ	T_1	N_0	M_0	T_1	最大直径≤2cm，且少于 2 个高危因素
Ⅱ	T_2	N_0	M_0	T_2	最大直径＞2cm 或任何大小肿瘤具有≥2 个高危因素
Ⅲ	T_3	N_0	M_0	T_3	侵犯上颌骨、下颌骨、眼眶或颞骨
				T_4	侵犯脊柱或四肢骨或侵犯颅底神经
	$T_{1\sim3}$	N_1	M_0	N_1	同侧单个淋巴结转移，最大直径≤3cm
Ⅳ	$T_{1\sim3}$	N_2	M_0	N_{2a}	同侧单个淋巴结转移，最大直径＞3cm，≤6cm
				N_{2b}	同侧多个淋巴结转移，每个淋巴结最大直径≤6cm
	任何 T	N_3	M_0	N_{2c}	双侧或对侧淋巴结转移，每个淋巴结最大直径≤6cm
	T_4	任何 N	M_0	N_3	转移淋巴结直径＞6cm
	任何 T	任何 N	M_1	M_1	有远处转移

表 4-2　肿瘤 Clark 分级

分组	肿瘤侵犯的解剖学深度
Ⅰ级	局限于表皮的基底膜内
Ⅱ级	穿透基底膜，但仅侵犯真皮乳头层
Ⅲ级	广泛累及真皮乳头层
Ⅳ级	侵犯真皮网状层
Ⅴ级	侵犯皮下组织

根据有无区域淋巴结或远处转移，皮肤 BCC 和 SCC 分为局部疾病、区域性疾病和转移性疾病三类，局部疾病根据影响肿瘤复发的危险因素划分为低危组和高危组（表 4-3），具有一个高危因素即属高危组。

表 4-3　皮肤基底细胞癌和鳞状细胞癌复发的危险因素

体格检查及病理	低危因素	高危因素
病灶部位/大小	L 区<20mm	L 区≥20mm
	M 区<10mm	M 区≥10mm
	H 区<6mm	H 区≥6mm
边界	边界清楚	边界不清
初治或复发	初治	复发
免疫抑制	(—)	(+)
病灶既往接受过放射治疗或存在慢性炎症	(—)	(+)
神经血管侵犯	(—)	(+)
BCC 的病理类型	结节型，浅表型	侵袭性类型
SCC 的高危因素还包括		
肿瘤增长迅速	(—)	(+)
神经系统症状	(—)	(+)
病理分化程度	分化程度好	中分化及差分化
棘层松解型 SCC、腺鳞癌或促结缔组织增生的亚型	(—)	(+)
深度、厚度或 Clark 分级	<2mm，Ⅰ、Ⅱ、Ⅲ级	≥2mm，Ⅳ、Ⅴ级

注：①L 区：躯干和四肢；M 区：脸颊、前额、头皮、颈部；H 区：面部的“面具区域”（包括面部中央、眼睑、眉毛、眶周、鼻、嘴唇的表皮和红唇），下巴，下颚，耳前及耳后/耳沟，鬓，耳，外生殖器，手和足；②BCC 低危病理类型包括：结节型、浅表型和其他一些非侵袭性类型如角化性、漏斗状囊性、纤维上皮性；高危病理类型包括：硬斑病样或硬化型 BCC，鳞状细胞基底细胞癌，微结节型 BCC；③测量肿瘤大小需包括红斑的边界；肿瘤厚度自溃疡的底部开始测量，需排除角化不全、鳞屑或结痂。

二、诊断

（一）病史和体格检查

皮肤 BCC 发展缓慢，病程长，常无区域淋巴结转移，皮肤 SCC 常发生于某些皮肤病的癌前疾病或瘢痕、外伤和其他慢性皮肤病的基础上。所有患者必须进行完整的病史采集和全面体格检查，特别是职业、放射史、砷摄入史、慢性溃疡史和家族史等。

1. 皮肤 BCC

皮肤 BCC 多位于头颈部和经常受阳光照射的暴露部位，如鼻翼、内外眦、额、颞、颈等处，皮损一般为丘疹或结节，可有糜烂或溃疡，可有毛细血管扩张，易因轻微外伤出血。病变可能迁延不愈。患者可能伴有某些疾病，如基底细胞痣综合征（多发性 BCC、手掌凹陷、特征性面容和牙源性囊肿）。BCC 生长缓慢，以局部侵袭为主，罕见区域淋巴结及远处转移。但是，对肿瘤的忽视可能造成严重的局部组织破坏，尤其是面部、眼和耳等结构。皮肤 BCC 可分为以下几种类型。

(1) 结节型　最常见，约占78%，多位于头颈部。损害一般为单个，初起表现为坚固的蜡样结节，表面可见少数扩张的毛细血管。随着肿瘤的逐渐增大，中心可形成溃疡，边缘隆起，为皮肤BCC的典型临床形态，称之为侵蚀性溃疡。本型多生长缓慢，如治疗及时，预后良好。

(2) 浅表型　占皮肤BCC的15%，病变多见于躯干、肢端和颈部。表现为单个或多处红斑，表面有鳞屑，有稍隆起的线状边界，中心部位常出现表浅性溃疡和痂皮，需与银屑病和湿疹相鉴别。本型进展缓慢，预后与结节型相似，但有更高的复发率，出现正常周围组织破坏是最常见的并发症。

(3) 色素型　多发生于皮肤黝黑的患者，表现为褐色或黑色结节，需和恶性黑色素瘤相鉴别。色素沉着可发生在结节型、微结节型、浅表型，治疗取决于亚型，而与色素沉着程度无关。

(4) 硬化型/局限性硬皮病样型　侵袭性强，罕见，多见于年轻人，病灶在躯干多于头颈部。呈光滑的纤维斑样病变，表面并无明显的毛细血管扩张、溃疡或隆起等改变，边界不清楚。广泛浸润时酷似瘢痕组织，造成诊断困难。文献记载其复发率高达60%，新近研究发现Mohs显微外科手术切除后复发率为14.8%。

(5) 微结节型　最常见于背部，表现为隆起或扁平浸润性肿瘤，有亚临床扩散倾向，故更易复发。

(6) 鳞状细胞型　同时具有BCC和SCC特征，富有侵袭性，可造成局部组织破坏，且复发率高，转移率为5%～7.4%。

(7) 浸润型　典型表现是不透明、白色至黄色、界限不清的斑块，与周围皮肤融合，常伴有神经侵犯。因手术时切缘常被低估，更具有侵袭性并更可能复发，推荐使用Mohs显微外科手术，术后需长期随访以监测是否复发。

(8) 纤维上皮型　多见于女性，好发于躯干部，表现为光滑的、肉色到粉红色的息肉状或乳头瘤状皮损。

(9) 漏斗状囊型　表现为很小的、有光亮的肉色丘疹，呈软瘤或皮赘样，位于头颈部、四肢和躯干。本型生长缓慢，治疗参照结节型BCC。

(10) BCC伴附属器分化　组织学中出现附属器分化为特征，包括基底细胞芽、导管、皮脂腺和毛鞘成分，在一些变种中，尚有小汗腺和大汗腺分化，需特别注意与转移率更高的汗腺癌相鉴别。没有独特的临床特点，治疗与预后类似于浅表型和结节型。

(11) 角化型　以肿瘤灶中心出现明显的角化（角质囊肿）为特征。临床表现为粉红色的珍珠状丘疹，表面有小的角质囊肿或粟丘疹。识别这种亚型并和基底鳞状细胞癌鉴别十分重要，因为后者更具侵袭性且预后更差。

(12) 巨大型　病灶直径>5cm，此型十分罕见，在基底细胞癌中不到1%。肿瘤常位于躯干，呈侵袭性生长，局部复发和转移风险高。此类肿瘤易侵入周围神经、骨和软组织结构，手术较为复杂。

2. 皮肤SCC

皮肤SCC的发病率低于BCC，多发生在太阳直晒部位，下唇的唇红区域是另一个常见部位。早期SCC与BCC表现类似，但常在老年性角化过度、慢性溃疡（也被称为“Marjolin溃疡”）及烧伤瘢痕、放射性皮炎、光线性角化病等病变的基础上发生。皮肤SCC相对较易发生转移，尤其是沿淋巴道转移，故局部淋巴结常肿大。5年的局部复发率约为8%，转移率约为5%。根据其临床病理特征，皮肤SCC分型如下。

（1）浸润型　即普通皮肤SCC，发病部位多变，常表现为附有鳞屑的红色丘疹至不规则隆起的角化性斑块，由此发展成为结节并最终形成较大病灶。

（2）棘层松解型　年长者多见，男性居多。临床特点为阳光暴露部位缓慢生长的鱼鳞状以及偶尔呈溃疡状的丘疹或斑块，需与皮肤腺鳞癌相鉴别。本病比普通的SCC更具有侵袭性。

（3）梭形细胞型　多发生在免疫缺陷患者，属于低分化型SCC，神经周围侵犯率高，易局部复发和转移。

（4）疣状型　疣状型是一种少见的高分化SCC，具有低度恶性潜能。常见部位包括颊黏膜和磨牙后黏膜、齿龈、口腔基底、舌和硬腭，也可发生在脚底和生殖器。如早期发现并完整切除，这类肿瘤预后非常好。

（5）假血管型　极其少见，临床表现为有界限的灰白色溃疡或结节状红褐色/粉红色肿瘤，最常位于中老年患者日光暴露部位，预后比其他的亚型差，病死率高达50%。需与血管肉瘤相鉴别。

（6）腺鳞癌　腺鳞癌是皮肤SCC的少见亚型，起自与汗腺端口有关的多潜能细胞，以黏液分泌腺形成为特征。表现为表面光滑的无症状皮肤结节或者是大的有深层浸润的溃疡型肿瘤，具有转移和局部复发能力。

（7）原位鳞状细胞癌（SCCIS）　包括Bowen病、Bowen样丘疹病，为浸润性皮肤SCC的前期病变。Bowen病表现为单发或多发红斑，圆形或不规则形，斑片总体直径1～5cm。如不治疗，近5%可演变为侵袭性癌，其中13%～20%的患者出现转移。但有少数Bowen病自发性部分或完全消退的报道。Bowen样丘疹病表现为较小的多发性平顶或疣状、紫罗兰色或红棕色丘疹。多累及20～40岁的性活跃人群，生殖器部位为好发部位，肛周区域也可能受累。该病可经性接触传染，且女性和男性的性伴侣都存在患宫颈癌的风险。

（二）活检与病理检查

皮肤BCC和SCC早期多表现为红斑状或略高出皮面的丘疹样皮损，表面常伴有鳞形脱屑或痂皮形成，易与其他皮肤良恶性疾患及异常增生相混淆，因此应及早做活检确诊。常用的方法有刮除活检、钻取活检和切除活检。采用何种活检需依据皮损形态及需要鉴别的疾病而定。刮除活检是最常用的诊断BCC的方法。扁平、质硬的病变需排除硬斑病样BCC时或同恶性黑色素瘤难以鉴别时采用钻取活检。皮肤SCC以及平宽的皮损如Bowen病或SCCIS，首选钻取活检。切除活检多用于侵及真皮或皮下组织的皮损及梅克尔细胞癌。除了浅表型皮肤癌外，其他类型肿瘤均需进行真皮网状系统检查。为明确诊断，可对组织标本行特殊染色、免疫过氧化物酶检测细胞表面标志及超微结构检查。

BCC起源于表皮最底层的基底角化细胞，为多能干细胞。根据此癌分化不同可分为两类。

1. 单向分化型

系指向单一基底细胞分化的类型，根据细胞排列结构又可分成四型：①实质型，真皮内癌巢排列成实性团块，如地图状，其周边细胞呈柱状排列成栅栏状为特征。②色素型，呈典型基底细胞形态，但癌细胞内含黑色素，位于核顶部。③硬化型，癌细胞灶周围纤维组织增生，将许多癌细胞挤压成紧密排列的条索状。④浅表型，常为多发性，增生BCC巢往往与表皮基底层相连，并侵入真皮浅层。

2. 多向分化型

根据细胞分化方向的不同再分为三型：①囊性型，癌细胞向皮脂腺方向分化；②腺样型，癌细胞向汗腺方向分化；③角化型，癌细胞向毛发方向分化。

SCC又名“表皮样癌”，系起源于表皮或附属器角质形成细胞的一种恶性肿瘤。根据未分化癌细胞所占的百分比，结合癌细胞的非典型程度与损害的侵袭程度，皮肤SCC分为四级：Ⅰ级，未分化鳞状细胞低于25%；Ⅱ级，未分化鳞状细胞占25%～50%；Ⅲ级，未分化鳞状细胞占50%～70%；Ⅳ级，未分化鳞状细胞占70%～100%。

皮肤SCC中TIG-3 mRNA的表达下降可通过免疫组织化学或mRNA原位杂交显示。皮肤BCC通常表达细胞角蛋白，不表达S100酸性蛋白，小细胞黑色素瘤与之相反。Be-rEP4（一种角蛋白标记物）可用于BCC和SCC的鉴别。年轻并有多处皮肤癌的患者需进行遗传学检测，明确是否有基底细胞痣综合征、着色性干皮病及免疫缺陷病。

（三）其他可选的检查

1. 实验室检查

包括对贫血、淋巴网状系统功能异常、过敏性疾病和血液系统的检查。

2. 前哨淋巴结活检（SLNB）

皮肤BCC和SCC很少发生区域淋巴结转移，SLNB的价值还有争议。但组织病理学为侵袭性的，如肿瘤有淋巴管浸润，可考虑SLNB。

3. 影像学检查

当怀疑肿瘤局部扩散，如侵犯骨骼、神经、淋巴管及血管或远处转移时，需进行影像学检查。CT、MRI、PET-CT均可选择，怀疑侵犯神经或颅底时推荐MRI检查。

4. 淋巴结细针穿刺活检或淋巴结切除术

体格检查发现或影像学提示区域淋巴结肿大时，需行细针穿刺活检（FNA）或手术活检。

三、鉴别诊断

皮肤肿瘤并不容易诊断，如果说原始神经外胚层肿瘤、尤文肉瘤、神经鞘黏液瘤、梅克尔细胞癌（MCC）、隆突性皮肤纤维肉瘤（DFSP）有赖于病理确诊，其他更为常见的皮肤良恶性疾患尤其需要临床医师予以重视（表4-4）。

表4-4 WHO皮肤神经肿瘤组织学分类

良性	恶性	异型增生
疣（病毒相关病变）	基底细胞癌	Bowen病
寻常疣	浅表型BCC	Bowen样丘疹病
跖疣	结节型（实性）BCC	日光性角化病
扁平疣	微结节型BCC	砷性角化病

续表

良性	恶性	异型增生
棘皮瘤	浸润型 BCC	PUVA 角化病
表皮松解性棘皮瘤	纤维上皮型 BCC	
疣状角化不良瘤	BCC 伴附属器分化	
棘层松解性棘皮瘤	鳞状细胞 BCC	
日光性雀斑	角化型 BCC	
脂溢性角化病	鳞状细胞癌	
黑棘皮瘤	棘层松解型 SCC	
透明细胞棘皮瘤	梭形细胞 SCC	
大细胞棘皮瘤	疣状 SCC	
角化棘皮瘤	假血管型 SCC	
扁平苔藓样角化病	腺鳞癌	

（一）日光性角化病

日光性角化病是发生在严重日光照射区域的红斑性、剥脱性病变，有学者认为本病可能是皮肤 SCC 的癌前病变。

（二）脂溢性角化病

脂溢性角化病又名“老年疣”“基底细胞乳头瘤”，是因角质形成细胞成熟迟缓所致的一种良性表皮内肿瘤。

（三）黑棘皮瘤

黑棘皮瘤为皮肤黏膜的少见良性肿瘤，也称“良性非痣样黑素上皮瘤”，由角质形成细胞和树枝状黑色素细胞组成，不含有黑色素痣细胞。

（四）寻常疣

寻常疣是由人类乳头状瘤病毒引起的一种良性鳞状细胞乳头状瘤病变。主要发生在儿童和青少年。表现为质硬、表面粗糙的丘疹。

（五）湿疹

湿疹是一种常见的变态反应性、非传染性、过敏性表皮炎症，具有瘙痒、对称性、渗出性、多形性和复发性等特点。

（六）银屑病

典型的皮肤表现是境界清楚的具有银白色鳞屑的红色斑块。轻者可表现为几个硬币大小的肘膝部斑块，重者也可以全身皮肤受累。其病理生理机制主要为表皮增生分化的异常和免疫系统的激活。

皮肤癌在下列情况下更容易被误诊：位于非日照部位，如肛周区或脚趾区；发病年龄小；生长非常缓慢；表浅红斑状片块类似皮炎；合并接种瘢痕、肥大性酒渣鼻、静脉溃疡。

四、治疗原则

皮肤 BCC 和 SCC 的治疗模式相同，手术是清除及根治肿瘤的最好方法。一般低危肿瘤可通过标准切除术（即足够的手术切缘，缺口能直接缝合）或局部毁损性方法（如刮除术/电子干燥或冷冻疗法）治疗，高危肿瘤需显微外科手术切除。治疗目标为根治肿瘤并最大限度地保留器官功能，取得良好的美容效果。如手术不能实现此目标，可选择放射治疗作为主要治疗方式。

（一）局限性疾病

定义为无区域淋巴结及远处转移，治疗根据有无高危因素而定。

1. 低危组

肿瘤位于非毛发覆盖区域，推荐行刮除术联合烧灼/电子干燥法治疗；如肿瘤侵犯皮下脂肪，则选择外科手术切除；根据切缘评估式切除术（POMA），BCC 切缘需距肿瘤＞4mm，SCC 切缘需距肿瘤 4～6mm。若术后病理切缘阳性，则采用 Mohs 显微外科手术或术后放射治疗。躯干或四肢部位的肿瘤可再次选择 POMA 手术；手术禁忌或不愿接受手术者行放射治疗（较适合 60 岁以上老年人）。

2. 高危组

躯干或四肢部位的肿瘤，仅存在肿瘤直径≥2cm 1 个高危因素，切缘能距肿瘤＞1cm，可采用 POMA 手术。术后切缘阳性者处理原则同上，其余高危组推荐 Mohs 显微外科手术或整体环周深部切缘评估式切除术（CCPDMA），切缘阳性或切缘阴性但侵犯周围神经者行放射治疗，手术禁忌或不愿接受手术者行放射治疗（较适合 60 岁以上老年人）。高危皮肤 SCC 可考虑行 SLNB，但是否临床获益目前尚未明确；若肿瘤侵犯腮腺筋膜，需行腮腺切除术。

（二）区域淋巴结转移

BCC 很少伴区域淋巴结转移，如发生多为 SCC。

头颈部孤立的区域淋巴结转移，直径≤3cm（N_1），切除原发灶联合同侧选择性淋巴结切除术，术后观察或放射治疗；直径＞3cm 或同侧多个淋巴结转移，切除原发灶联合同侧颈部淋巴结清扫术，术后放射治疗；双侧颈部淋巴结转移，切除原发灶联合双侧颈部淋巴结清扫术，术后同步放化疗；病灶累及腮腺淋巴结，行原发灶、腮腺表面及同侧颈部淋巴结清扫术，术后同步放化疗。

躯干和四肢部位的区域淋巴结转移，推荐原发灶切除联合区域淋巴结清扫，术后行局部淋巴结放射治疗±同步化疗，尤其是伴多个淋巴结转移或存在广泛淋巴结外浸润（ECE）者。

不能接受手术者，行放射治疗±同步化疗（放射治疗期间行顺铂 100mg/m^2，每 3 周 1

次；或顺铂 30mg/m^2，每周 1 次）。

（三）复发和转移

1. 局部复发

治疗原则同高危组皮肤癌。

2. 区域复发

新的区域复发，治疗原则同上；原先接受过治疗的区域复发，治疗原则同转移性疾病。

3. 转移性疾病

考虑以顺铂或卡铂为基础的双药联合方案化疗。

五、治疗方法

（一）手术

1. 标准手术

肿瘤获得足够的手术切缘，且缺口能直接缝合或植皮。手术切缘并无统一标准，临床可根据肿瘤边界及类型决定手术切缘的大小。

2. Mohs 显微外科手术

将肿瘤组织切成蝶形后，在显微镜下行冷冻病理检查，处理标本时下压标本侧壁使其与底面处于同一平面以完整地观察切缘，以精确判断切除组织的哪一侧有肿瘤残留，进而只在相应部位扩大切除，直至切缘阴性为止。Mohs 显微外科手术的适应证，与肿瘤相关的有：组织学呈侵袭性生长如硬化型 BCC，复发的肿瘤，肿瘤边界不清，肿瘤≥2cm，周围神经、血管侵犯；与部位相关的有：需要重建且要求组织大面积保留的位置如鼻、唇、眼睑，复发率较高的部位如面中部、眼睑、耳。有资料显示，Mohs 显微外科手术相比于其他手术治疗皮肤 SCC 的复发率明显降低。

（二）局部毁损

包括刮除术/电子干燥法、冷冻疗法、二氧化碳激光等，这些技术侵袭性小，遗留瘢痕小，实施简单快速，主要用于浅表型皮肤癌和部分有手术禁忌证的患者。

1. 刮除术/电子干燥法

用于＜1cm 浅表型或结节型 BCC、躯干和四肢 SCCIS，不能用于毛发覆盖区域、眼睑、外生殖器、唇和耳部的肿瘤。具体方法是局麻下先用刮匙刮除病变组织，继之对治疗区域（包括 2～4mm 正常组织边缘）施以电灼，3 个周期的治疗能最大限度地减少肿瘤复发。据报道，BCC 治疗后 5 年复发率在颈部、躯干、四肢为 8.6%，面部为 17.5%～22%。此术美容效果好，缺陷是肿瘤再次复发时多为多灶性，且侵袭性增强，故有学者认为若肿瘤需要行 3 周期刮除术/电子干燥治疗，则不如选择 Mohs 显微外科手术。如术中发现肿瘤侵及皮下脂肪，应更换为标准手术切除。

2. 冷冻

用于浅表型和结节型 BCC，也适用于一般状况差不能耐受手术的及低危皮肤 SCC。由于结缔组织、骨、软骨组织对低温有较好的耐受性，发生在耳郭、鼻翼的肿瘤，更适合用冷冻疗法。具体方法是将病灶及其周围2～3mm的正常组织标记为治疗区域，用液态氮喷射器将液氮喷射至肿瘤中央，冷冻时间需根据肿瘤大小及深度确定，使距肿瘤边缘和基底部5～10mm处的组织温度降至－40℃以下，才能有效地杀灭肿瘤细胞。操作由有经验的医师进行，5年治愈率基底细胞癌可达到99％。SCCIS超过95％。并发症包括局部疼痛、水肿、渗出、色素脱失。冷冻治疗后没有标本可供病理检查，治疗前必须做活检证实。

3. 二氧化碳激光

可轻易到达浅层真皮，故可完全去除原位或浅表性侵袭性损害，适应证与冷冻疗法相同，尤其适用于躯干部位肿瘤及多发性病灶。侵袭性肿瘤激光治疗后复发率较高，结节型BCC疗效次于浅表型，应加强随访。

4. 光动力学治疗（PDT）

欧盟已批准局部使用光敏剂甲基氨基酮戊酸酯的光动力学方法（MAL-PDT）治疗浅表型BCC，在美国和英国还被批准用于治疗Bowen病。PDT治疗侵袭性皮肤SCC、皮肤淋巴瘤、痤疮、人乳头状瘤病毒相关的疾病等也有报道。

（三）放疗

皮肤癌单纯放射治疗可达到治愈目的，但为避免远期后遗症，放射治疗一般只用于60岁以上、不能和（或）不愿手术的患者。术后切缘阳性、神经侵犯、区域淋巴结转移及术后有残留的患者亦可选择放射治疗。放射线通常使用浅表X线或电子束，BCC和SCC放射治疗方法相同，见表4-5。

表4-5　皮肤基底细胞癌和鳞状细胞癌放疗方法

原发肿瘤	放射治疗计划
肿瘤直径	剂量分割和治疗持续时间
<2cm	64Gy/32f，6～6.4周
	55Gy/20f，4周
	50Gy/15f，3周
	35Gy/5f，1周
≥2cm	66Gy/33f，6～6.6周
	55Gy/20f，4周
术后辅助	50Gy/20f，4周
	60Gy/30f，6周
区域性疾病：所有剂量按2Gy分割，采用缩野技术	
淋巴结切除术后	
头颈部：有ECE	60～66Gy/30～33f，6～6.6周
头颈部：无ECE	56Gy/23f，5.6周
腋窝、腹股沟：有ECE	60Gy/30f，6周
腋窝、腹股沟：无ECE	54Gy/27f，5.4周

续表

原发肿瘤	放射治疗计划
无淋巴结切除术	
临床体格检查阴性，但具有潜在转移风险者	50Gy/25f，5 周
临床明显的转移：头颈部	66～70Gy/33～35f，6.6～7 周
临床明显的转移：腋窝、腹股沟	66Gy/33f，6.6 周

（四）局部药物治疗

1. 5-氟尿嘧啶

浅表型 BCC 推荐为：5%乳剂，涂患处，每天 2 次，连用 2～12 周，治愈率约为 93%。治疗不良反应包括红斑、水肿和疼痛，亦有溃疡和出血的报道。长时间紫外线照射会加剧 5-氟尿嘧啶的不良反应。局部刺激性常限制其使用，是治愈率下降的主要原因。

2. 双氯芬酸钠凝胶

特别适用于病灶多发者。皮肤 SCC 冷冻治疗后给予 3%双氯芬酸钠凝胶，外涂 90 天有效，且耐受性良好，仅有局部轻微瘙痒、皮肤干燥和炎症反应。

3. 咪喹莫特

咪喹莫特是一种免疫调节剂，确切作用机制尚未明确，推测是通过触发 Toll 样受体 7/MyD88/NF-κB 途径，导致多种细胞因子（特别是 IFN-α）的诱导、合成和释放。被 FDA 批准用于治疗躯干、四肢、颈部的浅表型 BCC（直径＜2cm），患者需免疫功能正常。咪喹莫特用法为外涂，每天 1 次，每周治疗 5～7 天，连用 6 周，12 周后可望获得 82%～94%的病理缓解率，85%的患者 5 年后无复发。由于药物的浸润深度有限，本药不被推荐用于其他类型的基底细胞癌。常见的副反应包括用药部位反应（如红斑、疼痛、水肿、糜烂、出血）、疲劳、头痛、腹泻、恶心、皮疹、白细胞减少、抑郁等，停药后可消失。

（五）全身用药

1. 干扰素

病灶内注射 IFN-α 可作为高选择性皮肤 BCC 和 SCC 非手术患者的替代治疗。最小推荐剂量 150 万 IU/次，每周 3 次（平均推荐剂量为 300 万 IU/次）。在 BCC 的缓解率为 70%～100%，SCC 高达 98%。不良反应呈剂量相关性，包括流感样症状、注射部位形成银屑样皮损、胃肠道反应、骨髓抑制、自身免疫性甲状腺炎等。IFN-β、IFN-γ 对皮肤癌也有效。

2. 细胞毒药物

一般用于高危、复发或转移性皮肤癌，可选择的药物包括顺铂、卡铂、阿霉素、环磷酰胺、紫杉醇、多西紫杉醇、5-Fu 和甲氨蝶呤，推荐以顺铂为基础的联合方案。

3. 新靶点药物

FDA 批准 vismodegib（抑制 Hedgehog 信号通路）用于治疗晚期未扩散但不适宜进行手术或放射治疗和已有远处转移的成人 BCC，有效率在 30%～43%。用法为 150mg，每天

1次。该药不良反应明显，主要有肌肉痉挛、脱发、体重减轻、恶心、腹泻、倦怠、味觉异常、食欲减退、便秘、呕吐、味觉功能减退等。对不能手术切除的局部晚期和转移性皮肤SCC患者，可试用西妥昔单抗。

六、预后及随访

（一）预后

BCC远处转移的发生率不到1%，出现转移的中位年龄是59岁，从原发肿瘤到转移发生的时间平均为9年。远处转移的危险因素包括肿瘤直径＞2cm、肿瘤位于面部“面具位置”或耳和慢性损伤部位、既往切除不完全、侵袭性病理学类型、侵犯周围神经或血管等。最常见的转移部位依次为区域淋巴结、骨、肺和肝脏，远处转移后的中位生存期为8个月到3.6年。

皮肤SCC远处转移的5年发生率为5%，远处转移的危险因素包括：肿瘤直径＞2cm（转移率为30%）；肿瘤深度：2.1～6.0mm（转移率为4%），超过6mm（转移率为16%）；肿瘤位置：唇、耳及其他部位包括头皮、前额、鬓、眼睑、鼻、黏膜、手背、阴茎、睾丸和肛门（转移率为10%～25%）；肿瘤发生在慢性损伤部位（转移率为40%）；复发性肿瘤、免疫缺陷患者更易发生远处转移而预后更差。组织学因素包括：肿瘤侵犯血管或神经，差分化，肿瘤深部或四周伴结缔组织增生或浸润等。最常见的远处转移部位依次是肺（21%）、骨（18%）、中枢神经系统（6%）和肝脏（4%）。转移性皮肤SCC预后很差，3年总生存率为56%。

（二）随访

再发皮肤癌的风险比普通人群高10倍，5年内30%～50%的患者可能再发，再发皮肤黑色素瘤的风险也增加。因此，必须对这些患者进行长期的随访监测，主要内容包括对患者进行健康教育，避免日晒和定期皮肤自检。NCCN指南推荐的随访计划为：局限性病症第1～2年每3～6个月1次，第3～5年每6～12个月1次，之后每年随访1次，随访内容为全身皮肤检查；区域性疾病第1年每1～3个月1次，第2年每2～4个月1次，第3～5年每4～6个月1次，之后每6～12个月随访1次，随访内容为全身皮肤和区域淋巴结检查。

（马　犇）

第五章　骨与软组织肿瘤

第一节　原发性骨肿瘤

原发性骨肿瘤临床上少见，恶性骨肿瘤约占全部恶性肿瘤的1%。但恶性骨肿瘤多发生在青少年，往往致残或者致命。最常见的是骨肉瘤、尤因肉瘤、软骨肉瘤、骨巨细胞瘤、纤维肉瘤、脊索瘤、恶性纤维组织细胞瘤等。

骨肿瘤从病理上分为骨的恶性肿瘤、肿瘤样病损及良性肿瘤。大部分骨肿瘤病理分级明确，某些特殊肿瘤如骨巨细胞瘤，可以有不同的病理分级。骨肿瘤从来源上可分为原发性肿瘤和转移性肿瘤。从治疗和护理角度来讲，肿瘤样病损和良性肿瘤较为简单，其措施完全被恶性肿瘤的处理措施所涵盖，而转移性肿瘤的处理另有特点。

一、病因

总的来说，原发骨肿瘤的病因尚未完全明确。然而，在长期的临床实践中，已明确了一些危险因素，这些危险因素对于骨肉瘤发展可能起作用，其中主要包括几点。

（1）既往的肿瘤治疗，包括高剂量的辐射。

（2）在烷化剂（如美法仑、丙卡巴肼、亚硝基脲类、苯丁酸氮芥）和化学物质（如氯化乙烯气体、砷和二噁英）下暴露。

（3）具有骨肿瘤的家族史，如骨肉瘤及软骨肉瘤。尤因肉瘤与*EWS*基因及一种ETS转录因子基因的异常有关；*c-kit*基因的异常已经被确认与骨肉瘤的发生有关。

（4）原有的骨病（与恶性骨肿瘤有关）：患有Paget病的人群有0.8%的机会发展为骨肉瘤与其他罕见的肿瘤。大多数40岁以上发生的骨肉瘤与Paget病有关。

（5）肿瘤抑制基因。

二、病理分类及临床分期

在临床上，对骨肿瘤进行分期应结合许多方面，其中包括体格检查、实验室检查、活检组织的显微镜下诊断和分级等内容。病理分期还涉及对切除的原发肿瘤、局部淋巴结以及可疑转移灶的检查。

（一）病理分类

1. 骨肿瘤的发生和生长

发生于骨组织的肿瘤，生物学行为和生长过程不同于其他恶性病变，有其独特的表现形式，这些表现形式是进行分期和制订现代治疗方案的基础。

骨肿瘤的组织细胞学特点是具有潜在的穿透能力，可穿破假包膜形成肿瘤的卫星灶，这是区别良性间质肿瘤和恶性间质肿瘤的特征。

骨肿瘤的生长和蔓延机制有 3 种：①对正常组织的压迫；②由反应性破骨细胞引起的骨质吸收；③对正常组织的直接破坏。良性骨肿瘤的生长和扩张是由前两项机制造成，而恶性骨肿瘤的特征是直接的组织破坏。

依据肿瘤的生物学特征和自然病程，将骨肿瘤分为 5 种类型：隐匿性良性肿瘤、活动性良性肿瘤、侵袭性良性肿瘤、低度恶性肿瘤和高度恶性肿瘤。

2. 转移

骨肿瘤与其他肿瘤不同，由于骨骼缺乏淋巴组织，血液播散几乎是其唯一的转移途径。但是也有报道发现罕见的早期局部淋巴转移。在早期，血液转移主要发生于肺部，其次转移至骨。随着辅助化疗的应用，骨骼系统已成为更常见的初始复发部位。恶性骨肿瘤患者中 60%以上出现远处转移，骨肉瘤患者中超过 70%出现转移。出现转移性骨肿瘤的患者中超过 50%找不到原发肿瘤。患者除了主诉厌食、恶心、呕吐、乏力、全身不适、体重下降外，局部疼痛和放射痛是最常见的症状。一开始疼痛显隐匿性，从轻微的间歇痛到持续性的活动性痛，夜间静息痛是转移性恶性肿瘤的典型表现，疼痛对于口服止痛剂的反应也不一致，患者疼痛突然加重可能出现病理性骨折。骨转移的第二症状是肿胀、出现巨大肿块、转移灶从骨破坏发展到软组织，转移到脊柱的肿瘤压迫硬膜囊出现神经症状。

骨肿瘤转移最多见的部位是脊柱、骨盆、肋骨和四肢长骨近端，很少转移到肘膝以外。

临床上怀疑骨转移时除了血液生化中红细胞沉降率、碱性磷酸酶值出现改变外，X 线片上也可以发现骨的破坏灶，同位素全身骨扫描可确认转移灶的多寡，MRI 对转移灶的评估有极高的敏感性和特异性，穿刺活检是确诊骨转移的诊断步骤。

3. 跳跃性转移灶

跳跃性转移是指与原发肿瘤位于同一骨骼里的肿瘤结节，但并不与原发肿瘤相连续。跨关节跳跃转移发生于邻近原发肿瘤的关节内。高度恶性骨肉瘤最常发生跳跃性转移。跳跃性转移对局部复发和转移有重要的影响，伴有跳跃性转移的患者与无跳跃性转移的患者相比，局部复发率分别为 30%和 10%，转移率分别为 95%和 50%。跳跃性转移患者的预后及发病率均与年龄无关，其总体发生率为6%。

4. 局部复发

在所有局部复发的病例中，95%的患者复发都发生在手术失败的2年之内。高度恶性肉瘤的局部复发可降低患者预期生存率，在已接受过治疗的患者，如发生局部复发，其预后则更差。

5. 关节受累

关节软骨是肿瘤直接侵蚀关节的自然屏障。关节侵蚀的发生机制包括以下3个方面：关节囊周围蔓延、沿关节内结构直接蔓延、通过关节软骨蔓延。病理性骨折可造成受肿瘤累及的骨直接与关节相通，这可能是第4种机制。

6. 骨骺侵蚀

骺板对骨肿瘤侵蚀所起的屏障作用相对较差。随着保肢技术的发展，准确识别肿瘤在干骺端骨骺区内的累及范围显得更为重要，MRI检查对这方面的评估十分有效。

（二）临床分期

对所有疑似患者活检后应完成分期。分期检查项目应包括：X线平片、CT（含胸部CT）、MRI、骨扫描；血常规、生化（含乳酸脱氢酶、碱性磷酸酶）、相关肿瘤标志物；PET-CT能够帮助肿瘤的分期和疗效评估，因此，经济条件允许时可考虑应用。

分期：临床上常采用外科分级及分期系统（表5-1、表5-2），该分期系统根据骨肿瘤恶性程度、与解剖学间室位置、有无转移来划分，所谓解剖学间室指的是由骨组织、筋膜、滑膜组织、骨膜等构成的屏障，以此分界骨肿瘤的生长范围。此分期系统与肿瘤的预后有较好的相关性。内科与放疗科医师则更习惯使用AJCC（美国癌症联合委员会）的TNM分期系统，该分期系统进行了第8次修订，此分期不包括原发性恶性淋巴瘤和多发性骨髓瘤。

表5-1　骨及软组织肿瘤外科分级系统

外科分级 G	定义
G_0	良性病变
G_1	低度恶性病变
G_2	高度恶性病变
与解剖学间室位置 T	
T_0	良性囊内或间室内病变
T_1	间室内
T_2	间室外
转移 M	
M_0	无局部和远处转移
M_1	有局部或远处转移

表 5-2 骨及软组织肿瘤外科分期系统

分期	分级	部位	转移
ⅠA	G_1	T_1	M_0
ⅠB	G_1	T_2	M_0
ⅡA	G_2	T_1	M_0
ⅡB	G_2	T_2	M_0
Ⅲ	$G_{1\sim2}$	$T_{1\sim2}$	M_1

TNM 分期系统如下。

对于附肢骨、躯干、头骨、面部骨骼的原发肿瘤（T）：

T_x：原发肿瘤不能评估。

T_0：无原发肿瘤的证据。

T_1：肿瘤最大直径≤8cm。

T_2：肿瘤最大直径>8cm。

T_3：原发骨出现多个肿瘤。

对于脊柱的原发肿瘤（T）：

T_x：原发肿瘤不能评估。

T_0：无原发肿瘤的证据。

T_1：肿瘤局限于一个节段脊椎或两个连续节段的脊椎。

T_2：肿瘤局限于三个连续节段的脊椎。

T_3：肿瘤局限于四个连续节段的脊椎或任一不相连节段的脊椎。

T_4：肿瘤侵犯椎管内或大血管。

T_{4a}：肿瘤侵犯椎管内。

T_{4b}：有整个血管的侵犯或大血管中有癌栓的证据。

对于骨盆的原发肿瘤（T）：

T_x：原发肿瘤不能评估。

T_0：无原发肿瘤的证据。

T_1：肿瘤局限于一个骨盆段，没有延伸到骨外。

T_{1a}：肿瘤最大直径≤8cm。

T_{1b}：肿瘤最大直径>8cm。

T_2：肿瘤局限于一个骨盆段，但有骨外延伸或肿瘤局限于两个骨盆段且无骨外延伸。

T_{2a}：肿瘤最大直径≤8cm。

T_{2b}：肿瘤最大直径>8cm。

T_3：肿瘤跨越两个骨盆段，且有骨外延伸。

T_{3a}：肿瘤最大直径≤8cm。

T_{3b}：肿瘤最大直径>8cm。

T_4：肿瘤跨越三个骨盆段或累及骶髂关节。

T_{4a}：肿瘤累及骶髂关节并向骶神经孔内侧延伸。

T_{4b}：肿瘤包绕髂外血管或在主要盆腔血管内存在肿瘤血栓。

区域淋巴结（N）：

N_x：区域淋巴结不能评价（由于骨肿瘤很少有淋巴结转移，所以 N_x 用在该肿瘤并不那么合适，除非有明确的临床证据证明淋巴结转移，一般都评价为 N_0）。

N_0：无区域淋巴结转移。

N_1：有区域淋巴结转移。

远处转移（M）：

M_x：远处转移不能评估。

M_0：无远处转移。

M_1：有远处转移。

M_{1a}：肺转移。

M_{1b}：其他远处转移。

组织学分级（G）

G_x：无法分级。

G_1：分化良好——低级别。

G_2：中等分化——高级别。

G_3：分化差——高级别。

G_4：分化差或未分化。

肿瘤分期标准见表 5-3。

表 5-3　肿瘤分期标准

ⅠA 期	T_1	N_0	M_0	$G_{1,x}$	低恶
ⅠB 期	T_2	N_0	M_0	$G_{1,x}$	低恶
	T_3	N_0	M_0	$C_{1,x}$	低恶
ⅡA 期	T_1	N_0	M_0	$G_{2\sim3}$	高恶
ⅡB 期	T_2	N_0	M_0	$G_{2\sim3}$	高恶
Ⅲ期	T_3	N_0	M_0	$G_{2\sim3}$	高恶
ⅣA 期	任何 T	N_0	M_{1a}	任何 G	高恶
ⅣB 期	任何 T	N_1	任何 M	任何 G	高恶
	任何 T	任何 N	M_{1b}	任何 G	高恶

三、诊断

（一）症状与体征

骨肉瘤具有相同的症状和体征。主要的表现为：①疼痛，且夜间疼痛呈进行性加重，疼痛由间歇性逐渐发展为持续性；②出现有压痛的肿块，晚期则出现浅表血管怒张；③病变部位的水肿；④功能障碍，患肢因疼痛而出现跛行，晚期则被迫卧床休息；⑤病理性骨折。另外，肿瘤本身原因或者治疗可能造成骨髓抑制而产生贫血。尤因肉瘤患者可有发热、持续的剧痛和关节僵硬。在病变部位较常见皮肤温度升高。

（二）辅助检查

1. X 线摄片检查

X 线摄片在骨肉瘤的诊断方面十分有价值。其特征性的表现为：①骨皮质破坏；②肿瘤向软组织延伸；③垂直方向的骨膜新生骨形，伴有“Codman 三角”或“日光放射征”。

在 X 线片上，软骨肉瘤表现为叶状病损，可有钙化，钙化多为圆形或半圆形。长骨的中央型软骨肉瘤，会因为水肿而显示出皮质增厚；边缘型软骨肉瘤，可有一个巨大的、高密度斑片状显影，还可有不透光的不规则条纹从病变中心向外伸展。尤因肉瘤在 X 线片上主要表现为包括边界不清的片状、筛孔状或虫蚀样溶骨性骨质破坏，同时可出现不同程度的骨膜增厚。

2. CT 检查

可以准确地显示骨肿瘤在骨内和骨外的范围，可在横断面上准确地显示出肿瘤及其周围关系。利用不同的窗口，来检查皮质骨、髓内腔隙、邻近的肌肉和骨外软组织受累范围。CT 检查时，应包括整块骨和邻近的关节。动脉造影 CT 扫描具有高度的敏感性。对于骨肉瘤肺转移的影像学检查，以胸部薄层 CT 为佳。

3. MRI 检查

与其他检查方式相比，MRI 具有清晰的对比度。可以在任何平面成像，并能发现肿瘤及肿瘤的骨外部分，在骨肉瘤髓内侵袭范围诊断方面优势明显，已成为判断肿瘤浸润范围以确定截骨平面的主要方法。

4. 同位素骨扫描

同位素有助于确定多骨骼受累、转移灶以及肿瘤在骨内的范围。采用骨扫描鉴别骨肿瘤在骨内的蔓延范围，对于制订手术计划来说是非常重要的。

5. 血管造影

随着保肢技术的发展，在肿瘤切除之前，必须进行血管造影以确定某些相关血管的形态。这对于胫骨近端肿瘤尤其重要，因该处常见变异。从观察血管解剖和变异的角度来看，血管造影是最可靠的方法。

6. 血清学和细胞学检查

骨肉瘤患者血清检查可发现低血红蛋白和低血细胞比容，这是因为肿瘤生长在骨髓这一造血器官中，引起红细胞生成不足；由于骨破坏，血清中钙升高；血清碱性磷酸酶升高，则提示成骨细胞活跃，一旦肿瘤被去除，血清碱性磷酸酶水平下降，然而一旦发生复发或转移则其浓度会再次上升。

软骨肉瘤患者，血清检查也可以发现低血红蛋白和低血细胞比容，提示存在因为肿瘤而引起的红细胞生成不足。另外，软骨肉瘤的患者会出现软骨细胞的细胞学改变，其表现为肥胖核或块状染色质。

尤因肉瘤患者，血清检查可以发现低血红蛋白和低血细胞比容，红细胞沉降率加快，有时有白细胞增多。一般认为这些改变与炎症有关，并与骨髓炎类似。

骨纤维肉瘤患者，血清检查的表现有：①组织学改变，恶性成纤维细胞分化程度、细胞形态、所产生的胶原数量可有不同表现；②细胞学改变，中等程度的间变及细胞变形提示纤维肉瘤；③低血红蛋白和低血细胞比容，是肿瘤侵犯骨髓所致。

7. 组织活检

组织活检是目前确诊骨肿瘤的金标准。从时机上来讲，一旦怀疑有骨肿瘤就应当尽早进行活检。活检主要分为穿刺活检和切开活检两种，其基本要求就是要在合适的病变区域获取足够的组织，具体方法可以灵活选择。一般来说，准备采取保肢手术时尽量采用穿刺活检，因为该方法造成的局部污染种植较少。

在活检时，建议对所有的活检标本进行冰冻切片分析。初步冰冻切片的目的就是证实在已获得的标本中是否含有足够的肿瘤组织，以满足石蜡切片观察诊断的需要。否则，就应另外再采取标本。此外，临床穿刺活检或切开活检应在所有影像学检查完成之后进行，否则可能引起穿刺后水肿和出血而影响诊断。

四、治疗

目前，骨肉瘤治疗手段包括：新辅助化疗＋手术切除＋化疗、放射介入治疗和热消融治疗。另有其他治疗方法，如细胞免疫治疗、基因治疗、干细胞靶向治疗等效果尚待进一步研究确认。

（李　勇）

第二节　软组织肉瘤

一、概述

软组织肉瘤是发生在结缔组织的恶性肿瘤，包括皮下组织、肌肉、肌腱、血管、结缔组织间隙以及空腔器官支柱基质等，但发生在骨骼、网状内皮系统、神经胶质等部位的除外。软组织肉瘤的细胞起源为原始间叶干细胞，位于非节段性中胚层，故可生长在身体不同部位。软组织肉瘤的临床表现是肿块，但肿块本身没有功能，故只有肿块增大压迫周围组织时才产生症状。软组织肉瘤发病率约3/10万，无性别倾向，一般中、老年人发病率较高，在儿童期软组织肉瘤的发病次于白血病、脑肿瘤和淋巴瘤，居第四位。

二、病因

软组织肉瘤分类繁多，每种类型的肉瘤病因不尽相同，以下逐一介绍。

1. 纤维肉瘤

现代纤维肉瘤是指由纤维细胞及其产生的纤维构成的恶性肿瘤。主要成分是保持产生网硬蛋白能力的退行发育的梭形细胞。

2. 平滑肌肉瘤

一般认为平滑肌肉瘤来源于平滑肌肉细胞或有向平滑肌分化能力的间叶细胞。平滑肌肉瘤的病因不清，创伤、电离辐射或其他损伤对肿瘤的发生发展有一定影响。近来有研究指出，Epstein-Barr 病毒是免疫缺陷患者发生平滑肌肉瘤的一个危险因素。

3. 恶性周围神经鞘瘤

恶性周围神经鞘瘤起源于周围神经鞘的固有细胞成分。其中应除外神经外膜（神经鞘）或周围神经血管系的肿瘤。虽然许多例证认为恶性周围神经鞘瘤来源于施万细胞，一些还可以显示成纤维细胞或周围神经细胞分化的证据，然而，有人不赞成使用恶性周围神经鞘瘤的命名，认为称恶性施万细胞瘤似乎更好。

4. 脂肪肉瘤

脂肪肉瘤是一种恶性肿瘤，特征性表现在脂肪母细胞的分化上，在不同的分化阶段，出现不规则的脂肪母细胞。

5. 腺泡状软组织肉瘤

原发于间叶组织，但呈现腺泡状（器官样）结构，有别于通常肉瘤细胞散在排列的特点。本瘤病因不清楚，组织起源有几种假说，但均无定论。WHO 分型归为其他类。

6. 血管外皮细胞瘤

非常少见。其特点是瘤细胞在基底膜外增殖。可表现为良性，也可表现为恶性。恶性者可称血管外皮肉瘤，也可统称为血管外皮细胞瘤。

7. 血管肉瘤

意指脉管肉瘤，应包括血管肉瘤和淋巴管肉瘤。因为淋巴管肉瘤非常少见，故仅叙述前者。

8. 滑膜肉瘤

Sabrazes 最先使用滑膜肉瘤一词，当时误认为来源于关节滑膜。而后的众多研究发现，组织结构内有上皮样的腺体以及偶在间质，梭形肉瘤成分显示角蛋白和上皮膜抗原。由此可见，其组织来源与关节滑膜无关。现被划归起源不明肿瘤，名称仍沿用滑膜肉瘤，组织学的重要特点是双相分化。

9. 上皮样肉瘤

上皮样肉瘤的组织来源不明，由于镜下以类似上皮样细胞为主，故正式命名为上皮样肉瘤。

10. 淋巴管肉瘤

起源于淋巴管内皮，其原因与放疗等原因引起的慢性淋巴水肿有关，先天性淋巴水肿也可发生。

三、病理

（一）纤维肉瘤

肿块呈圆形或椭圆形，切面灰白或黄白，大小不一，小的肿瘤似可有包膜，大的分界不清，往往浸润组织。光镜下肿瘤由呈囊状交织排列的梭形成纤维细胞组成，胞质少，各束细胞间由胶原纤维分开，组织学形态比较一致。先天性及婴儿纤维肉瘤细胞有丝分裂比较多见，可有淋巴细胞散在。

（二）恶性纤维组织细胞瘤

肿瘤多呈结节状，大小不一，2～20cm，多无包膜，切面为灰白色，鱼肉状，可有出血坏死，有时含有囊腔。显微镜下肿瘤主要由组织细胞样细胞和成纤维细胞样细胞构成，呈多形性，典型和不典型核分裂象多见于组织细胞样细胞。肿瘤多发于四肢，其次是躯干，腹腔内、腹膜后、骨骼、乳房也均有可能。肿块呈单个结节状，开始时可很少，但常易犯局部深筋膜，有时呈溃疡状。肿瘤早期即可向区域淋巴结和远处转移，深部肿瘤可发生远处转移灶的症状先于原发灶的情况。

（三）脂肪肉瘤

脂肪肉瘤分 5 种组织类型：分化良好型、黏液样型、圆细胞型、多形型和混合型。该分型与预后相关，分化良好型预后最好，儿童多为分化良好型和黏液样型，预后均良好。

（四）平滑肌肉瘤

一般将其分为 3 类。

（1）腹膜后和腹腔内（大网膜、肠系膜、胃肠道和其他脏器）。

（2）皮肤和皮下组织。

（3）脉管源性平滑肌肉瘤。

肿瘤质地坚韧，大小不一，中央常有坏死，无被膜覆盖，光镜下细胞呈长梭型，胞质丰富，核分裂象多见。

（五）血管外皮细胞瘤

肿瘤为多房性，大小不一，界限清楚，显微镜下肿瘤内毛细血管紧密聚集。肿瘤由血管扁平细胞组成，血管间有大量外皮细胞增生，肿瘤细胞向血管内生长，可见核分裂和坏死情况，在小儿中这并不提示恶性。少数情况下，肿瘤可向周围组织浸润，甚至远处转移，则肯定为恶性。

（六）血管肉瘤

该肿瘤的发生有人认为与慢性淋巴水肿有关，也有认为放射性射线辐射可导致本瘤，肿瘤直径多在几厘米范围，切面灰白或灰红色，形态不规则，质软，肿瘤内可见大小不一的腔隙，显微镜下可见广泛增生的内皮细胞，其结构呈形状不规则的血管腔，相互吻合成网，细胞核分裂多见。

（七）淋巴管肉瘤

肿瘤内见不规则的脉管结构，衬以恶性内皮细胞，细胞呈卵圆形或梭形胞质，第Ⅷ因子相关抗原也是本瘤的一个标志。

（八）滑膜肉瘤

肿瘤主要发生在关节旁，为圆形或多房性肿块，附着于关节周围的肌腱、腱鞘或关节囊的外面，切面呈黄或灰白色，光镜下肿瘤有两种形态的细胞，如癌的上皮细胞和像显微肉瘤的梭形细胞。

（九）恶性间皮瘤

恶性间皮瘤主要发生于体腔浆膜，如胸膜、腹膜、心包膜、睾丸鞘膜等，儿童患者的胸膜最多见，占85%左右。组织学分为：上皮型、纤维型、上皮和纤维混合型。光镜下可见肿瘤内有许多乳头状细胞和纤维肉瘤状细胞，核仁显著，核有丝分裂象多见。

（十）恶性神经鞘瘤

恶性神经鞘瘤典型病变是在一较大的神经行径中，有一菱形肿块，脊神经的远、近端均匀变粗，表明肿瘤向神经外膜扩展，肿瘤一般大于5cm，表面呈多肉状，可有出血或坏死区，光镜下与纤维肉瘤相似，但本瘤的细胞有不规则的轮廓，细胞核呈波形，弯形或逗号形。

（十一）恶性间叶瘤

恶性间叶瘤是一种来自间叶成分软组织肉瘤，儿童少见，男性多于女性。

肿瘤有多种恶性软组织，以横纹肌肉瘤、血管肉瘤、滑膜肉瘤、恶性神经鞘肉瘤和平滑肌肉瘤为最多，因组织学多样性，故表现也多样性，总的来说很像横纹肌肉瘤。

（十二）腺泡型软组织肉瘤

腺泡型软组织肉瘤是一临床-病理实体，小儿少见，多见于15岁左右的青少年，女性多于男性，肿瘤无明显界限，质软和易碎，切面呈黄白或灰红色，中央含坏死和出血区，肿瘤周围有较粗的血管，光镜下致密的小梁将肿瘤分为大小不同的腔隙，腔隙中有界限分明的瘤细胞岛，瘤细胞中有坏死和脱落。

（十三）上皮样肉瘤

上皮样肉瘤是一种罕见的肉瘤，多发生于青少年，男性多于女性，本瘤约占全部软组织肿瘤的1%。

本瘤是位于深部的一个或几个肿块，直径0.5～5cm，与肌腱或筋膜有密切关系，肿瘤光滑或呈分叶状，坚实，边缘不清楚，切面带黏性，灰白色间隔黄褐色的出血区，显微镜下，细胞为明显小结状排列，中央有坏死变性倾向，胞质为嗜伊红性，呈上皮形态，有丝分裂象多见。

四、诊断与鉴别诊断

（一）临床表现

软组织肉瘤以四肢和躯干体壁多见，肢体的近端比远端多见，即大腿较小腿多见，上臂较前臂多见，最常见的表现是进行性增大的肿块，往往伴有疼痛，可发生静息痛（即在静止时疼痛）和夜间痛，发生在关节周围的软组织肉瘤可引起关节的畸形和功能障碍，发生在腹膜后的软组织肉瘤可引起肠梗阻和输尿管梗阻症状，如果已经发生肺转移则有胸痛、咯血等症状。

1. 肿块

患者常以无痛性肿块就诊，可持续数月或1年不等。肿块大、小不等，恶性肿瘤生长较快，体积较大，直径常大于5cm。位于深层组织的肿瘤边界多不清晰。

2. 疼痛

高分化肉瘤因生长较快，常伴有钝痛。肿瘤如果累及邻近神经则疼痛为首要症状，出现疼痛则预后不好。保肢成功的病例仅27%出现疼痛，而施行截肢手术的疼痛则高达50%。

3. 硬度

肿瘤中纤维、平滑肌成分较多者则质地较硬，血管、淋巴管及脂肪成分较多者则质地较软。

4. 部位

纤维源性肿瘤多发于皮下组织；脂肪源性肿瘤多发生臀部、下肢及腹膜后；间皮瘤多发生于胸、腹腔；平滑肌源性肿瘤多发生于腹腔及躯干部；滑膜肉瘤则易发生于关节附近及筋膜等处。

5. 活动度

良性或低度恶性肿瘤，生长部位常表浅，活动度较大。生长部位较深或周围组织浸润的肿瘤，其活动度较小。腹膜后肿瘤因解剖关系多为固定型。

6. 温度

软组织肉瘤的血供丰富，新陈代谢旺盛，局部温度可高于周围正常组织。良性肿瘤局部温度可正常。

7. 区域淋巴结

软组织肉瘤可沿淋巴道转移。滑膜肉瘤、横纹肌肉瘤常有区域淋巴结肿大，有时融合成团。

（二）诊断要点

除上述临床表现外，以下辅助检查亦有利于明确本病诊断。

1. 影像学检查

（1）X线检查　有助于了解软组织肿瘤的范围，透明度以及其与邻近骨质的关系。边界清晰，常提示为良性肿瘤；边界清楚并见有钙化，则提示为恶性肉瘤，多见于滑膜肉瘤、横纹肌肉瘤等。

（2）超声检查　可见肿瘤的体积范围、包膜边界和瘤体内部肿瘤组织的回声，区别良性或恶性。恶性者体大而边界不清，回声模糊，如横纹肌肉瘤、滑膜肌肉瘤、恶性纤维组织细胞瘤等。超声检查还能引导深部肿瘤的针刺吸取细胞学检查。

（3）CT检查　具有对软组织肿瘤的密度分辨力和空间分辨力的特点，是近年常用的一种方法。

（4）MRI检查　可以弥补X线和CT的不足，从纵切面把各种组织的层次同肿瘤的全部范围显示出来，对于腹膜后软组织肿瘤、盆腔向臀部或大腿根部伸展的肿瘤、腋窝部的肿瘤以及肿瘤对骨质或骨髓侵袭程度的图像，显示更为清晰。

2. 病理及细胞学检查

软组织肉瘤病理诊断的标本主要来自：①用涂片或刮片的采集方法取得已破溃的软组织肿瘤的细胞，镜检确诊；②软组织肉瘤引起的胸腹水；③穿刺涂片检查适用于瘤体较大、较深而又拟作放疗或化疗的肿瘤，也适用于转移病灶及复发病灶。

（三）鉴别诊断

位于肢体的软组织肉瘤要与骨关节结核、恶性肿瘤骨转移等相鉴别；位于腹腔的软组织肉瘤与其原发性肝癌、胃癌、肠癌等相鉴别。因软组织肉瘤可发生于全身各个部位的软组织中，类型的不同及发生部位的不同，决定了各自不同的特点，故软组织肉瘤的鉴别，主要靠活体组织检查。目前获取术前病理的主要手段是穿刺活检，对于极少数穿刺活检不能明确诊断的才考虑切开活检。

（四）分期

AJCC 分期是临床使用最多的肉瘤分期系统，这一系统适用于除卡波西肉瘤、隆突性皮肤纤维肉瘤、婴儿型纤维肉瘤、血管肉瘤以外的几乎所有亚型的软组织肉瘤。适用于四肢、躯干、头颈、腹膜后等几乎所有肉瘤部位，但不包括胃肠道。

1. 躯干和四肢软组织肉瘤

T—原发肿瘤

T_x：原发肿瘤不能明确。

T_0：无原发肿瘤证据。

T_1：肿瘤直径≤5cm。

T_2：肿瘤直径＞5cm，且≤10cm。

T_3：肿瘤直径＞10cm，且≤15cm。

T_4：肿瘤直径＞15cm。

N—区域淋巴结

N_0：无区域淋巴结转移。

N_1：区域淋巴结转移。

M—远处转移

M_0：无远处转移。

M_1：远处转移。

G—组织学分级

G_x：无法评估。

G_1：Ⅰ级，分化好。

G_2：Ⅱ级，中等分化。

G_3：Ⅲ级，分化差。

分期见表 5-4。

表 5-4　躯干和四肢软组织肉瘤 TNM 分期

分期	T	N	M	G
ⅠA 期	T_1	N_0	M_0	G_1、G_x
ⅠB 期	$T_{2、3、4}$	N_0	M_0	G_1、G_x
Ⅱ期	T_1	N_0	M_0	G_2、G_3
ⅢA 期	T_2	N_0	M_0	G_2、G_3
ⅢB 期	$T_{3、4}$	N_0	M_0	G_2、G_3
Ⅳ期	任何 T	N_1	M_0	任何 G
	任何 T	任何 N	M_1	任何 G

2. 头颈部软组织肉瘤

T—原发肿瘤

T_x：原发肿瘤不能明确。

T_0：无原发肿瘤证据。

T_1：肿瘤直径≤2cm。

T_2：肿瘤直径>2cm，且≤4cm。

T_3：肿瘤直径>4cm。

T_4：肿瘤侵及邻近结构。

T_{4a}：肿瘤侵犯眼眶、颅底/硬脑膜、中央区脏器、面部骨骼或翼状肌。

T_{4b}：肿瘤侵犯脑实质、颈动脉包膜、椎前肌或通过周围神经浸润到中枢神经系统。

N—区域淋巴结

N_x：区域淋巴结不能评估。

N_0：无区域淋巴结转移。

N_1：区域淋巴结转移。

M—远处转移

M_0：无远处转移。

M_1：远处转移。

G—组织学分级

G_x：无法评估。

G_1：Ⅰ级，分化好。

G_2：Ⅱ级，中等分化。

G_3：Ⅲ级，分化差。

分期：尚未确定，参考躯干和四肢软组织肉瘤的分期。

3. 腹膜后软组织肉瘤

T—原发肿瘤

T_x：原发肿瘤不能明确。

T_0：无原发肿瘤证据。

T_1：肿瘤直径≤5cm。

T_2：肿瘤直径>5cm，且≤10cm。

T_3：肿瘤直径>10cm，且≤15cm。

T_4：肿瘤直径>15cm。

N—区域淋巴结

N_0：无区域淋巴结转移。

N_1：区域淋巴结转移。

M—远处转移

M_0：无远处转移。

M_1：远处转移。

G—组织学分级

G_x：无法评估。

G_1：Ⅰ级，分化好。

G_2：Ⅱ级，中等分化。

G_3：Ⅲ级，分化差。

分期见表 5-5。

表 5-5 腹膜后软组织肉瘤分期

分期	T	N	M	G
ⅠA 期	T_1	N_0	M_0	G_1、G_x
ⅠB 期	$T_{2、3、4}$	N_0	M_0	G_1、G_x
Ⅱ期	T_1	N_0	M_0	G_2、G_3
ⅢA 期	T_2	N_0	M_0	G_2、G_3
ⅢB 期	$T_{3、4}$	N_0	M_0	G_2、G_3
	任何 T	N_1	M_0	任何 G
Ⅳ期	任何 T	任何 N	M_1	任何 G

五、治疗

（一）四肢及躯干软组织肉瘤治疗

1. Ⅰ期

手术是低度恶性软组织肉瘤的初始治疗，切缘>1cm 或深筋膜完整，单用手术切除的局部控制率可达 90%以上。T_1 单纯手术切除的（R0 切除），可获得令人满意的局部控制和很好的长期生存。

Ⅰ期 $T_{1a\sim2b}N_0M_0$：手术切缘为 1cm 或不到 1cm，术后放疗。

Ⅰ期 $T_{2a\sim2b}N_0M_0$：如肿瘤为≤5cm，没有必要术后放疗，此类肿瘤局部复发率更低。

2. Ⅱ、Ⅲ期

肿瘤体积大，病理为高级别的，有局部复发及转移危险的四肢软组织肉瘤（大于 8～

10cm)，考虑术前化疗。尤其是对化疗敏感的组织学类型，术前化疗或放化疗可以降低肿瘤分期，从而使肿瘤能够被有效地切除。含多柔比星（ADM）的同步放化疗，可改善肿瘤的局部控制率，但需考虑急性毒副作用。含ADM的术后化疗，可改善复发危险高但一般情况好的DFS，延长局部切除的四肢软组织肉瘤的无复发生存时间（RFS)，降低局部复发率。但辅助化疗并不能改善患者总的生存时间（OS)。高级别或易局部复发的肢体肉瘤，术后ADM+IFO，其中位无病生存时间及中位生存期明显高于术后观察的患者，有明显的统计学差别。

Ⅱ、Ⅲ期，高级别软组织肉瘤的治疗选择，根据患者一般状况评分，合并症，包括年龄、肿瘤部位、肿瘤的组织学类型以及医院的技术力量实施综合治疗。

可切除的肿瘤：可切除的高级别肉瘤，能接受术后功能丧失的，手术+术后放疗±术后辅助化疗或单纯手术（肿瘤较小可以广泛性切除）。肿瘤可切除的，能接受术后功能丧失的以及潜在的肿瘤可切除，忧虑功能丧失不利的，术前放疗、化疗或化放疗+手术作为替代方案。

已行术前放疗或放化疗，肉眼肿瘤残留或镜下切缘阳性或术后单纯辅助化疗，应术后增加放疗剂量。术前化疗者，术后放疗±化疗。

不能手术切除肿瘤：首选术前放疗、化放疗或化疗。治疗后肿瘤可以切除，随后手术，术后治疗与Ⅱ、Ⅲ期可切除的肿瘤的治疗方法类似。

术前治疗后肿瘤仍不能切除的，考虑根治性放疗（7000～8000cGy)。不适合用根治性放疗局部控制的肿瘤，如无症状，选择随诊。有症状的直接姑息治疗，如化疗、姑息手术及或最佳支持治疗。

3. Ⅳ期

单药ADM、IFO、DTIC或含ADM的联合化疗（ADM或EPI联合IFO及DTIC)。多柔比星脂质体一线治疗晚期肉瘤毒性小，疗效优于ADM。ADM+IFO治疗子宫平滑肌肉瘤失败后或不能耐受此方案，多西他赛（DOC）+吉西他滨（GEM）有很好的疗效。DOC+GEM治疗转移性软组织肉瘤，PFS及OS明显高于单用GEM。DOC+GEM对多种组织类型的肉瘤都有效，耐受性好，缓解率高，生存时间延长。GEM+NVB治疗晚期软组织肉瘤，获得具有临床收益的疾病控制率，1/4的患者能够获得临床受益。TMZ单药对化疗过的晚期软组织肉瘤也有效，尤其对晚期不能手术切除的子宫或非子宫起源的平滑肌肉瘤。ET-743对化疗耐药的进展的软组织肉瘤有效。局部热疗+EIA（VP-16、IFO、ADM）比较单用EIA治疗局部高危软组织肉瘤，中期生存时间令人鼓舞，局部热疗+EIA明显优于单用EIA。欧洲保留肢体的治疗，对无法手术切除或高级别四肢软组织肉瘤应用隔离灌注化疗，米尔法兰联合肿瘤坏死因子与单用米尔法兰相比，联合组取得很好的缓解率及肢体保留率。欧洲已同意推荐米尔法兰联合肿瘤坏死因子隔离灌注化疗治疗局部晚期的高级别四肢软组织肉瘤。

局限性转移：局限于单一器官及肿瘤体积有限或局部淋巴结受累，治疗与Ⅱ、Ⅲ期相同。另外一项选择，局部淋巴结受累±放疗，局部淋巴结清扫；转移灶切除±化疗±放疗；立体定向放射外科切除/放疗。

播散转移：姑息性放疗；化疗；姑息性手术；无临床症状，观察；最佳支持治疗；消融（射频，冷冻治疗)；介入治疗；立体定向放射外科切除。

肿瘤复发：复发后的治疗包括异质群体患者和临床情况。局部复发，按初始治疗。肿瘤转移，局限于单一器官及肿瘤体积有限或局部淋巴结受累，治疗与Ⅱ、Ⅲ期相同。局部淋巴结受累±放疗，局部淋巴结清扫；转移灶切除±术前或术后化疗±放疗；消融（射频，冷冻治疗)；介入治疗；立体定向放射外科切除。广泛转移灶：放疗；化疗；姑息性手术；无临床症状，观察；最佳支持治疗；消融（射频，冷冻治疗）；介入治疗；立体定向放射外科切除。

（二）腹膜后/腹腔软组织肉瘤治疗

早期肿瘤肉眼切缘阴性的手术切除，是其标准的，潜在的可治愈的治疗方法。术后的切缘情况是影响长期无病生存期最重要的因素。高级别软组织肉瘤术后放疗可以改善 RFS，但不能延长总生存时间。

可切除的肿瘤：手术切除是标准的治疗方式，不到 70%的原发性腹膜后软组织肉瘤仅可以实施完全手术切除或肉眼可见的手术切除，因为邻近重要的器官，局部复发或肿瘤进展为大多数患者发病的重要原因。由于手术切除不能获得切缘阴性，高级别肿瘤局部复发率高，因此对此类肿瘤采取综合治疗方式。术前化疗优于术后化疗。尽管尚无随机临床研究对术前术后化疗的疗效进行评估。

根据手术后肿瘤切除情况以及术后病理结果决定术后治疗选择。术后病理为高级别，R0 切除或 R_1 切除，术后放疗。巨块肿瘤，接近手术切缘或高复发风险或 R0 切除的低度恶性，术后放疗。R_2 切除按照未切除患者的治疗原则。

不能手术切除的肿瘤或Ⅳ期腹膜后/腹腔软组织肉瘤：肿瘤累及不能手术切除的重要器官或切除肿瘤导致严重并发症。初始治疗选择化疗或放疗，术前降低分期。如无症状，观察，有症状可以姑息手术，减轻症状，最佳支持治疗。Ⅳ期患者可以考虑转移灶切除。

化疗或放疗后可切除的肿瘤，如切除术后肿瘤进展或仍有残留或化放疗后肿瘤未降低分期，根据患者有无临床症状选择治疗，如无症状则观察，有症状的患者可以参照不能手术切除或转移的软组织肉瘤治疗方式。

肿瘤复发：术前放疗或化疗。如以前未行化放疗，进一步选择控制症状的姑息治疗（放疗，化疗或外科手术）及最佳支持治疗。如果有条件也可以参加临床试验。

（三）胃肠道间质瘤

胃肠道间质瘤（GIST）为胃肠道间叶组织最常见的恶性肿瘤，由 KIT 激活突变导致。绝大多数 GIST（约 95%）CD117（KIT）阳性。5% GIST 患者血小板转化生长因子（PDFGRA）基因突变，很少表达或无 CD117，因此 CD117（KIT）阴性，在缺乏 KIT 染色的情况下，典型的形态学并不妨碍诊断。

GIST 可发生在消化道的任何部位，最常见的部位为胃（60%）、小肠（30%）。胃的 GIST 预后好于小肠。临床症状包括早饱、因疼痛或肿胀导致的腹部不适、腹腔出血、消化道出血或贫血相关的疲乏。肝转移或腹腔内播散为最常见的恶性肿瘤临床表现。淋巴结转移极其罕见。只有晚期患者转移至肺及腹腔外。

靶向治疗：GIST 以前曾被证实对常规化疗耐药，大多数 GIST 患者 KIT 激活，酪氨酸激酶抑制剂伴随着外科治疗，已成为 GIST 的初始治疗的模式。

甲磺酸伊马替尼，选择性酪氨酸激酶受体抑制剂，在大多数 GIST 中产生持久的临床受益及客观的抗肿瘤缓解。全球多项临床试验一致认可其对 GIST 的疗效。Ⅱ、Ⅲ期临床研究表明，本品治疗期转移或不能切除的 GIST 有很高的总缓解率及比较好的 PFS，客观缓解率超过 50%。

晚期或转移性 GIST 患者，KIT 或 *PDGFRA* 突变状况的表达以及类型，可预测伊马替尼疗效。所有部位的 GIST，Krr 近膜域（外显子 11）突变最常见，KIT 外域（外显子 9）突变特异性表达于小肠胃肠道间质瘤，PDGFRA 突变常见于胃的 GIST，多数突变影响酪氨酸激酶 2 区的外显子 8。KIT 外显子 11 突变的患者，往往有更好的缓解率，较长的 PFS 及总生存时间。晚期 GIST 患者，KIT 外显子 11 突变型的预后好于外显子 9 突变型或野生型。初始剂量 400mg 伊马替尼与 800mg 伊马替尼治疗晚期或转移性 GIST，两种剂量的缓解率及总生存时间相同，高剂量毒副作用增大。

目前的临床试验证实，起始剂量为 400mg/d 的作为初始治疗的标准剂量，实现诱导缓解，肿瘤进展后，剂量递增到 800mg 是较合理的选择。最新资料支持 KIT 外显子 9 突变或晚期 GIST 800mg/d。

肿瘤表达外显子 9，伊马替尼 800mg/d 的 PFS 显著优于 400mg/d，并能降低治疗相关并发症的风险，缓解率要明显优于 400mg/d。1640 例患者的荟萃分析提示，与标准剂量 400mg/d 比较，高剂量 800mg/d（400mg/次，每日两次）有微弱的 PFS 收益。也显示 KIT 外显子 9 突变的 PFS 收益。

术前口服伊马替尼：原发肿瘤可切除或局部晚期的 GIST，术前应用伊马替尼根据个体情况决定。

术后口服伊马替尼：常规手术不能治愈 GIST，约有 85%的原发肿瘤可能完全切除。术后至少 50%的患者复发或转移，5 年生存率约为 50%，原发高危患者术后的中位复发时间为 2 年。术后 400mg/d，可以改善术后高危患者的 RFS。

伊马替尼最常见的毒副作用为水潴留、腹泻、恶心、疲乏、肌肉痉挛、腹痛及皮疹。严重的不良反应包括肺毒性、肝功能损伤、骨髓抑制、胃肠道出血。最近有报道出现充血性心力衰竭，心律不齐，急性冠状动脉综合征。给予相应的支持治疗，可减轻副作用，否则治疗延期，如经过最佳支持治疗仍不能控制严重的毒副作用，停药，考虑舒尼替尼。

伊马替尼耐药，原发耐药定义为治疗后最初 6 个月内病情进展，最常见于 KIT 外显子 9 突变，PDGFRA 外显子 18 突变或者或野生型 GIST 的患者。继发耐药定义为治疗后肿瘤有效超过 6 个月，但随后病情进展。主要为继发 KIT 外显子 11 突变。耐药的治疗，伊马替尼剂量递增或换用舒尼替尼。

苹果酸舒尼替尼，本品以前被称为 SU11248，为多靶点酪氨酸激酶受体抑制剂，在伊马替尼耐药的 GIST 患者中可诱导客观缓解及控制疾病进展。最新的一组随机治疗安慰剂对照的Ⅲ期临床研究证实，对伊马替尼耐药或不能耐受伊马替尼，本品可以获得显著的持续的临床收益。显著延长患者的中位肿瘤进展时间及预期总生存时间。因本品耐受性好，美国 FDA 批准本品治疗伊马替尼后肿瘤进展或不能耐受伊马替尼的 GIST。连续每天用药，对耐药或不能耐受伊马替尼的患者，是一种安全有效的替代给药方式。

中断治疗及减低剂量可以有效地治疗伊马替尼的不良反应，临床试验中发现药后出现的疲乏、恶心及呕吐为剂量限制性毒性，其他常见的不良反应包括血液学毒性、腹泻、腹痛、黏膜炎、厌食及皮肤变色。本品有显著增加手足综合征（HFS）的重大风险，治疗期间早期发现及对 HFS 的正确处理至关重要，按时涂抹润肤乳液可有效预防 HFS。如果出现重度 HFS，则终止治疗，程度严重的，可以减低剂量。

临床试验中，舒尼替尼常见的不良反应为高血压，因为其靶点为 VEGFR。不良反应包括心血管不良事件 11%，充血性心力衰竭 8%，左心室射血分数绝对减少 28%，血清 TSH

浓度异常62%。因此，治疗期间必须密切观察高血压及左心室射血分数，尤其有心脏病史或心血管高危因素的患者。每3～6个月检查血清TSH，如果出现甲状腺功能减退，患者还需甲状腺激素替代治疗，既往有高血压的患者降压治疗。

可切除肿瘤：可切除肿瘤≥2cm或无重大的手术并发症。外科是所有可切除肿瘤的初始治疗。靠近肿瘤边缘切除或切除肿瘤有重大的手术并发症，如通过减少肿瘤的大小减低手术并发症，考虑术前用药。但需密切随诊，因部分患者的肿瘤短期可迅速增大而无法手术切除。出血或临床表现为出血症状的推荐外科治疗。术前用药前推荐检查基线CT（可同时检查或不检查MRI）。术前治疗最佳时间不确定，有效的应连续服用直到获得最大的收益（定义为6～12个月中连续两次CT扫描提示肿瘤不再缩小）。临床并不总是等到获得最大的收益才实施手术，如果肿瘤不再进展，就考虑手术切除。内、外科医师会诊，在肿瘤达到最大缓解或稳定后决定适当的手术时机。

转移的、不能手术切除或复发的胃肠道间质瘤：晚期转移的、无法手术切除，伊马替尼有很高的临床收益或阳性缓解率。临床检查证实肿瘤无法手术切除或切除后导致严重的并发症（器官功能缺失）或广泛转移，应行伊马替尼治疗，开始治疗3个月内评估能否手术切除。如肿瘤控制，手术切除。

转移的GIST，如果不能手术切除，伊马替尼宜连续治疗，一直应用到肿瘤进展。如病变稳定，按原剂量维持治疗，剂量不需增加。对伊马替尼难治的GIST，中断治疗导致闪烁现象，反过来提示甚至在其治疗后疾病进展的患者，仍有部分瘤细胞仍对伊马替尼敏感。完全切除术后复发的治疗，可按无法切除或转移的治疗原则，因为复发表示局部转移或恶性病变的局部浸润性扩散，与远处转移的预后相同。

术后可以忽略手术切缘，在能耐受的情况下尽快恢复伊马替尼治疗。术后有较大残留病灶，再次手术切除，不论手术切缘情况，伊马替尼持续应用直至肿瘤进展。如果术前未行治疗，术后开始伊马替尼治疗，原发GIST完全切除术后有高危复发的，建议术后伊马替尼治疗替代术后观察，目前术后最佳治疗时间还无法确定。中-高危患者术后伊马替尼治疗至少12个月。高危患者术后治疗时间更长。术后危险因素分层应根据肿瘤细胞分裂速度、大小及部位决定。有学者研制出的计算图，依据肿瘤大小、部位及细胞分裂指数，预测局部原发GIST术后RFS。此计算图用于指导术后患者护理，临床试验结果的解释以及术后选择伊马替尼治疗。

肿瘤进展：指原发灶增大或新出现转移灶，应用CT或MRI检查来决定，上述检查不能确认的，进一步行PET。如果伊马替尼治疗后多个部位的病灶稳定，只是局部复发或已广泛转移但一般状况良好者（0～2分），治疗选择包括继续原剂量伊马替尼治疗，根据耐受情况剂量递增或换用舒尼替尼。如果只是局部复发，多个部位的病灶稳定，不用换用舒尼替尼。剂量递增前，分析全部的临床表现及影像学资料，包括病灶的CT密度。标准剂量伊马替尼后剂量递增或换舒尼替尼前，评估患者对伊马替尼的依从性。局部复发，易手术切除，考虑外科切除。其他的选择包括射频消融治疗或栓塞治疗。少见的发生骨转移的患者，考虑姑息性放疗。

伊马替尼或舒尼替尼疗后肿瘤进展，治疗的选择是有限的。第二代的TKI抑制剂索拉非尼、达沙替尼及尼洛替尼，对伊马替尼或舒尼替尼治疗产生耐药的患者仍有疗效。一项正在进行的多中心Ⅱ期临床试验中，索拉非尼组58%的患者稳定，中位RFS为5.3月，1年生存率为62%。伊马替尼和舒尼替尼耐药的患者，可以选择索拉非尼、达沙替尼或尼洛替尼。肿瘤进展GIST患者，即使之前已进行治疗或复发，不论临床表现怎样，应考虑参加临床试验。最新文献报道，标准治疗和研究性治疗方案失败后，支持鼓励治疗患者应用伊马替尼。患者肿瘤进展，不再从目前的 TKI 治疗中获得收益，考虑使用以前耐受性好及有效的 TKI 抑制剂重新诱导治疗，以减缓症状，终身继续维持 TKI 治疗应该成为最佳支持治疗的组成部分。

（四）纤维瘤病

纤维瘤病也称侵袭性纤维瘤病，为独特的间质新生物，常被称为良恶交界性肿瘤。此类肿瘤具有侵袭性成纤维细胞增殖，完整包膜，局部浸润，分化良好的纤维组织。纤维瘤病可生长在年轻孕妇的腹壁，临床表现为腹腔内肠系膜肿块，高龄患者肢体的巨大肿块。腹部纤维瘤病可能为家族性腺瘤性息肉病综合征的成分。也可发生在择期手术治疗（如结肠切除术）的易感患者。已行预防性结肠切除术的患者，纤维瘤病是比结肠癌更常见的并发症。因组织病理学分类困难，故归入肉瘤。纤维瘤病因为手术的最佳切缘所需的范围较难确定，复发率高，自然病史长，因此治疗困难。纤维瘤病局部切除术后易复发，常被分类为低度恶性肉瘤，纤维瘤病造成局部浸润及破坏。约有 10％的患者死于肿瘤进展。纤维瘤病经常为局部复发，远处转移罕见。绝大多数纤维瘤病并非死于肿瘤本身，但可导致功能上的并发症。

可切除肿瘤：外科手术切除是初始的治疗方法，如切缘阳性，可实施 R1 切除。术后切缘阴性，观察。病灶大的需术后放疗，镜下切缘阳性需再次切除或考虑大剂量放疗。放疗可以降低切缘阳性复发的危险，也可降低肿瘤复发导致的并发症增加的发病率。

不能手术切除的肿瘤：无法手术切除，不做截肢术，功能恢复很重要。已无法手术切除患者，替代截肢的治疗方法很多。放疗对纤维瘤病起效慢，放疗完全缓解通常需要 2 年的时间。取决于放疗可能出现的并发症，放疗对无法手术切除的放疗是深思熟虑的。

目前的细胞生长抑制剂或细胞毒药物的全身治疗的资料令人乐观。细胞生长抑制剂的药物包括他莫昔芬，干扰素-α 和其他低毒性的药物，如舒林酸或其他非甾体药物，如塞来昔布，可遏制肿瘤进展。塞来昔布可增加心血管事件的发生。医师开塞来昔布处方时，宜考虑对个体患者其所带来的益处及风险。伊马替尼对无法手术切除的，进展的或复发的侵袭性的纤维瘤病有效。对无法手术切除的患者，也可以选择放疗，全身治疗或观察，如其他治疗方法治疗失败，考虑根治性手术。

（五）随诊

2～3 年内每 3～6 个月一次，以后每年一次。

（李　勇）

第三节　尤因肉瘤

一、病因

遗传学研究显示，尤因肉瘤有特异性的染色体易位 t（11；22）q（24；12），是由 22 号染色体 EWS 基因 5′氨基末端与 11 号染色体 FLI-1 基因 3′羧基末端融合从而形成一种新的融合基因 EWS-FLI-1，并出现 FLI-1 高表达。该融合基因是尤因肉瘤发生、进展的主要原因，目前已成为尤因肉瘤诊断、治疗和预后判断的标志物。临床上可通过检测 FLI-1 的表达对尤因肉瘤进行鉴别。

二、病理

在大体病理方面，与其他肉瘤病变一样，尤因肉瘤组织也是基质很少而具有丰富细胞，因此表现为质地柔软，呈典型的脑髓样；颜色灰白或灰黄；但常有出血灶而呈现出灰紫色或血色；坏死灶也常见，呈黄色，有时有液化，呈半液态，甚至似脓液状而易误认为化脓性骨髓炎。肿瘤可在骨髓腔内广泛扩散，也可形成巨大软组织肿块；如为溶骨性为主的病变，则可见大片骨质溶解，骨皮质中断；也可表现为散发病灶侵袭髓腔或病变沿哈弗斯管生长，弥漫于骨皮质而并不完全破坏骨小梁。有时可见典型的葱皮样骨膜反应。

在光镜下，HE 染色的尤因肉瘤表现为圆细胞肿瘤，细胞呈卵圆形，胞体比淋巴细胞大；胞质少，透明，有空泡，边缘模糊；细胞核圆形，大小均匀，染色浓，清晰可见；可有一个或多个很小的核仁；有丝分裂可多可少；上述细胞常呈均匀一致的丛状分布，也可形成巢状或岛状结构，周围有反应性纤维组织包围。嗜银网状纤维组织可多可少，可集中在血管周围，也可稀疏地贯穿肿瘤组织或厚的网状纤维包绕肿瘤细胞，但通常纤维束分隔小叶结构不明显。细胞质含有丰富的糖原，PAS 染色阳性。通常血管纤细且分布散在，但有时也可密集分布。

免疫组化 CD99（MIC2）染色阳性，波形蛋白（VIM）、神经元特异性烯醇化酶（NSE）等也有一定的阳性率，但是嗜铬粒素 A（CgA）、神经丝蛋白（NF）染色通常阴性。

三、诊断

（一）临床表现

骨原发尤因肉瘤是一种较常见的骨原发恶性肿瘤，在原发于骨的恶性肿瘤中，发病率仅次于浆细胞瘤、骨肉瘤和软骨肉瘤。发病年龄是诊断本病的重要参考指标，90％在 5～25 岁发病，尤以 10～20 岁发病率最高。发病率男性高于女性，有资料显示男女比例为 1.5∶1。尤因肉瘤好发于长骨的骨干部和干骺端以及骨盆，很少累及骨骺；股骨最常受累，在其他长骨中依次为胫骨、肱骨、腓骨和前臂骨骼；在躯干骨中，骨盆最常受累，其他依次为脊椎、肩胛骨、肋骨和锁骨；也可发生在足部，而手部、颅骨及颌骨极少受累。2/3 以上发生在下肢和骨盆。

最早出现而且最常见的症状是疼痛，初起时呈间歇性疼痛，程度轻，夜间加重，病变发展时疼痛加重；发生在脊柱和骨盆时有时可因神经受累而有放射性疼痛。另一常见症状是肿胀和肿块，通常在起病后不久即出现，并迅速增大，是因为肿瘤早期就可穿破骨皮质并在软组织内形成很大的肿块。病变处压痛明显，肿块触诊有一定张力，但随着肿块增大，质地会变软。病变部位皮温高，表面静脉怒张。常有发热，体温在 38℃以上，还会出现贫血、红细胞沉降率加快、中性粒细胞增高和体重下降。有时可早期出现远处转移，甚至以转移瘤为首发症状。

尤因肉瘤易发生同一骨内的跳跃转移和远处骨转移，远处骨转移的发生比例可能要高于肺转移，有时也有淋巴结和其他内脏转移。

（二）影像学检查

尤因肉瘤的影像学表现变异较大，常缺乏特征性表现而易发生误诊，宜联合应用多种检查措施，如X线平片、CT、MRI及放射性核素等，并综合分析，以提高术前诊断准确率。

1. X线检查

常规X线平片是影像学检查的基础，主要表现为溶骨性病灶，而且，因肿瘤常在哈弗斯管或髓腔内扩散，并迅速撬起和穿破骨膜，从而表现出多种形态的骨膜反应和新骨形成，骨膜反应包括骨外膜和骨内膜，可表现为层状骨膜反应（葱皮样骨膜反应）、不规则针状放射状骨膜反应或两者并存，可出现Codman三角；髓腔内反应可使髓腔密度增高。骨溶解与反应性成骨的合并存在可使表现更为多样：在长管状骨中常表现为骨皮质上出现大小不一的虫蚀状骨溶解斑，外观模糊，常可见骨皮质中断；或表现为骨破坏和骨质硬化混合存在；有时因骨溶解范围大，可表现为骨皮质广泛破坏；也可因散发的浸润性病灶刺激反应性成骨而出现比较单纯的骨硬化表现。偶尔也可有膨胀性改变或骨膜反应很轻微。起病于躯干和骨盆者通常表现为比较单纯的溶骨性病变，骨膜反应轻微。洋葱皮样骨膜反应在放射学诊断中有一定价值，但是并不是尤因肉瘤常有的表现，也非其特征性表现，在诊断时不应过分强调其意义。软组织肿块很常见，但常可能因为其通透X射线或仅轻微不透X射线，在X线平片检查时显示不清，而CT和MRI检查能很好显示。同时，X线平片不能反映肿瘤的真实边界，真实边界往往远远大于X线所表现的范围。

2. CT检查

CT检查可显示与X线平片类似的影像学特征，如正常骨皮质、骨小梁被软组织密度的肿瘤组织替代，病灶边界模糊，密度欠均匀，内见散在不规则骨化或钙化以及残存的骨小梁；骨皮质中断、破坏；有时可见局部骨皮质膨胀、变薄；髓腔密度增高；可观察到不完整的层状骨膜反应和针状骨膜反应；骨外软组织肿块可较好显示；增强后病灶明显不均匀强化。但是，CT能更准确、详细观察到髓腔和骨皮质受侵袭情况，了解溶骨性病灶和反映骨的范围、骨膜反应的类型、髓腔硬化的情况、软组织肿块大小和边界以及肿瘤与周围神经、血管或内脏等组织器官的关系。

肺部CT扫描和X线胸片检查可了解有无肺转移。

3. MRI检查

MRI检查可以更确切显示肿瘤髓腔内和软组织内侵犯情况，从而更确切显示肿瘤的边界，也能更好显示肿瘤侵犯周围神经、血管的情况，在骨内存在多发病灶时，MRI可以早期发现。肿瘤的髓内浸润范围可通过冠状位或矢状位T_1WI扫描获知；而横断面T_2WI和脂肪抑制增强T_1WI则有利于了解肿瘤骨外侵犯、向软组织内浸润的程度；骨皮质破坏以T_2WI显示为好，可见高信号的肿瘤组织替代了低信号的骨皮质。MRI增强有利于肿瘤坏死组织、水肿和活性肿瘤组织的鉴别，水肿和坏死组织增强后不见强化，而肿瘤组织增强后有强化。MRI的血管流空效应使之平扫即能显示肿瘤有无对主要血管的侵犯，结合增强技术能更好显示肿瘤与主要血管的关系；但肿瘤内的钙化、骨化和骨膜反应则以CT显示为佳。可以因为病变破坏和硬化的程度不同，而在MRI有不同的表现：硬化为主者T_1WI瘤区髓腔呈低信号，杂有少许中等信号区，T_2WI呈低高混杂信号，以低信号为主；溶骨为主者

T_1WI 通常呈较均匀中等信号区，T_2WI 呈高信号区；硬化和破坏混合型则信号强度混杂。因此，不能根据病变在 MRI 检查的信号强度情况来诊断尤因肉瘤并和其他肿瘤鉴别。

4. 其他

其他有价值的辅助检查还包括放射性核素扫描、PET、血管造影及超声检查等。放射性核素检查可早期发现同一骨内的多发病灶和远处骨转移情况，较为常用。

四、鉴别诊断

与其他骨肿瘤的诊断一样，在诊断尤因肉瘤时应遵循临床、影像学和病理结合的原则，即使如此，在与一些临床和影像学同样表现为溶骨性病变、组织学同样表现为小圆细胞的病变进行鉴别时，仍有困难，有时需要免疫组化、电镜、甚至从分子基因水平进行鉴别。主要需要鉴别的病变有如下几种。

1. 神经母细胞瘤（成神经细胞瘤）骨转移

神经母细胞瘤是起源于感觉神经系统的恶性肿瘤，好发于腹膜后间隙或后纵隔，可来源于肾上腺髓质、交感神经节或不同组织、器官中的交感神经细胞，大多数在 5 岁前起病，但也可迟至成年起病，常很早引起广泛骨转移，且转移可表现为首发症状。骨转移的溶骨病变和骨膜反应类型有时与尤因肉瘤相似，未分化或分化较差者肿瘤细胞类似淋巴细胞，与尤因肉瘤难以鉴别。主要鉴别依据是神经母细胞瘤通常发病年龄更小，光镜下细胞群常被纤细的纤维分隔成不完整的巢，常伴有出血坏死和钙化，可见典型的菊形团，胞质内不含糖原，但电镜下可见神经突、神经内分泌颗粒（儿茶酚胺颗粒）和突触末梢，尿儿茶酚胺代谢产物升高等可资鉴别。原发病灶的发现也有利于鉴别。

2. 小细胞骨肉瘤

有时在影像学上很容易在骨肉瘤和尤因肉瘤之间做出错误的诊断，且当骨肉瘤表现为小细胞性时在组织学上更是增加了鉴别的难度。主要还是应该从组织学和免疫组化方面鉴别：在病理取材时要全面，如能找到明确的成骨样组织则支持骨肉瘤诊断，且小细胞骨肉瘤的细胞胞质多，着色深，胞质不含糖原，胞核染色深，核仁明显，有丝分裂象多见。免疫组化各有特征性表现。

3. 胚胎性横纹肌肉瘤

胚胎性横纹肌肉瘤以未分化细胞占优势，也表现为圆形或椭圆形小细胞肿瘤，当其侵犯骨骼时有时难与尤因肉瘤鉴别。该肿瘤主要发生于儿童和青少年；好发于头颈部、泌尿生殖系统和腹膜后；细胞分布疏密不均，部分瘤细胞有密集成巢的趋势；细胞多形性明显，可见不同分化程度的肿瘤细胞，可找到不同分化程度的横纹肌母细胞，分化越好，细胞越大，胞质越多；核深染；细胞质呈强嗜酸性。免疫组化显示肌红蛋白标记阳性，肌动蛋白和肌浆蛋白标记也可阳性，而 MIC2 和神经标志均阴性。

4. 骨髓炎

急性血源性骨髓炎有时在临床上和影像学上都与尤因肉瘤相似，而当活检取材不当时又增加了组织学上鉴别的难度。严格而仔细的组织学取材及仔细的组织学检查，必要时结合免疫组化检查可予鉴别。

5. 非霍奇金淋巴瘤

发生于淋巴结外、原发于骨骼的淋巴瘤有时与外周原始神经外胚叶肿瘤（pPNET）较难区别，免疫组化 LCA 阳性，而 CK、S-100、NSE 和 MG 等阴性有利于非霍奇金淋巴瘤的确定。

6. 其他

其他需要鉴别的还有各种未分化癌（如肺癌、胃肠道癌、乳腺癌、甲状腺癌等）骨转移、婴儿期嗜酸细胞肉芽肿、色素形成少的小细胞恶性黑色素瘤等，可通过临床、影像学和病理各方面全面检查和深入分析，尤其是免疫组化研究进行鉴别。

五、分期

尤因肉瘤属 Enneking 分期高度恶性骨肿瘤，Ⅱ期。

六、治疗

初始治疗包括多药化疗 12～24 周，药物应在环磷酰胺或异环磷酰胺、依托泊苷、阿霉素和长春新碱中选用三种，可考虑集落细胞刺激因子支持。有报道局限的尤文肉瘤每 2 周化疗 1 次比每 3 周化疗 1 次有效，中位 5 年无事件生存率分别是 73%和 65%。有报道标准化疗加入异环磷酰胺和依托泊苷可显著改善局限性尤因肉瘤的预后，但对确诊时已有转移患者的帮助不大。

常用于尤文肉瘤的一线化疗方案如下。

VAC（长春新碱＋多柔比星＋环磷酰胺）：长春新碱，2mg，静脉注射，第 1 天；多柔比星，$75mg/m^2$，静脉注射，第 1 天，第 1～5 周期；环磷酰胺，$1200mg/m^2$，静脉滴注，第 1 天；放线菌素 D，$1.25mg/m^2$，静脉注射，第 1 天，第 6～17 周期。每 3 周重复，2 个周期后（治疗开始后第 9 周）行局部治疗，后继续 15 个周期。

VAC/IE：①VAC（长春新碱＋多柔比星＋环磷酰胺）。长春新碱，2mg，静脉注射，第 1 天；多柔比星，$75mg/m^2$，静脉注射，第 1 天；环磷酰胺，$1200mg/m^2$，静脉滴注，第 1 天；放线菌素 D，$1.25mg/m^2$，静脉注射，第 1 天。②IE（异环磷酰胺＋依托泊苷）。异环磷酰胺，$1800mg/m^2$，静脉滴注，第 1～5 天；依托泊苷，$100mg/m^2$，静脉滴注，第 1～5 天。VAC 方案和 IE 方案交替进行，每 3 周重复，共 17 个周期。局部治疗（放疗或手术）在治疗开始后第 12 周进行。（注：当多柔比星累积剂量达 $375mg/m^2$ 时，以放线菌素 D 更换多柔比星。）

VAI（长春新碱＋多柔比星＋异环磷酰胺）：长春新碱，$1.5mg/m^2$，静脉注射，第 1 天；多柔比星，$30mg/m^2$，静脉注射，第 1～2 天；异环磷酰胺，$2000mg/m^2$，静脉滴注，第 1～3 天；放线菌素 D，$0.5mg/m^2$，静脉注射，第 1～3 天。每 3 周重复，共 12 个周期。（注：当多柔比星累积剂量达 $375mg/m^2$ 时，以放线菌素 D 更换多柔比星。）

VIDE（长春新碱＋异环磷酰胺＋多柔比星＋依托泊苷）：长春新碱，$1.5mg/m^2$，静脉注射，第 1 天；异环磷酰胺，$3000mg/m^2$，静脉滴注，第 1～3 天；多柔比星，$20mg/m^2$，静脉滴注，第 1～3 天；依托泊苷，$150mg/m^2$，静脉滴注，第 1～3 天。每 3 周重复。

尤因肉瘤的二线化疗方案如下。

ICE（异环磷酰胺＋卡铂＋依托泊苷）：同前。

IE（异环磷酰胺＋依托泊苷）：同前。

多西他赛＋吉西他滨：同前。

环磷酰胺＋拓扑替康：环磷酰胺，250mg/m^2，静脉注射，第1～5天；拓扑替康，0.75mg/m^2，静脉滴注，第1～5天。每3周重复。

替莫唑胺＋伊立替康：替莫唑胺，100mg/m^2，口服，第1～5天；伊立替康，10～20mg/m^2，静脉滴注，第1～5天、第8～12天。每3～4周重复，共4～6个周期。

尤因肉瘤对放疗敏感，30～40Gy即能使肿瘤迅速缩小，局部疼痛减轻或消失。但有学者认为，局部放疗剂量应为55.8～60Gy，术后残留病变的剂量为45Gy，放射范围要视肿瘤所在位置而定，注意周围组织和器官的耐受性。但单纯放疗远期疗效很差，高剂量照射并不能减低肿瘤局部复发率，相反不良反应明显增加，尤其是放疗部位发生第二肉瘤的危险增加。

初始治疗后应重新分期。MRI和胸部影像学为基本检查，PET和（或）骨扫描酌情选择。根据检查结果：①新辅助化疗有效，肿瘤未出现远处转移：扩大切除术，手术原则参考骨肉瘤。术后如切缘阳性，放疗后序贯化疗或放化疗同步；如切缘阴性化疗，包括辅助化疗，化疗疗程为期36周。②新辅助化疗反应差或肿瘤进展，肿瘤未出现远处转移：放疗和（或）手术治疗或姑息性治疗。③有些病例（如足肿瘤）可考虑截肢。

对于复发及转移患者，治疗后不久的复发可试用新的化疗方案，酌情放疗。治疗后很长时间的复发，使用原先有效的方案。远处转移者试验新化疗方案或最佳支持治疗。

七、预后和随访

尤因肉瘤的预后与患者的年龄、性别无密切关系，而与肿瘤部位、大小、是否转移、初诊时血清LDH水平及化疗疗效有关。脊柱、盆骨原发以及瘤体较大者疗效及预后更差。盆腔骨外尤因肉瘤恶性程度高，易出现广泛骨转移，预后不佳。Ⅲ期尤因肉瘤的治疗效果不佳，5年生存率不足20%，平均存活时间2年。复发的尤因肉瘤预后很差，5年生存率只有13%。术后到首次复发的间隔时间越长，预后越好。化疗不敏感者预后较差，血清LDH对肿瘤预后也有提示作用。与骨或骨髓转移的患者相比，单纯肺转移患者的预后较好。

尤因肉瘤患者的随访包括每2～3个月进行1次体格检查、胸片和局部病灶影像学检查。随访时间可在2年后相应延长，5年后为每年1次。

（李　勇）

第四节　软骨肿瘤

一、骨软骨瘤

骨软骨瘤是最常见的良性骨肿瘤，是一种骨与软骨发育的异常。可发生于所有软骨内化骨的骨骼，表现为表面覆盖着纤维包膜和软骨帽的骨突起。有单发和多发两种类型。单发性骨软骨瘤称为孤立性骨软骨瘤，一半以上见于股骨下端、胫骨上端和肱骨上端等长骨的干骺端，背离关节方向生长，少数见于骨盆、脊柱、手足的短骨，偶可见于骨骺部位，称为骺生骨软骨瘤。多发性骨软骨瘤又称为骨软骨瘤病，发病率较单发性骨软骨瘤低，是一种常染色体显性遗传性疾病，以膝和踝邻近的长管状骨干骺端最多见，为双侧性和对称性发病。

骨软骨瘤发病的原因有各种不同的解释：有的认为是骨骺板的软骨细胞错误移位，游离至骨表面生长而成；有的认为是局部骨膜存在缺陷不能约束骺软骨与骨的增长；有的认为骨软骨瘤起源于骨膜内层的幼稚细胞或化生的软骨细胞；还有的认为起源于肌腱附着处的前软骨纤维组织。

（一）临床特点

骨软骨瘤大都发生于儿童期，男性多于女性。早期无症状，随着肿瘤的增大，局部可扪及坚硬的无痛性肿块，肿块表面有滑囊形成。关节附近的肿瘤如果顶端穿破筋膜、韧带或阻挡肌腱滑移，有可能影响关节活动，甚至造成关节交锁。肿瘤如果压迫神经可引起神经支配区域感觉过敏或减退，相应的肌肉力量的减退。邻近上下胫腓关节或上下尺桡关节部位的肿瘤，可挤压腓骨和桡骨，使其发育成方形畸形。

（二）辅助检查要点

1. X 线表现

骨软骨瘤发生在长骨干骺端，肿瘤起自骨皮质，不与髓腔相通，可带蒂或宽基底型，带蒂肿瘤的方向总是对向着骨干，瘤体可见钙化影，表面为软骨帽。脊柱、骨盆和肩胛骨等躯干骨除了行常规 X 线平片，还可借助 CT 清楚显示肿瘤的部位和范围。多发者可见不同程度的骨骼畸形。

恶变时表现为不规则的骨质破坏，边界模糊，钙化带中断、密度减低、模糊，软骨帽明显增厚，骨皮质破坏，瘤骨形成，有骨膜反应，软组织肿块影等征象。

2. 病理表现

该瘤是发生在骨表面、具有软骨帽的骨性突出物，软骨帽为白色、半透明的透明软骨组织，其外观可呈分叶状、菜花样、结节样等不同形状。镜下从表面往深层可见典型的三层结构：纤维组织膜、软骨帽和松质骨。软骨细胞排列不规则，软骨组织是肿瘤增殖生长起源，软骨下为松质骨结构。当肿瘤发生恶变时，可见软骨细胞增生活跃，具有软骨肉瘤的病理改变。这种继发于骨软骨瘤恶变的软骨肉瘤多见于多发性骨疣，其预后一般较原发性软骨肉瘤好。

（三）骨软骨瘤的恶变

单发性骨软骨瘤恶变的可能性极小，只有 1%，但骨软骨瘤病，尤其是骨盆部位的病灶，恶变的概率大大增高，约达 20%。所以当骨软骨瘤迅速增大出现疼痛，成人的骨软骨瘤直径超过 8cm，软骨帽厚度超过 1cm，X 线摄片见肿瘤的骨性部分出现不规则溶骨性破坏区，可见放射状骨针及骨膜反应，软骨帽突然出现大量不规则钙化影或周围软组织内出现厚叶状软骨钙化块，显微镜下见软骨细胞丰富，核深染，排列紊乱无章，甚至有核分裂象等，都提示恶变成软骨肉瘤的可能。

（四）治疗

一般情况下骨软骨瘤不需要作特殊处理，只有当出现局部神经、血管的压迫症状和关节功能受限，以及考虑有恶变倾向时需要作手术切除。手术中应注意必须将骨软骨瘤表面覆盖的纤维包膜和基底部周围的正常骨组织一并切除，切面不要经过软骨帽，否则容易局部种植复发。

二、软骨瘤

软骨瘤是一种以形成成熟软骨为特征的良性肿瘤，发病率居原发性良性骨肿瘤中第2位，以15～50岁年龄段多见，无明显性别差异。根据病灶的部位可分为内生软骨瘤和骨膜软骨瘤。前者又由于病灶的单发和多发分为孤立性内生软骨瘤和多发性内生软骨瘤。

软骨瘤的病损是来自于软骨性骨骼系统的骨化错误。内生软骨瘤是由于骺板的部分软骨未能骨化，在髓腔内保持着未骨化的软骨状态繁殖。骨膜软骨瘤是局部骨外膜不生成骨，而是分化成软骨母细胞形成软骨。

（一）孤立性内生软骨瘤

1. 临床特点

孤立性内生软骨瘤多见于四肢的短管状骨和长管状骨，以指骨和掌骨最常见。一般起源于干骺端，向骨干扩展不跨越骺板，若骺板已闭合则可累及骨骺。极少数也可发生在肋骨、胸骨、脊椎、骨盆等部位。

临床上通常无症状，往往是检查时偶尔发现病灶或局部外伤后肿胀疼痛摄片才发现病理性骨折。一般短管状骨的病变极少出现恶变，但长管状骨、躯干和扁骨病变的恶变可高达10%～25%。所以长管状骨病变，无外伤因素突发疼痛或躯干骨、扁平骨的病灶超过5cm都是提示恶变的可能。

2. 影像学表现

X线摄片可发现骨干内有一椭圆形骨质透亮缺损灶，与周围骨有明显界线，无骨膜反应，病灶内有点状钙化或多纹状骨化间隔。若发生于手足短管状骨，可见膨胀性改变，骨皮质变薄。而长管状骨病变则膨胀不明显。一般根据X线摄片和临床表现都能明确诊断。但对于X线表现无明显钙化的肿瘤及怀疑有恶变可能，需明确病灶范围。骨皮质破坏程度，有无软组织侵犯时可以进行CT、MRI检查。

3. 病理特点

病理检查可见肿瘤组织由蓝白色坚实的透明软骨和黄色砂砾状的钙化、骨化的软骨形成。镜下可见软骨细胞分叶排列成团，细胞间有玻璃样软骨基质，其间可有钙盐沉积，软骨细胞小，胞质色淡，常呈空泡状，细胞核小，呈圆形。绝大多数为单核细胞，偶可见双核细胞。看不见核有丝分裂。若发现肿瘤内细胞丰富，软骨细胞巨大，细胞核大且多见双核或出现染色体团块，应考虑恶变。

4. 治疗

孤立性内生软骨瘤的治疗应视有无症状而定。一般手足短管状骨，可行肿瘤刮除，残腔四壁用苯酚灭活，反复生理盐水冲洗后再植入自体或异体松质骨粒填充。长骨的肿瘤行囊内切除的复发率和恶变率高，应考虑行界限性大块切除。若已怀疑恶变可能的应采用广泛切除或根治性切除。骨缺损区域用大块的自体骨或同种异体骨移植重建。

（二）骨膜软骨瘤

1. 临床特点

骨膜软骨瘤是来自于骨外膜的一种成熟软骨未骨化的肿块，生长缓慢。好发于手或足的短骨干表面，一般为单发，不超过4cm。无症状和功能障碍，仅有间歇性隐痛不适。

2. 影像学表现

X线表现为骨旁较模糊向外突出的肿瘤，局部皮质有表浅压迹，裙邻面轻度硬化，无骨膜反应。肿瘤较大时，骨皮质压迹较深，皮质变薄，但肿瘤不会侵入骨髓腔，瘤体与正常髓腔骨组织之间始终保持一薄层硬化致密的皮质相阻隔。

3. 病理特点

病理检查见肿瘤质地坚实，无钙化，偶尔有黏液样变性，包膜致密和成熟，肿瘤紧贴于骨表面，无蒂，与骨相连，在骨的界面上有一薄层钙化区，肿瘤的表面仍有骨膜覆盖。显微镜下可见肿瘤以软骨细胞为主，显示活跃病损的变化。

4. 骨膜软骨瘤的恶变

骨膜软骨瘤有恶变为软骨肉瘤的可能。所以对较大的肿瘤，短期内迅速增大疼痛明显的肿瘤或者X线摄片发现肿瘤边缘不规则、钙化模糊、病变侵入髓腔者，都应考虑恶变的可能。

5. 治疗

治疗方法为手术切除，必须将肿瘤表面的骨膜、肿瘤包膜、肿瘤及相邻的骨皮质一同切除，减少局部复发的机会。

（三）多发性内生软骨瘤

1. 临床特点

多发性内生软骨瘤是指体内多处管状骨内出现界限清楚的软骨病灶。病变局限于一侧上下肢的称为Oilier病。合并多发性血管瘤同时有静脉扩张、静脉石形成的又称为Maffucci综合征。当一侧上下肢或四肢均有病变时，胸骨、椎体和骨盆等躯干骨也会有软骨瘤累及。

多发性内生软骨瘤的发病率较低，但出现临床症状体征早，甚至在幼儿期就有表现。由于病变波及范围广，可占据整个髓腔，往往造成骨关节发育畸形、关节脱位、肢体不等长等。常见有手指纺锤状畸形、前臂弓状弯曲、手严重畸形、上下尺桡关节脱位、前臂旋转功能受限、下肢不等长、膝内外翻等。若发生病理性骨折，可出现局部肿胀疼痛，功能障碍。

2. 影像学表现

X线摄片可见骨干骺端圆形或卵圆形密度减低影，内有点状钙化。随着骨的生长发育。逐渐向骨干扩展甚至占据整个髓腔。骨干可膨胀、短缩、弓状畸形，局部皮质变薄。多发性内生软骨瘤的恶变率高达50%，但往往只出现在个别骨骼的病灶，而不是全身所有病损都累及。因此当X线摄片显示病灶不规则，有骨外膜反应，与皮质的交界处呈现“扇贝”样透亮区，骨内膜反应形成向髓腔内突出的“拱架”征等均提示肿瘤恶变。CT 和 MRI 检查更清晰显示皮质破损、骨膜反应，病灶钙化点及“扇贝”征、“拱架”征。

3. 病理特点

病理检查发现髓腔内许多大小形状不一的玻璃样灰白色软骨团块，团块与团块间有骨性间隔。显微镜下所见与孤立性软骨瘤基本相似，但软骨基质的钙化较单发的少，软骨细胞较单发的丰富，且软骨细胞的核较大，双核的软骨细胞明显增多。

4. 治疗

临床上，有症状影响生活的可行病灶刮除＋骨粒植骨术。但儿童病变尚处于活跃期，搔刮后有 1/3 复发。成人病变已静止则复发率低。如已怀疑病灶恶变的，可行病灶广泛切除大块植骨术。对于关节畸形、脱位、下肢力线偏移者可通过截骨手术矫正。下肢不等长超过 3cm 以上者可通过手术将肢体一次性延长或持续性逐步延长，也可通过过长一侧骨骺阻滞手术来重新达到肢体的平衡。

三、成软骨细胞瘤

成软骨细胞瘤又称软骨母细胞瘤，是一种以圆形、多角形软骨母细胞和多核巨细胞组成的良性肿瘤。它有较强的侵袭性和较高的复发率，甚至可以出现肺部转移。

（一）临床特点

肿瘤好发于 10～20 岁的儿童青少年。男性发病率是女性的 2～3 倍。常见部位为第二骨化中心，其中股骨远端骨骺和胫骨近端骨骺占 50%，其次是肱骨近端的大结节骨骺和股骨近端的大粗隆骨骺。病灶几乎都是单一区域发病。因肱骨近端的肿瘤系 Codman 首次报道，又称为 Codmma 瘤。近膝关节和肩关节的成软骨细胞瘤可沿膝关节交叉韧带和肩关节的肩袖、肱二头肌长头侵袭进入关节内。

一般起病缓慢，病程长，早期无明显症状和体征，偶可出现局部疼痛。服用水杨酸类镇痛药可使之缓解。后期常可扪及局部膨胀隆起、压痛，关节肿胀积液，活动受限。个别的出现软组织肿块和肺转移征象。

（二）影像学表现

X 线摄片可发现病灶在骨骺端中心或偏心位置，呈圆形或卵圆形溶骨性破坏区。一般不超过 5cm，内含致密散在的钙化，有时钙化程度轻，需 CT 检查才能明确。病灶边缘清晰，并有一条很细的硬化反应带。肿瘤较大时，可使局部骨皮质变薄，甚至破损出现软组织肿块。肿瘤也可侵袭进入关节腔引起关节积液，间隙增宽。瘤体内有时可伴发动脉瘤性骨囊肿，X 线摄片会显示局部膨胀囊样改变。

典型的成软骨细胞瘤根据 X 线摄片和临床表现就能明确诊断。不典型的病灶可进一步作 CT 检查。CT 检查可充分显示病灶结构，病灶内有无钙化及其形态和密度，边缘有无硬化反应带，骨皮质有无断裂，周围有无软组织肿块，肿块与神经血管关系等。

（三）病理特点

手术中可见肿瘤与周围松质骨分界清楚，但包膜薄，瘤体组织质脆，呈蓝灰、灰白或暗红色，部分有沙砾感，可有出血和囊性改变。显微镜下显示病损内软骨母细胞中等大小，为圆形或多角形，边界清楚，细胞核圆，染色良好。具有特征是软骨母细胞呈“铺路石”样被软骨样基质包绕成软骨母细胞岛，细胞周围出现网格状钙化称之为“尖桩栅栏”。基质内散布着许多大的多核巨细胞，有类似于破骨细胞和巨噬细胞的功能，是对肿瘤局灶性出血、坏死、钙化骨化的反应。

（四）诊断与鉴别诊断

诊断通过注意观察患者年龄、发病部位，局部症状、体征，X线摄片病灶形态、边界是否清晰、有无硬化反应带，病灶有无钙化，钙化的形态、密度。显微镜下有无特征性的细胞铺路石样分布，细胞周围的栅栏状钙化等可与巨细胞瘤、内生软骨瘤、骨结核、软骨肉瘤、软骨黏液样纤维瘤等相鉴别。

（五）治疗

成软骨细胞瘤的治疗，包括肿瘤病灶的清除和骨强度的重建两部分。

肿瘤病灶清除，大多数采用刮除加囊壁灭活方法。手术过程中必须注意切口显露要充分，尽可能在直视下操作。保护好周围的组织，避免肿瘤局部种植，刮除病灶要彻底，特别要仔细清除骨嵴间残留的肿瘤组织；凿除四周的硬化带。清除后的残腔先用苯酚或液氮冷冻等方法灭活，再用灭菌蒸馏水反复冲洗，灭活时注意不要损伤关节软骨和病灶周围的皮肤软组织。如果肿瘤为局部复发或已经侵犯关节，则需行大块的界限性切除或广泛切除。

骨强度重建的方法应视骨缺损的部位和大小而决定。骨骺内或手足短骨内的小缺损区，可选用自体颗粒状松质骨或自体加同种异体骨填充。骨缺损区域大或者复发性病灶，自体骨量不足或无法再取得，可采用同种异体骨、人工骨或骨水泥填塞。需注意股骨颈部位应力集中应该尽量采取自体骨移植。儿童骨骺部位病灶不要采用骨水泥填塞，因骨水泥凝固过程中释放热量易损伤骺板影响肢体发育。紧贴关节软骨面的病灶，需要保证软骨下有1cm以上厚度的自体骨填充以保证尽快恢复软骨下的血液循环。位于股骨粗隆间或股骨、胫骨骨骺骨干部较大的病灶清除后残留骨不够坚强的，需要病灶清除，植骨的同时加用内固定或外固定。侵犯关节软组织的病灶行广泛手术切除后可采用同种异体关节或人工关节重建。

如果出现肺部转移的，仍可积极进行手术切除，预后好仍可长期生存。一般转移灶组织学形态与原发灶无明显区别。

四、软骨黏液样纤维瘤

（一）临床特点

软骨黏液样纤维瘤是一种较少见的良性软骨肿瘤，据世界卫生组织统计，其发病率占原发性骨肿瘤的1.04%，占良性骨肿瘤的2.31%，以30岁以下的成年人和青少年多见，其中男性多于女性。肿瘤好发于长骨干骺端，紧贴骺板处，尤其是胫骨近端。

一般起病缓慢，病程长，无症状或局部轻微疼痛。如果出现病理性骨折，疼痛可明显。也可表现为局部无痛性肿胀，骨皮质膨隆但表面光整。

（二）影像学表现

X线表现为干骺端圆形或卵圆形溶骨性病损，为单房或多房透光影，偏心性膨胀性生长，长轴与骨干平行。病损边缘与髓腔松质骨之间有明显的反应性硬化带，成不规则的扇贝形。局部皮质骨膨隆变薄，无骨膜反应。因肿瘤内软骨呈分叶状生长骨化，X线可显示出条索状、三角形和蜂窝状的骨嵴。病灶内钙化可有不同程度的表现，这完全取决于软骨样组织的数量或活动性，约超过半数患者普通X线片不能发现钙化影。儿童的病灶直接毗连骺板，所以X线显示出病灶透亮区与骺板自身的透亮区融合在一起。年长的青少年和成人X线显示出骺板线与肿瘤病灶之间有一个松质骨间隙。

（三）病理特点

病理检查可以见到肿瘤是由软的胶冻样黏液变性组织、坚实白色瘢痕样的纤维组织和珍珠灰色不成熟的软骨组织三部分组成。显微镜下见肿瘤组织呈小叶状排列是软骨黏液样纤维瘤的一个特征性表现，小叶内细胞丰富，有多核巨细胞，也有异形的软骨样细胞。

（四）诊断与鉴别诊断

依据临床表现和X线表现就能诊断软骨黏液样纤维瘤。有时表现不典型时需要与巨细胞瘤、成软骨细胞瘤等相鉴别。巨细胞瘤虽也表现为偏心性膨胀性生长的病损，溶骨区内有纵横交错的线样骨间隔，典型可呈肥皂泡样改变，但其好发年龄较软骨黏液样纤维瘤大，好发部位在骨骺区，瘤灶有横向扩展趋势，病灶内无钙化，骨峙较软骨黏液样纤维瘤细，病灶边缘无硬化反应，常出现骨膜反应和软组织肿块。成软骨细胞瘤虽然好发年龄相仿，也是一类圆形骨破坏病灶，边缘有硬化带，但好发部位是骨骺区，髓腔侧无硬化带。早期病灶即有明显的点状片状钙化，晚期可有大量钙化，常见骨膜反应。

（五）治疗

治疗方法一般是局部肿瘤刮除植骨。术中病损很容易自皮质骨或反应壳上剥离。但术后复发率较高，占10%～25%，年龄越小越易复发。采用包囊外界限性切除或广泛性切除，一般无复发，但包囊外切除可能会损伤骺板影响骨的发育生长。邻近骺板病损切除后空腔不能用骨水泥填塞，而要用自体骨移植填充。

五、软骨肉瘤

软骨肉瘤是来自于软骨细胞或间叶组织的恶性肿瘤。它的发病率较骨肉瘤高，预后较骨肉瘤好。多见于20岁以上的成年人，有明显的性别差异，男女之比为2∶1。

软骨肉瘤的生物学行为多变，为了对其更好地认识和估测，临床上分别从解剖部位、肿瘤来源、组织学表现3方面将其分类。

根据肿瘤发生的部位分为中央型软骨肉瘤和周围型软骨肉瘤。中央型软骨肉瘤的病变首发于骨髓腔或骨皮质内侧，周围型软骨肉瘤的病变首发于骨膜下皮质或骨膜。发生于骨膜的周围型软骨肉瘤，因其有一些独特性，有时又将其单独归为一类，称为骨膜软骨肉瘤。

根据肿瘤的来源分为原发性软骨肉瘤和继发性软骨肉瘤。原发性软骨肉瘤发病年龄相对较小，病程进展快，恶性程度高，预后差。继发性软骨肉瘤约占软骨肉瘤的40%，一般发生于30岁以后。原发的良性病变静止期，其中中央型多来自长管骨干骺端的内生软骨瘤或多发性内生软骨瘤病的病灶。周围型多来自于多发性骨软骨瘤病的病灶，尤其是位于骨盆部位的骨软骨瘤。一般发展缓慢，预后比原发性好。

根据肿瘤组织学表现分为Ⅰ、Ⅱ、Ⅲ级，又可称为低度恶性、中度恶性和高度恶性。Ⅰ级软骨肉瘤约占20%，软骨分化良好，细胞较丰富、核大，常见双核细胞，但无核的有丝分裂象，基质内有明显的钙化和骨化。Ⅱ级软骨肉瘤约占60%，软骨组织显示出明显异形，钙化骨化减少，细胞核大，可以是正常的4～5倍，外形怪异，核染色体过深，常见双核细胞，偶见三核细胞。Ⅲ级软骨肉瘤约占20%，软骨小叶周围为一层厚细胞晕，主要密集的是核深染的成软骨细胞和未分化的间充质细胞，软骨细胞丰富，核多形，怪异，染色过深，常出现体积巨大的细胞，可以是正常的5～10倍，细胞内有多核或更多的核，基质内钙化极少。

（一）中央型软骨肉瘤

1. 临床特点

中央型软骨肉瘤好发部位依次为股骨近端、股骨远端、骨盆、肱骨近端、肩胛骨、胫骨近端，而躯干骨较少发生。长骨的肿瘤通常起源于干骺端或骨干的一端，因成人骺板已消失，肿瘤可侵犯骺端甚至关节。另外，中央型软骨肉瘤更倾向于向阻力较小的地方扩张，尤其骨干的髓腔，所以接近半数的患者做出诊断时肿瘤已侵犯长骨骨干髓腔的1/3、1/2或更多。位于骨盆的中央型软骨肉瘤好发于髋臼周围的髂骨、坐骨、耻骨。位于肩胛骨的中央型软骨肉瘤好发于关节盂和喙突。

中央型软骨肉瘤的临床表现与肿瘤的恶性程度有很大关系。低度或中度恶性者症状较轻，表现为间歇性的深部疼痛，能忍受，局部可有轻微的骨膨隆而无明显肿块。高度恶性的肿瘤则生长迅速，侵袭性强，早期即破坏骨皮质侵入软组织形成较大的软组织肿块。同时可从骨骺直接侵入关节，引起疼痛，关节活动障碍。位于脊椎、骶骨、肋骨、骨盆部位的肿瘤，如果压迫神经，可引起持续性的剧烈疼痛以及相应部位的感觉运动异常。

2. 影像学表现

X线检查表现为边界模糊的溶骨，骨皮质变薄，内部呈扇贝状，有些区域可出现皮质中断，而有些区域因为软骨骨化，皮质增生，反而显得骨皮质增厚。低中度恶性病损内软骨钙化常表现为不规则的雾状颗粒、结节或环状钙化圈。在侵袭性强的高度恶性病损内，骨破坏界限不清，广泛的皮质破损，较大的软组织肿块，钙化不明显而黏液较多，但有时肿瘤只浸润松质骨而骨小梁破坏尚未达到X线能检测到的规模，且局部无钙化，必须借助CT、MRI、放射性核素扫描才能及时诊断。另外，长骨病变时，术前也需要通过这些检查来确定肿瘤在髓腔内浸润的范围，有助于手术方案的制订。

3. 病理特点

病理检查中，除了随着Ⅰ级到Ⅲ级恶性程度的升高，细胞数量增多、细胞变大、核增大深染、异形以及双核或多核细胞逐级增多外，肿瘤的质地也有很大变化。Ⅰ级肿瘤与软骨瘤相仿，质地坚韧，钙化区多如沙砾样。Ⅱ级肿瘤组织虽仍见软骨外观，但颜色变灰，质地变软，并散布着黏液性区域。Ⅲ级肿瘤组织质地很软，充满灰白色胶冻样物质，夹杂着坏死囊变和出血液化灶。

4. 诊断与鉴别诊断

在确定中央型软骨肉瘤的诊断尤其是继发性软骨肉瘤时，必须注意将年龄、部位、症状等临床资料和影像学表现综合起来分析判断，而不能只根据组织学表现来确定恶性。如有的软骨瘤临床表现已恶变为软骨肉瘤，肺部也出现转移灶，但其显微镜下组织学表现仍可保持原来的良性征象。

Ⅰ级中央型软骨肉瘤与内生软骨瘤的X线表现和病理改变方面有时很难区别，但两者治疗方法不同，软骨瘤只要行囊内刮除，囊壁灭活再加松质骨粒植骨；而软骨肉瘤宜行局部界限性切除或广泛性切除，所以必须加以鉴别。软骨瘤发病年龄较小，到成人期停止生长，一般无痛，除非发生病理骨折，通常病灶不超过5cm，皮质骨完整无扇贝状改变，无软组织肿瘤。但在多发性软骨瘤病中，肿瘤可以较大，且成人期仍可继续生长，组织学表现增生活跃。因其继发转变为软骨肉瘤的概率大，所以在成人期当软骨瘤的症状和影像表现发生变化时，应考虑继发性软骨肉瘤的诊断。手足部短管状骨的中心型软骨肿瘤，几乎都是良性的内生软骨瘤，而躯干骨中心型的软骨肿瘤常为软骨肉瘤。近年许多学者研究证明正常软骨中的Ⅱ型胶原蛋白，在软骨肉瘤中表达的阳性率和表达强度明显低于良性软骨瘤，并随着恶性程度的增高而逐步降低，高度恶性的软骨肉瘤可完全不表达。正常软骨中不存在的Ⅰ型和Ⅲ型胶原蛋白在良性软骨瘤不表达，而在软骨肉瘤有表达，且随着恶性程度增高而表达逐步增强。另一种具有酪氨酸激酶活性的跨膜蛋白质（Cerb B-2癌基因蛋白）在良性软骨肿瘤中表达阳性率只有15%，而在软骨肉瘤中表达阳性率高达82%。这些检测结果均有助于良性和恶性肿瘤的鉴别。

高度恶性的软骨肉瘤，病损内钙化不明显时需要与骨肉瘤相鉴别。因为骨肉瘤术前术后化疗是综合性治疗方案的一部分，而软骨肉瘤化疗不敏感，不需要实施。一般骨肉瘤好发于青少年，软骨肉瘤以成年居多，骨肉瘤迅速侵犯破坏骨皮质向外扩展；软骨肉瘤常先向阻力较低的骨干髓腔扩展。难以鉴别时需要作病灶活检，骨肉瘤能见骨样组织，软骨肉瘤能见巨大多核异形的软骨细胞。但在活检时，必须注意软骨肉瘤病损内充满胶冻样物质，压力很高，切开瘤体假包膜时会喷射，污染周围组织引起局部肿瘤种植，所以要做好周围的防护，避免污染。

5. 治疗

因为放疗、化疗对中心型软骨肉瘤无效，手术是唯一的治疗手段。低度恶性的中心型软骨肉瘤可考虑做界限性切除或广泛性切除，再根据患者年龄、骨缺损的部位和范围决定采用骨水泥填塞、自体骨移植、异体骨移植、人工假体置换等方法来重建骨强度和关节的活动功能。对于中度恶性或高度恶性的中央型软骨肉瘤，只要行广泛性或根治性切除术后，局部的主要神经、血管和关节的部分动力肌群能保留，仍能采用保肢、功能重建的手术方案，但有一定的复发率。中央型软骨肉瘤在软组织内复发时，常没有界限，一般无法整块切除，需要行截肢手术。如果高度恶性的中央型软骨肉瘤伴有巨大的软组织浸润肿块的，也需要考虑截肢手术。对于脊椎、骨盆部位中心型软骨肉瘤手术设计比较困难，可考虑行局限性切除。

（二）周围型软骨肉瘤

1. 临床特点

周围型软骨肉瘤（包括骨膜型软骨肉瘤）发病率比中央型软骨肉瘤少，恶性程度比中央型软骨肉瘤低。Ⅰ级占绝大多数，约2/3；Ⅱ级约1/3；Ⅲ级极少见。

临床表现主要是局部扪及肿块，质硬无痛或轻度疼痛。体格检查发现肿块固定，表面高低不平。如与表面肌肉肌腱形成滑囊，有时会出现不适，如对局部神经产生卡压会引起神经功能的紊乱。位于骨盆内或肩胛骨下的软骨肉瘤初期无症状，很难发现，待出现肌肉、神经、血管刺激或压迫症状时往往肿瘤已较大。

2. 影像学表现

周围型软骨肉瘤X线表现较典型，诊断较容易。肿瘤起于皮质骨外侧面呈花椰菜样，表面凹凸不平。早期可在骨面上产生轻度反应骨，以后会出现侵蚀性破坏。大部分病损侵入软组织内，有较强的钙化骨化表现。

骨膜型软骨肉瘤表现为皮质旁的软骨性肿块，有时X线片上不显影，需要通过CT或MRI检查来明确界限。瘤体中常有颗粒状、点状或环状的钙化，偶尔有模糊的束状骨化影。肿瘤下骨皮质常有蝶形压迫，有时出现模糊不清的侵蚀，肿瘤周围可有骨膜反应，产生三角形骨化，部分包绕肿块基底部。

继发于骨软骨瘤的软骨肉瘤，初期仅表现为薄的不连续的软骨帽明显增厚，成人超过1cm。进一步发展和深层的软骨都趋向圆凸状生长，并呈分叶状侵入骨软骨瘤的松质骨，最后可侵犯宿主骨。软骨失去正常透明软骨的特点成为质软、多液、灰色和半透明的肿瘤软骨。肿瘤软骨有较强的钙化骨化倾向，表现为病损内出现颗粒状、点状和环状的钙化，同时有白色象牙样增生性的松质骨。

3. 病理特点

组织学检查，周围型软骨肉瘤，包括骨膜型软骨肉瘤分化都较好，很少有黏液样表现。

4. 治疗

周围型软骨肉瘤的治疗方法也是手术。低度恶性的肿瘤行广泛性切除后复发率极低，一般不转移。瘤段切除适用于肩胛骨、肋骨、骨盆等部位。如果肿瘤巨大，侵犯肢体的主要血管、神经则只能行截肢或关节离断手术。

（李　勇）

第六章 肿瘤的介入治疗

第一节 食管癌的介入治疗

一、食管动脉解剖

食管没有专供血管，动脉供血来自周围其他器官的动脉分支，其分支起源、起始高度、方向不同，呈节段性分布。颈部食管动脉多由锁骨下动脉的甲状颈干发出的甲状腺动脉的食管支供应，其中以甲状腺下动脉升支起始的动脉分支为最粗。颈部食管动脉还有从锁骨下动脉、椎动脉、甲状腺上动脉、颈浅动脉以及肋颈干的最上肋间动脉发出的食管支供应。胸部食管动脉主要接受主动脉弓、胸主动脉和右侧肋间动脉的分支供应。腹部食管动脉由腹腔干发出的胃左动脉的食管支供应。腹部食管动脉还可以由食管固有动脉下支、左膈下动脉、胃十二指肠动脉、腹主动脉、脾动脉及左肝动脉发出的食管支供血。

二、食管癌动脉灌注化疗的适应证与禁忌证

1. 适应证

（1）不能手术切除的中晚期食管癌；虽无远处转移，但失去手术条件者。

（2）不能手术或放疗的患者。行动脉插管化疗使肿瘤缩小后再择机手术或放疗者。

（3）有手术禁忌证或拒绝手术者。

（4）手术切除前局部化疗以增加切除机会。

（5）手术切除后残端遗留或手术后复发者。

（6）配合放疗以获得放疗增敏的疗效。

2. 禁忌证

（1）心、肺、肝、肾功能严重损害或衰竭的恶病质患者。

（2）食管有出血、穿孔倾向者。

（3）食管-气管瘘形成急性肺感染，感染尚未控制者。

（4）其他化疗及血管造影禁忌证。

三、食管癌动脉灌注化疗常用药物及术前准备、器械准备

1.药品准备

（1）化疗药物的准备与方案选择　氟尿嘧啶（5-FU）1000～1500mg、顺铂（DDP）80～120mg、丝裂霉素（MMC）20～30mg、阿霉素（ADM）60～80mg、卡铂（CBP）500～700mg、平阳霉素（PYM）32～48mg、博来霉素（BLM）30～40mg、环磷酰胺（CTX）1000mg。可以单药应用，也可选用2～3种化疗药物联合应用。如DDP＋PYM、DDP＋5-FU、ADM＋MMC、DDP＋MMC＋PYM等。

（2）造影剂准备　安其格纳芬（泛影葡胺）100mL、优维显370 100mL或碘海醇100mL。

（3）其他　肝素12500U、地塞米松10～15mg、昂丹司琼8mg、利多卡因2mL、布桂嗪100mg。

2.患者术前准备

（1）完善术前检查，如肝功能，肾功能，血常规，血型，出、凝血时间及凝血酶原时间，血离子，胃镜，食管CT，X线胸片等检查。同时血常规白细胞计数$>3.5\times10^9/L$，血小板计数$>100\times10^9/L$。

（2）备皮、造影剂皮试、抗生素皮试。

（3）术前禁食水4h；术前30min肌内注射地西泮10mg、异丙嗪25mg。

3.器械准备

（1）血管造影手术包1个。

（2）Seldinger穿刺针、超滑导丝1根、动脉鞘1个。

（3）导管：Cobra、Headhunter、Hook、Judkins、RH、BLG、RLG等导管，根据血管不同选用不同的导管。

四、食管癌动脉灌注方法

采用常规动脉穿刺插管（Seldinger技术），经股动脉穿刺插管，在透视监视下进行选择性食管动脉插管和血管造影。一般来说，颈段食管癌需行甲状颈干插管，多应用Headhunter导管。支气管动脉选用不同型号的Cobra、Headhunter、Hook、Judkins、BLG导管。食管固有动脉使用Hook、RLG导管。胃左动脉选用RLG、RH、Cobra导管。

颈段病变需行双侧锁骨下动脉-甲状颈干动脉造影，甲状颈干为椎动脉发出的第一个分支，向上走行。胸段根据病变位置高低分别选择支气管和食管固有动脉，中段偏上的食管癌选择支气管动脉，中段偏下食管癌选择食管动脉，其开口在支气管动脉下方胸主动脉侧后壁。在近膈肌处癌选择左膈下动脉和胃左动脉进行插管。贲门癌选择胃左动脉。

五、动脉灌注化疗的并发症及处理

1. 脊髓损害

这是食管癌介入治疗最严重的并发症之一。造成脊髓损害的主要原因有：①多见于食管中段癌。中段癌血供多来源于支气管-肋间动脉支。肋间动脉有脊髓动脉分支。离子型造影剂或化疗药物进入脊髓动脉支，造成脊髓损伤。②导管插入血管后阻碍血供或者形成血栓引起暂时性脊髓缺血。③离子型造影剂的毒性作用。④化疗药物对脊髓的毒性作用。

脊髓损害的主要临床表现：①注射药物时出现胸痛。②肢体麻木、乏力、背痛，重者出现偏瘫。受损节段以下感觉迟钝、大小便障碍及锥体束征等。

脊髓损害的预防：①选用非离子型造影剂如优维显，或将常用的离子型造影剂如泛影葡胺稀释至50%以下。②导管插入肋间动脉等可疑血管内应立即退出，重新选择。③如注射药物后出现胸痛等症状时立即给予肝素生理盐水静脉推注，防止形成血栓。④稀释化疗药物。

脊髓损害的治疗：①早期可以应用脱水剂减轻水肿。②应用血管扩张剂如复方丹参、潘生丁等药物。③应用激素如地塞米松等。

2. 血栓形成

为防止血栓形成。应术前用肝素盐水浸泡冲洗导管和导丝。

3. 食管出血和穿孔

多见于溃疡型。由于化疗后肿瘤细胞坏死和管壁的脆性增加，易使食管破裂穿孔和出血，出现食管-纵隔瘘或食管-气管瘘。可行覆膜支架介入治疗，如出血量不多，可对症处理。

4. 其他

局部血肿、恶心、呕吐、感染等。

（吴　毅）

第二节　胃癌的介入治疗

一、胃的血管解剖基础及胃癌的主要供血动脉

一般认为，贲门和胃体部由胃左动脉供血，胃窦小弯侧和胃窦大弯侧分别由胃右动脉和胃网膜右动脉供血，胃底主要由脾动脉发出的胃短动脉供血。有学者观察了胃癌的供血动脉情况，其中胃左动脉供血占83.3%，胃十二指肠动脉占26.2%，胃后动脉占14.28%，左隔下动脉占9.5%，胃右动脉占9.5%。

二、胃癌的血管造影表现及意义

①胃癌的血管造影表现主要有血管包绕、肿瘤血管、肿瘤染色、血管受压移位、供血动脉增粗。根据血供多少，可分两种类型：无染色和少量染色为乏血运型；中量染色和大量染

色为富血运型。②其他表现有肿瘤所在区域血供增加，供血动脉及分支增粗、扩张、扭曲、动脉托直、异位，偶有其他部位血供；可见相应的供血血管不同程度地不均匀狭窄或闭塞；肿瘤血管和肿瘤染色，于动脉期可见肿瘤局部血管的粗细不均、分布杂乱，实质期肿瘤内造影剂存留；肿瘤出血可见造影剂外溢；偶可见肝脏、胰腺、脾脏或腹腔淋巴结转移的血管改变等。

胃癌血管造影的意义有：①作为胃癌诊断的辅助方法之一使用；②根据染色量的多少推测胃癌的预后及治疗效果；③根据肿瘤部位的血管在影像学上的改变，估计肿瘤的大小、浸润范围以及其周围比邻关系，从而判断肿瘤切除的可能性；④行局部灌注化疗。

三、胃癌血管介入治疗的适应证及禁忌证

（一）适应证

（1）胃癌切除术前化疗。

（2）不能手术切除的胃癌患者。

（3）高龄或拒绝手术的胃癌患者。

（4）胃癌伴远处转移的胃癌患者。

（5）胃癌术后预防性动脉内化疗。

（二）禁忌证

（1）心、肝、肺、肾功能严重不良，全身衰竭者。

（2）出、凝血功能障碍者。

（3）已有全身广泛转移者。

（4）有化疗禁忌证，对化疗药物过敏及对碘过敏者。

（5）明显的深溃疡型胃癌者应慎重，注意防止此类型患者出现胃穿孔。

四、术前准备、药物选择、剂量及灌注方法

（一）术前准备

（1）完善术前检查。如肝功能，肾功能，血常规，血型，出、凝血时间及凝血酶原时间，血离子，胃镜，腹部CT，X线胸片等检查。凝血酶原时间需＞70％。在凝血酶原时间60％～70％时，出、凝血时间需正常。同时血常规白细胞计数$>3.0\times10^9$/L；血小板计数$>8\times10^9$/L。

（2）备皮、造影剂皮试、抗生素皮试。

（3）术前禁食水4h（有消化道梗阻症状需禁食水12h），术前30min肌内注射地西泮10mg、异丙嗪25mg。

（二）药品准备

1. 化疗药物的准备

5-FU 750～1250mg、MMC 10～20mg、DDP 60～120mg、ADM/EADM 60～90mg、

卡铂 500mg、VP-16 100～200mg。选用 3 种化疗药物联合应用。

2. 造影剂准备

安其格纳芬（泛影葡胺）200mL 或优维显 370 100mL 或碘海醇 100mL。

3. 栓塞剂

40％国产碘化油或进口超液化碘化油 10～20mL，明胶海绵。

4. 其他

肝素 12500U、地塞米松 10～15mg、昂丹司琼 8mg、利多卡因 0.2g、布桂嗪 100mg。

（三）器械准备

（1）血管造影手术包 1 个。

（2）Seldinger 穿刺针、超滑导丝 1 根、动脉鞘 1 个。

（3）导管：向右两弯导管（RH 导管）、RLG 导管。向左两弯导管（LH 导管）。Simmons-Ⅰ导管、盘曲型导管。

（四）插管技术及造影方法

1. 插管技术

采用 Seldinger 法插管到腹腔干，可采用 Cobra、肝动脉、脾动脉和单弯导管。寻找腹腔动脉开口（在第 12 胸椎右下角处），注射造影剂，胃癌证实后如为术前化疗或有肝、腹腔淋巴结转移者即可直接给药。如需要行局部病灶化疗，可根据病灶的位置选择胃左动脉或胃右动脉。胃左动脉是腹腔动脉的第一主要分支，但变异较多。一般选用胃左动脉导管（RLG）、盘曲型导管，与腹腔动脉起始处附近进行插管，一般可以成功。

2. 造影方法

首先行腹腔干造影，了解胃癌病灶的血供情况，造影剂用量 20～25mL，注射速度为 6～10mL/s。胃左动脉造影的造影剂用量为 10～15mL，流速为 2～3mL/s。

3. 药物选择

通常选择联合用药，如：①FAC 方案，5-FU±ADM/EPI＋DDP/CBP。②FMC 方案，5-FU＋MMC＋DDP/CBP。③FAM 方案，5-FU＋MMC 加 ADM。④FCM 方案，5-FU＋MMC＋CTX。注射时间在 15～30min。一定要缓慢注射，防止压力过高，以免造成化疗药物进入正常胃组织中，引起化学性胃炎，推注后需用生理盐水反复冲洗导管，防止药物残留，造成皮肤和皮下组织坏死。

4. 胃动脉栓塞化疗

通常行胃癌灌注化疗后给予碘化油与化疗药物的混合乳液，碘化油乳液有：进口碘化油 5～10mL＋MMC 10～20mg、进口碘化油 5～10mL＋ADM 30～60mg。碘化油乳液注射应在监视下推注，根据肿瘤供血情况选定用量，防止碘化油反流引起误栓。

五、灌注化疗后手术时机的选择

化疗后的手术时机：目前认为灌注化疗后 5～30 天手术，普遍认为平均 12 天手术较为适宜。化疗次数各家报道不一，有学者报道，1～3 次，间隔时间 10～72 天；还有学者报道，半年内连续 2～3 次插管化疗为宜。普遍认为需要 1～3 周后手术。若估计不能切除，则在第一次介入后，根据肿瘤缩小程度，间隔 3～4 周行第二次或第三次介入治疗，以争取较高的手术切除率。

六、血管介入治疗的并发症及处理

胃癌的血管介入治疗的并发症，除了介入手术的常见并发症之外，主要为化学性胃炎，介入手术的并发症主要有造影剂过敏、局部血肿、出血、急性动脉血栓形成和栓塞、急性血栓性静脉炎、假性动脉瘤或夹层动脉瘤、内膜下通道、血管穿孔和破裂等。通常手术后为防止并发症的出现给予下列处置：术后禁食 1 天，流食 1 周，加强营养支持治疗，3 天复查肝功能、肾功能、血常规、便常规，注意消化道出血的防治等。

化学性胃炎的防治，首先应特别强调行胃癌灌注化疗时严格控制推注化疗药的速度和压力，防止过快和压力过大，并尽可能超选至肿瘤的供血血管，避开正常的胃动脉分支，降低化学性胃炎的发生，化学性胃炎治疗以黏膜保护及抑酸治疗为主。

（吴　毅）

第三节　原发性肝癌的介入治疗

原发性肝癌是一种恶性程度很高的恶性肿瘤，首选的治疗方法为手术切除，但大多数病例发现时已失去外科手术的机会。能够手术切除的仅占 28%左右。对不能手术切除的原发性肝癌经动脉介入治疗（TAIT）已被公认为是非手术疗法中的首选方法。

一、经肝动脉介入治疗的原理

原发性肝癌的血供 95%～99%来源于肝动脉，而正常肝组织的血供 75%～75%来自门静脉，仅 25%～30%源于肝动脉，这一解剖学特点使得经动脉的介入治疗成为一种可供选择的治疗方法。肝动脉灌注化疗（HAI）主要是利用化疗药经肝动脉给药后在肝脏肿瘤中有良好的首过效应。经肝动脉灌注时，肝脏局部组织的药物浓度可高于全身浓度的 100～400 倍，而肿瘤区域的药物浓度则高于正常肝组织 5～20 倍。药代动力学研究还证明，经肝动脉给予 5-FU 和 FUDR，其 97%～99%在肝脏得到清除和代谢，进入体循环的化疗药物很少，肝脏摄取率可达 95%以上，首过效应十分明显。因此，与经静脉给药相比，肝动脉内灌注化疗药物的优势在于，肝内肿瘤局部药物浓度高，全身毒副作用低，生存质量高。肝动脉栓塞治疗（HAE）是将肝癌供血动脉阻塞使其缺血坏死的方法。肝动脉化疗栓塞（TACE）是将化疗与栓塞结合的方法，既通过肝动脉栓塞阻断了肿瘤的血供，又可以使化疗药停留在局部缓慢释放，持续发挥抗肿瘤作用。

二、肝癌介入治疗适应证与禁忌证

1. 适应证

各期肝癌，以早、中期为好。适应证的掌握主要依病灶及患者情况而定，如病灶尚属早、中期，患者基本情况较好，适应证的控制可以相对放宽，反之，则应从严。不能手术切除的中、晚期原发性肝癌患者；能手术切除，但由于其他原因（如高龄、严重肝硬化等）不能或不愿进行手术的患者；对于此两类患者，放射介入治疗可以作为非手术治疗中的首选方法。原则上，可切除的肝癌术前不需要做 TACE 治疗。

2. 禁忌证

尽管曾有人认为肝癌介入治疗无绝对禁忌证，但有下列情况者不宜接受肝癌的介入治疗：①严重肝细胞性黄疸；②大量腹水，尤其是伴少尿的患者；③肝硬化明显，肝功能严重受损；④肿瘤病变已超过整个肝体积的 4/5 以上；⑤全身广泛转移；⑥终末期患者，这些患者疗效差、并发症发生率高。此外，还应重视肝储备功能，对于储备功能差的患者应慎重。

三、肝动脉化疗栓塞术操作程序

（一）术前准备

术前准备包括术前检查、术前治疗、术前交代、术中所用药品及器材准备等。术前检查的目的在于明确诊断、分期以及了解患者脏器的功能状态。应包括心、肝、肾、凝血功能和糖代谢状态以及有无远处转移等。这些检查对适应证和禁忌证及术后可能出现的并发症的判定有重要意义。此外还需要检测 AFP 或其他肿瘤标记物，以起到辅助诊断及判断疗效和推测肿瘤活性度的作用。影像学检查是确定介入治疗适应证最重要的依据。

术前治疗主要是针对并存慢性疾病的治疗，包括高血压、心脏病、糖尿病等，用药方案依照以往的用药或相关科室会诊意见进行。另外，对肝功能状态较差的患者进行保肝治疗。

术前交代是医师与患者及其家属进行有效沟通的必要步骤，应包括疾病诊断、病情估计、治疗可能获得益处、存在的风险等内容，并请家属和（或）患者签订于术知情同意书。以诊断为目的的 DSA 及碘油 CT 检查应向患者或家属明确交代。

器材准备包括常规介入手术包、穿刺针、导管鞘（4～5F）、导丝、各种超选择导管、微导管及不同种类栓塞剂。手术前一天应进行穿刺部位皮肤准备、抗生素敏感试验及准备好术中用药；术前 4h 禁食水。

（二）操作步骤

1. 动脉穿刺插管

一般选择股动脉入路，如有困难可选择肱动脉或锁骨下动脉。股动脉穿刺点选择腹股沟韧带下 1.0～1.5cm，股动脉搏动明显处。穿刺点常规消毒铺巾，2%利多卡因 3～5mL 局部逐层麻醉，于股动脉搏动明显处采用 Seldinger 或改良 Seldinger 方法穿刺股动脉置入导管鞘。经鞘送入导管并透视下将导管送至腹腔动脉等肝脏供血动脉。

2. 选择性动脉造影

导管置于肝总动脉造影，对比剂总量为30～40mL，流量为4～6mL/s。图像采集应包括动脉期、实质期及静脉期。肝癌肝动脉造影表现有：①供血动脉及分支增粗、扭曲、拉直和移位等。②肿瘤血管形成，表现为瘤区内紊乱、粗细不均、异常扭曲的血管。③肿瘤染色，呈结节状或片状浓染区（图6-1）。④动静脉瘘，主要为肝动脉-门静脉瘘，表现为动脉期门静脉分支显影，典型者呈双轨征。肝动脉肝静脉分流表现为肝静脉的早期显影。⑤肿瘤包绕动脉征。⑥门静脉及肝静脉癌栓，表现为门静脉内的充盈缺损及动脉中晚期门静脉癌栓部位条纹状供养动脉（图6-2），肝静脉癌栓表现为肝静脉部位出现线条征，可延伸至下腔静脉，有的甚至入右心房（图6-3）。若发现肝脏某区域血管稀少或缺乏，则需探查其他血管，此时常需行选择性肠系膜上动脉造影（图6-4），以发现异位起源的肝动脉或侧支供养血管。疑有门脉异常者需经肠系膜上动脉或经脾动脉行间接门脉造影。将导管插（图6-5～图6-7）入肠系膜上动脉主干，对比剂25～30mL，流量6mL/s，注意应将曝光时间延迟3～5s。造影前在肠系膜上动脉内注入前列腺素E 50mg显影效果更好（图6-8）。

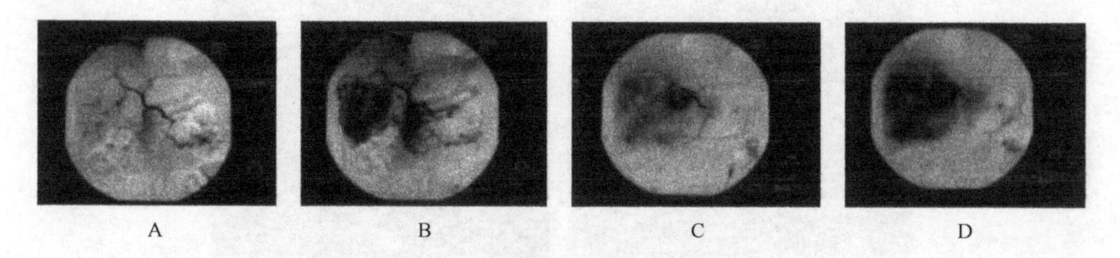

图6-1　肝癌血管造影表现

A—血管造影动脉期显示肿瘤供血动脉及分支增多、增粗、扭曲，瘤区内可见肿瘤血管形成，表现为大量紊乱、粗细不均、异常扭曲的显影血管；B—实质期肿瘤染色瘤区呈结节状或大片状造影剂浓染；C—另一例患者血管造影，动脉期显示肝脏肿瘤供血动脉增多、扭曲，形成肿瘤血管团；D—实质期肿瘤染色

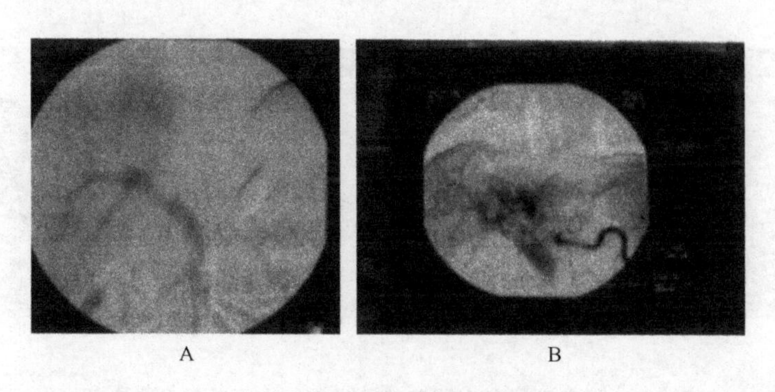

图6-2　门静脉癌栓血管造影表现

A—肠系膜上动脉间接门静脉造影显示门静脉主干近分叉部管腔内造影剂充盈缺损，门静脉左干未显影；B—脾动脉间接门静脉造影显示门静脉主干近分叉部及门静脉左干近端管腔内造影剂充盈缺损，门静脉左干近端癌栓部位可见多发细条纹状血管显影，为癌栓供养动脉

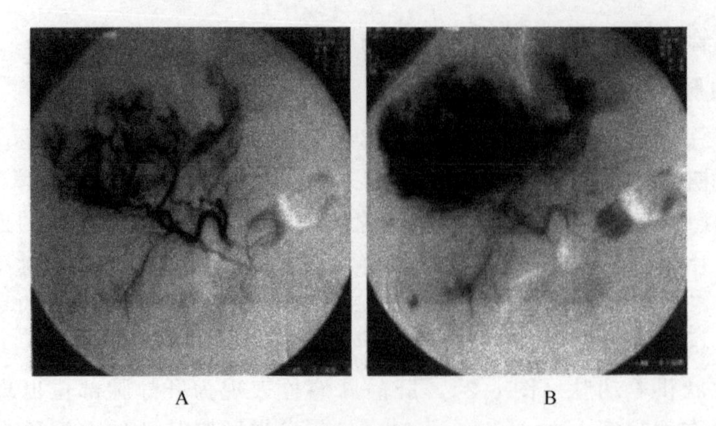

图 6-3 肝静脉癌栓血管造影表现

A—肝癌肝动脉造影，动脉期显示肝右叶肿瘤血管，同时可见部分细条纹状血管显影从肿瘤区向左上方相当于肝静脉和下腔静脉区延伸；B—实质期肿瘤染色，肝静脉及肝后下腔静脉内造影剂不规则充盈缺损伴有不规则条纹状血管显影，为肝动脉供血的肝静脉和下腔静脉癌栓

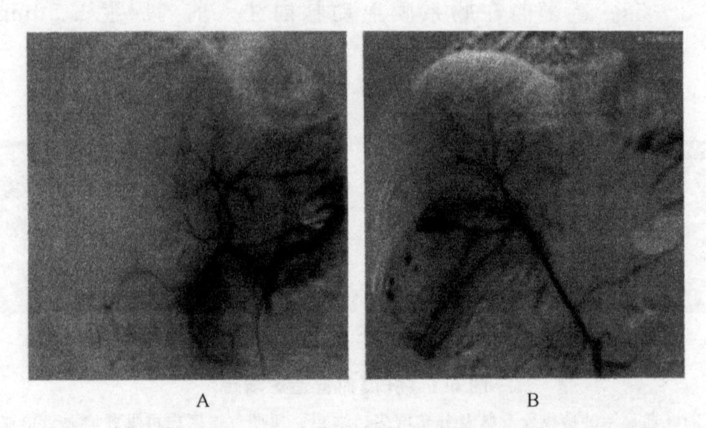

图 6-4 肝脏某区域血管稀少或缺乏，需行肠系膜上动脉造影

A—腹腔动脉造影显示肝总动脉只分为肝左动脉和胃十二指肠动脉，肝右叶区无染色；B—肠系膜上动脉造影显示肝右动脉由此发出，这是肝动脉最常见的变异

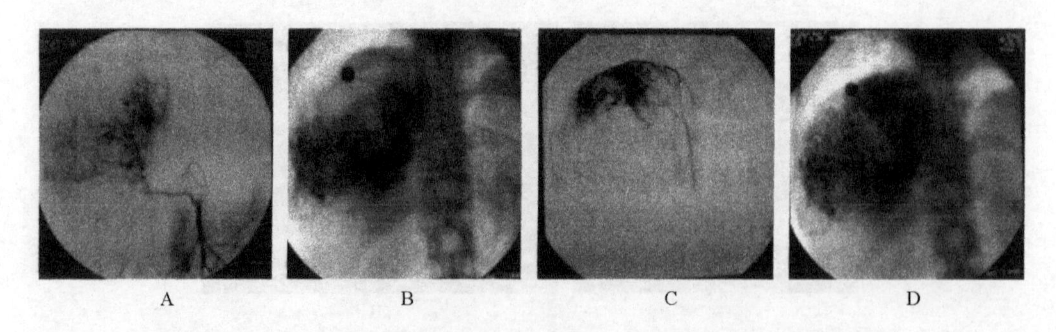

图 6-5 肝癌病灶多支营养动脉供血，右膈动脉参与血供

A—肝癌肝动脉造影，供血动脉为起源于肠系膜上动脉的迷走肝右动脉，显示肿瘤中下部肿瘤染色，肿瘤上部血管缺失，提示多支动脉供血；B—沿肝动脉向病灶内注入碘油化疗栓塞乳剂，显示碘油沉积不完全，近膈顶部无碘油沉积；C—右侧膈动脉造影显示膈动脉参与肿瘤供血，肿瘤染色区恰好为膈顶部碘油缺损区，证实此病灶为肝动脉及右膈动脉复合供血；D—沿右侧膈动脉向病灶内注入碘油化疗栓塞剂后显示碘油沉积完全，肿瘤轮廓完整

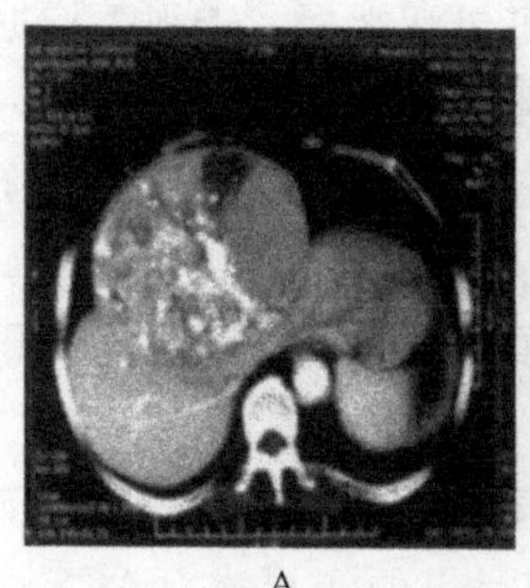
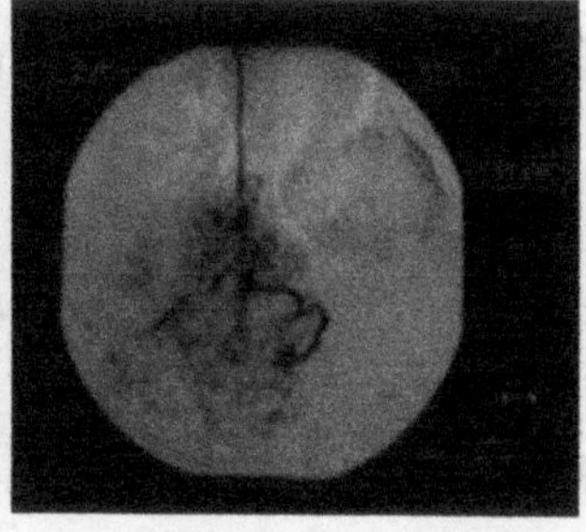
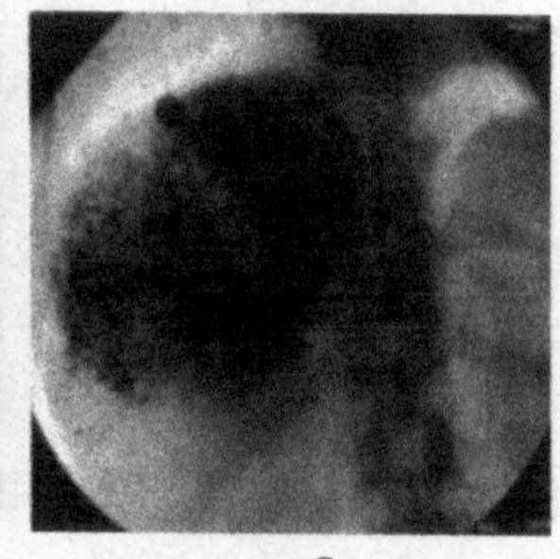

A　　B　　C

图 6-6　肝癌病灶多支营养动脉供血，右侧胸廓内动脉参与血供

A—栓塞术后 CT 显示病灶左前上部碘油缺失，提示病灶为多支动脉供血；B—行右侧胸廓内动脉造影后显示动脉增粗，迂曲向下参与肝癌痡灶供血；C—向胸廓动脉内注入化疗栓塞剂，使肝癌病灶达到彻底栓塞，碘油沉积完整

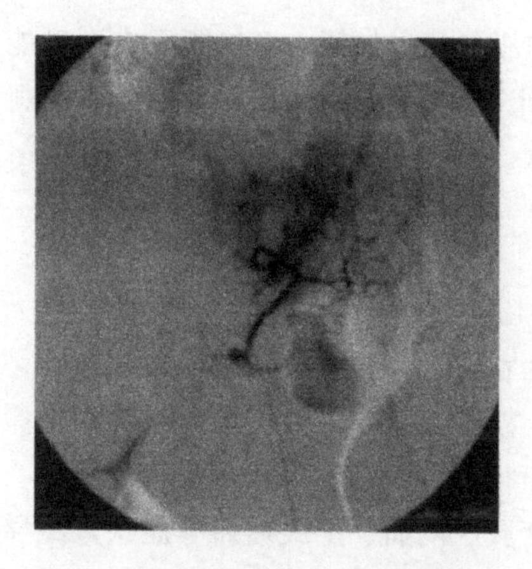

图 6-7　肝癌病灶多支营养动脉供血，胃左动脉参与血供

胃左动脉造影显示末端大量增多迂曲肿瘤血管并有肿瘤染色，提示胃左动脉参与肝癌供血

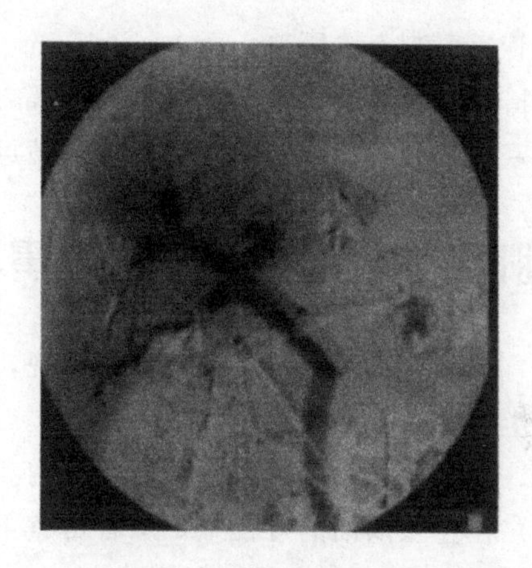

图 6-8　间接门静脉造影

肠系膜上动脉间接门静脉造影显示门静脉系统各分支通畅造影剂显示良好

3. 动脉灌注化疗

在仔细分析造影片表现，明确肿瘤的部位大小、数目及供血动脉后，超选择插管至肝固有动脉给予灌注化疗。用生理盐水将化疗药物稀释至 150～200mL，慢注入靶血管。化疗药物灌注时间不应少于 15～20min。一次冲动脉灌注化疗导管插入肝动脉后一次给予较大剂量化疗药物，即可拔管。间隔一定时间后重复治疗。该方法的优点是简单方便，避导管留置引起的并发症。留置导管连续灌注化疗是将导管留肝动脉内，每日在 2～4h 内连续灌注化疗药，持续灌注 3～5 天为一疗程，每 4～6 周重复治疗一次。该方法优点是使肿瘤在连续几日内同化疗药物接触，药物作用时间长，更符合化疗原则而取得较好效果。只适合灌注化疗的患者，给药结束则拔管压迫。对适合栓塞的患者继续进行下一步骤。

4. 栓塞治疗

提倡用超液化乙碘油与化疗药物充分混合成乳剂，经导管缓慢注入栓塞肿瘤内部血管。

碘油用量应根据肿瘤的大小、血供情况、肿瘤供血动脉的多寡灵活掌握，透视下依据肿瘤区碘沉积是否浓密、瘤周是否已出现少许门静脉小分支影为界限，通常10～20mL，一般不超过30mL。碘油如有反流或滞留在血管内，应停止注射。如有肝动脉-门静脉瘘和（或）肝动脉-肝静脉瘘，可先用胶海绵或不锈钢圈堵塞瘘口，再注入碘油或将适量明胶海绵颗粒（或）少量无水乙醇与碘化油混合，然后缓慢注入。栓塞后再次肝动脉造影，了解肝动脉栓塞情况，满意后拔管。

肝癌IACE治疗原则：①先用末梢类栓塞剂行周围性栓塞，再中央性栓塞。②碘油用量应充足，尤其是在首次栓塞时。③不要将固有动脉完全闭塞，以便于再次TACE，但肝动脉-门静脉瘘明显者例外。④如有2支或2支以上动脉供应肝肿瘤，应将每支动脉逐一栓塞，以使肿瘤去血管化。⑤肝动脉-门静脉瘘较小者，仍可用碘油栓塞，但应慎重。⑥尽量避免栓塞剂进入非靶器官。

5. 穿刺点压迫止血

拔管后穿刺点需压迫止血10～15min，局部加压包扎。加压力度以既无出血又能触及足背动脉搏动为宜。介入术后穿刺侧肢体需制动，卧床8～12h，观察生命体征、穿刺点有无出血和双下肢足背动脉搏动情况。栓塞满意后拔管。

四、肝动脉化疗栓塞的注意事项

（1）碘油栓塞时应始终在透视下监视，若碘油在血管内流动很慢，应暂停注入，缓慢推注肝素生理盐水冲洗，待血管内碘油消失后再注入碘油。若注入肝素生理盐水仍不能使碘油前行时，应将血管内碘油回抽入注射器内。切勿强行注射，以免误栓非靶部位。

（2）在注入碘油的过程中，患者可有不同程度肝区闷痛、上腹疼痛等症状，经导管注入2%利多卡因可以缓解，一般总量为100～500mg。少数患者可出现心率变慢（<50次/分）、胸闷，甚至血压下降，此时应停止操作，并及时给予患者吸氧，经静脉注入地塞米松10mg、阿托品0.5～1.0mg，持续静脉滴注多巴胺60～100mg。待心率、血压恢复正常后，再酌情处理。

（3）对于高龄肝癌患者（≥65岁）或肝硬化较重患者，但不伴门静脉主干或大支癌栓、肝功能指标正常或轻度异常、无或少量腹水者，可超选择插管于肿瘤供养动脉，给予单纯化疗性栓塞。提倡应用微导管进行超选择栓塞。

（4）寻找侧支血管进行肝癌的栓塞治疗。多次肝动脉栓塞后，肝癌的原有动脉血供减少或消失，必然会建立侧支循环。如临床上发现局部肝脏动脉血管缺乏、稀少或肿瘤内碘油沉积呈偏向性时应考虑有侧支循环形成可能，需探查其他血管。肝癌的侧支循环较多，分类如下：①肝内侧支循环，有肝叶内及肝叶间2种。前者表现为丰富的网状血管连通闭塞的肝动脉分支，而后者则表现为邻近肝叶的动脉增粗，经原来叶间动脉的侧支供养病灶或肿瘤直接从邻近肝叶动脉分支获得供养。②肝外侧支循环，可来自腹腔动脉系统，如胃十二指肠动脉、肝总动脉、网膜动脉、胃左或右动脉、胰背动脉等；左、右膈下动脉；肠系膜上动脉系统，常见经下胰十二指肠动脉→上胰十二指肠动脉→胃十二指肠动脉→肝固有动脉，此即为经胰弓动脉供养，常见于肝总动脉闭塞或瓣膜状闭塞；其他如肋间动脉、右肾动脉、肾上腺动脉等。此外，中结肠动脉供养也有报道。

五、肝癌介入治疗的其他方法

（一）肝段性栓塞疗法

肝段性栓塞疗法又称动脉节段性栓塞（HASE），由于原发性肝癌双重供血、介入治疗后侧支循环形成、栓塞不完全等因素，单纯的TACE往往不能完全终止肿瘤血供和杀灭所有癌细胞。采用微导管超选择至供养肿瘤的肝段动脉分支，注入过量碘油乳剂，通过肝动脉与门静脉之间的吻合支，达到同时栓塞肿瘤的供血动脉和瘤周的门静脉小分支，从而起到肝动脉-门静脉联合栓塞的目的。这种栓塞方法使栓塞更为彻底，坏死更为彻底，可有效解决肝癌双重供血的问题，疗效明显提高。肝段性栓塞的理论基础是正常肝动脉与门静脉之间存在着吻合支，如胆管周围动脉丛、门脉的营养血管、肝表部位的动-门脉直接交通，在正常情况下不太开放，当肝动脉压异常增高或门静脉高压时，这些吻合支可开放。另外，在肝癌患者中肝动脉、门静脉瘘的发生率为63.2%。肝段性栓塞时注入过量碘油乳剂，可同时栓塞肝肿瘤的动脉血供、微血管及瘤周的门静脉小分支，达到肝动脉、门静脉联合栓塞的目的，使肿瘤灶坏死更彻底。手术切除的标本显示主瘤及瘤周的微小病灶均完全坏死，因此应推广应用肝段性栓塞。但临床实践中发现，治疗后门静脉小分支内碘油聚积的并不多，肝癌完全坏死率最高仅可达64%。

（二）暂时性阻断肝静脉肝动脉化疗栓塞术（TAE-THVO）

由于肝静脉的暂时阻断，窦状隙内压力增高，致使肝动脉与门静脉间的吻合支开放，化疗药物进入门静脉分支，使肿瘤浸润在高浓度化疗药物中达到双重化疗的目的。随后行碘油乳剂栓塞，则达到了肝动脉-门静脉联合栓塞目的，可明显提高疗效。行肝静脉阻断时，应注意球囊导管需放置在肿瘤所在叶、段的引流静脉，如肝右静脉、肝中静脉、肝左静脉，不可置放在肝总静脉，以免发生回心血量过度减少而导致心脏功能衰竭。另外，阻断肝静脉的时间以30～40min为限。由于该方法操作复杂，并未得到普及。

（三）经肝动脉注入无水乙醇-碘油乳剂混合物及TACE后加用无水乙醇注射治疗肝癌

超选择插管至肝段动脉，经导管灌注无水乙醇与碘油乳剂的混合物，比例为2∶1或3∶1。有学者用这种方法治疗了143例直径2～5cm的肝癌，随访37个月，其中5例行手术切除者，病理显示肿瘤完全坏死或近于完全坏死。对于TACE后肝肿瘤内碘油沉积欠佳者，可在1周后B超或CT导引下直接向瘤体内注射无水乙醇，以弥补TACE的不足。

（四）介入治疗肝肿瘤缩小后Ⅱ期手术切除

大肝癌经介入治疗后缩小，多数学者主张Ⅱ期外科手术切除，但应严格掌握手术适应证。有以下情况者不宜行Ⅱ期外科手术切除：①肝动脉造影及CT片除显示主瘤灶之外，还有数个子结节且难以切除者；②瘤体直径>5cm，仅能做姑息性手术切除者；③门静脉主干或大分支或肝静脉大支内有癌栓者；④已有肝外转移者；⑤严重肝硬化者。

（五）肝肿瘤切除术后的预防性介入治疗

肝癌切除术后40天左右行首次肝动脉插管，若肝动脉造影未发现复发灶，先行化疗，再注入5～6mL碘油，2～3周后行CT复查，以期达到早期发现和治疗小的复发灶。若无复发灶，则分别间隔3个月和6个月行第2、3次肝动脉预防性灌注化疗。

（六）胆管细胞性肝癌的连续动脉灌注化疗和（或）放射治疗

原发性肝癌中大多系肝细胞性肝癌，仅少数为胆管细胞性肝癌。该类型肝癌属少血供，常用的肝动脉灌注化疗、栓塞效果不佳，选择肝动脉保留导管连续性灌注化疗，可提高疗效。常采用经皮穿刺左锁骨下动脉插管途径，保留导管在肝固有动脉内，导管尾端外接药盒（俗称“泵”），埋植在皮下，每日从“泵”灌注化疗药物。配合放射治疗，可以提高疗效。

六、肝癌特殊情况的介入治疗

（一）肝癌合并梗阻性黄疸时的治疗

肝癌压迫、侵蚀、阻塞胆管所致梗阻性黄疸，可先行经皮穿刺肝脏胆管减压引流术（PTBD）或置放胆管内支架于梗阻部位，使胆汁引流通畅，2周后再行选择性动脉灌注化疗或栓塞，称之为“双介入”治疗。

（二）肝癌伴门静脉癌栓的治疗

① 若门脉主干被瘤栓完全阻塞，肝动脉栓塞属相对禁忌证，需视肝门附近有无较丰富侧支循环、瘤体占肝脏体积百分比、肝功能状况及有无严重食管静脉曲张等酌定。若有较丰富侧支血管，肝功能Child B级以上者，可进行栓塞，但需用超液化乙碘油，用量一般不超过10mL，否则易引起肝功能衰竭。门静脉主干癌栓完全阻塞、无侧支血管形成者肝动脉栓塞属绝对禁忌证。对于合并门静脉右支癌栓，处理原则同门脉主干。对于仅合并左支癌栓，肝功能Child B级以上者或并发门静脉二级分支癌栓，可进行常规栓塞。对于门静脉主干癌栓，在介入治疗3周后待肝功能及白细胞恢复正常时，可加用放射治疗。②经皮穿肝门静脉插管或经皮穿脾门静脉插管灌注化疗。③经皮穿肝或经皮穿脾途径行门静脉内支架置放术。

（三）肝癌伴下腔静脉癌栓的治疗

处理此类肝癌，视下腔静脉阻塞情况而定。若血管腔狭窄＜50％，则按常规化疗、栓塞。若狭窄＞50％，则应于狭窄部位置放金属内支架，保持下腔静脉的畅通，同时行肝动脉化疗栓塞术。

（四）肝癌伴肺转移的治疗

对于肝癌伴肺转移者，仍应把治疗重点放在肝脏，同时处理肺部转移灶。若肺部病灶数目≤3个，多采用一次性支气管动脉或（和）肺动脉灌注化疗，亦可用微导管超选择至支气管动脉2～3级分支，谨慎地用碘油乳剂栓塞。若肺部病灶数目＞3个，则可经皮穿刺右锁骨下静脉，留置导管于肺总动脉，外接药盒（“泵”）连续灌注化疗。经“泵”连续灌注化疗的方法：药物 5-FU 500mg，CDDP 20mg，MMC 4mg，每种药物分别加入 5%葡萄糖注射液 100mL 中滴注，每日 1 次，连续 5 天。EADM 20mg，分别于第 1 天和第 5 天备用 10mg，加入 5%葡萄糖注射液 100mL 中滴注。间隔 4～5 周后，再次经“泵”连续灌注化疗。

（五）肝癌伴门静脉高压的介入治疗

肝癌患者由于肝硬化病变或肿瘤所致肝动脉-门静脉瘘、门静脉癌栓堵塞，均可发生门静脉高压，甚至出现消化道大出血。处理方法：①在介入治疗前 2 日及治疗后 3 日，每日皮下注射奥曲肽 200μg（一次 100μg，一日 2 次），以降低门静脉压力。如肝癌病灶不在穿刺道上，亦可酌情行经颈静脉肝内门体分流术（TIPS）或经皮肝穿门静脉栓塞（PTPE）以减轻门静脉压力，防止静脉曲张破裂出血行脾动脉栓塞术也可减轻门静脉高压。②脾功能亢进：肝癌并门静脉高压时，常伴有脾功能亢进，在 TACE 治疗同时可行部分性脾动脉栓塞术，以缓解脾亢症状。有一患者 CT 平扫表现为肝右前叶圆形低密度病灶，结节状略凸出肝缘；脾面积大（图 6-9A）；增强扫描病灶明显强化，周边可见假包膜（图 6-9B）；实质期病灶呈低密度（图 6-9C）。行肝动脉化疗栓塞术及部分性脾栓塞术，术后复查，CT 平扫可见肝癌病灶内碘油呈密实型沉积，无充填缺损区；脾脏可见不规则低密度影，为部分性栓塞术后坏死区，约占脾面积 2/3；肝周腹水（图 6-9D）；增强扫描病灶及周边无强化，脾脏坏死区无强化（图 6-9E）。

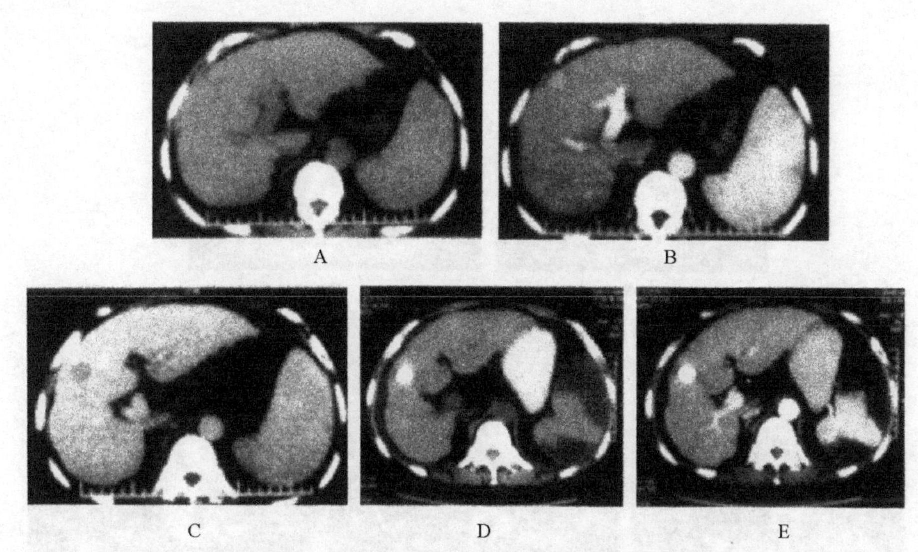

图 6-9　肝右前叶小肝癌肝动脉化疗栓塞及脾动脉栓塞前后平 CT 表现

七、肝癌介入治疗方案优化选择

（一）用微导管超选择插管，保护患者肝功能

原发性肝癌多数是在肝炎后肝硬化基础上发生的肿瘤，其肝功能常有异常或处于临界值。介入治疗对肝肿瘤虽有较好疗效，但同时也不可避免地损伤了患者肝功能。采用微导管超选择插管技术，可以成功地从靶血管支给予化疗和栓塞，既能有效地控制肿瘤又保护患者

肝功能。对于肿瘤数目<3个者，应使用微导管超选择性分别插入每个肿瘤周缘的供养动脉支；肿瘤数目>3个者，需将微导管插入肝右或肝左动脉，并避开胆囊动脉。同时还要寻找肿瘤的侧支供血动脉，予以处理。

（二）根据每位患者肝肿瘤的类型和大小、有无门静脉癌栓、肝硬化程度、肝功能状况、年龄及全身情况，制订适合于个人的不同介入治疗方案

如对于高龄肝癌患者（≥65岁）或肝硬化较重者，应超选择插管于肿瘤供养动脉，给予单纯化疗性栓塞；而对于TACE后随访时发现肝癌病灶内大部碘油沉积密实，仅小部分边缘碘油缺损，可在B超导引下直接注射无水乙醇。介入治疗的间隔时间依随访而定。通常介入治疗每次间隔50天至3个月，原则上是从患者上次介入术后恢复算起，至少3周以上。若影像学检查肝肿瘤病灶内碘油沉积浓密，肿瘤组织坏死且无新病灶或无新进展，则暂不行介入治疗。该患者在治疗前CT平扫显示肝脏右前叶上段一直径3cm左右的低密度病灶，诊断为肝癌并行肝动脉化疗栓塞术（图6-10A）；栓塞术后6个月复查CT显示肝右前叶病灶内碘油沉积密实，病灶体积缩小（图6-10B）；首次治疗3年后复查CT，CT平扫显示原右前叶病灶体积缩小，碘油沉积密实；但在原病灶的右外侧边缘旁新出现一直径7cm左右的新病灶，平扫呈高密度（图6-10C）；CT增强显示病灶明显强化，诊断为肝癌复发并再次行肝动脉化疗栓塞术（图6-10D）；再次治疗后6个月复查CT显示原病灶及复发病灶内碘油均沉积良好，病灶稳定无进展（图6-10E）。

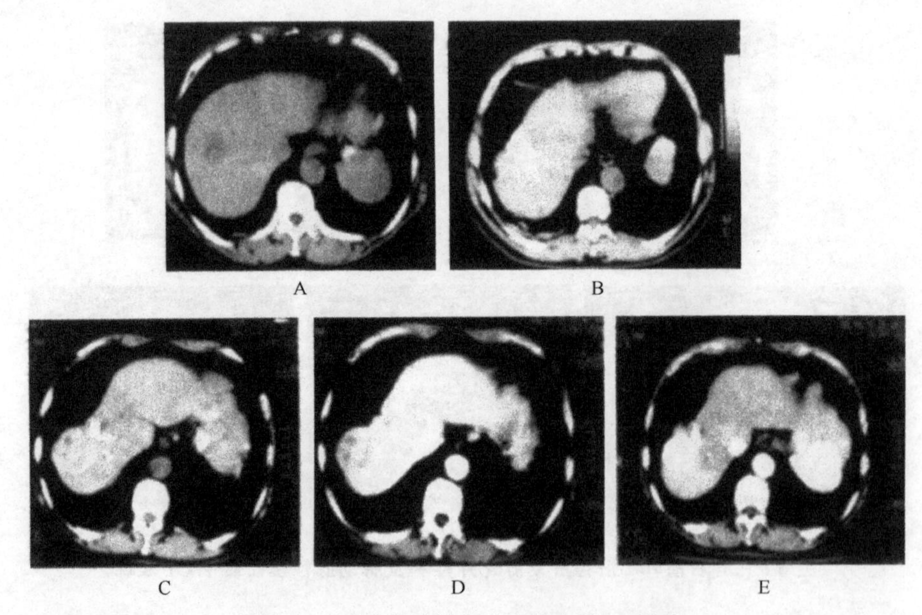

图6-10 动脉化疗栓塞术治疗病例CT图片

又如另一肝右叶巨大肿瘤患者经化疗栓塞，5年前首次接受治疗。CT平扫提示肝右叶巨大占位病变，行肝动脉化疗栓塞术（图6-11A）；术后1个月复查CT显示肝右叶病灶内碘油斑片状沉积，重复治疗（图6-11B）；首次治疗2年后复查CT显示肝右叶病灶体积明显缩小，病灶内碘油沉积密实（图6-11C）；首次治疗4年后CT复查显示肝右叶病灶控制稳定无进展（图6-11D）；首次治疗5年后CT复查显示病灶体积进一步缩小，未见新发病灶（图6-11E），CT复查病灶缩小病情稳定。

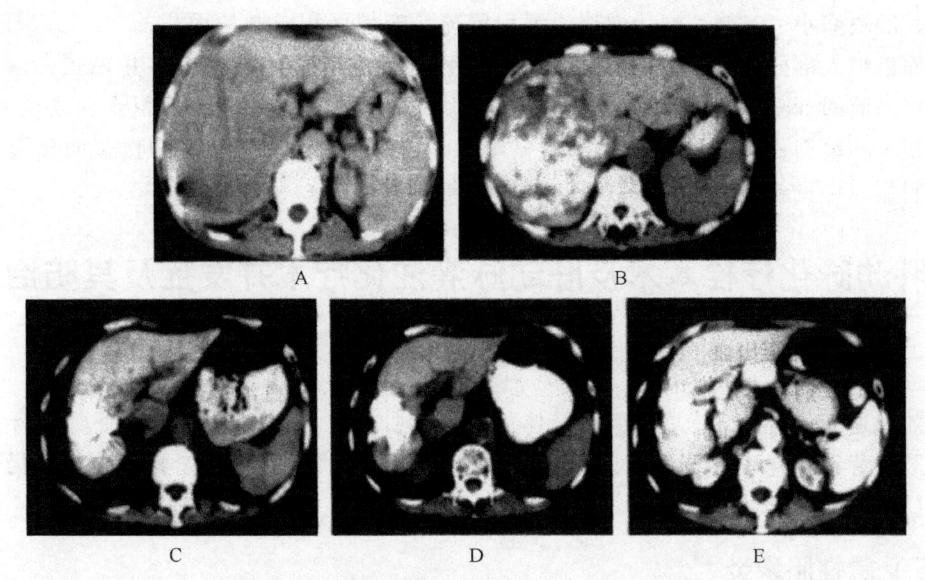

图 6-11　肝癌肝动脉化疗栓塞术治疗病例 CT 图片

介入治疗间隔期综合治疗：宜采用保肝、提高免疫力及中医扶正固本治疗。①中医中药：介入术后 2 周，可开始应用。原则为扶正固本、补气、提高免疫力、调理脾胃。禁用以毒攻毒、软坚散结、活血化瘀、清热解毒类药物。②提高免疫力措施：干扰素、胸腺素、转移因子、白细胞介素-2、肿瘤坏死因子、LAK 细胞、香菇多糖、保尔佳等。可单独或选用 2～3 种药物联合使用。

（三）制订疗效观察、分析的指标和方案

临床观察和实验室检查，前者指症状和体征的变化，后者包括 AFP 水平、免疫指标（CD^{3+}、CD^{4+}、CD^{8+}、NK 细胞）、肝功能和血常规等。

影像学检查主要了解肝肿瘤缩小和坏死程度及有无新病灶。B 超和彩色多普勒超声简单易行，可观察肿瘤缩小情况，了解肿瘤病灶的血流情况。CT 不但能显示肿瘤病变大小，而且能观察肿瘤内碘油沉积情况。MRI 不仅能显示肿瘤的大小，还可以显示肿瘤组织坏死和存活情况。影像学随访检查常在 TACE 后 30～35 天进行。首次介入术后，通常行 CT 检查。若 CT 显示肿瘤缩小，肿瘤内碘油沉积密实，无新病灶，则间隔 1 个月后行彩色多普勒超声检查。若 B 超检查显示肿瘤继续缩小或情况同前，可再间隔 1 个月后行 MRI 检查，了解肿瘤组织坏死和存活情况。选用何种影像学检查，依检查目的和患者的经济情况而定。根据临床观察、实验室和影像学检查结果，综合考虑患者的进一步治疗方案。

疗效判定指标分为：临床治愈、明显好转、好转、暂时稳定、进展或恶化 5 种情况。①临床治愈，肿瘤病灶消失或缩小 75%以上，瘤灶内碘油沉积密实，MRI 检查显示肿瘤组织完全坏死，DSA 无肿瘤血管和肿瘤染色。甲胎蛋白正常。患者生存期达 5 年以上。②明显好转，肿块缩小≥50%，瘤灶内碘油沉积密实，充填面积≥肿块面积的 80%。MRI 检查显示肿瘤组织大部坏死，仅在肿瘤周缘有少许肿瘤血管和肿瘤染色。甲胎蛋白下降到术前的 70%以下。患者生存期达 1 年以上。③好转，肿块缩小≥25%，但<50%，瘤灶内碘油非均匀性沉积，充填面积≤肿块面积的 50%。MRI 检查显示肿瘤组织部分存活，部分坏死，坏死区域占 30%～50%。甲胎蛋白下降到术前的 50%以下。患者生存期达 6 个月以上。④暂

时稳定，肿块缩小<25%，瘤灶内碘油沉积稀疏，充填面积≤肿块面积的30%。MRI检查显示肿瘤组织大部分存活，仅小部分坏死，坏死区域≥10%，但<30%。甲胎蛋白未下降或仅下降到术前的30%以下。⑤进展或恶化，肿块增大，瘤灶内无碘油沉积或呈散在斑点状，充填面积≤肿块面积的10%。MRI检查显示肿瘤组织大部分存活，肿瘤血管明显增多，肿瘤染色明显，可见新的肿瘤病灶。甲胎蛋白升高。

八、肝动脉化疗栓塞术及肝动脉灌注化疗术并发症及其防治

（一）穿刺部位血肿及动脉血栓形成

有效压迫止血，介入术后穿刺侧肢体需制动，卧床8～12h，密切观察穿刺点有无出血和双下肢足背动脉搏动情况。发现下肢缺血表现，及时松解减轻压迫，解除压迫后仍有症状者应用抗凝溶栓治疗。

（二）急性胆囊炎

术中注意超选择插管及注药速度缓慢；术后预防性应用抗生素；密切观察腹痛程度及有无腹膜炎体征，必要时请外科会诊。

（三）肝癌破裂出血

密切观察生命体征及有无腹膜炎表现；积极输血补液同时，请外科会诊。

（四）肝脓肿

发热持续1周仍无下降趋势者，应复查血常规，若有感染迹象者复查肝CT。如发现脓肿，给予大量有效抗生素治疗，必要时行经皮肝脓肿引流术。

（五）急性消化道出血

与基础疾病及术后呕吐、应激反应有关。如出血可行内科止血治疗，如出血控制不住，可用三腔管压迫止血，必要时行经颈静脉肝内门腔静脉分流术。

（吴　毅）

第四节　胰腺癌的介入治疗

目前，介入放射学作为一门新兴学科发展较快，它在晚期胰腺癌的姑息性治疗和胰腺癌发生的并发症的处理中发挥越来越重要的作用。在血管介入治疗中腹腔血管区域性动脉灌注介入治疗可提高胰腺病灶局部的血药浓度，能更好地通过动脉介入灌注高浓度的化疗药物等抑制和杀伤肿瘤细胞。能使部分进展期胰腺癌患者通过血管介入治疗获得手术切除机会，并改善患者生活质量，提高生存率。

一、血管介入治疗的有关基础问题

（一）胰腺的血管解剖

胰腺的正常位置在第1、2腰椎水平，为横位及腹腔后上方。分为头、颈、体和尾部。60%以上的胰腺癌发生在胰腺头部。胰头癌易累及胆总管、胃、十二指肠、腹腔动脉、肠系膜上动脉周围淋巴结和主动脉周围淋巴结等。而20%发生于胰腺体部，10%发生于胰腺尾部。并常转移至腹腔神经丛、脊髓和肝门淋巴结等。

胰腺的动脉血供主要来自于腹腔干发出的肝总动脉、脾动脉和肠系膜上动脉；并由肝总动脉发出胃十二指肠动脉，后者再进一步分支为胰十二指肠前上和后上动脉，并与发自肠系膜上动脉的胰十二指肠前下和后下动脉形成前后血管弓供应胰头部；胰腺的体尾多由来自脾动脉的胰背动脉、胰大动脉、胰横动脉和胰尾动脉供应；另外，胰头和胰体尾间常有吻合支连接于胃十二指肠动脉、胰背动脉和胰横动脉的分支。肠系膜上动脉常有变异分支发出胰背动脉和胰横动脉，经腹腔干动脉或肠系膜上动脉灌注的抗癌药物能覆盖整个胰腺。同时，对胰腺癌肝转移的经肝动脉灌注同样有治疗作用。因此，胰腺癌的血管介入治疗通常可采用腹腔干动脉灌注化疗（CAI）和肠系膜上动脉灌注化疗（SMAI）。

（二）胰腺癌血管造影表现

胰腺肿瘤血管粗细不均，丛状聚集，造影可见肿瘤染色。胰动脉可显示不规则狭窄，僵硬感，甚至完全闭塞。癌组织侵及胰腺内及周围动脉，可形成血管包绕征、血管壁不规则，并呈锯齿状狭窄，血管走行迂曲，可呈波浪状或成角度弯曲，为胰腺癌血管造影的特征性表现。胰腺癌邻近血管可出现移位，胃十二指肠动脉、脾动脉、肝动脉、腹腔动脉和肠系膜上动脉等可有受压移位。部分累及的静脉管腔狭窄、扭曲或截断。部分患者癌灶内可出现动静脉瘘形成。

（三）经导管动脉化疗治疗胰腺癌的优势

（1）TAC可通过导管灌注局部高浓度的药物，使肿瘤细胞毒性作用增加，减少了肿瘤耐药性，并能抑制TNF-α、IL-1和IL-6的产生和释放，以抑制肿瘤生长和转移。

（2）区域性灌注化疗能使肿瘤局部维持有效的高血药浓度，提高化疗药物的作用，促使胰腺癌细胞凋亡，使凋亡基因*bcl-2*表达抑制，促凋亡基因*bax*表达增加，可使肿瘤有不同程度的缩小。

（3）局部栓塞剂的使用可产生肿瘤内的低氧环境，并增加化疗药物的细胞毒性作用，促进肿瘤的坏死。

（4）术前TAC对局部进展期的胰腺癌有降期作用，可有助于提高手术切除率，可杀灭已存在的微小转移和亚临床癌灶，并减少术后的复发和转移；另外，术前TAC能使肿瘤与周围血管间产生炎性间隙，便于手术操作。

（5）术后的TAC能杀死体内残留的胰腺癌细胞，控制胰腺癌的局部复发和肝转移。

（6）TAC治疗胰腺癌患者，可有效地抑制胰腺癌细胞的生长，改善此癌患者的全身症状，以延长生存期。

（四）适应证

（1）胰腺癌手术前、后预防性化疗。

（2）不愿做手术或不能手术的胰腺癌者，有/无肝、淋巴结等部位转移者。

（3）肿瘤较大，不能切除或初次手术未能切除者，为手术根除创造条件。

（4）明显疼痛、合并黄疸、癌性十二指肠梗阻者。

（5）高龄、心肺功能欠佳不能进行手术者。

（6）白细胞、血小板、血红蛋白、肝肾功能符合化疗指标者。

（7）严重黄疸者宜先行 PTCD 或支架植入术（ERBD），引流 1～2 周。

（五）禁忌证

（1）碘过敏、造影剂过敏者。

（2）凝血功能障碍不能纠正者。

（3）肝肾功能严重不全者。

（4）既往有冠心病、心肌梗死者，需慎用阿霉素、表阿霉素者。

（5）白细胞＜3×10^9/L、血小板＜8×10^9/L 者。

（6）合并严重心肺疾患者。

（7）严重全身感染者、严重黄疸者相对禁忌。

二、胰腺癌血管介入治疗的操作方法及给药方式

（一）操作方法

腹腔动脉区域性的动脉灌注通常选择股动脉入路。患者一般取仰卧位，常规在腹股沟区消毒和铺巾，采用 Seldinger/改良 Seldinger 方法经皮穿刺股动脉，在置入导管鞘后，经鞘插入导管，可分别插管至腹腔干及肠系膜上动脉。常规可行动脉造影，观察肿瘤供血情况。亦可选择造影，多可显示细小的肿瘤血管；但在实质期很少显示肿瘤染色，在少数肿瘤血供较丰富者可见不规则的浅淡染色。临床上多依据胰腺癌的部位、血供及其浸润范围确定相关的靶血管。研究者曾提出胰腺供血动脉通常与胃肠道血供相连，因此，导管一定要尽可能选择至肿瘤供血动脉，并缓慢推注药物，以避免引起较重的胃肠道反应。但有学者亦指出胰腺癌的血液供应大多不丰富，且胰腺癌特征之一是易侵犯周围神经从而累及范围较广，其可侵及大部分的胰体及周围大血管，因此一般并不强调超选择插管，提出行腹腔干和肠系膜上动脉灌注化疗可以收到较好疗效。有学者应用 CT 研究在导管插入不同动脉的情况下，造影剂注入后在胰腺癌区域的分布，结果发现对于大多数胰腺癌，为了使胰腺癌区域能达到最佳药物分布，可同时在腹腔干和肠系膜上动脉进行药物灌注；选择性的动脉分支灌注，并不能达到优化的化疗药物分布的目的。因此，应选择在供血动脉主干注入药物。也有学者经研究认为，腹腔动脉入路不仅可覆盖肿瘤原发病灶和区域淋巴结，亦可到达肝脏的转移灶，应确定为首选入径，而脾动脉入路通常在胰尾肿瘤中作为首选。目前多数学者的建议是若可见胰腺癌供血血管，则可将导管置于肿瘤供血动脉灌注化疗；如未发现肿瘤供血动脉，在胰头及胰颈部肿瘤可多选择腹腔干和肠系膜上动脉作为靶血管，并分别注入总药量的 1/2；而胰体尾

部的肿瘤通常以腹腔干或脾动脉为靶血管进行治疗。在胰腺癌伴有肝转移者，同时经肝固有动脉灌注化疗者，若造影时发现肝转移瘤血供比较丰富，可给予碘油栓塞。但在具体的临床应用中，TAC 化疗方案、药物剂量和患者的耐受情况亦常会影响靶血管的选择。

（二）给药方式

依据给药方式的不同，可将动脉灌注化疗分为一次性冲击量给药和持续性灌注量给药两种方式。前者通常是将化疗药物充分稀释后再缓慢推注或用微量输液泵泵入，但每种药物的注药时间一般不少于 20～30min，且细胞周期特异性的化疗药物多需更长时间地输注。治疗间隔通常选择 3～4 周，亦有学者建议以疼痛缓解情况作为指标，当再次出现疼痛时进行下一个周期治疗。持续性动脉灌注化疗是指经暂时留置的导管或动脉药盒系统（PCS）持续灌注化疗药物，如 5-FU 持续灌注 5 天；因其更符合全身化疗原则，在理论上推测其对提高疗效应有所帮助，而在临床的一些研究也初步证实了这一点。

（三）化疗方案

在吉西他滨（GEM）应用于临床以前，通常认为除 5-FU 外，其他化疗药物对胰腺癌的作用意义不大。近年来，大宗临床随机对照研究结果显示仅使用 GEM 较 5-FU 组生存质量有明显提高。GEM 是一种新的核苷类似物，拮抗肿瘤的机制为在其进入细胞后，能代谢成为有活性的二磷酸盐及三磷酸盐，并在癌细胞内聚集，竞争性地掺入 DNA 双链，以抑制肿瘤细胞的 DNA 合成；另外，GEM 的代谢产物还能抑制核糖核酸还原酶的活性，并减少 1-磷酸氟脱氧尿嘧啶核苷的产生；后者能减少其与 5-FU 在体内的活性代谢产物 1-磷酸氟脱氧尿嘧啶核苷的竞争作用，由此增加 5-FU 的细胞毒性效应。GEM 联合 5-FU 静脉化疗治疗中晚期胰腺癌，其临床不良反应小，且表现出良好的疗效。采用 TAC 二联灌注 GEM 与 5-FU 联治疗胰腺癌已见报道。另外亦可采用 TAC5-FU 与 CDDP 二联经动脉持续灌注化疗和 EADM、MMC、5-FU 三联治疗胰腺癌的报道。综上所述，对胰腺癌联合化疗（二联或三联方案），通常可选用的化疗药有：GEM、5-FU、MMC、EADM 和 CDDP 等。而 GEM 是目前公认的治疗胰腺癌的主要一线化疗药。

（四）不良反应

介入治疗的不良反应观察主要集中在血液系统，肝、肾功能及胃肠道。其中最常见者为恶心、呕吐及骨髓抑制等，可采用 WHO 的抗癌药物急性与亚急性毒性反应分级标准进行分级。其他毒副反应还有发热及转氨酶升高等。

三、临床应用及疗效评价

（一）疗效评价标准

1. 临床受益反应（CBR）

即对患者疼痛程度、体力状况及体重变化进行的评估，凡符合下列任一项指标并能持续 4 周以上，且无任一项恶化者，确定为临床受益者：①疼痛的程度减轻≥50%。②镇痛的药物剂量减少≥50%。③如疼痛程度及体力状况均稳定，体重增加（非体液滞留）≥7%。

④体力状况的改善按卡氏评分标准应改善≥20分。⑤对于治疗前不用镇痛药的疼痛患者，如治疗后疼痛完全缓解，可认为符合上述条件。

2. 实体瘤疗效评定标准

依据世界卫生组织的实体瘤疗效判定标准评估疗效。完全缓解（CR），肉眼可见肿瘤完全消失；部分缓解（PR），肿瘤体积减小50%以上；稳定（SD），肿瘤体积减小或增大小于25%；病变进展（PD），肿瘤体积增大超过25%或出现新病灶。肿瘤体积测量一般采用CT检查。

3. 血清肿瘤标志物检测

研究显示手术后血清CA19-9的水平较低以及术后CA19-9水平连续下降与胰腺癌手术切除者的生存具有相关性。有学者通过对GEM治疗的胰腺癌和胆管癌患者前后肿瘤标志物CA19-9的变化进行了分析，结果发现CA19-9下降超过75%的患者，可有更高的无进展生存率。有学者通过介入治疗前后的血清肿瘤标志物（CA19-9、CA50、CA125、CA242）的改变分析了胰腺癌介入治疗的疗效，并发现介入治疗可以使血清肿瘤标志物表达降低。一项针对行胰腺癌根治性切除术患者的前瞻性研究表明，在胰腺癌切除术后，血清CA19-9水平<180U/mL的患者组与术后高水平的CA19-9患者组相比，其中位生存期显著延长。同样，一项有关晚期胰腺癌患者的前瞻性研究发现，在治疗前后血清CA19-9水平的变化亦是生存的独立预后因子。但是，有关晚期胰腺癌化疗后选择血清CA19-9水平作为预测价值，其研究的数据尚未达成一致。因此，多数专家推荐在胰腺癌术后以及辅助化疗前测定血清CA19-9的水平可以确定基线水平，便于今后进行比较。需要指出的是，血清肿瘤相关抗原可以用不同的方法进行定量检测，但通过一种方法获得的结果尚不能与其他测定方法得到的结果直接进行比较。

（二）临床疗效

与胰腺癌全身静脉化疗相比较，TAC治疗具有更好的临床缓解率及可提高患者的生存率。实验研究证实血管介入治疗胰腺癌是一种疗效好及不良反应小的微创治疗方法。近年来，TAC治疗胰腺癌的临床应用也取得了良好的疗效。临床研究发现TAC治疗中晚期胰腺癌显示出良好的临床缓解率；但在TAC与静脉化疗的随机对照研究发现，前者对改善患者生存率作用不大。鉴于单一TAC治疗胰腺癌的疗效有限，故可尝试大剂量动脉灌注化疗或TACE治疗胰腺癌，旨在进一步提高血管介入治疗中晚期胰腺癌的疗效，临床初步研究发现，其结果令人鼓舞。在胰腺癌不能手术治疗行TAC治疗之前，可采用血液透析技术，即先将16F的PFM血液透析导管直接插至下腔静脉内，使导管头位于膈面水平，然后再连接血透机，在行TAC同时进行透析，过滤解毒，在中间使用大剂量及高浓度的MMC和5-FU进行动脉灌注化疗，收到了一定的疗效，其中PR 45.5%（5/11），SD 45.5%（5/11）及PD 9%（1/11），1例患者获得二期手术根治，其平均生存期13个月，无明显的不良反应。因为该技术操作的复杂性，未能被临床所推广。据报道采用球囊导管阻断腹腔干的血流，CAI结合淀粉微球栓塞治疗24例Ⅲ期和Ⅳ期胰腺癌，其缓解率达96%，而中位生存期10个月。有学者通过微导管技术实施超选择插管，应用微丝线栓塞胰周动脉，再靶区灌注化疗的血药浓度及延长药物作用时间，随后留置动脉导管，并采用5-FU与CDDP二联经动脉持续灌注化疗，近期疗效为73.9%，1年、2年和3年生存率分别为90.9%、42.8%和

18.3%，中位生存期19个月，提示动脉栓塞化疗治疗胰腺癌亦可行，疗效似乎比单纯TAC更好。有研究发现在胰腺癌患者术前及术后联合应用CAI和SMAI，通过TAC新辅助和（或）术后辅助治疗胰腺癌患者后，可明显抑制肿瘤细胞的生长，血清肿瘤标志物的水平可不同程度地降低，提高了局部进展期胰腺癌的切除率（45.5%），减少术后肝转移的发生（16.0%），并可明显改善不能切除胰腺癌患者的生活质量及提高生存率。有报道显示，胰腺癌根治手术前后，CAI合并术中放射治疗的联合方案可使中位生存期达31.1个月，其5年生存率为31%。因此，有学者推测TAC联合放疗可能成为新的辅助治疗方案。温热联合其他手段治疗中晚期胰腺癌亦见个案报道。据专家分析在姑息性手术中应用温热43～45℃治疗，其术后结合放化疗等临床综合治疗晚期胰腺癌，临床初步研究表明该综合治疗是可行有效的，但中远期疗效尚待进一步随访证实。上述研究结果证明，临床采用综合治疗，而非仅有的TAC方案姑息治疗不能手术切除的胰腺癌或将TAC作为手术根治的一种新辅助疗法，可使多数胰腺癌患者受益，并延长生存期、降低肝转移发生率，但仍需临床进一步的证实。

四、存在问题及展望

（一）需要进一步探讨的问题

尽管TACE治疗中晚期胰腺癌可行，且疗效较为肯定，但胰腺癌的供血复杂，加上大多瘤体为乏血供特点，对大多数胰腺癌患者而言，不适宜常规行TACE治疗，从而影响胰腺癌血管介入的总体疗效。因此，选择胰腺癌的血管介入治疗仍以TAC为主导。以往对TAC治疗胰腺癌的研究重视不够，既缺乏大宗随机对照研究，又缺乏前瞻性的设计，因此，TAC治疗胰腺癌的实验和临床报道亦缺乏足够的说服力，有待于进一步发展。TAC联合其他非手术综合治疗（如放疗和热疗）胰腺癌的机制需进一步阐明。迄今为止，对中晚期胰腺癌的综合治疗尚无突破性的进展。研究表明，虽然单纯TAC治疗可提高患者的临床缓解率，但对于改善生存率的意义不大，因此，通过血管介入途径联合其他多种非手术治疗，可进一步提高胰腺癌血管介入治疗的疗效，这是今后继续研究的方向。例如：已知温热41～45℃，可直接诱导肿瘤细胞凋亡及大多数胰腺癌细胞所处低氧和低pH内环境对热损更加敏感，但从理论上推测，经导管介入性热化疗（TIT）治疗胰腺癌能增加对肿瘤细胞的杀伤力，降低临床分期，提高手术切除率，并降低手术复发和转移的发生率，最终可提高患者生存质量和生存期，这将有待于实验和临床进一步研究和证实。

（二）展望

迄今为止，对中晚期胰腺癌的综合治疗尚未取得突破性的进展。研究表明单纯TAC虽能提高患者的临床缓解率，但对生存率影响并不大，因此，通过血管介入联合其他多种手段的综合治疗途径，应是今后继续研究的方向之一。而介入导向基因治疗、肿瘤的抗血管生成治疗、胰腺癌光动力学治疗和从分子水平研究胰腺癌细胞信号传导途径及针对其靶点进行干预等是近年的研究热点，并已取得了一定进展，期待取得突破。

（吴　毅）

第五节　胆道肿瘤的介入治疗

一、胆管癌经动脉灌注化学治疗或栓塞化学治疗

胆管癌的临床表现主要为梗阻性黄疸，仅有少数患者可以通过手术治愈，未经过治疗的胆管癌自出现临床症状起，平均存活时间为6个月。多个报道均指出，胆管癌大多数患者并非死于肿瘤的广泛转移，主要死于长期胆道梗阻导致的并发症。故控制肿瘤的生长，维持胆道通畅就成了姑息性治疗的关键。以保持胆管物理性通畅为目的的介入治疗在胆管癌的治疗中起着重要作用。

（一）适应证

① 不能手术切除的晚期胆管癌；②肝门部胆管癌的姑息性治疗；③中下段胆管癌伴梗阻性黄疸的术前减黄；④胆管癌术后复发致吻合口狭窄者；⑤需行胆管腔内放射治疗者；⑥高龄或不愿接受外科手术者。

（二）禁忌证

① 病程末期，明显恶病质者；②大量腹水者；③心、肺功能不全，不能耐受手术者；④严重的肝硬化，肝、肾功能损害者；⑤碘过敏者。

（三）术前准备

① 碘过敏实验；②常规化验：血常规、血型，肝肾功能，出凝血时间，甲胎蛋白、癌胚抗原、CA19-9测定等；③术前检查：心电图、X线胸片、B型超声、CT、MRI、胃镜、肠镜等；④术前明确诊断，最好做出病理类型诊断；⑤穿刺部位备皮；⑥术前禁食和禁水6h；⑦术前用药：镇静药、抗过敏药；⑧向患者和家属交代病情，签署术前知情同意书；⑨通常准备18G穿刺针、5～6F导管鞘、各种导管（RH导管、Cobra导管、Yashiro导管、同轴微导管、Headhunter导管、Hook导管、BLG导管、RLG导管、盘曲型导管等）、导丝、动脉药盒导管装置及造影剂（碘普胺、碘海醇）、化疗药、栓塞剂等。

（四）操作方法

① 采用Seldinger技术穿刺股动脉，插入RH或Cobra导管，选择腹腔动脉造影，总剂量为45～50mL，15～25mL/s；了解肿瘤血供情况，尽可能超选择肿瘤供血动脉进行灌注化学治疗和（或）栓塞化学治疗。②选择胆囊动脉、肝固有动脉、胃十二指肠动脉或腹腔动脉灌注化学治疗，行动脉一次性大剂量灌注和（或）长期或连续药物灌注（PCS）。③拔管后穿刺部位压迫10～20min，局部用弹力绷带加压包扎。④若留置导管，术后局部需处理。⑤穿刺侧肢体制动12～24h。⑥胆道癌合并肝转移者在胆汁引流基础上，可行肝动脉化学治疗栓塞术（TACE）；胆管梗阻先行PTCD或支架置入术（ERBD）引流，1～2周后再行动脉灌注化学治疗和（或）栓塞化学治疗（双介入法）。⑦肿瘤供血不丰富或有条件者，可用

全置入式行肝动脉 PCS 置入术，可反复多次灌注化学治疗，避免多次介入操作。

（五）灌注化学治疗方案

常用化学治疗药有氟尿嘧啶（5-FU）500～1000mg/m^2、亚叶酸钙（CF）100mg/m^2、顺铂（DDP）80～100mg/m^2、丝裂霉素（MMC）10～15mg/m^2、表柔比星（ADM）50mg/m^2、吉西他滨（GEM）1000mg/m^2 等。多选择 2～3 种药物，如 5-FU＋CF＋GEM 或 5-FU＋DDP＋MMC，用生理盐水稀释后，一次性经导管缓慢注入（10～15min）；化疗栓塞加碘化油制成混悬液，用量视病灶大小及血供情况定；若肿瘤较大，供血丰富，可用少量可吸收性明胶海绵颗粒栓塞供血动脉；有文献报道，配合血管紧张素Ⅱ升压灌注或肾上腺素灌注化学治疗，将提高肿瘤细胞药物浓度。将 10μg 肾上腺素经导管注入肝动脉，20s 后进行灌注化学治疗。灌注化学治疗间隔以 3～4 周为宜，4～5 次为 1 个疗程。PCS 者，方案为 5-FU 500mg、DDP 20mg、MMC 4mg 联合灌注。连续 5 天为 1 个疗程，每月 1 次，3～5 个疗程。

（六）栓塞剂的选择及化疗栓塞方案

1. 栓塞剂的选择

（1）永久性或姑息性栓塞　采用不锈钢圈、无水乙醇、鱼肝油酸钠等，尽可能使肿瘤大部分坏死。

（2）中期栓塞　可使用可吸收性明胶海绵。该种海绵可吸收，血管可再通。

（3）近端栓塞、末端栓塞　近端栓塞剂易形成侧支循环。若使用末梢栓塞剂如无水乙醇、碘油会造成脏器坏死穿孔；有丰富侧支循环者慎用液态、微粒栓塞剂；靶器官有动静瘘者，使用较大颗粒栓塞剂先堵塞瘘口，再用末梢栓塞剂，避免肺栓塞。

2. 化疗栓塞方式

① 可吸收性明胶海绵＋化疗药物；②超液碘化油（Lp）＋化疗药和（或）＋可吸收性明胶海绵颗粒；③抗癌药微球微囊；④其中因 Lp 具有亲肿瘤性而能长期在肿瘤内部滞留，应用于富血供实体肿瘤。

（七）介入时机的选择

1. 姑息性治疗

放弃或不能手术、术后复发的患者，只要无禁忌证，任何时间皆可治疗。但据报道，间隔时间及化学治疗次数不一致。一般间隔 10～72 天，1～7 次；通常多为 4～6 周，3～5 次为宜。

2. 术前灌注化学治疗和栓塞化学治疗

适用于可根治手术或不能根治的Ⅱ期外科手术。一般而言，灌注化学治疗后 7～30 天，可选择手术。患者的肿瘤大小、发生的部位不同，行灌注化学治疗次数也会不一样。据相关报道，末次动脉灌注化学治疗后 7～14 天较为合适。因此时患者化学治疗反应已消失，全身情况改善，肿瘤缩小，肿瘤周围组织明显水肿，与周围正常组织分界清楚，容易手术剥落，即可发挥了抗癌药物的作用，又可提高手术切除率。若一次介入仍不能切除，可间隔 3～4

周行第 2、第 3 次介入治疗。术后 4 周再行灌注化学治疗。TACE 者须结合患者具体情况定。一般可每 4～6 周重复 1 次，2～3 次为合适。

因碘化油有特殊亲肿瘤性，可选择性杀伤癌细胞，而对正常组织损伤小，正常组织仅为黏膜层或黏膜下层脱落坏死，1 个月内可恢复。目前许多研究和临床应用已证明术前栓塞是可行的。尤其对中、晚期肿瘤，因其瘤体常被侵蚀破裂出血，栓塞可使破裂血管闭塞，出血停止或减少；而且中晚期肿瘤常有纤维组织和局部组织的粘连，正常组织也不断修复，故很少发生穿孔、瘤体脱落播散。

3. 外科根治术后灌注化学治疗

减少或预防局部复发和转移。包括动脉内一次性大剂量冲击化学治疗和连续长期动脉内化学治疗灌注两种方法。国内有多次报道，术后 2～3 周开始第 1 次化学治疗，第 2、3、6、9、12 个月各行 1 次，1 年后改每 6 个月 1 次，最多用 10 次。另有报道，术后 2～4 周开始第 1 次插管化学治疗，一般前 3 次间隔时间为 1～2 个月，以后延长至 3 个月或更长的时间。

（八）并发症及处理

1. 化学治疗药物不良反应及处理

（1）消化道反应　较多见，主要表现为上腹部不适、恶心、呕吐、食欲缺乏，2～3 天可缓解。为化疗药物不良反应，可在化学治疗前 30～60min 应用 5-HT_3 受体拮抗药（如格雷司琼、昂丹司琼、雷莫司琼等）及地塞米松 5～10mg。

（2）胆囊炎、胆囊坏死　剧烈腹痛时，应考虑大剂量化疗药进入胆囊动脉，造成动脉损伤导致缺血甚至坏死。需禁食、抗感染治疗，必要时行外科手术。

（3）骨髓抑制　白细胞、血小板计数减少，多在化学治疗后 10～14 天出现，第 6 周可达最低值。轻者自行恢复；重者可应用升白细胞药物，如利血生、鲨肝醇等；严重骨髓抑制则暂停化学治疗。可术前或术后应用造血细胞集落刺激因子，应用升白细胞药物刺激骨髓造血，应用抗生素预防感染，输血、紫外线房间消毒等。白介素-2 用于治疗血小板减少。

（4）肾毒性　顺铂、造影剂对肾都有毒性，加之有些老年人肾代谢功能差，造成肾功能损害，重者可使肾衰竭。多饮水，使用大量顺铂者应予水化 3～5 天，以减少其对肾的损害。

（5）肝毒性　介入治疗后可出现 ALT 升高、黄疸、腹水加重或肝性脑病等。多与抗癌药及栓塞剂对肝的影响有关，可导致中毒性肝病（肝炎、胆汁淤积、肝硬化）、肝静脉阻塞等。加强保肝治疗，及时补充人血白蛋白、氨基酸等，一般 2～3 周可恢复。

（6）心毒性　阿霉素（ADM）能诱发心肌细胞凋亡，产生对心肌的毒性损伤，导致心律失常或心力衰竭。患者出现胸闷、心悸、呼吸困难，心电图见室性期前收缩、室上性期前收缩等，应注意吸氧、心电监护、检查心肌酶谱等。可应用保护心肌的药物（果糖、三磷腺苷、辅酶Ⅰ、泛癸利酮等）及抗心律失常药物。术前注意心功能检查，既往有冠状动脉硬化性心脏病、心肌梗死者，慎用多柔比星或表柔比星。

2. 灌注化学治疗不良反应及处理

（1）血管损伤　动脉痉挛闭塞。大剂量、高浓度化疗药物如丝裂霉素、多柔比星、氟尿嘧啶等有很强的局部刺激性和毒性；靶动脉异常分支与其他血管形成吻合；高浓度灌注可致动脉内膜炎；造影剂选择不恰当等都可引起动脉痉挛闭塞。术前应当尽可能选择适当置管位置，应用适量的化疗药物稀释后缓慢灌注，尽可能选择非离子型造影剂。严密观察疼痛部位变化，轻者局部普鲁卡因封闭，重者应用血管扩张药。

（2）胃肠道损伤　出现恶心、呕吐、上腹疼痛。可能由于化疗药物或栓塞剂反流入胃十二指肠动脉损伤胃肠黏膜所致。灌注前30min常规应用中枢性镇吐药，术后常规应用抑酸药及胃黏膜保护药，化疗药物严格控制剂量，尽可能超选择插管化学治疗。一般3～4天可缓解。重者可给予支持治疗。

3. 栓塞化学治疗术不良反应及处理

（1）栓塞并发症　可发生于大多数肿瘤栓塞术后。原因通常认为是器官缺血、水肿和肿瘤组织坏死所致。主要表现为恶心、呕吐、发热、疼痛和麻痹性肠梗阻等。发热通常在38.5℃左右，对症处理1周内可逐渐恢复正常。对高热持续2～3周不退者应注意有无感染发生，需行血培养及药敏试验。为防止感染，于术前、术后使用广谱抗生素。疼痛在注射栓塞剂当时即可发生，严重时不得不中止栓塞。一般术后24～48h疼痛可达高峰，3～7天可缓解。可适当应用镇痛药如布桂嗪、曲马多（曲马朵）等。疼痛剧烈者需注意是否出现并发症，如内出血、脏器穿孔、破裂等，此时需慎用镇痛药。

（2）误栓和异位栓塞　导管不能超选择插管、栓塞剂选择不当、注射造影剂时压力过高等可造成栓塞剂反流，误栓其他器官。胆管或可与其他器官有侧支循环，也可造成异位栓塞。

预防与处理措施：①栓塞前进行详细的血管造影，观察有无其他正常脏器侧支血管或动静脉瘘，如有应尽量进一步超选择插管至靶动脉或采用较大近端栓塞剂堵塞侧支血管或动静脉瘘。②选择合适的栓塞剂和栓塞技术。③如果发生误栓或异位栓塞，应立即给予扩张血管药、抗凝药、激素等药物治疗，以减少组织梗死的范围和程度。

（3）感染和脓肿形成　较少见。①抵抗力低且多有胆道梗阻者，均有不同程度的混合细菌感染；②插管过程中操作不严格；③与栓塞后肿瘤组织坏死液化有关。预防措施是严格无菌操作，必要时栓塞剂需高压灭菌处理，术前和术后需加强抗感染治疗，联合使用抗生素。一般常规在栓塞化学治疗后应用抗生素3～7天。一旦脓肿形成，应采用经皮穿刺引流术治疗，抗生素应用时间相对延长。

（九）疗效评价

胆道恶性肿瘤是消化道预后极差的肿瘤。传统的以手术为主的综合治疗方法，5年生存率仅为0～5%，1年生存率不及20%。国外报道，胆囊癌、胆管癌采用肝动脉灌注化学治疗，总有效率为48%～60%，中位生存期为14个月，对照组为4个月，而且药物毒性低，5年生存率无明显区别。另报道，胆囊癌肝转移者行肝固有动脉灌注治疗后一般状态好转，1～4个月肿瘤缩小40%～80%；胆囊癌Ⅳ期患者外科手术前行2个周期的肝动脉灌注化学治疗，4周后行根治性手术，患者3年后仍存活。国内文献报道，胆管癌在PTCD、ERBD基础上行灌注化学治疗，一定程度上可抑制肿瘤生长、缩小肿瘤、再通胆管，减压祛黄。随着近年介入治疗在胆道癌中广泛应用，胆道内支架的成功使用，2年生存率上升至40%～70%。单纯动脉灌注化学治疗或栓塞化学治疗在治疗胆道恶性肿瘤国内外报道较少，而且生存时间与接受治疗的患者肿瘤分期也有重要关系。目前治疗胆管癌主张综合模式治疗，如手术＋PTCD或ERBD＋动脉灌注＋栓塞化学治疗＋胆道内、外放射治疗＋免疫治疗。尤其对中晚期胆管癌者，虽不能达到治愈的目的，但可减轻患者的痛苦、减轻黄疸，改善患者情况，提高生活质量，延长患者生存时间。

二、胆囊癌经动脉插管行超选择性动脉内灌注化疗药物

胆囊癌至今仍然是早期诊断困难、恶性程度较高、进展快、手术切除率低及预后极差的胆道常见恶性肿瘤之一。据国内外报道，50%～70%的胆囊癌侵犯肝胆管致阻塞性黄疸时，其中85%的患者不能行治愈性手术切除，即使行姑息性手术切除，平均生存时间也仅为3.6～7个月，且手术病死率（13.9%）及并发症发生率（48.3%）均较高。临床实践表明，晚期胆囊癌患者常死于阻塞性黄疸所致的一系列并发症。近年来，国内外学者积极开展的介入性胆道引流术及区域性放化疗，在一定程度上能保持胆道引流通畅，改善患者的生活质量并延长其生存时间，且其疗效并不亚于单纯姑息性手术。

（一）选择性动脉灌注化疗

晚期胆囊癌除向囊外发展直接侵犯肝外，并通过淋巴管向肝门区淋巴结和肝十二指肠韧带内淋巴结转移，导致肝门至胰头区肿块和阻塞性黄疸；也可经血管向肝内和远处脏器转移。上述胆囊癌的囊外发展，大大降低了外科手术切除率，故生存率降低。采取综合措施，杀灭或局限囊外浸润或转移灶，创造时机争取Ⅱ期手术切除或配合手术，争取辅助措施杀灭手术后残存的瘤灶或癌细胞团，是近年来研究的重点，其中发挥重要作用的强有力措施是（超）选择性胆囊动脉或肝动脉灌注化学治疗技术。

1. 适应证

相对局限，仅对邻近肝直接浸润的进展期癌，为保证手术切除和切除后残留癌细胞的杀灭，应在术前、术后分别进行动脉灌注化学治疗。肝浸润和肝门等处淋巴结的进展期癌动脉灌注化学治疗是控制癌肿发展的有效措施，应与其他措施配合定期进行。

2. 禁忌证

身体严重虚弱，肝、肾、心和骨髓功能明显不全者，不适合灌注化学治疗。

3. 方法

① 患者准备。手术或穿刺活检查明确癌的病理类型，以针对性用药。影像学资料明确肿瘤涉及范围，以指导选择插管的动脉和以后监测对照疗效，最好为CT或MRI，细致的超声检查也可满足要求。②器械准备同胆管癌。③灌注方法与胆管癌相似。胆囊动脉起源于肝右动脉主干，早期胆囊癌要超选择到肝右动脉至胆囊动脉行灌注化学治疗，因胆囊动脉纤细，超选择进入困难，可用可吸收性明胶海绵将肝右动脉远端分支栓塞，然后经肝右动脉主干灌注，药物即可大部分进入胆囊动脉；进展期胆囊癌侵犯肝时多侵犯右叶前段，此时插管至肝右动脉主干灌注化学治疗，可同时兼顾胆囊原发癌及肝浸润癌；进展期胆囊癌侵犯肝并有肝门等淋巴结转移者，导管只需插入至总动脉，灌注药物可进入肝固有动脉、胆囊动脉和胃十二指肠动脉，同时兼顾胆囊原发癌、肝浸润癌和肝十二指肠韧带的淋巴结转移癌；淋巴结转移灶压迫胆道致梗阻性黄疸者，还要经皮穿刺胆道引流、胆道扩张或行胆道内支架置入术。

4. 灌注化疗药物

常用的化疗药物有吉西他滨（GEM）、氟尿嘧啶（5-Fu）、丝裂霉素（MMC）、多柔比星（ADM）等。有研究发现3例胆囊癌合并胆囊管淋巴结肿大（Nevin Ⅳ期）患者术前行2

个周期的顺铂、氟尿嘧啶、多柔比星和丝裂霉素的肝总动脉化学治疗，4 周后行根治性切除，病理检查显示切缘无肿瘤残留，患者术后 3 年仍然存活，表明化疗药物对癌细胞有明显的杀伤效应。而目前关于胆囊癌的动脉灌注化学治疗报道较少，虽然胆囊癌的动脉灌注化学治疗具有可行性，但由于胆道系统供血复杂、胆囊癌化学治疗耐药特点、各种化学治疗方案的疗效不确切等从而影响了灌注化学治疗的疗效，还有待于大样本前瞻性随机临床试验的证实。

（二）选择性动脉栓塞治疗

1. 适应证和禁忌证

胆囊癌浸润肝，可见胆囊动脉与肝右动脉间形成吻合，如能超选择至这些异常吻合支的供血干，可行碘油抗癌药乳剂栓塞治疗。早期胆囊癌、栓塞胆囊动脉引起胆囊坏死；近期胆囊癌发生淋巴结转移者，栓塞引起胃和胰腺严重反应，上述两种情况不能进行栓塞治疗。

2. 技术

如胆管癌经动脉栓塞治疗，超选择插管至肝右动脉干，造影证实为癌区供养血管，先行灌注化学治疗，然后以碘油抗癌药乳剂栓塞，栓塞剂一般用 5～10mL 即达满意栓塞效果。

3. 辅助措施

栓塞产生的疼痛较原发性肝癌剧烈，有效镇痛是成功栓塞的保证，可全身使用镇痛药如哌替啶，也可经导管部灌注 2%利多卡因或 1%普鲁卡因溶液 3～5mL 镇痛。

（吴　毅）

第六节　大肠癌的介入治疗

一、概述

介入放射学是在 X 线、CT、超声或 MRI 等放射诊断影像学方法引导下，应用穿刺针、导管等器材介入体内进行活检、造影、药物灌注、栓塞、引流、管腔成形和支架置放等诊断和治疗的学科。介入治疗具有基于先进影像诊断方法的精确性，其微创性治疗手段丰富多样，能解决很多内、外科传统方法难以解决的临床问题。

二、结直肠血管造影与介入治疗基本知识

（一）数字减影血管造影

血管造影是通过在血管内注入对比剂的方法，使血管 X 线影像密度增高，从而在 X 线图像上显示出血管形态。对结直肠癌进行血管内介入治疗时，必须首先通过血管造影显示相关血管的解剖形态和肿瘤病变的造影特征，用以指导超选择插管和进一步治疗。传统的 X 线血管造影使用快速换片机拍摄动态造影过程。这种造影不仅放射线辐射量大，而且造影区

域其他身体结构影像与血管影像重叠，极易影响诊断的准确性。这些年来，数字减影血管造影（DSA）已逐步完全取代了传统造影方法。DSA 的基本原理是通过 X 线影像增强器或平板检测器获得造影过程中一系列的数字化影像数据，图像由数字化矩阵中各点的 X 线密度数据所组成。计算机将对比剂出现之前的图像作为“蒙片”，逐一与对比剂出现后的各帧造影像做减法处理。两帧图像矩阵中相同的密度数据相减为零，而造影时血管区域的对比剂密度增高影像则凸显在图像中，实现了血管造影时除血管以外背景结构的“减影”。

近年来，旋转 DSA 技术、大尺寸数字平板影像检测器和血管三维重建成像等 DSA 新技术不断出现，给 DSA 的临床应用及介入技术的发展创造了更为便利的条件。虽然诸如磁共振血管造影（MRA）和 CT 血管造影（CTA）等影像技术的发展目前已能在血管相关病变的诊断方面部分取代 DSA 的作用，但它们与 DSA 在血管成像方面是互补关系。由于对血管清晰、完整的动态显示具有明显优势，DSA 仍是公认的血管影像金标准和介入治疗不可缺少的影像工具。

（二）血管内介入治疗基本知识

1. 动脉穿刺插管（Seldinger 技术）和选择性血管造影

穿刺点一般均选择股动脉。极少数不宜穿刺股动脉或插管困难者，可选择肱动脉穿刺。股动脉穿刺点位于腹股沟韧带中点下方 2～3cm，股动脉搏动明显处，常在腹股沟皮肤皱褶附近。穿刺部位消毒、铺巾后使用 1%利多卡因 10mL 行穿刺点分层麻醉。刀尖刺开皮肤 3mm，用穿刺针穿刺股动脉。穿入股动脉后经穿刺针插入导丝，保留导丝撤出穿刺针。经导丝引入导管鞘或直接引入导管。导管首先置于降主动脉内，注入地塞米松 10mg 和适量肝素盐水，目的是防止碘过敏反应和导管内凝血。使用不同头端形状的导管与导丝配合，在 X 线透视引导下对病变部位动脉进行选择性插管。造影和血管内介入治疗结束后拔除导管，压迫穿刺点 5～10min 再予以加压包扎，嘱患者穿刺侧下肢保持伸直位置 24h。近年来有多种新型穿刺点血管封闭器、压迫器或止血材料应用于介入治疗拔管后止血，可以有效减少术后卧床时间，提高患者术后生活质量。

2. 造影剂的选择

血管造影使用的碘对比剂分为离子型和非离子型两类。离子型对比剂价格低廉，显影效果满意，常用的为国产复方泛影葡胺。其缺点是使用中造成血管内渗透压增高，碘过敏反应发生率高，严重的不良反应可能威胁生命，因此有条件时应避免使用。与离子型对比剂相比，非离子型对比剂具有明显的临床优点，主要是渗透压低（仅为离子型的 1/3）、心肾毒性低、对血脑屏障无影响以及使用中患者无不适感。近年来等渗对比剂（渗透压与人血浆渗透压相同）碘克沙醇的使用使对比剂安全性进一步提高。年老体弱、心肾功能不全或有过敏倾向者应尽可能使用等渗对比剂。

3. 结直肠血管影像解剖

结肠的供血动脉主要来源于腹主动脉所发出的脏支，即肠系膜上动脉、肠系膜下动脉、髂内动脉的分支以及腹主动脉的终末支骶正中动脉等。各供血动脉的起源和分布常存在一定的变异。肠系膜上动脉约在第一腰椎水平发自腹主动脉前壁，发生解剖变异时可与肝右动脉、肝总动脉或腹腔动脉共干。肠系膜上动脉分出中结肠动脉、升结肠动脉和回结肠动脉，供养右半结肠和大部横结肠。

肠系膜下动脉约在第三腰椎水平发自腹主动脉前壁，主干变异极少见。分出左结肠动脉、乙状结肠动脉，分布于左半结肠。左结肠动脉与中结肠动脉、乙状结肠动脉有弓状吻合。直肠的血供主要来自肠系膜下动脉分出的直肠上动脉、双侧髂内动脉分出的直肠下动脉和骶正中动脉。结肠的静脉与同名动脉分布一致，分别注入肠系膜上、下静脉，最后汇入门静脉。直肠下静脉通过髂内静脉注入下腔静脉。

4. 选择性动脉插管方法

术中必须根据病灶位置和肿瘤供血动脉的不同，选择合适的导管进行选择性插管。肠系膜上动脉插管常使用4F或5F Cobra导管，导管头端置于肠系膜上动脉起始部造影。根据DSA图像显示的病变和供血动脉分支，借助导丝导引，进一步对肿瘤供血动脉行超选择插管。在条件许可的情况下，对肠系膜上动脉分支血管超选择插管应尽量应用同轴微导管器材，确保药物灌注和栓塞的靶血管位置准确。如果找不到肠系膜上动脉开口，可行腹腔动脉造影，因为有一部分肠系膜上动脉起源于腹腔动脉及其分支。肠系膜下动脉起始位置距髂动脉较近（腹主动脉前壁第3腰椎平面附近），管径细，发出后呈锐角向下走行，需用4F或5F Cobra导管成袢或将RH导管成形后寻找其开口。经DSA造影显示病变和供血动脉后借助导丝导引完成对肿瘤的供血动脉选择性插管。双髂内动脉插管使用Cobra导管或SIM导管。首先经髂总动脉分歧部“翻山”，完成对侧髂内动脉插管，DSA造影显示髂内动脉分支对病变的供血情况，必要时应用微导管对直肠下动脉等分支超选择插管后进行灌注或栓塞治疗。完成对侧治疗后，退出导管的同时将导管成袢于腹主动脉内，然后下拉导管至同侧髂内动脉，逐步进行同侧病变供血动脉的选择性造影和超选择性插管治疗。

5. 血管造影并发症和不良反应的处理

术后局部压迫不当或肢体制动不佳可导致股动脉穿刺点出血导致血肿，偶见股动脉假性动脉瘤形成。选择性插管操作有时可导致动脉内膜损伤和血栓形成。栓塞治疗后可能出现局部缺血或非靶血管栓塞。对比剂的碘过敏反应轻度表现为皮疹、结膜充血、咳嗽、打喷嚏及一过性胸闷；重度不良反应虽然在DSA中罕见，但可以出现喉头水肿、惊厥、意识丧失及休克等危重症状。

按照规范要求进行操作是防止并发症出现的关键，出现并发症要及时对症处理。局部出血、血肿和假性动脉瘤经重新压迫后加压包扎一般均可止血。发现导管导丝损伤动脉内膜后常需被迫终止操作。碘对比剂不良反应要力争早发现、早处理，重度对比剂不良反应者应密切监测生命体征，吸氧、建立输液通路，适时应用地塞米松、肾上腺素和抗组胺药物。

三、选择性动脉插管化疗灌注

（一）治疗机制

肿瘤病灶供血动脉分支选择性插管后进行的区域性化疗灌注具有许多独特的优势。首先，局部灌注药物浓度较静脉途径给药时显著提高，而化疗效果与肿瘤的药物接触浓度呈正比关系。有学者对消化道肿瘤区域动脉灌注化疗的研究表明，动脉灌注化疗时肿瘤边缘化疗药物浓度是全身化疗时的9～68倍。由于结肠的静脉回流经门静脉至肝脏，故门静脉内的药物浓度也高于全身其他处，有助于肝转移的预防及治疗。同时，这种区域性灌注化疗可发挥药物的首过效应，即经靶器官摄取代谢后正常组织药物接受量明显减少，外周血浆的最大药物浓度（C_{max}）和浓度时间曲线下面积（AUC）降低。此外因药物到达靶器官之前与血液接触时间很短，靶器官药物血浆蛋白结合率低，具生物活性的游离药物量多，有利于发挥疗效。

结直肠癌手术前后应用动脉途径介入治疗已有20余年历史。此方法的临床疗效得到了越来越多的关注，特别是术前新辅助化疗对较晚期的病变具有较大临床意义。对于病灶体积大、侵及肌层或邻近组织、病灶难以切除者（例如局部晚期直肠癌），可先行局部介入治疗。这种新辅助化疗能使肿瘤体积缩小、病灶界限更加清楚，为手术创造成功的机会。结直肠癌的基本治疗方法是以手术切除为主的综合治疗，在实施根治性手术之后，辅以化学治疗和放射治疗。由于动脉插管区域性灌注化疗的局部疗效强，全身不良反应相对较低，常与全身化疗方法结合使用，在提高疗效的同时可以改善患者对化学治疗整体疗程的耐受性。对于失去手术机会或不愿手术的患者，也可采取适合个体情况的方案，将区域性灌注化疗作为非手术性综合治疗的一部分，达到姑息性治疗的效果。

（二）选择性动脉灌注化疗的主要适应证与禁忌证

1. 适应证

（1）术前辅助化疗。

（2）术后预防复发。

（3）术后治疗局部残留病灶或复发。

（4）失去手术机会或不愿手术的晚期患者。

（5）发生腹腔脏器肿瘤转移、扩散。

2. 禁忌证

介入性动脉灌注化疗并无明显绝对禁忌证。有下列情况者应慎行或禁用动脉灌注化疗术。

（1）严重碘过敏体质。

（2）全身多脏器的转移。

（3）WBC低于3×10^9/L。

（4）严重心、肺、肝、肾功能不全。

（5）凝血功能障碍，有明显出血倾向。

（6）严重感染、恶病质者。

（三）化疗药物灌注

1. 药物选择

选择性动脉化疗灌注使用的用药方案依不同的学者报道有较大不同，但与临床结直肠癌全身化疗基本方案的原则相同。动脉途径局部化疗传统上主要使用蒽环类抗癌抗生素（表阿霉素、吡喃阿霉素）、丝裂霉素和5-FU等药物，近年来以5-FU或氟苷、奥沙利铂、亚叶酸钙和喜树碱类等药物为主的化疗方案应用较多。可以根据患者对药物疗效的反应采取与全身化疗方案相配合的局部灌注用药方案，每次选用2～3种药物，按各种药物的使用要求，用生理盐水或5%葡萄糖溶液稀释至200～300mL经导管缓慢注入。一次用药量主要根据体表面积测算。在此基础上，可根据病灶大小、个体一般情况以及心、肝、肾功能状况酌情增减用量。

2. **灌注速度**

由于化疗效果与肿瘤药物接触时间成正比，在局部灌注浓度已经明显提高的前提下，适当延长灌注时间可望得到更好的治疗效果。控制灌注流速还可减少药物对局部组织的刺激，避免因反流进入非靶血管。一般应保持总灌注时间在 15～30min 以上。插管后使用造影高压注射器或输液泵进行缓慢定量注药是推荐采用的方法。

（四）术后不良反应及处理

局部灌注化疗后一般不良反应比全身化疗反应程度轻，但大剂量化疗药物进入肠道供血动脉后仍能引起不同程度恶心、呕吐等胃肠道反应。临床处理以对症治疗为主，予以保护胃黏膜和给予中枢性止吐药，一般数日内可以缓解。骨髓抑制也比较常见，但多表现为一过性白细胞和血小板下降，仅少数患者需进行成分输血或使用升血药物。阿霉素类药物有引起心肌毒性反应的可能，必须注意控制其应用剂量并观察术中、术后心电图表现。

（五）疗效评价

在对结直肠癌以手术为主的综合治疗中，辅助性化疗和放射治疗作用早已得到肯定。应用介入放射方法选择性插管后进行的区域性化疗灌注也普遍受到重视。介入性新辅助化疗可不同程度减轻肿瘤负荷、降低临床分期，利于肿瘤切除，并可根据初步疗效指导术后用药，达到有效延长患者长期生存率和无病生存率的目的，是目前应用比较广泛的临床治疗手段。某学者近期报道一组 52 例结直肠癌手术结合术前局部化疗灌注组患者的 1 年、3 年累积生存率分别为 83.8%和 71.6%；1 年、3 年无病生存率分别为 71.2%和 50.4%。而对照组的 1 年、3 年累积生存率分别为 78.6%和 59.6%；1 年、3 年无病生存率分别为 65.8%和 33.8%，与治疗组间的生存率差异具有统计学意义。某学者报道一组 54 例结直肠癌手术联合术前局部化疗灌注病例，患者术后 1 年、3 年生存率分别为 93.05%和 71.80%；对照组 1 年、3 年生存率分别为 80.78%和 40.76%，2 组对比差异均有显著性意义。一些病理学免疫组化及电镜技术研究也观察到癌细胞在经过动脉灌注化疗后发生肿胀坏死以及凋亡指数明显增加。然而，尽管近年来的研究结果认为结直肠癌的动脉插管区域性灌注化疗具有肯定的治疗意义，但目前仍然缺乏大样本多中心的随机对照研究结论，对于通过动脉途径进行新辅助化疗和辅助化疗的方案和疗效评价方法也无统一标准。因此，还期待更多有长期随访的随机对照研究结果对此方法的疗效做深入的客观评估。

四、结直肠癌栓塞治疗

（一）血管造影和动脉栓塞治疗的意义

结直肠癌是导致下消化道出血症状的最常见原因。对结直肠供血动脉选择性插管造影不仅有助于明确出血部位和病变性质，在发生急性大量出血时应用超选择性动脉分支栓塞治疗还可以迅速切实止血，挽救患者生命，为手术治疗创造机会。虽然近年来内镜技术的发展为下消化道出血提供了准确有效的诊断治疗方法，但在患者病情不能接受肠镜诊治或镜下诊断治疗失败的情况下，选择性血管造影和栓塞治疗仍是急诊下消化道出血的最重要治疗手段之一。此外，在结直肠癌新辅助化疗和术后辅助化疗时，注入化疗药物之后选择性栓塞肿瘤供血动脉，能够明显增强局部化疗灌注效果，更好地控制肿瘤出血、渗液和疼痛症状。

结直肠癌肝转移的肝动脉插管化疗栓塞治疗目前已经成为比较成熟的方法，国内外均有大量成功的临床应用经验。由于肝转移癌是结直肠癌治疗中常见的情况，介入治疗可使大量患者的生存期和生活质量获得明显改善。

(二) 适应证

(1) 原因不明的下消化道大出血、不能除外结直肠癌、无法行内镜检查治疗者。

(2) 结直肠癌术前、术后下消化道出血量较大者。

(3) 晚期结直肠癌体积大、对周围组织有侵犯、手术切除困难者。

(4) 晚期直肠癌姑息性治疗术后或根治术后局部复发。

(5) 结直肠癌切除术后肝转移癌行肝动脉化疗栓塞。

(三) 结直肠癌出血的造影表现

造影部位常规包括肠系膜上动脉和肠系膜下动脉。为使血管影像显示区域包括结直肠全部走行范围，常需要在不同视野进行多次造影。造影前在肠系膜上动脉内注入山莨菪碱 5～10mg，能很好抑制胃肠蠕动造成的伪影，利于显示病变和血管出血征象。结直肠癌属于富血供肿瘤，血管造影征象主要为病变区域局部供血动脉分支增粗、迂曲，病变内有大量增多、紊乱的肿瘤血管，动脉造影中晚期可清楚显示肿瘤染色区，局部引流静脉可因病变存在动静脉瘘而提前显影。当动脉分支破裂，出血速度＞0.5～1mL/min 时，DSA 可见局部出现造影剂外溢征象。如病变出血在造影时处于间歇期或出血速度较小，有可能缺乏出血的直接征象。此时只要结直肠癌病灶显示明确，仍可依据肿瘤血管和肿瘤染色等间接征象确定出血部位。

(四) 栓塞方法

1. 结直肠癌大出血栓塞治疗

选择性肠系膜上、下动脉插管造影确定病变部位后，应用微导管同轴技术经造影导管进一步对病变供血分支行超选择插管，在合适的肠系膜动脉弓水平进行栓塞。肠系膜动脉经过多级动脉弓分支后到达肠壁，在肠系膜一侧进入肠壁后分布为直动脉。直动脉是没有交通支的终末小动脉，该动脉的栓塞可以导致相应肠管缺血。因此，一般认为肠道出血应在相距终末动脉 1～2 级动脉弓的位置进行栓塞，栓塞物质选用弹簧圈或明胶海绵。虽然栓塞物质没有直接栓塞破裂的终末动脉分支，但由于栓塞后病变所在肠管区域整体血供明显减少，止血效果仍然可靠。

2. 直肠癌化疗栓塞

晚期直肠癌姑息性造瘘术后直肠病灶常存在出血、渗液和疼痛等症状，严重影响患者生存质量。应用选择性动脉化疗栓塞能有效控制病变发展速度，改善临床症状，提高整体姑息性治疗效果。具体方法是在造影确定直肠病灶供血动脉分支后在区域性化疗灌注的基础上栓塞其主要供血动脉。中上段直肠癌血供以直肠上动脉为主，来自于髂内动脉的直肠下动脉血供较少，一般仅栓塞肠系膜下动脉发出的直肠上动脉即能得到较好止血疗效。直肠上动脉没有向其他部位供血的重要分支，因此可以使用化疗药碘油乳剂和明胶海绵对肿瘤血管做比较彻底的栓塞。

3. 结直肠癌肝转移化疗栓塞

结直肠癌肝转移病灶的血液供应主要来自肝动脉，而正常肝组织血供主要为门静脉。这种血供特点是肝动脉化疗栓塞治疗合理性的病理生理基础。多年以来，对于原发性肝癌的动脉化疗栓塞已成为最重要的非手术治疗方法，同时这种方法也广泛应用于结直肠癌肝转移的治疗，并取得了明显疗效。基本治疗方法是先行肝动脉选择性插管灌注化疗药物，然后对肿瘤供血动脉分支超选择插管注入混合化疗药物的超液态碘化油乳剂和明胶海绵等固体栓塞剂，栓塞肿瘤血管。

4. 栓塞物质的选择

常用的栓塞物有不锈钢弹簧圈、聚乙烯醇微粒和明胶海绵等，碘化油化疗药乳剂也被视为一种肿瘤血管栓塞剂。应根据栓塞治疗的目的和栓塞部位选择适当的栓塞物质。弹簧圈和明胶海绵条应用于较大血管分支栓塞，聚乙烯醇微粒、明胶海绵碎粒和碘油乳剂适于栓塞病灶内肿瘤血管。

（五）并发症与防治对策

栓塞引起的并发症主要是误栓非靶血管引起的组织缺血，但并未见有肠道血管栓塞治疗引起肠管坏死或穿孔等严重并发症的报道。操作时要仔细参考造影图像，注意避免误栓塞或误伤非靶血管。对肿瘤进行化疗栓塞可以引起局部疼痛、恶心呕吐和食欲下降等栓塞后反应，对症治疗后可在短期内消除。

（六）疗效评价

介入性动脉栓塞治疗结直肠癌相关的大出血已得到临床广泛应用。国内对包括结直肠癌在内的急诊消化道出血介入治疗的研究结果显示，栓塞止血成功率为84%～98.5%，造影阴性患者常采用留置导管行区域性垂体后叶素灌注，通过小动脉收缩达到止血目的，但此方法有效率有限。一部分患者不得不进行急诊手术探查止血并尽可能切除病灶。结直肠癌姑息性化疗栓塞对病灶慢性出血和疼痛症状有明显改善作用，但未见其影响生存期的报道。结直肠癌根治手术联合肝动脉化疗栓塞治疗肝转移癌，国外不同报道中位生存期9～62个月，14%～76%出现肝脏肿瘤形态缩小。目前认为肝动脉化疗栓塞可能对延长结直肠癌肝转移患者生存期有益，但疾病整体进展、化疗毒性反应和外科手术治疗后病情的复杂性等因素常限制了这种治疗的常规应用。

五、结直肠癌支架治疗

（一）概述

结直肠癌引起的急性肠梗阻无法进行常规的肠道准备，急诊手术的风险性高，常采取结肠造口术以清理肠道。未做肠道清洁的结直肠癌切除手术病死率明显增高。植入自膨式金属支架可以使病灶所在的梗阻段管腔开放一定的通畅内径，应用于恶性急性结肠梗阻的缓解治疗。作为手术前的过渡，支架置放后进行肠道清洁并对疾病分期，然后择期手术。对于不能手术的急慢性恶性结肠梗阻，同样可采取金属支架植入作为有效的缓解治疗。

（二）适应证和禁忌证

1. 适应证

（1）结直肠癌急性肠梗阻，为择期切除手术过渡提供准备条件。

（2）对无法手术切除的结肠肿瘤行长期缓解治疗。

（3）术后瘢痕狭窄或放疗后纤维化引起的狭窄等良性狭窄的长期减压治疗。

2. 禁忌证

结肠支架的绝对禁忌证是临床或影像证实有急性穿孔或结肠感染存在者。相对禁忌证包括结肠病变范围过长、病灶太近或太远、结肠过度弯曲冗长等影响技术操作成功的情况。严重的出血倾向、心肺功能衰竭和广泛的肠粘连并发多处肠道狭窄也不适合做支架植入治疗。

（三）技术方法

1. 术前准备

术前应做相关影像学检查确定梗阻性质及部位。检查项目包括立位 X 线摄影、腹部 CT、水溶性造影剂灌肠造影和肠镜检查等。临床进行营养支持、纠正水电解质平衡紊乱、腹腔减压（腹水引流、导尿）、胃肠减压和清洁灌肠等处理。

2. 操作方法

结肠支架可以在透视或内镜引导下完成，也可在两者结合引导下完成。直肠或乙状结肠远端支架植入在透视或内镜单独引导下很容易完成操作，而对于冗长的结肠、病变在结肠近端，特别是伴有乙状结肠明显弯曲时，使用透视和内镜联合引导更利于操作成功。支架植入一般不要求全身麻醉，对于不能配合的患者（高度焦虑）或考虑需要用结肠镜引导释放支架的患者，需要用镇静和镇痛药物。首先用水溶性造影剂灌肠以明确梗阻部位，选择显示病变的最佳角度。患者采用仰卧位或侧卧位，在加硬的弯头亲水膜导丝引导下将造影导管或导引导管跨越梗阻段。通过导管推注水溶性造影剂，明确梗阻段形态、长度和直径，并对梗阻两端体表透视投影位置放置标记。选择合适尺寸的支架和释放系统，通过导管放置 Amplatz 超硬导丝，撤出导管后引入支架释放系统，输送到位，释放支架。支架长度应足以覆盖狭窄两端并至少长出 1～2cm。如果支架覆盖不够，应再放置一枚支架以完全覆盖。

可根据病变特点选择不同的自膨式支架。根据肠管形态应用直径 20～30mm 的支架。支架端口宜选用球形或蕈伞形，避免使用端缘锐利的支架以减少出血、穿孔等相关并发症。直肠支架下缘位置不能过低，避免直接刺激肛口括约肌。覆膜支架因容易发生移位而不推荐使用。

支架放置后应监护患者生命体征直到平稳。24h 后拍摄腹部平片了解支架有无移位、穿孔或有无梗阻征象存在。患者在恢复期内进行疾病分期再评估，判断肿瘤切除手术的风险和可行性。

（四）并发症

轻度并发症较常见，发生率从 0～30%不等，包括轻至中度直肠出血、暂时肛门直肠疼痛、暂时性不排便和粪便嵌塞等，可仅做对症处理和观察。严重并发症可以出现肠穿孔、支架移位、严重出血或支架梗阻所致不成功减压，甚至出现死亡。在操作中应注意细致轻柔，谨慎选择合适的器材，术中严密观察并及早发现并发症征象。对严重并发症内科方法对症治疗无效时，应考虑采用诸如外科手术修补肠穿孔和介入性栓塞治疗大出血等进一步的治疗措施。

（五）疗效评价

文献报道透视、内镜下导引或两者联合导引支架放置成功率为88%～100%，支架植入可迅速缓解梗阻症状、稳定患者状况并获得进行疾病分期的机会。临床有效率（明显解除梗阻）为80%～92%。一些研究表明，植入支架后择期手术的并发症发生率较低，但对术后生存期并无影响。

六、合并肝转移的介入治疗

（一）概述

文献报道即使采用比较先进的化疗方案对结直肠癌肝转移的有效率不超过30%～40%，中位生存期也只有15～20个月，且不良反应较大，由此可见结直肠癌肝转移已成了严重影响预后的关键因素，因此预防和减少结直肠癌术后肝转移是提高疗效的关键。现已证明结直肠癌肝转移是由于肠癌细胞由黏膜下层，侵入肌层经肌间小静脉进入门静脉滞留于肝内从而发生肝转移，因此在结直肠癌切除后有效杀灭滞留于门静脉系统和肝内的微小癌灶是预防和减少肝转移发生的关键。在结直肠癌肝转移的治疗上，运用多因素回归分析对152例结直肠癌肝转移患者预后危险因素分析，发现介入治疗是影响患者预后的主要因素之一；并且肝动脉灌注化疗优于单纯化疗，联合全身化疗又优于单纯肝动脉灌注化疗。

介入治疗方法是一种微创手术，具有损伤小、近期疗效显著、并发症少且易于重复等特点，越来越得到国内外学者的重视。介入治疗方法又分为血管内介入治疗和非血管介入治疗。血管内介入治疗包括经皮穿刺肝动脉插管局部灌注化疗栓塞、经皮穿刺选择性门静脉化疗栓塞、经皮股动脉/锁骨下动脉肝动脉化疗泵植入。非血管介入治疗方法包括超声或CT引导下各种经皮穿刺瘤内化学/物理消融治疗、经皮穿刺瘤内放射粒子植入等。

（二）肝转移瘤的血供特点

结直肠癌肝转移瘤的血供特点不同于原发性肝癌。据研究文献报道，结直肠癌细胞或癌栓经门静脉进入肝窦内，并黏附于肝窦内形成微小转移灶，转移灶多位于门静脉和肝静脉的循环路径中。因此，早期直径较小的肝脏转移病灶，血供主要来自门静脉及肝窦。有学者报道，只有当肿瘤结节超过1cm时，才开始有肝动脉供血，其供血量并随瘤结节的增大而逐步增多。一般稍大的转移瘤的血供变得比较复杂，其中多血供的占77%，少血供的占23%，即便是多血供转移灶，其中超过一半以上为肝动脉、门静脉双重供血。因此，虽然经导管肝动脉化疗栓塞治疗作为不可手术切除的肝脏转移瘤常有方法之一，但是，仅仅单纯使用肝动脉化疗栓塞其疗效还是有限的。

（三）临床表现

早期肝转移瘤多表现为原发肿瘤症状，如腹痛、腹泻、便秘、黏液便、血便等表现。全身症状多为乏力、发热、消瘦等。至中晚期肝脏广泛转移时，可出现上腹部不适等症状，还可以出现肝功能异常、黄疸、腹水、消化道出血等表现。少部分患者肝转移瘤症状出现在原发灶症状之前。

（四）介入治疗的适应证和禁忌证

1. 适应证

（1）手术无法切除的多发转移灶。

（2）患者一般情况不能耐受手术或已伴有其他部位的转移。

（3）患者不愿意手术治疗。

2. 禁忌证

目前认为无绝对禁忌证，以下情况应慎重：①有严重的心、肝、肾功能受损；②大量腹水和严重感染者；③恶病质患者；④有明显出血征象；⑤转移灶达到或超过肝脏 4/5 以上；⑥预计生存期不超过 3 个月者。

（五）血管性介入治疗

1. 肝动脉插管灌注化疗和栓塞术

采用 Seldinger 插管技术，将导管置于肝总动脉或肝固有动脉行肝动脉造影，可以对肝内转移灶的分布和动脉供血情况进行初步的评价。根据血管造影情况并结合其他影像学检查资料，先在肝总动脉或肝固有动脉进行肝动脉插管灌注化疗（TAI）后，再使用导管超选择插管至肿瘤所在局部供血动脉内行经导管动脉化学栓塞（TACE）治疗。TAI 及 TACE 主要优点就是肿瘤组织局部化疗药物浓度高，可以达到周围静脉给药的 10～30 倍的效果，而体循环中血药浓度低，降低了化疗药物的全身不良反应，对肿瘤血管的栓塞可以不同程度地阻断肿瘤局部营养供应，大大提高了转移瘤的治疗效果。

在进行 TACE 治疗时，一定要根据肿瘤分布情况及血供特点，尽量选择性插管至肿瘤局部供血动脉，尽可能避开正常肝动脉分支，这样可以降低肝脏损伤，减少栓塞后的反应。常用化疗药物包括顺铂、5-FU 、丝裂霉素和阿霉素等，多采用大剂量联合用药。栓塞剂多采用碘化油，近年来药物微球的出现可能会提高肝转移瘤的治疗效果，因价格昂贵，其效价比还需进一步观察。

由于多次的 TACE 治疗效果要优于单次治疗，因此应在间隔 3～4 周进行第 2～3 次 TACE 治疗后，对疗效进行评价，如肿瘤对 TACE 较敏感，且疗效较好，可继续进行 TACE 治疗，原则上不限制 TACE 治疗的次数。

大多数进行 TACE 治疗的患者不需要进行特殊的术后处理，但要根据使用化疗药物剂量和栓塞程度进行必要的水化、利尿、保肝及对症支持治疗。

肝转移瘤进行 TACE 治疗常见并发症有栓塞术后综合征、与化疗药物有关并发症、与介入器械有关并发症，导致死亡的并发症较少见。绝大多数（＞90%）进行 TACE 术后的患者会出现程度不一的栓塞术后综合征，症状平均持续 3～4 天，表现为厌食、胃部不适、恶心、呕吐、发热、右上腹胀痛和麻痹性肠淤胀等，重者于栓塞当时或栓塞后短时间内可出现面色苍白、脉搏缓慢、四肢湿冷、大汗淋漓和血压下降等反应。大部分患者栓塞后会出现短时而可逆的肝功能损害。

与化疗药物有关的并发症主要是由化疗药物导致的毒性反应，与化疗药物种类及剂量密切相关。一般情况下 TAI 应用化疗药物剂量要低于静脉全身化疗剂量，化疗药物导致的毒副反应要轻于全身化疗。

其他并发症还有与介入器械及操作相关并发症，如血管损伤、胆系损伤、肝功能衰竭、肝梗死（坏死）、肝脓肿、神经系统损伤、呼吸系统损伤、消化系统损伤等，这些并发症发生率虽然较低，但一些并发症发生后后果较严重，如碘油化疗药乳剂偶尔可进入体循环进入颅内，从而导致脑组织损伤。

对于常见的栓塞后综合征及化疗药物导致的毒性反应进行对症治疗即可，一般情况下可很快恢复正常。而少数严重并发症需要及时请各专科会诊，进行相关治疗。

2. 经皮穿刺选择性门静脉化疗/栓塞

因肝转移瘤的血供特点，单纯 TAI 及 TACE 治疗远期效果有限，其主要原因是大多数肝转移瘤的血供为肝动脉和门静脉，尤其是在行 TACE 后，门脉对转移瘤的供血会进一步增多，因此，这也就限制了肝转移 TACE 治疗的远期疗效。

行肝转移瘤 PVE 治疗前，首先术前要通过超声、CT 及 MRI 等影像学检查方法确定转移灶仅位于半肝内。行 PVE 术时，根据前期影像学检查，确定门静脉系统穿刺路径，一般经栓塞侧门静脉分支进针，避免损失健侧肝叶，还需尽量避开肝内转移灶。确定穿刺点后，采用 21G Chiba 肝穿刺针进入肝脏，穿刺门静脉分支成功后，交换置入导管鞘，使用猪尾巴导管于门静脉主干行门静脉造影术，充分显示门静脉主干及各级分支。最后再交换导管超选择至所需栓塞的各级分支内，灌注完相关化疗药物后，在透视下缓慢注入碘化油化疗药乳剂及聚乙烯醇（PVA）颗粒进行栓塞。如果病灶广泛，弥漫分布于全肝，应视为 PVE 栓塞的禁忌证。

3. 经皮股动脉/锁骨下动脉肝动脉化疗泵植入

一次性肝动脉插管灌注化疗栓塞虽然能使大量化疗药物进入肝脏，提高了肿瘤组织内药物浓度，增加了疗效，但需反复穿刺插管，化疗药物与病变组织作用时间短，治疗时间不规律，因此治疗效果也受到一定限制。经皮股动脉或锁骨下动脉肝动脉化疗泵植入，解决了肝动脉插管化疗栓塞需反复操作的问题，通过化疗泵还可以按照静脉用药方案对肝转移瘤进行长期规律性灌注治疗。有文献报道经皮股动脉/锁骨下动脉肝动脉化疗泵治疗结肠癌肝转移，疗效要优于单纯肝动脉插管灌注化疗栓塞，尤其是对于乏血供肝转移患者。

行经皮股动脉/锁骨下动脉肝动脉化疗泵植入，首先采用 Seldinger 穿刺股动脉或锁骨下动脉，然后使用导丝引导 SF 导管置于肝固有动脉或肝总动脉内，如导管头置于肝总动脉时，可先使用弹簧栓将胃十二指肠动脉主干栓塞，再将导管留置于肝总动脉以保证药物能全部进入肝脏。在穿刺部位附近皮下做一皮囊，大小以装入化疗泵为宜。将过长的导管剪掉并与化疗泵体连接、固定。然后穿刺化疗泵注入肝素盐水封管，检查连接部无渗漏后，将化疗泵体置入皮囊内，固定好缝合皮肤。化疗泵置入成功后即可按照化疗方案进行序贯化疗，每次药物灌注完毕均需使用肝素盐水对化疗泵进行封管，以防化疗泵导管堵塞。可使用微量泵进行灌注，以便更好地控制浓度及速度。浓度不宜过高及速度不宜过快，以防留置导管的肝动脉因高浓度化疗药物损伤而致血管闭塞。

（六）非血管性介入治疗

1. 瘤内无水乙醇或药物注射

最先报道是在超声引导下经皮无水乙醇瘤内注射（PEI）治疗肝癌，随后无水乙醇瘤内注射用以各种原发实体肿瘤及转移瘤的治疗。其原理就是利用乙醇在肿瘤组织内弥散，使肿瘤细胞发生凝固性坏死，从而达到杀灭肿瘤细胞的目的。因为受乙醇在瘤内弥散范围的限制，其主要适用于直径<3cm的病灶。注射时应该在瘤内采用多点、多方向、多层面注射，每个注射点注射乙醇0.5～1mL，通常每周1～2次，1个疗程为4～6次，也可根据患者耐受情况及反应所定。注射后不良反应为短暂发热、腹部不适或疼痛。严重并发症罕见，国外报道针道种植发生率3%，严重胆管损伤率为1%。

2. 射频消融

射频消融（RFA）治疗直接使组织凝固坏死。射频消融治疗除了射频发生器和插入肿瘤组织的电极针之外，还需要在接受治疗的体表垫置分散电极板以构成回路，在肿瘤局部利用高频电流产热，局部温度可以达到80～92℃，使肿瘤组织完全坏死。

适应证主要为直径小于5cm，且数目小于3个的转移瘤治疗。禁忌证主要为病灶晚期已出现严重肝肾功能不全、恶病质的患者；大量腹水或合并腹腔感染；有明显出血倾向，不能纠正的凝血障碍者；穿刺通路无法避开胆囊、胆管及大血管患者。总体来说，RFA的并发症少而轻，其主要并发症为发热、疼痛、肝功能异常、腹腔内出血等。

其他非血管介入方法还有微波治疗、氩氦刀冷冻治疗或^{125}I粒子植入内放射治疗等，以上方法均为在超声或CT引导下，经皮穿刺瘤体，然后采用物理或化学的消融治疗，其操作、疗效及安全性等方面相互之间未见有明显大的差异。总之，目前应用于肝转移瘤的介入治疗方法很多，但是每一种方法都有着各自的局限性和最佳应用范围，针对肝转移瘤患者各自的特点，必须合理联合应用各种方法，取长补短，才能大大提高肝转移瘤的治疗效果。

（吴　毅）

第七章 肿瘤科常见急危重症

第一节　发热性中性粒细胞减少

一、概况

发热性中性粒细胞减少（FN）是最常见的肿瘤治疗相关性并发症之一。在预防性使用抗生素之前的时代，FN的死亡率高达95%。因此，FN是最严重的肿瘤内科急症之一，也是肿瘤患者死亡的主要原因。

FN指单次口腔温度≥38.3℃或24h内至少间隔4h的3次体温≥38℃，同时伴有中性粒细胞计数$<0.5\times10^9$/L，或中性粒细胞计数$<1.0\times10^9$/L，但预计会继续下降。48%～60%的FN患者有明确的或隐性的感染。中性粒细胞减少的严重程度和持续时间是感染的主要危险因素。当中性粒细胞计数低于1×10^9/L时，就有发生感染的可能性；当低于0.5×10^9/L时，就易发生严重感染；低于0.1×10^9/L时，患者在1周内100%会发生严重感染。其他影响感染发生的因素包括中性粒细胞下降的速度、吞噬细胞的功能、患者免疫系统状态、物理屏障的改变（发生严重的黏膜炎症）和患者暴露于感染源（通过内源性的细菌集落或暴露于医院环境）。

感染源多来自患者自身，寄生在人体表面和同外界相通的腔道中的正常微生物一般无致病性，但在患者免疫功能低下时，会引起机会感染。引起FN患者感染的主要病原体有细菌、病毒、真菌和酵母菌。20世纪60年代，大多数感染是由革兰氏阴性菌引起，这个比例在20世纪80年代明显下降，主要因为铜绿假单胞菌（绿脓杆菌）感染明显减少。目前最常见的病原菌主要为需氧革兰氏阳性球菌（包括凝固酶阴性的葡萄球菌、绿色链球菌和金黄色葡萄球菌）和需氧革兰氏阴性杆菌（包括大肠埃希菌、肺炎克雷伯菌、铜绿假单胞菌），其中革兰氏阳性菌占60%～70%。可能与青霉素类耐药的葡萄球菌属的流行增加及临床广泛使用内置导管装置有关。真菌感染，尤其是念珠菌和曲霉菌感染常继发于长时间接受广谱抗生素治疗的患者，但也可是原发感染。病毒感染较多见的是疱疹病毒和巨细胞病毒。

二、诊断和治疗

仔细询问病史和体格检查相当重要，但中性粒细胞缺乏患者的炎症反应常较少，常缺乏典型的症状和体征。治疗前实验室检查应包括血常规、X 线胸片、尿常规、血培养及临床可疑体液或标本培养等。

消化道（主要由细胞毒性化疗损伤引起）和皮肤（由于中心静脉导管插管引起）是最常见的感染部位，会阴、咽、下段食管、肺、肛周组织、皮肤病灶（包括骨髓穿刺部位和导管置管部位）、眼（真菌）和指甲周围组织等是一些临床医师容易忽视的感染部位。

目前尚无鉴别 FN 由感染引起的诊断标准，回顾性研究结果显示，临床上无法通过年龄、性别、肿瘤型或治疗方案来鉴别 FN 的原因。因此，经验性的治疗直至病因明确或治愈成了 FN 标准的治疗。具体治疗措施包括以下几点

（一）抗感染治疗

FN 患者，抗生素的应用、调整、停药是关键。1997 年美国感染疾病协会（IDSA）基于循证医学发布了 FN 患者临床实践指南，以指导临床医师规范处理 FN 患者。该实践指南推荐：所有中性粒细胞$\leqslant 0.5\times10^9/L$或中性粒细胞计数$<1.0\times10^9/L$，但预计会继续下降的发热患者均应给予抗生素治疗。

根据患者一般情况、临床表现及预期中性粒细胞缺乏的时间来判断 FN 患者的危险性。高危因素包括：①预计中性粒细胞$\leqslant 0.1\times10^9/L$持续 7 天以上；②血转氨酶超过正常上线的 5 倍；③肌酐清除率低于 30mL/min；肿瘤进展迅速；④肺炎或其他感染症状明显；⑤存在 3/4 度黏膜炎。低危患者指预计中性粒细胞$\leqslant 0.1\times10^9/L$持续时间在 7 天以内、一般状况良好（ECOG 评分 0～1）及肝肾功能正常。抗生素应用应遵循以下基本原则：①经验性使用广谱抗生素；②联合用药；③足够的治疗时间；④静脉给药。

经验性选择抗生素应根据患者的危险程度，同时考虑当地最近分离的血液病原体对抗生素的敏感性。所选抗生素应广谱、高杀菌活性、无毒且应用方便。低危患者可给予口服抗生素，推荐使用环丙沙星或阿莫西林。对于高危患者，推荐静脉应用抗生素。两药联合方案是标准的抗生素治疗模式，如头孢类或广谱青霉素加上氨基苷类。由于荟萃分析结果显示，在明确革兰氏阳性菌感染前，加用糖肽类抗生素不能改善患者预后，因此初始治疗时不推荐常规加用万古霉素。如能检出致病菌，应参考体外药敏试验选用合理的抗生素。两性霉素 B 是真菌感染既往的标准治疗用药，但鉴于它的毒性较大，已经有诸如氟康唑等新一代抗真菌药代替。病毒感染可用阿昔洛韦（无环鸟苷）、阿糖胞苷、利巴韦林（病毒唑）及 IFN-α。

抗生素应用的时间也是一个复杂的焦点问题。有少数临床研究对此进行了探索，但因入选患者的异质性使得研究结果难以推广。IDSA 发布的指南指出了抗生素应用时间的一些总原则。如果发热在治疗的前 3 天得到控制，且革兰氏染色或培养为阴性，低危 FN 患者可以改为口服抗生素，高危 FN 患者推荐仍然静脉应用抗生素治疗至中性粒细胞超过$0.5\times10^9/L$且所有感染症状必须消失。对培养阴性及使用抗生素仍有持续发热的患者，或有效抗生素治疗后再次发热的患者，应考虑双重感染的问题，特别是真菌感染。对培养阳性的患者，抗生素的治疗至少 10～14 日。

在治疗 3 天后还有持续发热的患者应即时重新评估，考虑调整抗生素方案。持续发热超过 5～7 天则应考虑加用两性霉素 B。对于中性粒细胞迅速恢复到$0.5\times10^9/L$以上的患者，

且培养阴性患者，抗生素可以在 4～5 天后停用。如果患者中性粒细胞持续$<0.5\times10^9/L$，抗生素治疗至少应持续 2 周。

（二）粒细胞集落刺激因子应用

预防性使用粒细胞集落刺激因子（GM-CSF，G-CSF）可以减少中性粒细胞降低持续的时间。4 个临床研究显示，在 FN 患者中，粒细胞集落刺激因子的使用可以缩短住院时间 1～2 天，但对感染发生次数或生存没有影响。因此，集落刺激因子目前不推荐在 FN 发生时用。少数情况下，如患者接受了异基因或自体骨髓/干细胞移植以及某些反复治疗的淋巴系统恶性疾病患者，预防性使用粒细胞集落刺激因子是合理的。

（三）支持对症治疗

1. 消毒隔离措施

患者一旦并发感染，应采取严密的消毒隔离措施，以避免院内交叉感染。当患者中性粒细胞低下时，最好住单人间。有条件的可进入“空气层流室”。对皮肤、口腔、胃肠道和会阴等部位，应采取预防感染的措施。注意食物消毒。避免一些侵入性检查和治疗（骨穿、胸穿等）。

2. 增强患者的抗病能力

注意休息，给予高能量、高蛋白食物；免疫增强剂，如丙种球蛋白等。

（牟燕飞）

第二节　颅内压增高

颅内压增高是由颅内原发性或转移性肿瘤引起的以颅内压增高为主要特征的临床症候群。侧卧位测量成人平均脑脊液压力超过 1.96kPa（200mmH_2O）时，称为颅内压增高。以颅内转移性肿瘤引起的较多见。

一、病因

引起颅内压增高的原因很多，肿瘤引起颅内压增高主要由颅内原发性或转移性肿瘤引起。转移性肿瘤中以肺癌、绒毛膜上皮癌及乳腺癌脑转移发生率较高。颅内肿瘤引起颅内压增高的原因有肿瘤本身体积增大及占位病变，脑实质受压发生液化、坏死引起容积增大。肿瘤破坏血-脑屏障，引起血管通透性增加而发生脑水肿。肿瘤位于脑室附近或位于室间孔区致中脑导水管狭窄，造成脑脊液循环障碍。位于脑干的肿瘤可扰乱脑脊液的吸收，造成颅内压增高。脑内无淋巴引流，使水肿液易于积聚。

二、诊断

（一）临床表现

颅内压增高主要的临床表现为头痛、呕吐和视觉障碍。头痛是颅内压增高最早期最常见的症状，发生率为80%～90%。其特点为初期时症状较轻，逐渐加重，并呈持续性阵发性加剧；呕吐为喷射状，常与饮食无关，与头痛的剧烈程度无关；视觉障碍为视神经盘水肿，发展到晚期视神经萎缩时才出现。

15%～30%的脑肿瘤患者早期为癫痫样症状，以后出现颅内压增高症状。如同时合并出血和梗死可出现急性脑卒中样症状，偏瘫、失语，甚至昏迷、死亡。有的颅内压增高的患者还有精神不振、昏迷、嗜睡、神志错乱及记忆丧失等精神症状。

脑疝是更危急的一种状况，患者可很快出现意识丧失、颈项强直、单侧或双侧瞳孔异常、同侧偏瘫或呼吸功能异常。

（二）特殊检查

1. CT或MRI检查

可以清楚地显示肿瘤的部位、形态轮廓、数量及与周围组织的关系，并可以了解有无脑室积液及脑水肿的情况等。

2. 眼底检查

颅内压增高的患者较多出现视神经盘水肿。视神经盘水肿是颅内压增高最客观的重要体征，发生率为60%～70%。

（三）实验室检查

脑脊液检查出现蛋白细胞分离，即蛋白含量增高，而细胞数正常，糖含量降低。在脑脊液检查时因脑脊液压力增高，应谨慎小心。

（四）诊断

根据患者有持续加重的头痛、喷射状呕吐，眼底检查发现视神经盘水肿，结合CT或MRI检查即可做出诊断。转移性肿瘤患者常有原发肿瘤的病史或在身体的其他部位有原发肿瘤存在。

三、治疗

（一）治疗原则

出现颅内压增高的患者多为肿瘤晚期，治疗目的以姑息治疗为主。颅内压增高属于急症，一旦临床诊断明确应立即开始治疗，首先降低颅内压，然后控制肿瘤。以减轻症状、延长患者的生存时间为目的。

（二）治疗方法

1. 手术治疗

目的是在可能的情况下尽量争取手术切除病灶。对于某些特殊部位的肿瘤，如松果体瘤、垂体瘤及第四脑室区肿瘤引起的脑室阻塞、大量脑积水及颅内压增高，必须急诊手术治疗。不能切除的应做脑室穿刺或引流术，以尽快降低颅内压，然后配合放疗和化疗等。

2. 内科治疗

主要目的是减轻脑水肿，降低颅内压，改善一般状态和减少癫痫样发作。常用的药物有皮质类固醇。类固醇激素降低血管通透性，稳定脑毛细血管。临床上可给予地塞米松 10～100mg/d；在应用皮质类固醇时应注意患者有无出血性疾病及消化性溃疡，以免加重疾病。地塞米松的剂量高于 32mg/d 时，患者有胃肠出血及其他不良反应的风险，所以较大剂量地塞米松的用药时间一般不超过 48～72h。脱水药 20%甘露醇注射液也是常用的高渗溶液，常用的剂量为 125～250mL/次，每 4～6h 一次。化学治疗对于继发性肿瘤有一定的疗效。常用能够通过血-脑屏障的药物，如亚硝脲类药物（BCNU、CCNU）、替尼泊苷（VM-26）、依托泊苷（VP-16）等，目前临床上常用的药物如替莫唑胺。椎管内注射 MTX 亦有一定的疗效。

3. 放射治疗

放射治疗是转移性脑肿瘤的有效治疗方法，主要用于继发性颅内肿瘤及某些不适合手术切除但对射线敏感的原发性脑瘤（如松果体肿瘤、垂体瘤及第四脑室区的肿瘤等）。对手术治疗后易复发的原发性肿瘤配合放射治疗可以减少局部复发的机会。放射治疗常需配合使用激素和脱水药。

四、疗效标准及预后

颅内压增高经治疗后颅内压降低至正常，症状减轻或消失，视神经盘水肿好转即为有效。继发性颅内肿瘤所致的颅内压增高为肿瘤的晚期，预后很差。原发性颅内肿瘤引起的颅内压增高，如果能得到有效的治疗尚可取得较好的疗效。

五、随诊

颅内压增高在有效的治疗后，应密切随诊观察，根据患者的具体情况来确定复诊的时间，复诊的时候应注意患者有无恶心、呕吐等颅内压增高的症状，并检查视神经盘有无水肿。必要时复查头部 CT 或 MRI，以了解颅内肿瘤的变化情况。

（牟燕飞）

第三节　脊髓压迫症

一、概述

脊髓压迫症是神经系统常见疾患，它是一组具有占位性特征的椎管内病变，有明显进展性的脊髓受压临床表现。随着病因的发展和扩大，脊髓、脊神经根及其供应血管遭受压迫并日趋严重，造成脊髓水肿、变性、坏死等病理变化，最终将导致脊髓功能的丧失，出现受压平面以下的肢体运动、反射、感觉、括约肌功能以及皮肤营养障碍，严重影响患者的生活和劳动能力。一般而论，本病若能及早诊断和治疗，其预后甚佳。因此，必须普及和提高对脊髓压迫症的认识和重视。

（一）病因

以肿瘤最为常见，占脊髓压迫症总数的1/3以上。脊柱损伤的椎体脱位、骨折片错位及血肿，炎性及寄生虫性肉芽肿、脓肿，椎间盘突出，脊髓血管畸形以及某些先天性脊柱病变等均可引起脊髓压迫。

1. 肿瘤

（1）起源于脊髓组织本身及其附属结构　占绝大多数，包括来自脊神经、脊髓膜、脊髓内胶质细胞、脊髓血管及脊髓周围的脂肪结缔组织的肿瘤。其中近半数（约47.13%）为神经鞘膜瘤，包括少数的神经纤维瘤，其次为脊膜瘤。被认为是恶性的脊髓内胶质瘤仅占10.87%左右。此外，某些先天性肿瘤，如皮样囊肿、上皮样囊肿及畸胎瘤等亦有发生。脊髓硬膜外脂肪组织丰富，因此脂肪瘤的发生亦不少见。肿瘤可发生于椎管腔的任何部位，但神经鞘膜瘤以胸段多见，先天性肿瘤则以腰骶部为多。

（2）起源于脊柱和其他器官的恶性肿瘤　亦可侵犯、转移到椎管内而累及脊髓。其中以肺、乳房、肾脏、胃肠道的恶性肿瘤为常见，亦偶见淋巴瘤、白血病侵及脊髓而发生脊髓压迫症状者。

2. 炎症

周身其他部位的细菌性感染病灶经血行播散，脊柱邻近组织的化脓性病灶的直接蔓延以及直接种植（“医源性”）等途径，均可造成椎管内急性脓肿或慢性真菌性肉芽肿而压迫脊髓，以硬脊膜外多见，硬脊膜下和脊髓内脓肿则极罕见。非细菌性感染性脊髓蛛网膜炎，以及损伤、出血、化学性的如药物鞘内注射等和某些不明原因所致的蛛网膜炎，则可引起脊髓与炎性蛛网膜粘连，甚者蛛网膜形成囊肿而压迫脊髓。此外，某些特异性炎症如结核、寄生虫性肉芽肿等亦可造成脊髓压迫。

3. 损伤

脊柱损伤时常合并脊髓损伤，而脊柱损伤又可因有椎体、椎弓和椎板的骨折、脱位、小关节交错、椎间盘突出、椎管内血肿形成等原因而导致脊髓压迫。

4. 脊髓血管畸形

脊髓血管畸形多因先天性胚胎发育上的异常所致。后天疾患如炎症、损伤、动脉硬化症等能否引起脊髓血管畸形迄今尚无有力的资料证实。脊髓血管畸形造成脊髓功能障碍的原因，除畸形血管的扩张膨胀具有压迫作用外，还因动脉短路、静脉淤血导致脊髓缺血性损害。

5. 椎间盘突出

椎间盘突出又称髓核突出，亦属较常见的脊髓压迫原因，常因过度用力或脊柱的过伸、过屈运动引起。有谓因打喷嚏或用力咳嗽而导致椎间盘突出者，此乃实属罕见。椎间盘突出亦可因髓核本身的脱水老化所致，可无明显损伤因素，多发生于颈下段，可以同时有一个以上髓核突出，病程长，症状进展缓慢，此乃属脊柱退行性病变的一部分。

6. 其他

某些先天性脊柱疾患，如颅底凹陷、寰椎枕化、克利佩尔-费尔综合征、脊柱裂、脊膜脊髓膨出、脊柱佝偻侧突畸形以及严重的肥大性脊柱骨关节炎等均可造成脊髓压迫。

（二）病理生理

脊髓深藏在骨性的椎管腔内，其组织结构和生物学特性与脑组织相类似，具有含水分丰富、质软而脆弱、不可压缩性、对血氧缺乏较为敏感等特性。这些特性决定了脊髓对压迫性和缺血性损害的病理变化和临床特征。不同的压迫因素及其发展速度，常决定临床表现。一般说来，任何一种压迫病因对脊髓的影响总是两方面的，一是机械压迫，二是血供障碍。机械因素引起的作用快，几乎立即出现症状，致伤性强，压迫解除后功能恢复慢，常需数小时、数天以后才能逐渐恢复。脊髓本身的各种组织对压力的耐受性亦有所不同，灰质的耐受性一般比白质大；传导束中的粗神经纤维对压迫的耐受性比细纤维差，故容易受损。触觉和本体感觉的神经纤维较粗（直径 12～15μm），痛觉和温觉的神经纤维较细（直径 2～5μm），故当两者同时受压时，前者出现症状较早，但解除压迫后，恢复也较快、较完全。一般而言，从脊髓受压至发生完全性功能障碍的过程越长，完全性功能障碍持续时间越短，在解除压迫后功能恢复也越快、越完全。血供障碍因素的作用慢，阻断血供需 1～5min 后方出现症状，恢复血供后功能恢复也快。但若供血完全阻断超过 10min，脊髓将产生严重缺血，功能难以恢复。脊髓受压早期，血循环障碍是可逆的，但压迫程度加剧和时间过久后，即变为不可逆。动脉受压后其分布区供血不足，引起脊髓变性和软化；而静脉受压后发生淤血，引起脊髓水肿，从而加剧脊髓受压和损害。在耐受缺血方面，白质比灰质耐受性强，细纤维比粗纤维强。由于致病因素发展速度的快慢不同，脊髓压迫的临床表现可分为急性、亚急性和慢性三型。

1. 急性压迫

多因损伤（此处指损伤后椎管内血肿形成或骨折片压迫脊髓而言）、转移性肿瘤、急性硬脊膜外脓肿、椎管内出血等原因引起。其占位体积在较短时间内（1～3 天）便超过了压迫部位脊髓腔的储备间隙，便出现下述病理变化。通常静脉血回流首先受阻，静脉压增加导致水分过多地渗透到血管外，细胞间水分增多，受压区域的神经细胞、胶质细胞以及神经轴突水肿肿胀，脊髓体积增大，加剧了压迫。病变进一步发展导致动脉供血障碍，细胞组织缺氧。

2. 慢性压迫

此为椎管内良性肿瘤以及脊柱结核和某些先天性脊柱畸形引起。由于病变发展速度缓慢、脊髓非骤然受压，在病变缓慢发展的同时，脊髓逐渐地、程度不同地获得适应和代偿能力，或因侧支循环的建立而获得足够的血液供应，并可借椎管内脂肪组织消失，椎管扩大，椎板、椎弓根和椎体的变薄及骨质受侵蚀等变化，使脊髓受压得到减轻。慢性受压的病理变化与急性受压者截然不同。压迫病因可存在相当时间，脊髓腔已完全阻塞，而脊髓仍可无明显水肿肿胀。相反，脊髓变得细小，甚者其大小仅及原有的一半或更小。脊髓被推向一边成弓形弯曲，受压部位呈现一凹形压迹，其大小深浅随占位病变大小形状而异。其表面可见轻度充血，与蛛网膜有不同程度粘连。神经根被牵拉或压迫，此系根痛和节段性感觉或运动障碍的病理基础。上述病理变化决定了慢性脊髓受压的下列临床特征。

（1）代偿性　脊髓受压过程缓慢而逐步获得适应与代偿能力，在相当长一段时间（数个月至 1 年以上）可不出现临床症状。随着压迫的加剧其症状的出现亦常井然有序。髓外的压迫常首先出现神经根刺激或损害症状，亦可因压迫紧邻的传导束而出现相应的损害症状，随后则为脊髓受压侧的半切症状，最后导致脊髓功能完全障碍。全过程往往长达1～2年以上。

(2) 波动性　慢性脊髓受压病程长，其临床症状总的趋势是不断加重的，但亦见某些病例在某一症状或一组症状出现之后稳定相当时期而不再加重，甚至可有缓解或减轻现象。重而复轻、轻而复重，可有反复。这种症状的波动，常见于肿瘤的囊性变，血管性肿瘤和椎间盘突出症、部分神经鞘瘤患者亦有波动性的临床表现。有的是由于接受了药物和物理治疗症状得到缓解的，此种情况应仔细与脊髓神经根炎相鉴别。但症状的波动若画曲线表示，波峰总是一次比一次高，或者还伴有新的症状或体征出现，最终必将出现脊髓功能的完全性损害。

(3) 节段性　脊髓的运动和感觉神经具有节段性特点。不同节段的脊髓受压出现不同部位的运动、感觉和反射障碍。髓外压迫病变早期出现的根痛、“肉跳”，是这种节段装置遭受刺激的表现和特点。这种节段性的临床表现，对脊髓受压的平面和部位的定位诊断帮助很大，因此询问病史和作体格检查时均需仔细查问察看。

(4) 多发性　肿瘤引起的脊髓压迫以单发者多见。但亦偶见多发性肿瘤同时或相继压迫脊髓的不同平面，如多发性神经纤维瘤病和转移性肿瘤。此外，蛛网膜囊肿、炎性肉芽肿亦有多发者。当感觉检查发现其缺失水平与脊髓腔阻塞平面不符，相差5个以上节段时，应考虑有多发病变或病变广泛。上述情况应作细致检查鉴别，这对分析病变性质、制订手术方案、判断预后均属重要。

3. 亚急性压迫

其临床表现和病程介于急性与慢性压迫之间，不再赘述。

（三）临床表现

1. 病程经过

急性压迫，如外伤性血肿、转移癌、硬脊膜外脓肿，起病急骤，进展迅速，在数小时至数天内脊髓功能便可完全丧失。急性脓肿患者常以高热寒战起病。慢性压迫，如良性肿瘤、先天性畸形等，起病极为缓慢，早期症状多不明显，或仅有相应部位的不适感，轻微疼痛，又非持续，往往不足以引起患者的注意。多数患者是因疼痛较剧或肢体力弱、感觉障碍出现之后才就医诊治。对症治疗后症状往往有不同程度的减轻，因此可能误诊。脊髓压迫症的自然病程大体可分三个阶段，即根性神经痛期（根痛期）、脊髓部分受压期和完全受压期。

(1) 根性神经痛期　亦称神经根刺激期。病变较小，压迫尚未及脊髓，仅造成脊神经根及硬脊膜的刺激现象。其主要临床表现是根性痛或局限性运动障碍。疼痛部位固定，局限于受累神经根分布的皮节区域，疼痛异常难忍，被描述为电击样、刀割样、撕裂样、牵扯样和针刺样。开始为一侧性，突然发作，突然消失，是间歇性痛，每次发作自数秒至数分钟。当用力、咳嗽、打喷嚏、大便等导致胸、腹腔压力突然增加时可触发或加剧疼痛。改变体位时可加重或减轻疼痛，因而患者常常只取一种姿势。在间歇期内可完全正常，或在疼痛部位出现感觉异常，如麻木、蚁走、虫爬、寒冷、针刺、发痒、沉重等感觉。当压迫进一步进展，疼痛加剧，变为持续性、双侧性，以致可以较广泛。神经根受压到一定程度时，其传导功能逐渐低下以致丧失，出现感觉减退或消失。由于相邻的上、下两个感觉神经根所支配的皮节有重叠，故神经根损害所出现的节段性感觉障碍，常是部分性的不完全的，若是完全性感觉丧失，提示有两个以上的感觉根受到损害。根痛并非见于所有患者，以髓外压迫者多见，髓内病变则较少见。病变位于脊髓腹侧者可无根痛症状，可产生运动神经根刺激症状，表现为相应支配肌群的肌束颤动、“肉跳”乃至痉挛，或易疲乏无力。这些早期症状的分布部位对脊髓受压的定位诊断有很大价值。

(2) 脊髓部分受压期　病变在椎管内继续发展，脊髓受到压迫，出现脊髓传导束障碍，表现为受压平面以下的肢体运动、感觉和括约肌功能减弱或消失。因运动传导束神经纤维较粗，对压迫和血供影响耐受力差，因此运动障碍可先于感觉障碍。脊髓丘脑束受累产生受压平面对侧2～3节段以下的痛、温觉障碍，压迫平面高者障碍明显。可能在腰骶段脊髓丘脑束的位置已移向背外侧所致。如累及后索，则出现同侧关节运动觉、位置觉、振动觉等深感觉障碍，振动觉易受损害故表现也较早。深感觉障碍时患者在黑暗中行走困难，有如踩在棉花上的感觉。脊髓受压获得的适应和代偿功能，往往在此期间逐步建立，因此临床症状的加重和波动也就较为明显。运动和感觉障碍出现的顺序髓内和髓外病变不同，髓内压迫者，运动、感觉障碍呈离心形式，即自受压平面向下、向远侧发展，可有感觉分离现象，根痛较少，括约肌功能障碍较早。髓外压迫者，运动、感觉障碍是向心形式，即自下自远侧向压迫水平发展。这是因为来自下肢痛、温觉传导纤维在脊髓内位于外侧，先于受到压迫之故。根痛较常见，括约肌功能障碍出现则较晚。脊髓受压期历时比根痛期为短，一般为数个月左右。但两期常相互重叠，不能截然分开。当出现长传导束症状之后，即应视为脊髓已遭到部分压迫。

(3) 脊髓完全受压期　亦即麻痹期、横断期，属本症的晚期。压迫已遍及到脊髓的整个横断面。尽管无肉眼所见的解剖上横断，但其功能已大部或完全丧失，脊髓受压平面以下的运动、感觉，膀胱、肛门括约肌功能，以及皮肤、指（趾）甲营养等均出现障碍。

上述脊髓受压的临床发病过程，以慢性髓外压迫性病变表现最为典型。病程越长则此三期的出现越明显。分期并非绝对的，常有交叉重叠，如在脊髓完全受压期，尚存在根痛的病例，也非罕见。但分期对了解和分析脊髓受压一般规律和帮助临床早日发现、抓紧治疗时机都有意义。

2. 症状与体征

(1) 感觉障碍　为脊神经后根、脊髓内的各种感觉传导束受到刺激或损害所致。包括疼痛、感觉过敏、感觉减退或缺失、感觉分离和感觉异常等。根性痛最为常见而且剧烈，已于前述。此外亦偶尔可见感觉传导束性疼痛，呈某一个肢体或半身的弥漫痛或烧灼样、针扎样痛。当髓外压迫波及脊椎时，可产生脊椎椎体性痛，表现为背部肌肉深层钝痛，常合并有局部肌肉痉挛强直，用力、咳嗽或体位改变时加剧，也可因坐位时减轻，卧位时加重等。感觉过敏，常在感觉减退或消失平面的上方有一条感觉减退较轻区域，再上方常存在一狭窄的感觉过敏带。感觉减退较轻区与感觉过敏带之间的界线，代表脊髓受压节段的上缘。当病变在脊髓中央区时，常损害交叉的脊髓丘脑束纤维，而一部分未交叉的触觉纤维及深感觉纤维可免受累及，产生分离性感觉障碍，即痛、温觉丧失而触觉及关节肌肉觉存在。常见于脊髓空洞症、髓内肿瘤，而髓外肿瘤则少见。白质前联合的损害则出现损害水平以下两侧对称性的痛、温觉丧失。后索受损害则产生损害平面以下的触觉、本体觉、振动觉的丧失。此外髓外压迫时出现相应节段的棘突压痛、叩痛亦较常见。感觉障碍是脊髓压迫症的重要体征，对判断髓内还是髓外压迫，特别是对压迫的定位诊断有重要的参考价值。

(2) 肌肉运动障碍与肌腱反射改变　病变累及前根、前角及皮质脊髓束时，产生肌力、肌张力和反射改变。早期为乏力、精细动作困难、步行易疲劳等现象，随后出现肌力减退直至完全瘫痪，前根和前角的损害以肌无力、肌张力低、肌萎缩和肌束颤动以及腱反射消失为主要表现，即所谓下运动神经元性瘫痪。病变在颈段及腰骶段尤为明显。当皮质脊髓束以及与运动有关的其他下行传导束受损害时，以肌无力、肌张力增加、腱反射亢进，出现病理反射为主要表现，即所谓上运动神经元性瘫痪。如果病变在脊髓颈膨大部位，既累及支配上肢的前根和前角，又累及支配下肢的皮质脊髓束，因此产生上肢的下运动神经元性瘫痪和下肢的上运动神经元性瘫痪。脊髓压迫症所造成的瘫痪一般为截瘫或四肢瘫，单肢瘫少见，偏瘫更少见。缓慢进行性的完全性截瘫，早期两下肢是伸性痉挛性瘫痪，刺激病变水平以下皮肤，可引出两下肢挺直，肌张力增高。也可出现反射性屈曲，称为屈曲痉挛性截瘫。临床上可把能引出此防御反射区域的上界，作为脊髓受压平面的下缘。受压水平以下的浅反射消失、腱反射亢进和出现病理反射，则为下行的皮质脊髓束同时受到损害所致。早期仅累及患侧，随后健侧也逐渐出现改变。晚期则变为松弛性瘫痪。

(3) 括约肌功能障碍　早期表现为排尿急迫、排尿困难，一般在感觉、运动障碍之后出现，而后变为尿潴留、顽固性便秘，最终大小便失禁。病变在脊髓圆锥部位时，括约肌功能障碍常较早出现。病变在圆锥以上时，膀胱常呈痉挛状态，其容积减少，患者有尿频、尿急，不能自主控制，同时有便秘。而病变在圆锥以下时，则产生尿潴留、膀胱松弛，当膀胱充满尿液后自动外溢，呈充溢性尿失禁。肛门括约肌松弛，稀的粪便自行流出，大便失禁。

(4) 营养性障碍　继发于肢体的感觉、运动障碍之后，皮肤干燥，易脱屑、变薄，失去弹性，皮下组织松弛，容易发生压迫性溃疡（压疮）。指（趾）甲失去光泽、增厚和脱落。关节呈强直状态。

(5) 自主神经功能障碍　脊髓 T2～L2 的灰质侧角内有交感神经细胞，在骶段内则有副交感神经细胞。当受压时或与高级中枢失去联系时，出现多汗、无汗、血管舒缩和立毛反射异常等改变，常伴有两下肢水肿，腹胀及发热（当压迫水平较高时导致大面积体表出汗障碍）。C8～T1 的灰质侧角有睫状脊髓中枢，损害时产生 Homner 综合征，为有价值的定位体征。

(四) 辅助检查

根据病史和体格检查，判断脊髓病变并不困难，但要精确地确定病变部位、程度和性质却非易事。尽管临床上某些有价值的病灶性体征可供定位诊断，但误差还是常有的，对病变程度和性质的判断与实际情况差距就更大些。因此，一般均需作进一步检查，特别是当考虑施行手术或作放射治疗之前，选择适合的辅助检查是不可缺少的。

1. 脑脊液检查

腰椎穿刺测定脑脊液动力变化和常规、生化学检查是诊断脊髓压迫症的重要方法。

(1) 脑脊液动力改变　当压迫性病变造成脊髓蛛网膜下腔阻塞时，颅内压不能传递到阻塞水平以下的脊髓蛛网膜下腔。因此出现阻塞水平以下的脊髓蛛网膜下腔压力低下，有时甚至测不出。脑脊液动力检查大致有三种结果：①脊髓蛛网膜下腔无阻塞；②部分阻塞；③完全阻塞。肿瘤体积的大小是导致蛛网膜下腔阻塞的主要因素，但肿瘤周围的蛛网膜是否有粘连亦有重要影响。此外，胸椎的管腔比腰段和颈下段为狭小，同样大小的肿瘤在胸段比腰段、颈段更早引起完全性阻塞。

(2) 脑脊液细胞计数　一般均在正常范围，炎性病变者多有白细胞计数增加；肿瘤有出血坏死者红细胞和白细胞计数可有增加。

(3) 脑脊液颜色与蛋白质含量　蛋白质含量少者无色透明，蛋白质含量高者呈淡黄至橘黄色。苯酚（石炭酸）试验可自（+）至（++++）不等，其定量每百毫升中自数百毫克至1g以上，放置一旁可自行凝固，称自凝现象。脊髓压迫症脑脊液蛋白质含量多少与脊髓蛛网膜下腔阻塞的程度、阻塞时间和阻塞水平的高低有关。一般阻塞越完全、阻塞时间越长、阻塞水平越低，蛋白质的含量也越高。肿瘤性压迫比非肿瘤性压迫蛋白质含量高，尤其是神经鞘膜瘤，其脑脊液蛋白质含量又比其他类型肿瘤为高。脊髓压迫症引起脑脊液蛋白质含量的增高，亦可因为脊髓供应血管受压迫而淤血缺氧，使血管壁的通透性增加，蛋白质渗出增加；还可因蛛网膜下腔阻塞，使远侧的脑脊液不能参与正常的循环，少量被吸收而浓缩所致。

应该指出，做腰椎穿刺脑脊液动力学检查时，由于可能引起肿瘤位置的移动（如神经鞘膜瘤），使脊髓压迫症状突然加重或疼痛加剧，事前必须估计到。在CT和MRI普及的年代，这些方法已很少应用。

2. X线检查

(1) 脊柱X线摄片　正位、侧位，必要时加摄斜位。脊柱损伤重点观察有无骨折、错位、脱位和椎间隙狭窄等。良性肿瘤约有50%可有阳性出现，如椎弓根间距增宽、椎弓根变形或模糊、椎间孔扩大、椎体后缘凹陷或骨质疏松和破坏。转移性肿瘤常见骨质破坏。病程早期可无任何变化，病程越长骨质改变出现率越高、程度亦重。

(2) MRI　能清楚地显示各不同轴线的断层图像，提供较清晰的解剖结构层次。对脊髓病变的部位，上、下缘界线，位置及性质能提供最有价值的信息。MRI是诊断脊髓病变最有价值的工具。

(3) CT　分辨率较高者肿瘤小于5mm便能检出，图像较清晰。CT能确切显示肿瘤位置和肿瘤与脊髓的关系。

（五）诊断与鉴别诊断

首先必须明确脊髓损害是压迫性的还是非压迫性的，通过必要的检查便可确定脊髓压迫的部位或平面，进而分析压迫是在脊髓内还是在脊髓外，以及压迫的程度，最后研究压迫病变的性质。这是诊断脊髓压迫症的基本步骤和要求。为此必须将病史、临床检查所得，结合辅助检查有关资料加以综合分析，一般均能正确做出诊断。

1. 脊髓压迫与非压迫的区别

脊髓压迫症的早期常有根痛症状，因此，需与能引起疼痛症状的某些内脏疾病相鉴别，例如心绞痛、胸膜炎、胆囊炎、胃或十二指肠溃疡以及肾结石等。当出现脊髓受压体征之后则需进一步与非压迫性脊髓病变相鉴别。

(1) 脊髓蛛网膜炎　本病起病缓慢，病程长，症状时起时伏，亦可有根痛但范围常较广泛。缓解期内症状可明显减轻甚至完全消失。脊柱X线平片多正常。脑脊液动力试验多呈现部分阻塞，伴有囊肿形成者，可完全阻塞。脑脊液白细胞增多，蛋白质可明显增高。脊髓造影可见造影剂在蛛网膜下腔分散成不规则点滴状、串珠状，或分叉成数道而互不关联。形态特殊，易于识别。

(2) 急性脊髓炎　起病较急，常有全身不适、发热、肌肉酸痛等前驱症状。脊髓损害症状往往骤然出现，数小时至数天内便发展到高峰。受累平面较清楚易检出，肢体多呈松弛性瘫痪，合并有感觉和括约肌功能障碍。应与无明显外伤的急性椎间盘突出作仔细鉴别。脊髓炎者脊髓蛛网膜下腔无阻塞，脑脊液白细胞数增多，以单核及淋巴细胞为主，蛋白质含量亦有轻度增高。若细菌性所致者以中性白细胞增多为主，蛋白质含量亦明显增高。

（3）脊髓空洞症　起病隐袭，病程长。早期症状常为手部小肌肉的萎缩及无力。病变多见于下颈段及上胸段，亦有伸展至延髓者。多数病例属脊髓胚胎发育异常。病变特征是在脊髓中央管附近有一长形空洞，其周边有神经胶质增生。因此临床表现的主要特点是病变水平以下感觉分离，即痛、温度觉缺失，触觉及位置、振动觉保存。下肢有锥体束损害体征。根痛少见，皮肤营养改变常很显著。可有家族史。腰穿无阻塞现象，脑脊液检查一般正常。

（4）脊柱骨关节肥大性改变　多见于中年以上患者。病变以颈下段及腰段最常见。颈段者初期有上肢手部麻木或肩部酸痛、沉重感等症状，棘突或棘突旁有压痛。症状常因颈部位置不当而加重，严重者出现手掌肌群萎缩。弹指试验阳性。转动头位时可发生头晕或眩晕等椎-基底动脉缺血症状。X线平片可见明显骨关节肥大性改变，脊柱生理弯曲消失，呈强直状，腰椎常见侧突。脑脊液检查一般正常。部分病例可伴有椎间盘突出，蛛网膜下腔呈不完全阻塞现象，脑脊液蛋白质含量亦相应增加。

（5）肌萎缩性侧索硬化症　为一种变性疾病。病变主要累及脊髓前角细胞、延髓运动神经核及锥体束，因此以运动障碍为主，一般无感觉障碍。早期可有根痛，其特征性表现是上肢手部肌肉萎缩和舌肌萎缩，严重者有构音困难。病变以上运动神经元为主时，腱反射亢进。脊髓腔无阻塞，脑脊液常规、生化检查正常。

（6）脊髓压迫症合并几种少见的临床症状　①压迫病变在高位颈段时，常伴有脑神经麻痹，特别是枕大孔区脊颅型肿瘤，如出现声音嘶哑、吞咽困难、耸肩无力，当三叉神经脊髓束受压迫时则有头面部痛觉减退，角膜反射减弱。偶见于多发性神经纤维瘤病，脊髓肿瘤同时伴有听神经瘤者。②水平眼震亦多见于脊颅型肿瘤，由于压迫内侧纵束（该束主要协调眼球运动，可自中脑下达 Ti 水平），或因病变影响小脑，或血循环障碍导致水肿等。③脊髓肿瘤伴有视神经盘水肿，以腰骶部肿瘤较常见，但总发生率并不高。临床检查除发现脑脊液蛋白质增高外，颅内并无异常，肿瘤切除后视神经盘水肿消失。可能原因为肿瘤影响了脑脊液吸收或同时伴有脑脊髓病理性分泌增加所致。

上述少见情况，在鉴别诊断时宜注意。

2. 脊髓压迫平面定位

早期的节段性症状，如根痛、感觉过敏区、肌肉萎缩以及腱反射减退或消失，均有助于压迫平面的定位。因此必须熟悉脊髓节段与脊柱关系，脊髓与支配的肌肉、各浅反射和肌腱反射中枢的节段位置。此外感觉障碍平面对定位亦属重要。一般说，感觉减退较轻区与感觉过敏带之间的界线，代表受压节段的上缘。而能引起防御反射区域的上界常可代表脊髓受压的下缘。脊髓造影或CT、MRI检查则可准确作出定位诊断。

3. 髓内压迫与髓外压迫的鉴别

临床症状出现的顺序可作鉴别的参考，如根痛，运动、感觉障碍的向心与离心发展，括约肌功能障碍的早晚等。但仅凭临床鉴别，有时难免出现较大误差，因此手术前还得靠CT或MRI检查来确定。

4. 确定压迫病因性质

对病变性质的分析，有助于手术前准备和预后估计。一般髓内或髓外硬脊膜下压迫以肿瘤为最常见。髓外硬脊膜外压迫，则多见于椎间盘突出，腰段、颈下段多见，常有外伤史。炎性压迫，如硬脊外脓肿，发病快，伴有发热等其他炎症特征。血肿压迫，常有外伤史，症状、体征进展迅速。转移性肿瘤，如肉瘤、淋巴肉瘤等，起病较快，根痛明显，脊柱骨质常有明显破坏。综合病史、临床体检和辅助检查资料，认真分析，多数病例手术前可得出正确诊断。

（六）治疗及并发症的预防

治疗原则是去除压迫病因。手术则是唯一有效的治疗方法。手术病死率极低，而效果大多良好，因此，应早期诊断，及时手术。良性肿瘤如神经鞘膜瘤、脊膜瘤、皮样及上皮样囊肿和椎间盘突出等，一般均能彻底切除。应用显微手术对髓内肿瘤如室管膜瘤、囊性变胶质瘤等，亦能全切除或大部切除。对晚期患者或肿瘤难以全切除者，做椎板减压术常可获得短期疗效。凡存在两个以上压迫病变不能一次手术切除者，原则上应先解除高位压迫，但术前对高位压迫定位不够明确或低位压迫比高位压迫严重者例外。手术后应积极辅以药物治疗、物理疗法，加强护理，以加快脊髓功能的恢复。对年迈及瘫痪患者应注意防治肺炎、压疮和尿路感染等并发症，晚期患者多因此类并发症致死，必须有足够的重视。

（七）预后

脊髓压迫症的预后取决于以下几种因素。

1. 压迫病因的性质及其可能解除的程度

髓外硬脊膜下肿瘤一般均属良性，能完全切除，其预后比髓内肿瘤和不能全切除的其他类型肿瘤为好，脊髓功能可望完全恢复。对可能切除的髓内肿瘤和血管畸形，除少数术后症状加重外，多数病例手术后症状可获相当满意的恢复，单纯作椎板切除，疗效短暂，亦有术后加重者。转移性肿瘤手术效果极差。蛛网膜囊肿、椎间盘突出（胸椎间盘突出手术疗效差）以及能完全切除的某些硬脊膜外炎性或寄生虫性肉芽肿，其手术疗效亦令人满意。因外伤所致的硬膜外血肿及其他异物造成的脊髓压迫，均应尽早施行手术切除，其疗效常取决于脊髓原发损伤的性质及程度。

2. 脊髓功能障碍的程度

在解除压迫之前脊髓功能尚未完全丧失者，手术效果大多良好，而术前脊髓功能完全丧失者，手术效果大多不佳。普遍认为当脊髓功能完全障碍超过半年以上者，即使压迫病变能完全解除，其功能恢复亦不满意。但亦有个别病例完全瘫痪已 1 年以上，手术解除压迫后，脊髓功能仍获得相当恢复。这充分说明脊髓对慢性压迫具有极好的耐受能力。因此，对那些脊髓功能已完全消失但压迫可能完全解除的病例，不应放弃治疗及失去信心。亦有认为瘫痪肢体仍处于痉挛性者，如能解除压迫均有恢复的可能。

3. 脊髓受压平面的高低

一般而言，高位的压迫比低位压迫预后差。但亦曾遇到同样大小的肿瘤，在下颈段比胸段手术效果更佳者，这可能是胸段椎管腔比下颈段椎管腔狭窄，手术时脊髓遭受损伤机会较大有关。

4. 压迫病因解除的早晚

病因解除越早，脊髓功能恢复越好。

5. 急性压迫与慢性压迫

急性压迫，脊髓的代偿功能来不及发挥，因此比慢性压迫预后为差。

6. 解除压迫后脊髓功能恢复程序

一般浅感觉恢复较快，少数病例当压迫解除，痛觉即有一定程度恢复，或感到原有的束紧感消失。感觉恢复总是自上而下，而运动障碍的恢复往往自指（趾）端开始，括约肌功能障碍的恢复出现最晚。若术后 1 个月以上脊髓功能不见丝毫进步者，提示预后不良。

二、椎管内肿瘤

椎管内肿瘤也称为脊髓肿瘤，包括发生于椎管内各种组织如神经根、硬脊膜、血管、脊髓的原发性和转移性肿瘤，为脊髓压迫症的常见病因。

（一）发病率

原发性椎管内肿瘤的人群每年发病率为 0.9～2.5/10 万人，远较颅内肿瘤为低。颅内肿瘤与椎管内肿瘤的发病比例，各家统计差别较大，为 3∶1～12∶1。仁济医院和瑞金医院自 1963 年到 1999 年，共收治脊髓肿瘤 933 例，与同期脑瘤比例为 1∶8.7。北京市神经外科研究所报告手术治疗椎管内肿瘤 773 例，与同期手术治疗脑瘤的比例为 1∶11.2。发病年龄，原发肿瘤以中年为多；转移性肿瘤以老年居多；10 岁以下的儿童极少见，大多为恶性肿瘤。本组年龄最幼者 5 岁，最长者 73 岁，以 30～49 岁发病率最高，男女差异不大。

（二）病理类型

脊髓肿瘤可起源于脊髓外胚叶室管膜和胶质细胞，如神经胶质瘤、神经纤维瘤；可起源于脊髓的中胚叶间质，如脊膜瘤；亦可由椎管周围组织直接侵入椎管，如淋巴肉瘤；或来自身体其他部位恶性肿瘤的转移，如肺癌、鼻咽癌、乳腺癌、甲状腺癌等。常见的椎管内肿瘤有神经鞘瘤、脊膜瘤，胶质瘤、先天性肿瘤、转移瘤等，其他病理类型少见。

1. 神经鞘瘤

神经鞘瘤又名施万细胞瘤，多见于 30～40 岁的中年人，性别差异不大。少数患者有多发肿瘤，即同一时期有两个以上椎管内神经鞘瘤。脊神经鞘瘤的大小通常长 1～3cm，有光滑完整的包膜，并可呈部分囊性变。有时肿瘤沿神经根生长，穿过硬脊膜到达硬膜外，或穿过椎间孔长到椎管外，形成葫芦状或哑铃状，造成椎间孔的扩大及破坏。

2. 脊膜瘤

其发病率仅次于神经鞘瘤，居脊髓肿瘤的第 2 位，但远较颅内的脑膜瘤为少。脊膜瘤较多见于中年女性。好发于胸段，其次颈段，腰骶段甚少。肿瘤表面光滑，亦可呈结节状，包膜完整。其血液供应来自脊膜，故常见肿瘤附近的脊膜血管增生粗大。

3. 胶质瘤

多位于髓内，以室管膜瘤、星形细胞瘤为多，少突胶质瘤、混合性胶质瘤、多形性胶质母细胞瘤偶亦可见。

（1）室管膜瘤　占脊髓髓内肿瘤的60%，中年男性较为多见。自脊髓中央管发生，或自终丝长出。多见于颈胸段，其次为腰骶段，有时肿瘤可累及脊髓几个节段。

（2）星形细胞瘤　占脊髓髓内肿瘤的30%，以20～30岁女性较多见。多位于脊髓颈胸上段，外观呈梭形肿胀，有时连绵数节，质地较软，可有出血。其横断切面可见肿瘤质地中等，灰红色，有时出血囊变，与脊髓无明显的界限。

4. 血管网状细胞瘤

属真性血管源性肿瘤，但往往以软脊膜为基底，与脊髓组织分界清楚。多发性肿瘤也很常见。

5. 先天性肿瘤

（1）畸胎瘤　脊髓的畸胎瘤甚少，肿瘤可生长在硬膜外、硬膜下或髓内，其部位以脊髓的背侧及背外侧较多。肿瘤表面不规则或分叶状，与周围组织粘连，切面上可见软骨、骨骼或毛发，常伴有并发囊变、自发性出血及中央坏死。

（2）上皮样及皮样囊肿　好发于腰骶部，可见于髓外或髓内。在中枢神经系统中，上皮样囊肿较皮样囊肿为多。

（3）脂肪瘤　约占脊髓肿瘤中的1%，男女差异不大，以20～30岁为多见，好发于胸段，可位于硬脊膜外，亦可位于蛛网膜下，后者多为髓内。约有1/3的患者伴有先天性畸形，如脊柱裂等，位于髓内者常部分露出表面。

（4）脊索瘤　起源于胚胎的脊索残余，好发于男性的骶尾部，少数可见于脊柱的其他部位。起于骶骨的脊索瘤常将骶骨大部分破坏，并向前侵入盆腔，向后压迫马尾神经根。肿瘤四周有纤维组织包围，质地较脆软，有时呈胶冻状。

6. 转移性肿瘤

好发于硬脊膜外，以中老年人较多见。原发病灶最多为肺癌，其次为乳腺癌、前列腺癌、鼻咽癌、肉瘤、甲状腺癌、子宫颈癌及直肠癌等。

（三）肿瘤的节段分布与解剖分类

脊髓肿瘤各节段的分布与脊髓各节段的长度大致相同。本组患者按发病率多少给予分析肿瘤部位，以胸段最高，达67%；其次为颈段，为23%；腰骶及马尾部占10%。不同性质肿瘤的节段分布并不相同。神经鞘瘤、脊膜瘤、星形细胞瘤和血管瘤基本按各节段脊髓长度比例分布，而先天性肿瘤好发于圆锥和终丝，血管网状细胞瘤多发生于颈段。有些髓内肿瘤生长节段较长，跨颈、胸段或胸、腰段。

根据肿瘤生长的部位及脊髓、脊膜的关系，可将脊髓肿瘤分为髓内、硬脊膜下髓外及硬脊膜外肿瘤三类。

1. 髓内肿瘤

占椎管内肿瘤的10%～15%，主要为室管膜瘤、星形细胞瘤，少数为血管网状细胞瘤、先天性肿瘤、脂肪瘤、转移瘤或神经鞘瘤。

2. 硬脊膜下髓外肿瘤

最常见，约占60%，主要为神经鞘瘤和脊膜瘤，少数为先天性肿瘤、肉瘤或转移瘤。

3. 硬脊膜外肿瘤

占椎管内肿瘤的15%～25%，肿瘤的病理性质繁纷，但多为恶性肿瘤，如转移瘤和肉瘤。此外还有脂肪瘤、血管瘤、软骨瘤、骨瘤、神经鞘瘤、脊膜瘤、胶质瘤和囊肿等。

（四）临床表现

脊髓肿瘤的病程长，进展缓慢。它的主要表现为进行性的脊髓压迫，包括病变节段以下的感觉障碍、运动障碍、自主神经系统症状及包括括约肌功能障碍。现将不同部位的脊髓肿瘤之临床表现，分别叙述于下。

1. 髓内肿瘤

好发于中年人，以胸段及颈段多见。发病过程缓慢，首先出现的症状为感觉障碍。由于肿瘤侵及脊髓白质前连合，早期可有感觉分离现象。肿瘤沿脊髓的纵轴发展，故感觉水平的上界常不恒定，根痛少见。当肿瘤逐渐扩大侵及前角及皮质脊髓束时即出现运动障碍，且多呈离心发展，即先出现于病变节段，逐步向远侧扩展。括约肌功能障碍的出现常较髓外肿瘤为早。脑脊液检查，蛋白定量变化不大，常在正常范围内。

2. 硬脊膜下脊髓外肿瘤

好发于胸段，次为颈段及腰段。除少数恶性肿瘤外，起病及病程皆极缓慢。根痛为早期较突出的症状，神经鞘瘤患者尤为显著。因肿瘤多发生于脊髓背外侧，早期刺激脊神经根后根，引起沿神经根分布区的放射性疼痛，开始时限于一侧，逐渐可扩大到两侧或两侧交替出现。当神经根逐渐破坏，疼痛区出现感觉障碍。肿瘤如位于脊髓背侧，压迫或侵入后索后角，出现病变以下的位置觉丧失及感觉性共济失调。若肿瘤位于腹侧，锥体束征常较明显，并有相应节段的局限性肌肉萎缩。若肿瘤偏于一侧，压迫一侧脊髓，可无根痛，感觉症状出现亦较迟，但可出现布朗-塞卡综合征，不过临床上典型的布朗-塞卡综合征并不多见。病程的后期出现脊髓完全横贯性损害，表现为病变水平以下的肢体痉挛性瘫痪、感觉障碍、自主神经功能紊乱及营养障碍，膀胱和直肠的括约肌障碍。亦有少数患者长期不产生症状或仅有轻微的感觉障碍。由于肿瘤在蛛网膜下腔内生长，阻塞现象发生较早。脑脊液中蛋白定量增高，尤其为神经纤维瘤病例，大多在1.2g/L以上。损伤、腰椎穿刺及妊娠可使症状突然加重。

3. 硬脊膜外肿瘤

以50岁以上患者最多，其次为中年人，亦有儿童。如系恶性肿瘤或转移性肿瘤，病程较短。发病初期有明显根痛，常伴有局部棘突的剧痛。患者可清楚地指出背部皮肤疼痛区，随即很快出现瘫痪。病变部位棘突有明显叩击痛，原发灶有时不易找到。脊柱平片常有明显的骨质破坏，尤其是椎体。由于骨质破坏，局部穿刺可得血性液体及碎块状组织，作显微镜检查常可找到肿瘤细胞。

（五）诊断及鉴别诊断

椎管内肿瘤可根据下述线索作出诊断。

1. 病史

详细的病史及完整的神经系统检查为诊断脊髓肿瘤的首要条件。一般病程较长，1～3年，马尾肿瘤可达10年以上。发病后可出现持续性进行性脊髓受压症状。由于脊髓本身有代偿能力，有些患者可出现一定程度的缓解，然后再恶化，故病程可有波动性。但恶性病变，如肉瘤、癌肿等则于数周至数月出现瘫痪。尚有更快者，如肿瘤出血可在数小时内出现布朗-塞卡综合征或脊髓横断损害，称脊髓卒中。有恶性肿瘤史则有椎管内转移的可能。

2. 体格检查

完整、反复的神经系统检查可早期作出脊髓肿瘤的诊断。感觉障碍的平面、腱反射的减弱或消失、肌肉萎缩的分布和棘突叩痛可有助于肿瘤的定位。

3. 脑脊液检查

椎管内肿瘤患者进行腰椎穿刺有一定危险性，放液后可使病情突然加重，应慎重行之。脑脊液生化改变呈蛋白细胞分离现象，即蛋白含量增高，而细胞数正常。

4. 脊柱平片

椎管内肿瘤有50%可于平片中见骨质变化，如椎弓向内凹入、变薄，骨质萎缩、稀疏，轮廓模糊，甚至破坏消失，椎弓根间距离增宽，椎体后缘有弧形压迹等。斜位片可见椎间孔扩大，椎板被压薄。

5. CT 检查

平扫的诊断价值不大，于病变部位可见椎管膨胀、扩大，椎体后缘受压，椎管内软组织填充，脊髓被推向一侧。增强扫描可显示某些高血运肿瘤，如血管网状细胞瘤。

6. 脊髓血管造影

主要用于血供丰富的椎管内肿瘤，如髓内血管网状细胞瘤的诊断。在血管造影中有早期血管出现，并有持续均匀的结节状染色，边界清楚，可伴有血管移位和增粗的引流静脉。

7. MRI

由于MRI可提供各个层面的清楚解剖图像，在显示脊髓及椎管内肿瘤方面最为有利，是目前最具诊断价值的方法。它不仅能显示瘤的大小、数目、位置，并可将瘤与脊髓的关系显示清楚。在注射顺磁对比剂Gd-DTPA后作增强扫描，能在T1W上显示顺磁效应，增强肿瘤的信号强度，较CT扫描更清晰地显示肿瘤及其周围的结构。

椎管内肿瘤常需与椎间盘突出症、脊髓蛛网膜炎、脊椎结核、运动神经元疾病、脊髓空洞症、脊柱肥大性骨关节炎、脊髓血管性疾病、多发性硬化及脊髓亚急性联合变性等鉴别。

（六）治疗和预后

诊断明确后，应予以早期手术治疗。手术效果与神经症状出现的时间、范围、程度及肿瘤性质、部位有关。显微外科的开展，使脊髓肿瘤切除的效果进一步提高。髓内肿瘤的手术时机最好选择在患者神经系统状态中度障碍时，这样将会取得良好的效果。髓内室管膜瘤的手术全切除率可达90%～100%，术后神经功能障碍得到满意恢复，大部分患者留有不同程度的感觉障碍；全切除后极少复发，术后不必放疗，而未能全切者应常规放疗。髓内星形细胞瘤全切除率低，仅35%～40%；预后主要与肿瘤的恶性程度有关，术后应常规放疗。髓内脂肪瘤全切除几乎是不可能的，勉强切除肿瘤会造成严重后果；大部分切除肿瘤即可达到有效减压并长期控制肿瘤生长和病情恶化的目的。髓内血管网状细胞瘤需做肿瘤全切除，远期疗效满意。

对于椎管内的恶性肿瘤，包括转移瘤，应采用综合治疗方法。由于术后脊髓受压症状常不能得到很好的改善，预后较差，因此要掌握好手术适应证。手术原则是作充分的椎板切除减压，并尽可能切除肿瘤，以解除对脊髓的压迫。术后应积极寻找和治疗原发病灶，并进行放射治疗和化学治疗。

髓外硬膜下肿瘤多属良性，有利于全摘除，疗效较佳。与肿瘤紧密粘连的神经根应电凝切断后连同肿瘤一并切除。但在颈膨大和腰膨大部位需注意，过多切断神经根将导致上肢或下肢的部分功能障碍。极少数巨大马尾肿瘤，因与多数神经根粘连甚紧，只能作部分或大部摘除，尽量避免马尾神经损伤，以免造成严重的括约肌障碍。哑铃形肿瘤可分为椎管内部分和椎管外部分，手术可一期或二期切除。但无论是一期或分期手术，均应先切除椎管内部分，否则从椎管外向椎间孔内分离可伤及脊髓。

截瘫患者应加强术后护理，预防褥疮、呼吸道及尿路感染，并加强肢体被动活动，防止挛缩及关节畸形，并辅以康复疗法。

（牟燕飞）

第四节　上消化道大出血

一、临床概述

常见肿瘤为胃十二指肠肿瘤和食管癌。

上消化道大出血常见发病原因如下：①肿瘤本身所致，肿瘤侵蚀血管，特别是并发感染、溃疡，是导致出血的重要因素；肿瘤广泛侵犯骨髓，导致全血减少；肿瘤侵犯脾脏引起脾功能亢进；肿瘤导致 DIC。②医源性因素，化放疗后引起骨髓造血功能低下，血小板减少；或肿瘤（尤其是淋巴瘤）经化疗后迅速坏死、出血。

二、临床表现

呕血和黑便是两大主要表现。其他症状有头晕、心悸、出汗、恶心、口渴、乏力、烦躁不安、意识模糊、皮肤湿冷、脉搏细速、血压下降。可出现氮质血症、发热。如短期大量出血可能出现低血压休克，甚至死亡。

三、诊断要点

患者有发生上消化道大出血的危险因素，且出现呕血或黑便，呕吐物或便潜血（+），血红蛋白下降；如果没有呕血黑便发生，但血红蛋白短期内迅速下降，甚至出现血压下降的情况，即可临床考虑消化道出血。有条件的患者可以进行胃镜检查，如患者一般情况差，或有明确的消化道肿瘤病史，可以临床诊断，不用做胃镜。

四、治疗原则

（1）如患者正在化疗或放疗，则暂停针对肿瘤的治疗。

（2）停用可能引起出血的药物。

（3）患者绝对卧床休息，采取平卧位，并将下肢抬高，保持安静。

（4）严密观察患者脉搏、血压及出血的情况，心电监护。

（5）禁食水，静脉营养。

（6）加强呕血、便血时的护理，呕血时头侧向一边，防止窒息。便血时应注意预防压疮的出现和肛门的护理。

（7）止血措施：置入胃肠引流管，经胃管注入冰盐水或凝血酶；静脉使用抑酸药物；生长抑素治疗；如因血小板缺乏、凝血功能障碍或 DIC 等引起可补充血小板、新鲜血浆，纠正 DIC。食管胃底静脉破裂出血者，可用三腔二囊管压迫止血。

（8）抗休克治疗：积极补充血容量，迅速建立静脉通道，尽快输液、配血，使用留置套管针。如已经出现血压下降，补液同时给予升压药物。

（9）内科治疗无效，可外科会诊手术。

（牟燕飞）

第五节 急性腹泻综合征

一、概况

肿瘤患者常常会出现腹泻，主要原因有肿瘤相关性、化疗相关性和感染性。肿瘤相关性腹泻多见于内分泌性肿瘤，如血管活性肠肽（VIP）瘤、胃泌素瘤、其他 APUD 瘤、类癌综合征等，这些肿瘤可产生一种或多种生物活性物质，引起水和电解质紊乱，进而导致肠腔内液体分泌过多。

治疗相关性腹泻可以是外科手术并发症，或是化疗、放疗相关毒性。肠切除，尤其是右半结肠切除术，导致结肠表面积减少，水重吸收减少，肠腔内液体增多。手术后胃肠道动力异常、胃肠道内存在占位等也是引起腹泻的常见原因。无论是小肠还是大肠的放疗，均可导致肠腔萎缩，肠道内物质通过增快，重吸收能力减弱，进而引起腹泻。一些化疗药物，如甲氨蝶呤、放线菌素 D、多柔比星、拓扑替康、伊立替康等都能引起腹泻，尤以 5-氟尿嘧啶和伊立替康为显著。

感染也是肿瘤患者腹泻的一个重要因素。由于肿瘤患者的免疫功能低下，肠道防御屏障功能减弱，肠道中的条件致病微生物常常引起感染性腹泻。一些细菌，如志贺菌、大肠埃希菌、伤寒沙门菌等，可直接侵犯肠道黏膜而致腹泻。一些细菌，如难辨梭状芽孢杆菌、部分大肠埃希菌等可通过产生肠毒素而导致分泌性腹泻。在移植患者中，移植物抗宿主疾病（GVHD）也可累及胃肠道，导致严重腹泻，这可以是 GVHD 危及生命的首发表现。

二、临床表现和诊断

肿瘤患者的腹泻可以迅速导致脱水、电解质紊乱等危及生命的后果。因此，早期发现、早期治疗急性腹泻非常重要，尤其是识别那些可能发展为严重腹泻的高危患者格外重要。发生严重腹泻的高危因素包括：①术后伴有肠道蠕动或肠道供血受阻；②有糖尿病、胶原血管疾病、炎症性肠病等基础疾病；③以 5-氟尿嘧啶或拓扑替康为基础的方案进行化疗。

仔细的问诊和体检非常重要。询问患者最近使用抗生素情况，是否接触过类似患者，最近饮食情况。

评价患者腹泻严重程度时，我们最常用的工具是美国国家癌症研究关于化疗药物毒副作用判定标准（NCI-CTC）。腹泻可以伴有或不伴有腹痛、恶心、呕吐，但腹部反跳痛及腹壁紧张感很少见。

实验室检查包括血常规、肝肾功能、血液生化、粪便常规和培养等。值得注意的是，在中性粒细胞缺乏的患者中，粪便镜检未发现白细胞并不能排除感染的存在。影像学检查（腹部平片或 CT）往往也是必需的。怀疑移植物抗宿主疾病时，应行内镜活检以明确诊断。

三、治疗

（一）肿瘤相关性腹泻

治疗主要依据腹泻的病因及腹泻的临床表现。重度腹泻需要积极的支持治疗，补充电解质. 密切监测病情。晚期癌症恶病质患者若丢失大量水分，很快会有生命危险。而且，在很短时间内患者病情会明显加重，而临床症状并未明显加重。

（二）化疗相关性腹泻（CID）

1. 非药物性处理

包括：①避免接触有可能加剧 CID 的食物，如避免牛奶、高脂肪食物等；②限制或避免咖啡因和酒精；③停止使用通便药、粪便软化剂及肠动力药。

2. 阿片类止泻药

轻度腹泻可口服止泻药，难辨梭状芽孢杆菌引起的腹泻应联合使用抗生素。重度腹泻应给予药物治疗，首选阿片类药物地芬诺酯或洛哌丁胺，这些药物通过抑制小肠和大肠蠕动而减轻腹泻。随机试验证实：洛哌丁胺 2mg，每 4h 1 次时，止泻效果最好。大剂量洛哌丁胺（2mg，每 2h 1 次）对伊立替康引起的腹泻有效。

3. 奥曲肽

一种人工合成的生长抑素类似物，因口服生物利用度很低，只能皮下注射。奥曲肽可直接作用于消化道上皮细胞，减少胰腺和消化道腺体的激素分泌，包括血管活性肠肽、胃泌素、胰岛素、血清素，调节肠道功能，被用于治疗多种腹泻，包括放射性肠炎、化疗诱导腹泻、艾滋病、移植物抗宿主病、治疗相关腹泻、肿瘤相关腹泻等。奥曲肽的疗效为剂量依赖性，剂量越高疗效越强，而毒性并没有明显增强。在Ⅰ期临床试验中，最大耐受剂量为 2000μg，剂量限制性毒性主要是注射部位超敏反应和无症状性低血糖。多项研究结果显示：骨髓移植患者出现难治性、化疗相关性腹泻，奥曲肽疗效较洛哌丁胺好。不论腹泻程度，若大剂量洛哌丁胺治疗无效，推荐使用奥曲肽。奥曲肽的起始剂量为 100～150μg，皮下注射。若无效，则每次剂量可提高 50μg，每日最大剂量可至 2000μg，直至腹泻缓解。NCI 正在赞助一项随机对照临床试验，以探索奥曲肽治疗肿瘤相关性腹泻的最佳剂量和给药频次。

（三）感染性腹泻

及时纠正水和电解质紊乱、控制饮食、合理应用抗感染药物治疗一般可以自愈。

（牟燕飞）

第六节　急性肿瘤溶解综合征

急性肿瘤溶解综合征（ATLS）是指由抗癌治疗引起肿瘤细胞短期内大量溶解，释放细胞内代谢产物，引起以高尿酸血症、高血钾、高血磷、低血钙和急性肾衰竭为主要表现的一组临床综合征。可发生于任何肿瘤细胞增殖速度快及治疗后肿瘤细胞大量死亡的患者，一般常见于急性白血病、高度恶性淋巴瘤，较少见于实体瘤患者，如小细胞肺癌、生殖细胞恶性肿瘤等。急性肿瘤溶解综合征具有以下特征：高尿酸血症、高钾血症、高磷血症而导致的低钙血症等代谢异常。少数严重者还可发生急性肾功能衰竭、严重的心律失常如室性心动过速和心室颤动。

一、病因学

ATLS 最常发生于对化疗有良好应答的白细胞增多性急性白血病和恶性血液病及各种实体瘤，甚至可发生于未行治疗的肿瘤患者。ATLS 的高危因素为巨型和对化疗敏感的增生迅速的肿瘤。治疗前乳酸脱氢酶水平升高（与肿瘤体积大小有关）是发生 ATLS 的重要预测因子。治疗前肾功能不全的存在也增加发生 ATLS 的危险。据报道，放射治疗、皮质类固醇、激素制剂、单克隆抗体等也可引起 ATLS。包括紫杉醇、氟达拉滨、依托泊苷、沙利度胺、硼替佐米、唑来磷酸和羟基脲等药物也可引起 ATLS。ATLS 的发生不限于系统治疗给药，鞘内化疗和化疗药物栓塞治疗也可引起 ATLS。罕见情况下，妊娠和发热等也可引起 ATLS，尚有全身麻醉引起 ATLS 的报道。

二、病理生理机制

对于 ATLS 的发病机制，研究认为主要是由于大量的细胞破坏，细胞内离子及代谢产物进入血液，导致代谢异常及电解质紊乱。

1. 细胞凋亡

临床上治疗恶性肿瘤的基本策略是杀灭恶性增殖的肿瘤细胞，如常规细胞毒化疗和诱导细胞分化。肿瘤细胞的死亡包括细胞凋亡和细胞坏死。细胞凋亡也称程序化细胞死亡，是多细胞生物体重要的自稳机制之一，它通过主动清除多余的、特异性或分化能力与机体不相适应的以及已经衰老的无功能细胞，在胚胎发育造型、细胞数量的精细调控以及清除潜在的危险细胞等方面发挥其特有的功能。即将发生凋亡的细胞出现以下变化过程。

(1) 首先出现胞浆空泡，这可能来自于扩张的内质网，后者与胞膜融合，并自胞内排出。

(2) 凋亡细胞最典型的形态学特征体现在细胞核的变化，表现为染色质向核周“崩溃”开始，进而形成一个或多个大的块状结构，此时，核膜保持完整，染色质进行性固缩。

(3) 整个凋亡过程中最富有特征性的生物化学改变是DNA降解。

(4) 继核固缩和DNA降解后，形成所谓的凋亡小体而被吞噬细胞（主要是巨噬细胞）清除，而细胞凋亡过程中因细胞内含物不释放入细胞外环境而不引起炎症反应和组织损伤。

事实上，目前大多数化疗药物是通过诱导细胞凋亡而清除肿瘤细胞的，常用的化疗药物如烷化剂、蒽环类、抗代谢类以及激素类等都引起细胞凋亡。当肿瘤细胞高度敏感或药物浓度超过一定程度时，就会引起大量细胞坏死，其代谢产物和细胞内有机物质进入血流，引起明显的代谢和电解质紊乱，尿酸、磷酸盐、戊糖和β-氨基丁酸在血中浓度急剧增高。另外大量细胞崩解，细胞内的钾大量释放血液中，引起血钾增高，严重的病例还会引起肾功能不全，最终导致ATLS的发生。

2. 高尿酸血症

嘌呤物质在人体中分解为尿酸，由尿和粪便排出。体内尿酸有两个来源，最主要是从核酸和氨基酸分解而来，其次是从食物中核苷酸分解而来。化疗后大量肿瘤细胞溶解，核酸分解而使尿酸生成大大增多。体内尿酸大部分是以游离尿酸盐形式随尿排出，其等电点为5.14，达等电点时，尿酸几乎以游离形式存在，而在肾小管尤其是集合管腔内pH接近5.10，肾排泄尿酸有赖于肾小管过滤，近曲小管分泌和重吸收，排出量与尿酸在尿中的溶解度有直接关系。当肾脏不能清除过多尿酸，尤其是尿pH低时，尿酸则以尿酸结晶的形式存在而很少溶解。尿酸结晶在肾远曲小管、肾集合管、肾盂、肾盏及输尿管迅速沉积，或形成尿酸盐结石，导致严重尿路堵塞而致急性肾功能不全。表现为少尿、无尿及迅速发展为氮质血症，如不及时处理，病情恶化可危及生命。

3. 高钾血症、高磷血症、低钙血症

化疗后细胞迅速溶解，大量钾进入血液，导致高钾血症。另外，ATLS发生代谢性酸中毒，使K^+-H^+交换增加，未裂解的细胞中钾离子大量进入细胞外，以及肾功能不全使钾排出减少均可导致高钾血症。肿瘤细胞溶解，大量无机盐释放致高磷血症。因血中钙磷乘积是一个常数，血磷增高多伴有低钙血症。因此，高磷酸血症及低钙血症也较常见，高磷酸血症与高尿酸血症症状相似。

4. 代谢性酸中毒

ATLS常伴有代谢性酸中毒，其机制如下。

(1) 肿瘤负荷增加，氧消耗增加，肿瘤患者血黏稠度增高，微循环障碍，组织灌流不畅，而形成低氧血症，使糖代谢中间产物不能进入三羧酸循环被氧化，而停滞在丙酮酸阶段并转化为乳酸。

(2) 高热、严重感染可因分解代谢亢进而产生过多的酸性物质。

(3) 肿瘤细胞的溶解，释放出大量磷酸，加之排泄受阻，从而使机体内非挥发性酸增多。

(4) 肾功能不全时，肾脏排出磷酸盐、乙酰乙酸等非挥发性酸能力不足而在体内潴留，肾小管分泌 H^+ 和合成氨的能力下降，HCO_3^- 重吸收减少。

5. 急性肾功能不全

肾功能不全是ATLS最严重的并发症，并且是导致死亡的主要原因。发生肾功能不全可能与血容量减少以及尿酸结晶或磷酸钙沉积堵塞肾小管导致肾功能急性损害有关。但引起肾血流量减少的影响因子仍不明确。恶性肿瘤患者血容量减少的原因主要与患者的消化道症状有关。加之在接受放疗或化疗期间，消化功能进一步紊乱，如恶心、呕吐、食欲下降，经口摄入量减少，血容量减少，有效循环血量随之减少而引起肾脏缺血，肾血灌注量减少，肾小球滤过率降低，引起少尿、无尿，肌酐、尿素氮升高。

三、临床表现

轻症者可无明显不适感，临床症状与代谢异常程度有关。

1. 急性并发症

多以高热起病（39～40℃）。

2. 高尿酸血症

恶心、呕吐、嗜睡、血尿、尿酸增高、肾功能不全、偶有痛风发作。

3. 高钾血症

疲乏无力，肌肉酸痛、心律失常、甚至心脏骤停。

4. 高磷血症及低钙血症

神经肌肉兴奋性增高、手足抽搐、皮肤瘙痒、眼和关节炎症、肾功能损害。

5. 代谢性酸中毒

疲乏、呼吸增快、严重者可出现恶心呕吐、嗜睡、昏迷。

6. 氮质血症和肾功能不全

尿少、无尿，血肌酐和尿素氮迅速增高。

四、诊断标准

(1) 化疗后4天（一般1～7天）内出现血钾、血磷、血清尿酸、尿素氮升高25%。

(2) 或血清钙降低25%。

(3) 血清钾大于6mmol/L。

(4) 或血肌酐大于221μmol/L。

(5) 或血清钙小于1.5mmol/L。

(6) 心律失常。

(7) 急性肾衰竭。

五、鉴别诊断

ATLS的主要鉴别诊断为急性肾衰竭（ARF），这是由于除ATLS外，尚有许多其他原因引起肿瘤患者的肾衰竭，其中包括血容量耗竭（如由腹泻、呕吐和出血引起等）、盆腔或腹膜后肿瘤引起的肾后性尿路梗阻所致的肾衰竭。引起ARF的肾实质疾病包括肾肿瘤、骨髓瘤肾病等。另外，化疗药物或抗生素的肾毒性、造影剂性肾病、血管炎以及冷球蛋白血症性肾小球肾炎等也可引起ARF。但结合血容量耗竭、高尿酸血症、高钾血症、高磷血症和低钙血症等的存在支持ATLS的诊断而不考虑其他原因造成的肾衰竭。

六、实验室检查

1. 血液生化检查

大多数ATLS患者的钾、磷、钙和尿酸的异常发生于开始化疗的最初2～3天，高钾血症是最常见的危及生命的异常，在开始化疗的最初48～72h，应对高危患者进行有关血尿素氮、肌酐、磷、尿酸、乳酸脱氢酶和钙等的实验室监测，如发现ATLS的证据，则应对上述参数进行至少每日2次的检测。

2. 尿液的pH值

如发生高尿酸血症，则应行碱化尿液的治疗，以预防尿酸在肾脏的沉淀。但在碱化尿液的过程中应时常检查尿pH以指导化疗的强度。

3. 其他检查

鉴于增加尿量有助于抑制晶体在肾小管的沉积，因此，为评估患者的补液是否合适，密切监测尿量是必要的。为了解心脏变化情况，应反复进行心电图和动态心电图检查，如此可能发现由钾、钙异常所致的致命性心律失常。

七、治疗

1. ATLS的治疗原则

（1）鉴定高危患者并立即开始预防性治疗。

（2）尽早识别肾代谢并发症，并迅速实施包括血液透析在内的支持治疗。

2. 治疗方法

包括服用别嘌呤醇、碱化尿液、补液、甘露醇、呋塞米等，经常监护出入量、血清尿酸、电解质、尿素氮和肌酐，如无利尿，须作腹膜或血液透析。

（1）一般治疗　心电监护，每12～24h监测肾功、电解质直到正常。

（2）静脉水化　24～48h内开始静脉补液水化，稀释血液中的各种离子浓度，增加肾血流量，液体量每天大于3000mL；必要时予以利尿剂，保持每天尿量3000mL以上，如单独静脉利尿剂不能保证足够尿量，可以考虑静脉使用甘露醇200～500mg/kg（静脉补液可以增加肾小球滤过率，防止尿酸结晶沉积）。

（3）碱化尿液　5%碳酸氢钠100～150mL静脉滴注1次/日，氢氧化铝片600mg口服3次/日。使尿pH维持在7.0～7.5之间，一旦高尿酸血症纠正，应停止碱化尿液。

利：增加肾小管中尿酸盐的溶解度，加速尿酸盐的排出，可以减少尿酸沉积。

弊：pH过高会引起继发性黄嘌呤和磷酸钙在肾内的结晶，加重低钙血症症状。

（4）纠正电解质紊乱

① 高磷：补液，利尿，口服氢氧化铝凝胶，50mg/(kg·次)，每8h一次，抑制肠道吸收磷。

② 低钙：一般无需补钙，因为补钙有可能加重钙磷的沉积造成肾功能损害，仅在出现低钙症状时补钙。

利：控制低钙血症症状。

弊：增加了钙磷的沉积。

③ 高钾：可用多种方法治疗高钾血症，但从机制上可分为两种式：一是促进钾离子向细胞内转移（葡萄糖、胰岛素或碳酸氢钠）；二是使钾快速排出体外（速尿促其通过尿液排出体外，聚苯乙烯磺酸钠树脂促其通过肠排出）。出现高钾血症或低钙血症者，应做心电图检查，并长期监测心律，直至高钾血症纠正。对继发于高钾血症和低钙血症的潜在性心律失常，可以通过静脉给予钙剂，以保护心肌。推荐的治疗方法如下：a. 血清钾不高于5.5mmol/L，增加静脉输液量，生理盐水和静脉给予呋塞米一次（20mg）即足够。也可用碳酸氢钠2安瓿（89mmol/L）替代生理盐水加入1L 5%葡萄糖或水中给予静脉滴注。b. 血清钾水平在5.5～6.0mmol/L之间，增加静脉输液量和呋塞米的用量，并口服聚苯乙烯磺酸钠树脂30g和山梨醇。c. 血清钾水平高于6.0mmol/L或有明显心律失常者，应采用多种方法联合治疗。首先静脉给予10%葡萄糖酸钙溶液10mL，然后增加静脉液体输入量及呋塞米剂量。亦可口服聚苯乙烯磺酸钠树脂和山梨醇，有充血性心力衰竭病史的患者或左心室功能减退的患者禁用。透析可用于顽固性高钾血症。

（5）控制尿酸

① 别嘌呤醇：肿瘤开始治疗前24～48h，口服300～500mg/(m^2·d)，静脉注射40～150m/(m^2·8h)，肾功能受损时应减少其用量。

② 尿酸氧化酶：可以直接降解尿酸，不会造成尿酸前体黄嘌呤的堆积，尿酸氧化酶可使尿酸氧化成尿囊素，其溶解度是尿酸的5～10倍，不仅可以预防高尿酸血症，还可用于治疗尿酸性肾病。

③ 基因重组尿酸盐氧化酶：从黄曲霉菌中克隆cDNA利用酵母菌株生产出基因重组的尿酸盐氧化酶纯蛋白拉布立酶治疗尿酸具有更好的疗效，且比非尿酸盐氧化酶过敏反应更低。

（6）并发症的治疗　注意预防感染和药物引起的过敏反应，以及呼吸窘迫综合征的发生。

（7）透析　对出现严重的肾功能不全，电解质紊乱及符合下列之一者应尽早进行血液或腹膜透析。血钾≥6.5mmol/L，持续性高尿酸血症≥0.6mmol/L，血磷＞0.1g/L，血清尿素氮21.4～28.6mmol/L，血清肌酐442μmol/L以上，少尿两天以上伴有液体过多、血钙低者。

八、预防

对化疗、放疗十分敏感的患者，特别是具备高危因素的患者，在进行化疗或放疗前，需要采用积极的预防措施，以防ATLS的发生。

(1) 预防性水化　是目前最有效的预防措施。每日给予一定量的液体静脉输注，液体量的多少因人而异，输注的液体最好是一半给5%的葡萄糖注射液，一半给生理盐水，使每24h小便量维持在3000mL或以上，以利尿酸尽快排出。

(2) 碱化尿液　可以口服或静脉输注5%碳酸氢钠，使尿液pH保持在7~7.5左右，以防结晶沉淀。

(3) 早晚测体重各一次，并记录24h出入水量，以保持液体出入量的平衡。

(4) 对存在发生ATLS的高危因素的患者，每日必须进行相关实验室检查，包括电解质、肝功能、肾功能、血尿酸、磷酸盐、乳酸脱氢酶、血糖及血细胞计数等。

(5) 在一定条件下，对ATLS的高危人群可考虑推迟抗肿瘤药物的治疗，待条件适合时再考虑治疗。然而，许多患者因肿瘤进展较快不可能延迟治疗，在这种情况下，医师和家属均应仔细权衡推迟治疗导致肿瘤恶化的危险与发生ATLS的危险，尽快做出决定。

（周明明）

第七节　高钙血症与低钠血症

血清钙>2.75mmol/L称为高钙血症。癌症最常见的代谢并发症之一就是高钙血症，发生率约为5%~20%。血清钠<135mmol/L称为低钠血症，早在1938年，国外就有报道肺癌可引起低钠血症，本症较难以纠正，严重低钠血症常是预后较差的因素。

一、病因和发病机制

发生高钙血症的肿瘤最常见的是乳腺癌、多发性骨髓瘤、非小细胞肺癌、肾上腺样瘤，其次是头颈部肿瘤、卵巢癌、淋巴瘤、肾癌等。高钙血症的另一个常见的原因是原发性甲状旁腺功能亢进。肿瘤骨转移伴破骨性骨溶解是导致高钙血症最常见的机制。此外，肿瘤细胞分泌的各种循环因子也是发病的重要因素。

1. 甲状旁腺激素（PTH）和甲状旁腺激素相关蛋白（PTHrp）

甲状旁腺癌能产生较多PTH，然而，只有PTHrp才是介导肿瘤相关高钙血症的最常见因子。在生理条件下，PTHrp是一种旁分泌因子，经由体循环发生作用。当肿瘤细胞超量产生PTHtrp时，该激素可通过体循环全身起效，从而刺激小肠内钙摄取，肾小管钙重吸收和骨代谢。

2. 维生素 D_3

研究发现，肿瘤细胞中1-α羟化酶活性增加，导致多发性骨髓瘤和淋巴瘤患者体内1,25二羟维生素 D_3[1,25$(OH)_2D_3$] 的水平升高，加速了25-(OH)向1,25-(OH)维生素 D_3 的转化，激活破骨细胞作用，从而形成高钙血症。

3. 前列腺素E

有文献报告，前列腺素E对癌症相关的骨质溶解起到局部作用，导致高钙血症。

4. 细胞因子

很多肿瘤细胞以自分泌的方式分泌转化生长因子，这些因子可以刺激表皮生长因子（EGF）受体，增强骨质吸收。还有一些生长因子如白细胞介素-1、白细胞介素-6和肿瘤坏死因子（TNF）在肿瘤细胞附近发挥作用，使巨噬细胞转化成为破骨细胞，从而产生溶解性骨损伤。

二、临床表现及诊断

高钙血症的临床表现包括原发病和高钙血症本身所引起的症状体征，涉及人体多个系统，表现多样化，其早期表现比较隐匿，一般症状主要是疲劳、肌无力、食欲减退、模糊性腹痛、口渴、体重下降等，很容易与肿瘤的一般临床表现所混淆。随着病情发展，逐渐出现恶心、呕吐、便秘、多尿、肾结石、肾功能不全等。血钙轻度升高，患者会出现认知障碍和焦虑，中度升高时表现为幻觉和精神病，严重升高时会出现昏睡甚至昏迷。心血管系统表现为心动过缓、Q-T间期缩短、T波增宽，血压可能升高。实验室检查除高钙血症外，还伴有低钾血症、血磷降低、碱性磷酸酶升高、PTH水平低下。

文献报道，血钠水平＞120mmol/L时，一般无低钠血症表现。老人和小孩对低钠血症相对敏感较易出现症状。血钠水平＜120mmol/L时，患者有食欲不振、恶心呕吐、头痛、乏力、感觉迟钝、性格反常、意识蒙胧等。综上所述，根据症状体征、实验室检查以及身患癌症的现病史，不难作出高钙血症和低钠血症的临床诊断。但是抗利尿激素分泌失调综合征（SIADH）的诊断应满足以下条件：①持续性低钠，血钠＜120mmol/L；②血浆渗透压低下（通常＜280mOsm/kg）；③尿渗透压超过血渗透压；④不服利尿剂的情况下，尿钠排除量连续超过200mmol/24h；⑤无血容量降低征象；⑥肾功能正常；⑦肾上腺及甲状腺功能正常；⑧临床上无水肿；⑨水负荷实验显示水排除障碍。

三、治疗

（1）高钙血症的治疗包括原发肿瘤的治疗和高钙血症本身的处理。

① 减少钙剂的摄入：给予低钙饮食；停止使用抑制肾脏钙分泌的药物，如噻嗪类利尿药；停止使用降低肾灌注的药物，如非甾体抗炎药、血管紧张素酶抑制剂、血管紧张素Ⅱ受体阻断剂；停止补充性摄入维生素D、维生素A和其他视黄醛衍生物。

② 水化、利尿：静脉滴注大量生理盐水。考虑到大量生理盐水可能导致右心衰竭和肺水肿，输入一定量液体后可静脉注射速尿20mg，输入一定量液，每2h 1次。其作用机制是作用于肾小管抑制钠和钙的再吸收。

③ 双磷酸盐：其作用机制是干预破骨细胞代谢活性而抑制骨钙释放，降低血钙水平。该类药物因其不良反应较轻，疗效好而成为治疗高钙血症的常用药物。主要有两个药物，一个是帕米磷酸二钠，另一个是唑来磷酸。帕米磷酸二钠效价高（单次剂量治疗后，70%的患者血钙恢复正常）、作用时间长（作用可维持2周），静脉滴注最大血钙反应剂量为90mg。唑来磷酸疗效指数高（单次剂量治疗后88%的患者血钙恢复正常），对血钙的控制时间延长到1～1.5个月。具体用法：帕米磷酸二钠90mg＋生理盐水1000mL静脉滴注，每月1次；唑来磷酸4mg＋生理盐水100mL静脉滴注，每月1次。

④ 硝酸镓：该药通过抑制破骨细胞皱褶细胞膜上的 ATP 酶依赖性质子泵，从而抑制破骨细胞吸收。该药的应用逐渐增多。

⑤ 降钙素：它通过抑制骨吸收同时增加尿钙的排出，来降低血钙水平。该药起效快，弥补了其他治疗药物起效慢的不足，是诊断后立即给药的理想选择。

⑥ 皮质激素：该药主要用于对激素敏感的恶性肿瘤如骨髓瘤、淋巴瘤、白血病和非常规乳腺癌等。其作用机制是抑制破骨细胞介导的骨质吸收，同时减少胃肠道钙的吸收。

（2）低钠血症治疗的关键是提高血钠浓度及治疗原发肿瘤，提高的速率应根据病情发展的速度，病情严重程度等因素综合加以考虑。过快纠正低钠血症可能导致中心性桥脑髓鞘破坏、四肢瘫痪、失语等严重并发症。

① 限制液体入量：一般应将液体入量限制在每日 500mL 入量，使血浆渗透压在 7～10 日内恢复，血钠达到 130mmol/L 以上。

② 利尿：SIADH 造成明显低钠血症时，可以使用速尿，使尿中水分排泄增加。同时停止使用可能促使抗利尿激素（ADH）分泌或作用过强的药物。

③ 补充钠离子：通常采用生理盐水补钠。极严重低钠血症时，可少量补充高渗盐水。需要注意的是，输液速度不能过快。

④ 苯妥英钠：如果垂体后叶释放过多 ADH 或肺癌组织分泌过多 ADH，临床上可用苯妥英钠进行治疗，其原理是苯妥英钠能抑制垂体后叶或肺癌组织分泌过多 ADH。

（周明明）

第八节 上腔静脉综合征

上腔静脉综合征（SVCS）指的是由于多种原因引起上腔静脉完全性或部分性阻塞，致使上腔静脉系统血液回流受阻，导致上肢、颈和颜面部发绀、水肿以及上半身浅静脉曲张的一组临床综合征。据统计 97%有 SVCS 的患者为癌瘤，其中，75%为肺癌，特别是小细胞肺癌，良性病变引起者仅占 3%。肺癌和恶性淋巴瘤患者 SVCS 的发病率为 3%～8%。引起 SVCS 的良性病变常见的有甲状腺肿、慢性纵隔炎、原发性上腔静脉血栓形成等。

一、解剖学

上腔静脉位于纵隔右缘，侧面观它居中偏前，处气管前方，几乎垂直自上而下与右心房相延续。成人上腔静脉长 6～8cm，宽 1.5～2cm，它由左、右头臂静脉（无名静脉）在右侧第 1 胸肋连结后方汇合而成。它贴胸骨右缘垂直下行，向下在右侧第 5 胸肋关节处注入右心房上腔静脉是主要的静脉管道，汇集头、颈、上肢、胸部的血液反流至右心房。上腔静脉之所以较易阻塞，是因其管壁薄与压力低之故。它被固定在上纵隔的右前面，在胸骨的后方紧邻右主支气管和升主动脉，完全被淋巴结链所包绕。上腔静脉前面有纵隔淋巴结，后面是右侧或气管旁淋巴结，其主要属支奇静脉最容易被肿大的气管旁淋巴结压迫，从其解剖位置不难看出，临床症状视 SVCS 压迫程度和速度而定。随着上腔静脉压力增加，导致侧支静脉、浅表静脉扩张，面部淤血，结膜水肿，进而可出现各种神经系统症状。

二、病因学

Schechter 等人于 1954 年报道，约 40%的 SVCS 的病因为良性病变。然而，近年报道恶性肿瘤成为 97%的 SVCS 的病因。其中 75%由肺癌引起，主要见于小细胞肺癌和鳞状细胞癌。恶性淋巴瘤占 15%，主要见于弥漫性大 B 细胞型和淋巴母细胞型。转移癌占 7%，主要见于乳腺癌、生殖细胞肿瘤、胃肠道肿瘤等。原发性纵隔肿瘤如胸腺瘤、肉瘤、黑色素瘤、胸腺癌、畸胎瘤、胸内甲状腺肿等也是病因之一。良性病变如纵隔炎症、特发性纵隔纤维化、结核、中心静脉插管、安装起搏器、先天性心脏疾病、胸腔手术等有时也会成为 SVCS 的病因。儿童发生 SVCS 常见为心血管手术后的医源性原因，恶性病因为非霍奇金淋巴瘤、霍奇金淋巴瘤以及白血病等。

三、临床表现

SVCS 的临床症状和体征取决于起病缓急、梗阻部位、阻塞程度和侧支循环形成情况，其主要表现如下。

(1) 呼吸困难、端坐呼吸。

(2) 颜面部、颈部、胸壁和上肢水肿，皮肤呈紫红色，皮下血管明显扩张。

(3) 声音嘶哑、咳嗽、咳痰、吞咽困难。

(4) 静脉压升高，上半身浅静脉曲张，而下半身仍正常。

(5) 如静脉压明显升高，继发颅内高压，可出现中枢神经系统症状，包括头痛、呕吐、视力下降、意识改变等。常见的体征：颈静脉怒张、胸部浅表静脉扩张、上肢水肿、球结膜水肿、发绀、呼吸急促、嗜睡、Horner 氏征、神志异常等。上述症状和体征可因患者前倾、弯腰或平卧而加重。

四、影像学及实验室检查

1. X 线胸片

SVCS 合并有肺部病变或肺门淋巴结病变约占 50%，20%～50%可伴有胸腔积液（多为右侧）。X 线检查对确定原发病变有帮助，一般在上纵隔显示有肿块。

2. 胸部 CT

由于纵隔内各种组织多层次重叠，普通 X 线胸片或断层摄片上难以显示病变，而 CT 可以避免上述缺陷。

3. MRI 诊断

能将血管与周围软组织肿块明确区别开，而且，MRI 能结合冠状和矢状面的断面，较 CT 更能了解肿瘤的形态特征，对良恶性病变鉴别有裨益。

上腔静脉造影能明确上腔静脉的阻塞部位、范围、程度、有无癌栓形成，还可提供上腔静脉整体直观图像。肿瘤标记物检查、痰的细胞学检查、胸水细胞学检查、取活组织进行病理学检查等，均有助于查明 SVCS 的病因。

五、诊断

SVCS的诊断比较容易，根据典型症状和体征及影像学改变，多数能得出SVCS的诊断。然而，要查出SVCS的病因，细胞学检查或病理学检查仍然是金标准。

六、鉴别诊断

上纵隔的原发性或转移性肿瘤、上腔静脉内的炎症病变等都可以造成不同程度的SVCS。鉴别诊断主要是区别恶性肿瘤或良性病变。良性病变主要为肺门淋巴结核、胸内甲状腺肿、前纵隔良性肿瘤、慢性纵隔炎等。

七、治疗

SVCS的治疗原则是尽快解除症状和治疗原发病。从一开始，就应采取针对病因的特异性治疗，恶性病变应根据病理学诊断和分期决定治疗方案。

1. 一般治疗

卧床休息，头抬高，低流量吸氧，利尿和低钠饮食。需注意，利尿脱水后患者血容量降低，血液黏稠度增加，可能导致血栓形成，因此利尿剂的剂量和使用的时间应慎重考虑。皮质类固醇在SVCS的作用尚未最后定论，有认为地塞米松10mg口服或静脉注射，每6h1次，对症状改善有一定帮助，但应短期使用，只有在脑水肿存在时，才可延长使用。患者应通过下肢静脉输液，以免加重症状和导致静脉炎。

2. 放射治疗

恶性肿瘤所致的SVCS对放射治疗有较好疗效，70%～90%的患者症状缓解，仅10%～15%的患者放疗无效。实验研究和临床研究证实，要使肿瘤迅速缩小，症状缓解，应首先给予几次高剂量照射。目前的方法是，先每天给予300cGy或400cGy，3～5天后，改为常规放疗（每天200cGy），总剂量应根据肿瘤的病理学类型、病变范围、是否合用化疗、疾病预后来考虑。一般来讲，淋巴瘤的推荐剂量为3600～4400cGy；小细胞肺癌的放疗剂量为5000～6000cGy；非小细胞肺癌的放疗剂量应在6000cGy以上。放射野的设计应根据病变范围而定，通常应包括纵隔、肺门、原发灶等。此外，设野时也应考虑尽量保护正常组织。

3. 化学治疗

对化疗敏感的肿瘤（小细胞肺癌、淋巴瘤、生殖细胞肿瘤等）非常适合化疗，能快速缓解症状和体征，可以单纯化疗，也可以同时或序贯放疗。通常认为，两到三个疗程化疗后，如果病情缓解，应继续给予两到三个疗程以上的化疗；如果病情进展，应更换化疗方案或改用放射治疗。文献报道，化疗可使约80%的非霍奇金淋巴瘤、小细胞肺癌以及60%的非小细胞肺癌患者的上腔静脉阻塞症状缓解。

4. 外科治疗

目前很少采用外科手术的方法来治疗SVCS，一方面是由于手术难度较大，危险性较高，有一定的手术死亡率；另一方面是恶性肿瘤所致的SVCS中晚期病例居多，手术机会不多，预后较差。目前，手术治疗一般用于病因为良性病变者或放、化疗无效，估计生存将超过6个月者。通常情况下，外科治疗仅属于综合治疗的一部分。例如胸腺瘤所致的SVCS，因胸腺瘤对放疗和化疗的反应相对较差，比较适合手术治疗，但首先是术前化疗，然后是手术切除和上腔静脉重建，最后才是术后放疗。

5. 可膨胀金属支架

有报道，放入上腔静脉支架能使95%的患者上腔静脉阻塞的症状缓解。支架置入的并发症发生率为3%～7%，包括感染、肺栓塞、支架移位、穿刺部位血肿、出血，以及非常罕见的穿孔等。抗凝治疗是在支架置入后经常建议使用的一种治疗方法。

6. 抗凝或溶栓治疗

多数SVCS的病因明确，采用特异性治疗后效果显著，不必常规使用抗凝或溶栓治疗。目前多用于治疗后病情不缓解或进展的患者，特别是静脉造影或增强CT检查发现血栓，抗凝治疗能使患者获益。肝素1mg/kg静脉推注，继之，每4～6h滴注0.5mg/kg。用药后2～4h抽血查凝血时间及凝血酶原时间，使凝血时间及凝血酶原时间延长1.5～2倍左右即可。

（周明明）

第九节　恶性胸腔、腹腔积液

一、恶性胸腔积液

（一）概述

恶性胸腔积液（MPE）是恶性肿瘤直接侵犯、转移到胸膜或原发性胸膜肿瘤所致的胸腔积液，临床上以前者多见。恶性胸腔积液约占所有胸腔积液病因的1/4，占渗出性胸腔积液的42%，其临床特点是胸腔积液发生迅速，量多难于控制，抽液后又可迅速增多。恶性胸腔积液是各科医师尤其是内科医师和肿瘤科医师所面临的最常见的问题之一。但必须注意的是，胸膜原发性或转移性恶性肿瘤均不一定有胸腔积液，胸膜肿瘤病变引起胸腔积液可为临床提供原发肿瘤转移的信息和进一步诊断及决定治疗方案的机会。

（二）病因和发病机制

正常情况下，胸腔和腹膜腔内都有少量液体起润滑作用，其产生和吸收处于平衡状态，当两者失衡时即可产生胸腔积液。恶性胸腔积液的发生机制包括以下几方面。

1. 原发性胸膜恶性肿瘤——胸膜间皮瘤

胸膜间皮瘤为胸膜原发性肿瘤，是来源于脏层、壁层、纵隔或横膈四部分胸膜的肿瘤，可合并或不合并胸腔积液。胸膜间皮瘤近年发病率有明显上升趋势，男性多见，与石棉接触有关。所有种类的石棉纤维均是胸膜间皮瘤的致病因素，但每种纤维的危险性有所差异，危险性最大的是青石棉，最小的是黄石棉。胸膜间皮瘤的发病率与接触石棉的时间和严重程度成正比，第一次接触石棉到发病的潜伏期一般为 20～40 年。其他非石棉接触因素包括：天然矿物纤维、胸膜腔慢性感染（结核性胸膜炎、猿猴空泡病毒 40 感染）以及反复肺部感染。也有报道接触放射线后引起胸膜间皮瘤的病例，从接触放射线到发现胸膜间皮瘤的时间为 7～36 年，平均 16 年。根据细胞类型、病变范围和恶性程度，胸膜间皮瘤可分为局限性和弥漫性，前者为低度恶性，后者为高度恶性，均可合并胸腔积液，尤其是后者。

2. 肿瘤转移侵犯胸膜

转移性恶性胸腔积液一般由于邻近肿瘤，如肺癌、乳腺癌和胸壁恶性肿瘤等浸润所致。肿瘤癌栓使脏层胸膜功能障碍，或肿瘤细胞通过血道转移至脏层胸膜，使胸膜腔积液的回流吸收受阻，出现胸腔积液。血管内皮生长因子介导的毛细血管的通透性增加，也是恶性胸膜腔积液产生的原因之一。若肿瘤细胞侵犯淋巴结，造成淋巴管破坏，还可产生乳糜胸。

目前资料显示，胸膜最常见的转移性肿瘤男性为肺癌（37.5%），女性为乳腺癌（16.8%），其他依次为淋巴瘤（11.5%）、生殖系统肿瘤（9.4%）、胃肠道肿瘤（6.9%），未明肿瘤来源者为 10.7%。

3. 恶性肿瘤旁胸腔积液

某些情况下，恶性肿瘤的胸腔积液并非由肿瘤侵犯胸膜所引起，有学者将其称为恶性肿瘤旁胸腔积液。形成恶性肿瘤旁胸腔积液的机制包括：①肿瘤压迫淋巴管，淋巴回流障碍；②阻塞性肺不张，肺容积下降，导致胸膜腔内压力降低；③肺梗死或肺栓塞；④心包受累，体循环毛细血管内压上升；⑤全身营养不良、低蛋白血症。肿瘤患者合并恶性肿瘤旁胸腔积液仍有手术机会。20%～30%的非霍奇金恶性淋巴瘤和霍奇金恶性淋巴瘤伴有胸腔积液，大多数霍奇金淋巴瘤胸腔积液为胸导管堵塞所致的恶性肿瘤旁胸腔积液；而非霍奇金淋巴瘤胸腔积液则多因肿瘤直接浸润胸膜所致。事实上，恶性肿瘤旁胸腔积液是否归为恶性胸腔积液，尚存争议。

（三）临床表现

恶性胸腔积液患者年龄多在 40 岁以上，部分患者在原发疾病表现的基础上出现胸腔积液；部分则以胸腔积液为首发表现，经检查后发现肿瘤。活动后呼吸困难是最常见的症状，随着积液量的增加而加重，反映出胸壁顺应性下降、同侧膈肌活动受限、纵隔移位和肺容积减少，抽液后可迅速缓解。若抽液后无明显缓解，应考虑肺组织被肿瘤严重侵犯。大量积液患者静息时也可出现呼吸困难，健侧卧位更明显。咳嗽是另一典型症状，尤其在大量胸腔积液患者，抽液后也可明显改善。胸痛不常见，是否出现胸痛通常与恶性肿瘤累及壁层胸膜、肋骨及其他肋间组织结构有关。若出现胸痛，则多呈持续性，积液增加时胸痛不见减轻反而加重。胸膜间皮瘤的胸痛较为突出，多局限在病变部位，一般表现为钝痛，且进行性加重。除呼吸系统症状外，常伴有体重减轻、乏力、食欲减退等全身症状，晚期可出现恶病质。

小量胸腔积液的患者可没有任何体征，中到大量积液可见患侧胸廓饱满，呼吸运动减弱，语颤减低，叩诊浊音或实音，呼吸音减弱或消失。亦可有原发肿瘤的体征及转移体征。

（四）诊断

确定恶性胸腔积液诊断的“金标准”是在胸水细胞沉淀中找到肿瘤细胞，或在胸膜活检组织中查见恶性肿瘤的病理变化。

1. 临床表现

临床表现可作为诊断恶性胸腔积液的重要线索。大部分恶性胸腔积液患者均有临床症状和（或）体征，但约25%的患者也可无症状，通过体检或X线胸片检查偶然发现。

既往病史亦很重要，如吸烟史、职业暴露史，尤其是石棉或其他致癌物质的接触史等。

2. 影像学检查

大多数恶性胸腔积液患者胸部X线检查可观察到中大量的胸腔积液，一般500～2000mL，其中约10%的患者表现为大量胸腔积液（胸腔积液占一侧胸腔的一半以上），约15%的患者胸腔积液<500mL。大量胸腔积液时若纵隔未向对侧移位，提示纵隔固定、支气管主干被肿瘤堵塞而出现肺不张或胸膜广泛浸润，常见于恶性胸膜间皮瘤。

CT有助于发现恶性肿瘤患者少量积液，有助于判断是否伴有纵隔淋巴结转移，并能对潜在的肺实质病变进行评估。CT发现胸膜斑提示患者曾有石棉暴露史。

超声检查可辅助了解患者胸膜受累情况，并有助于胸腔穿刺术的定位，减少胸腔穿刺术的并发症。MRI对恶性胸腔积液的诊断价值有限，但可能有助于评估肿瘤侵袭纵隔或胸壁范围。有研究初步显示，氟代脱氧葡萄糖正电子发射CT扫描对恶性胸腔积液具有良好的预测价值，但有待更多的循证医学证据支持。

恶性胸膜间皮瘤约半数以上患者除了胸腔积液外，胸片或CT还可见到沿胸膜侧壁呈现波浪形生长的多发胸膜团块影以及弥漫性胸膜结节性增厚，可伴有胸膜钙化，这为恶性弥漫性胸膜间皮瘤的诊断提供了极有价值的线索。同侧肺被肿瘤组织包裹，纵隔移向有肿瘤一侧，患侧胸腔变小；晚期可见纵隔增宽，心包渗液使心影扩大及肋骨破坏。作为CT的补充，MRI还可确定恶性胸膜间皮瘤的肿瘤范围及是否能够手术切除，MRI的矢状面图像可以清楚地显示纵隔及膈肌侵袭情况。

3. 诊断性胸腔穿刺

（1）胸腔积液常规检查　常规检测项目包括有核细胞计数和分类、总蛋白、葡萄糖、乳酸脱氢酶及肿瘤细胞学等。绝大多数恶性胸腔积液为渗出液，细胞分类以淋巴细胞为主；但也有极少数是漏出液。在原发病明确的情况下，漏出液不必进行常规细胞学检查。

（2）胸腔积液细胞学检查　是诊断恶性胸腔积液最简单的方法，其诊断率为62%～90%，与原发性肿瘤的类型及其分化程度有关。多次检查可提高阳性率。

（3）肿瘤标志物检查　如癌胚抗原、细胞角蛋白片段21-1、糖类抗原（如CA125、CA15-3、CA19-9等）有助于恶性胸腔积液的诊断。这些指标的敏感度普遍不高，多为40%～60%，但特异度较高，可达到80%～90%，因此具有一定的参考价值。联合检测多种肿瘤标志物可提高其诊断效率。

（4）其他方法　如应用单克隆抗体对肿瘤标志物进行免疫组化染色及染色体分析等，有助于胸水的鉴别诊断。由于其敏感性和特异性相对较低，因此不能仅用这些方法确诊。染色体分析可能有助于淋巴瘤和白血病的诊断，特别是初次细胞学检查结果为阴性时，可应用流式细胞术检测DNA非整倍体以协助诊断。

4. 闭式胸膜活检

闭式胸膜活检对恶性胸腔积液诊断的敏感度为40%～75%，低于细胞学检查，可能与肿瘤累及胸膜的范围较小，胸膜活检未能取至肿瘤部位，操作者经验不足等有关。若CT发现胸膜异常（如间皮瘤），建议在超声或CT引导下行经皮闭式胸膜活检另有研究显示，细胞学检查阴性的恶性胸腔积液患者仍有7%～12%可通过闭式胸膜活检术确诊。

5. 内科胸腔镜检查

内科胸腔镜检查主要用于不明原因渗出性胸腔积液的鉴别诊断，也可通过内科胸腔镜喷洒滑石粉行胸膜固定术治疗恶性胸腔积液。与外科胸腔镜检查相比，内科胸腔镜检查具有某些优势，如只需要进行局部麻醉或镇静，可对胸壁、横膈膜、纵隔、心包膜及肺脏的病灶进行活检，比外科胸腔镜检查创伤性小且价格便宜等。

6. 外科活检

外科活检可采用胸腔镜或开胸两种方式。外科胸腔镜活检术通常要求全身麻醉和双腔气管插管，由于术中单侧肺通气，因此外科胸腔镜的可视范围比内科胸腔镜广阔，可同时进行诊断与治疗操作。患者不能耐受单肺通气是外科胸腔镜活检术的禁忌证，此时应考虑开胸活检术。胸腔有粘连时进行胸腔镜检查有一定的风险，操作时应格外注意。术前胸部X线检查或胸腔超声检查发现明显的胸膜粘连则应行开胸活检术。

7. 支气管镜检查

当怀疑存在肺内占位、出血、肺膨胀不全、支气管黏膜病变或大量胸水无纵隔移位时则应行支气管镜检查，支气管镜检查术也可用于排除胸膜固定术后肺膨胀不全的支气管管腔阻塞。

（五）治疗及预后

1. 治疗原则

恶性胸腔积液的诊断一旦明确，应尽早考虑姑息性治疗。对患者的症状、一般情况及预期生存时间进行全面评估，然后再制订治疗方案。治疗的主要目的是减轻患者症状。

2. 治疗方法及具体措施

恶性胸腔积液治疗方案的选择取决于多种因素，包括患者的症状和体能状况、原发肿瘤类型及对全身治疗的反应、胸水引流后肺复张程度等。治疗方法包括临床观察、治疗性胸腔穿刺、肋间置管引流及胸膜固定术、门诊长期留置胸腔引流管、胸腔镜及其他治疗等。

（1）临床观察　临床观察是指针对恶性胸腔积液本身不做任何治疗干预，推荐用于原发肿瘤已明确但无症状的恶性胸腔积液患者。对有症状的恶性胸腔积液患者，需咨询呼吸科专科医师的意见，决定是否采取单纯观察。

（2）治疗性胸腔穿刺术　随着疾病进展，绝大多数恶性胸腔积液患者至某一阶段均会出现症状而需治疗。治疗性胸腔穿刺术可暂时缓解患者呼吸困难，使部分预期生存时间短、体能状况差的患者避免住院，适用于体质虚弱和终末期患者。胸腔穿刺排液量取决于患者的症状（咳嗽、胸部不适），第一次穿刺排液量应控制在600mL内，最多不超过1000mL，并注意放液速度不能过快。建议治疗性胸腔穿刺术应在超声定位或引导下进行。若胸腔穿刺后呼吸困难不缓解，则要考虑淋巴管扩散、肺膨胀不全、心功能不全、肺栓塞及肿瘤压迫或侵袭血管等情况。穿刺后胸水迅速增多提示需要尽快采取其他治疗措施。

目前尚无证据表明，早期胸腔穿刺术会影响导管引流后胸膜固定术的疗效。但反复胸腔穿刺易导致壁层和脏层胸膜粘连包裹，影响内科胸腔镜检查术的操作视野。

（3）留置胸腔引流管　对预期寿命极短的患者一般不推荐反复行胸腔穿刺术，可于肋间置入小口径引流管引流胸腔积液，以缓解呼吸困难症状。大量恶性胸腔积液的引流量应逐步增加，首次排液不应超过 1L。随后每隔 2h 可引流 1L，引流过程中患者一旦出现胸部不适、持续性咳嗽或血管迷走神经性症状应停止引流。复张性肺水肿是一种较少见的严重并发症，往往由于肺脏长期受压，首次引流胸腔积液量过大、过快或早期过度使用胸腔负压吸引使萎陷的肺脏快速复张所致。

（4）胸膜固定术　胸膜固定的原理是胸膜腔内注入硬化剂引起胸膜弥漫性炎症反应及局部凝血系统激活伴纤维蛋白沉积等，从而引起壁层和脏层胸膜粘连，最终导致胸膜腔消失而达到治疗目的。若肺脏无明显萎陷，肋间置管引流后应行胸膜固定术以防止恶性胸腔积液复发。胸膜固定术成功的最重要标准为影像学证实脏层和壁层胸膜闭锁满意。肺萎陷是胸膜固定术失败的最主要原因，可能与脏层胸膜过厚、胸膜多发小腔形成、近端大气道阻塞或持续漏气有关。肿瘤广泛胸膜转移，胸膜纤维蛋白溶解活性增加，也是造成胸膜固定术失败的原因。目前尚无可靠的方法来预见胸膜固定术的失败，亦无研究提示胸膜固定术失败后下一步应采取何种治疗措施，推荐继续引流胸腔积液，并根据肺复张情况决定是否再次行胸膜固定术或肋间置管引流。当胸膜闭锁不完全，但已有超过一半以上的壁层、脏层胸膜发生接触时，也可考虑再次胸膜固定术，这种情况下推荐留置肋间引流管。

胸膜固定术失败。胸膜固定术的操作与注意事项如下。

① 镇痛和术前用药：胸腔内注射硬化剂可致疼痛，行胸膜固定术前经引流管注射局麻药可减轻不适感。利多卡因是胸腔注射最常用的局麻药，其起效迅速，应在注射硬化剂前即时给药。利多卡因常用剂量为 3mg/kg，一次最大剂量为 250mg。

行胸膜固定术前应考虑用药缓解患者的焦虑情绪及减轻疼痛，恰当的镇静水平应该在减轻焦虑的同时保证患者能充分配合医师。给予镇静剂时应对患者行持续的脉搏血氧饱和度监测，并备好心肺复苏抢救设备。

② 肋间引流管的口径：传统的方法是使用大口径（24-32F）引流管进行肋间置管，理由是其不易被纤维蛋白沉积物堵塞，但迄今无证据支持此观点。此外，置入大口径引流管时不适感明显。近来的 RCT 研究比较了大口径和小口径（10-14F）引流管控制恶性胸腔积液的疗效，结果发现两者疗效相似。经小口径胸腔穿刺引流管注入常用硬化剂的成功率与大口径引流管相当，且不适感轻微。推荐在超声定位引导下置入小口径肋间引流管行胸腔积液引流和胸膜固定术。

③ 硬化剂的选择：胸腔内注射硬化剂后最常见的不良反应是胸膜炎性胸痛和发热。理想的硬化剂必须具备以下几个特征：分子量大、有化学极性、局部清除率低、全身清除迅速、剂量-反应曲线陡峭、人体可耐受且无或仅有轻微的不良反应等。硬化剂的选择取决于硬化剂的成功率、可获取性、安全性、给药便利性、完全起效所需给药次数及费用等。

a. 滑石粉是最有效的胸膜固定硬化剂。相对非均粒滑石粉，均粒滑石粉可减少胸膜固定术所致低氧血症的风险，应当优先选用。注射滑石粉匀浆或喷洒滑石粉粉末控制恶性胸腔积液的疗效相当，每次剂量一般为 2.5～10g。但我国目前不生产也不销售可供用于胸膜固定的医用滑石粉。

b. 博来霉素是另一种可选择的硬化剂，每次剂量一般为 45～60mg，疗效中等。

其他可供选择的硬化剂还有短小棒状杆菌、多西环素、四环素等，疗效不一。

胸膜固定术后患者转动体位与否不影响药物在胸腔内的分布，因此无论选择何种硬化剂，胸腔注射后患者均不需要转动体位。

④ 夹闭和拔除肋间引流管：胸腔内注射硬化剂后可短暂夹闭肋间引流管（1h），以防药物迅速流出胸腔。由于尚无研究证实延长引流时间效果更好，且考虑到延长引流时间给患者带来不适感，推荐注射硬化剂24～48h内拔除引流管，前提是胸部X线证实肺完全复张且引流量＜150mL/d。若未达到拔管指征应适当延长引流时间。

⑤ 肋间引流置管通道处肿瘤细胞种植转移：对怀疑或已证实为恶性胸膜间皮瘤的患者，应在大口径胸腔引流管置入处、胸腔镜检查操作部位以及外科手术切口处给予预防性放疗，目前尚无证据支持胸腔穿刺处或胸膜活检处需要采取这种治疗。对非胸膜间皮瘤所致的恶性胸腔积液，诊断性或治疗性胸腔穿刺术、胸膜活检、肋间置管引流和胸腔镜操作导致局部肿瘤复发或肿瘤细胞种植少见，各种胸腔有创检查后不推荐行预防性放疗。

（5）胸腔内注射纤维蛋白溶解剂　胸腔内注射纤维蛋白溶解剂可通过降解胸膜腔中的纤维蛋白，降低胸腔积液的黏稠度，清除胸膜粘连及分隔，避免或减少多房性包裹性胸腔积液形成。与全身用药不同，胸腔内注射纤维蛋白溶解剂极少出现免疫介导的不良反应或出血倾向等并发症。对多房性恶性胸腔积液或单纯引流效果不佳的患者，推荐胸腔内注射纤维蛋白溶解剂，如尿激酶、链激酶等，减轻胸膜粘连、改善恶性胸腔积液引流以缓解呼吸困难症状。

（6）经胸腔镜治疗　胸腔镜是一项安全、并发症发生率低的操作，其优势在于一次操作可同时进行诊断、胸水引流和胸膜固定术。同时，胸腔镜便于处理分隔小腔，清除血性胸水的血凝块，松解胸膜粘连，因此有助于肺复张及滑石粉喷洒后的胸膜固定。

胸腔镜术的围术期病死率低（＜0.5%）。最常见的并发症为脓胸和继发于感染或复张性肺水肿的急性呼吸衰竭；分次缓慢引流胸水可预防复张性肺水肿。

对已明确诊断的恶性胸腔积液且胸部影像学提示肺萎陷的患者，行胸腔镜术获益相对较少。然而，全身麻醉状态下经胸腔镜可直视肺脏再膨胀情况，明确肺脏是否有萎陷，进而指导下一步治疗，包括行滑石粉喷洒或置入胸腔引流管。

（7）其他治疗

① 全身治疗：某些肿瘤如小细胞肺癌胸膜转移所致的恶性胸腔积液可能对化疗有较好的反应，如无禁忌证可考虑全身治疗，同时联合胸腔穿刺或胸膜固定术。化疗对乳腺癌和淋巴瘤合并的恶性胸腔积液也有较好的疗效，对前列腺癌、卵巢癌、甲状腺癌、胚细胞瘤有关的恶性胸腔积液可能有效。此外，可选择适合的患者试用靶向治疗。

② 外科治疗：与单独采用胸膜固定术相比，治疗恶性胸腔积液的外科手术包括壁层胸膜切除术、胸膜剥脱术或胸膜全肺切除术等，但其创伤大，脓胸、出血、心功能不全、呼吸衰竭等并发症发生率高，术中病死率可达10%～19%，因此目前极少使用，暂不推荐应用胸膜切除术替代胸膜固定术或留置胸腔导管治疗复发性胸水或肺萎陷。然而，联合外科手术与滑石粉胸膜固定术和（或）胸腹腔分流术可减轻症状，可通过外科胸腔镜小切口开胸进行。此外，有少数研究报道，外科胸腔镜下胸膜切除术用于胸膜间皮瘤的治疗，但其确切价值尚待验证。

③ 胸腔内治疗：当恶性肿瘤局限于胸腔内时，胸腔内注射抗肿瘤药物除了可减少胸水渗出外，还可治疗肿瘤本身。为了达到最大的抗瘤活性且全身副作用最小，需要胸腔内注射局部分布浓度高而全身分布浓度低的化疗药物。然而，目前尚无足够的循证医学证据支持此

种疗法。

可尝试将细胞因子直接注入胸腔内治疗恶性胸腔积液。既往有学者将IL-2、IFN-β、IFN-γ等直接注入胸腔治疗恶性胸腔积液及间皮瘤。国内也有研究尝试胸腔内注入金黄色葡萄球菌素、香菇多糖；还有学者试用胸腔局部热灌注治疗恶性胸腔积液。所有这些方法疗效不一，均未得到多中心大样本RCT研究证实，有必要开展严格的临床研究以收集至可靠的证据。

3. 预后

出现恶性胸腔积液表明肿瘤播散或已进展至晚期，患者预期寿命将显著缩短，中位生存期为3～12个月，这与原发肿瘤类型和分期有关。已有证据显示，肺癌所致恶性胸腔积液患者生存期最短，卵巢癌所致恶性胸腔积液生存期最长，无法找至原发灶的恶性胸腔积液患者生存期介于上述两者之间。

（六）诊治精要

（1）恶性胸腔积液按发生机制可分为三类　原发性胸膜恶性肿瘤所致恶性胸腔积液、肿瘤转移侵犯胸膜所致恶性胸腔积液及恶性肿瘤旁胸腔积液。后者是否归为恶性胸腔积液尚存争议。

（2）恶性胸腔积液的诊断　当发现胸腔积液时，临床评估漏出性可能性小，无明显禁忌时尽可能进行诊断性胸腔穿刺术，送检胸水明确病因。胸水中查见肿瘤细胞是诊断恶性胸腔积液的金标准。

（3）恶性胸腔积液的诊断治疗　针对病因治疗是治疗恶性胸腔积液的根本。肋间置管引流、胸膜固定术及经胸腔镜治疗等辅助手段可在一定程度上缓解症状。

二、恶性腹腔积液

恶性腹腔积液指的是恶性肿瘤引起的腹腔过量液体积聚，是癌症晚期并发症之一。患者中位存活期为几周至几个月，平均生存期4个月，一年生存率＜10%，患者预后与原发肿瘤类型密切相关。

1. 病因和发病机制

恶性腹腔积液常常继发于卵巢癌、子宫颈癌、子宫内膜癌、消化道肿瘤、淋巴瘤、乳腺癌、腹膜间皮瘤等。其发病机制可能如下。

（1）肿瘤细胞造成淋巴管梗阻，增加了淋巴液流体静压，使淋巴回流受阻，从而导致水和蛋白质吸收减少，潴留于腹腔。

（2）肿瘤侵袭腹膜和肠壁，使血管内皮细胞受损，增加血管通透性，血液中大分子物质渗出。

（3）肿瘤引起腹膜新生血管的形成与腹水增加有关。

（4）发生低蛋白血症时，血浆胶体渗透压降低，加重腹水的产生，而大量腹水可引起循环血量减少，刺激肾素-血管紧张素-醛固酮系统，导致水钠潴留。

2. 临床表现及诊断

恶性腹腔积液的患者常有食欲下降、腹痛、腹胀、恶心、呕吐、踝或下肢水肿、消瘦、乏力、呼吸困难等症状。腹部体查可发现腹部有移动性浊音。超声波检查、CT、MRI 等对诊断腹水相当敏感，并可了解腹腔积液量，腹腔有否包块，腹腔脏器如肝、脾有否肿大，腹膜后淋巴结是否肿大等。恶性腹腔积液的诊断除了根据症状、体征、影像学检查外，确诊有赖于腹水中找到癌细胞（阳性率约 40%）或通过腹膜活检，取得病理学依据。

恶性腹腔积液具有以下特征。

（1）腹水生长迅速。

（2）外观多呈血性。

（3）腹水 LDH 与血清 LDH 之比大于 1。

（4）腹水蛋白与血清蛋白之比大于 0.4。

（5）腹水中多种肿瘤标记物明显升高，如 CEA、AFP、CA125、CA199、HCC 等。

3. 治疗

关于恶性腹腔积液，目前仍没有理想的治疗方法。其治疗原则是控制原发肿瘤，同时局部治疗。

（1）全身化疗　对化疗敏感的肿瘤如恶性淋巴瘤、小细胞肺癌、卵巢癌、乳腺癌等，可采用全身化疗，不仅可以缩小原发肿瘤，还可使腹水明显减少。全身化疗方案的选择，取决于肿瘤的病理类型。

（2）腹腔积液引流　腹腔穿刺引流术是治疗恶性腹腔积液最常用的方法，虽然其持续时间短，但 90%的患者可快速减轻症状，适用于利尿剂无效且症状明显的患者。但多次反复腹腔穿刺引流，有可能造成继发性腹膜炎、肺栓塞、低血容量休克、低蛋白血症、水电解质紊乱等并发症。一般来讲，每抽取 1000mL 腹水，可静脉输注 6g 白蛋白，以维持身体有效循环体积。腹腔置管引流术可使腹水持续引流干净，控制引流速度、减少穿刺损伤和腹腔感染。现在多选用中心静脉导管置管引流。

（3）腹腔内用药　腹膜腔内药物治疗是恶性腹腔积液局部治疗的重要手段，对腹水的吸收有很大帮助。常用药物有以下几大类：①细胞毒性药物，如 DDP、BLM、阿霉素、5-FU 等；②硬化剂，如滑石粉、强力霉素、四环素等；③生物反应调节剂，如白细胞介素-2、干扰素等；④中药注射剂，如榄香烯、香菇多糖等。临床使用方法：DDP 40～80mg＋等渗加温液体 1000～2000mL，腹腔内注射；或卡铂 300～400mg＋等渗加温液体 1000mL，腹腔内注射；或丝裂霉素 10～20mg＋等渗加温液体 1000mL，腹腔内注射。腹腔内用药应在注药后 1～2h 内，每 15min 更换体位，以便药物在腹腔内分布均匀，注药后 24h 内不引流腹水。腹腔内用药原则上是 1～2 次/周，重复次数由疗效或病情以及患者的全身情况而定。常见的副作用有骨髓抑制、腹痛、腹膜炎等。

（4）放射治疗　对淋巴管、静脉阻塞及原发肿瘤放射治疗敏感的恶性腹腔积液患者，可选用局部放疗、全腹移动条照射，以控制腹腔积液的产生，回流通畅减少腹腔积液。

（5）对症支持治疗　患者应卧床休息，限制钠盐摄入。还可使用利尿药如呋塞米、氢氯噻嗪、螺内酯等，以减少腹腔积液的产生。同时也可静脉输注白蛋白等。

（6）其他　对于难以控制的恶性腹腔积液，可考虑使用腹腔-静脉分流术

（7）腹腔热灌注化疗技术在临床上也可试用，该方法是热疗与化疗相结合的综合治疗方法。

（周明明）

第十节 心脏压塞

当心包腔内有了液体，便使心包腔内的压力升高，达一定限度后，引起心室舒张期充盈受阻，致心排血量降低，产生体循环静脉压、肺静脉压增高等心脏受压症状，即为心脏压塞（心包填塞）。心脏压塞的特征是心内压增加致使心室充盈障碍，心排血量减少。填塞时，心室整个舒张期的充盈都受影响，相形之下，在心包缩窄时，舒张早期充盈还是比较正常的。心包内压是否升高到阻碍充盈的程度取决于积液的量、性质、积聚速度、心包韧性与心肌功能等多个因素。大量积液固然使心包不能无限制地伸展而引起心包内压力上升，但由于液体积聚速度非常缓慢，发生心脏压塞的情况很少见（如黏液性水肿）。相反，即使积液量少于200mL，若增长迅速，弹力纤维稀少的心包壁层不能迅速配合伸展或增厚的心包膜不能相应地伸展，也会产生严重的心脏压塞（如手术、外伤）。

任何原因的心包炎均可引起心脏压塞，常见的原因是肿瘤性、病毒性、尿毒症性、与急性心肌梗死有关的化脓性、结核性心包炎以及介入性诊疗过程中的心脏穿孔。目前，随着介入性诊疗手段的应用在临床工作中进一步推广，由此引发的医源性心脏压塞的发生概率较以往有所升高。另外，形成心脏压塞的触发因素有循环血容量减少、阵发性心动过速和积液基础上发作急性心包炎。

一、临床表现

1. 症状

主要表现为呼吸困难、胸痛，可出现全身症状如消瘦、乏力、纳差等，多见于液体积聚较慢的亚急性或慢性心脏压塞。在介入性诊疗过程中发生心脏穿孔、外伤、心肌梗死的心脏破裂、主动脉夹层或室壁瘤破裂入心包腔等引起的急性心脏压塞患者中表现为急性循环衰竭，静脉压不断上升，动脉压持续下降，心影缩小而搏动减弱伴有明显心动过速，即所谓的贝克（Beck）三联症。当心排血量显著减少时，可发生神志恍惚、烦躁不安、休克甚至很快死亡。

2. 体征

奇脉是心脏压塞的重要体征，特别在亚急性或慢性心脏压塞患者。具体而言，奇脉指脉搏在吸气时明显减弱或消失，一般可以用手触知，不明显的奇脉只有在测量血压时可以发觉。测量方法是呼吸时从袖带测压计能间歇听到声音起到整个呼吸周期每次心室收缩均能听到声音为止，其差别如超过10mmHg则认为异常。但它并不是诊断心脏压塞所必需的，如心脏压塞与严重房间隔缺损或主动脉瓣关闭不全共存时可能不会出现奇脉。同时，奇脉也并不是心脏压塞所特有的体征，也可由缩窄性心包炎、限制性心肌病、肺气肿、大面积肺栓塞、支气管哮喘及大量胸腔积液所引起，故只有在与其他心包积液体征同时出现时才具诊断价值。另外，常见的体征包括颈静脉怒张、呼吸加快、心动过速、心音减弱、肝颈静脉回流征阳性及肝肿大等，严重患者可有低血压、尿量减少、休克。这些体征也可见于其他心脏器质性疾病，因而特异性不高。

二、辅助检查

1. 心电图

一般情况下无特异性表现，若出现电交替多表明存在有血流动力学障碍的显著积液。电交替还可见于缩窄性心包炎、张力性气胸、心肌梗死后和严重的心力衰竭患者，不是心脏压塞的特异性表现。

2. 胸片

胸片对心脏压塞不能提供特异性诊断。在急性心脏压塞的患者中，心影大小可完全正常。心包脂肪垫征是心包积液的诊断特征但不一定表明有心脏压塞。如液体积聚较缓慢，心包液超过 250mL 时，心影可增大呈烧瓶状，同时可见肺野清晰，无明显肺淤血征象。偶尔胸片会发现合并存在的重要疾病，如主动脉夹层或恶性肿瘤。

3. 超声心动图

超声心动图是一项对心脏压塞有较高诊断价值的检测手段。它可以确定心包积液存在，证明心包内压增高。最典型的特征是舒张期右心房和右心室塌陷，虽然这些改变不完全具有敏感性和特异性，但它首先发生于心包压超过心腔内压的一瞬。同时，左心房舒张受限，吸气时三尖瓣血流异常增加，二尖瓣血流减少超过 15%；吸气时右心室面积异常增加，左心室面积异常减少，上、下腔静脉血液回流增加。

4. 心导管检查

可见心排血量降低，四个心腔充盈压升高相同或接近相同，心房压力波形示正常 y 倾斜消失。若同步记录右心房压及心包内压力，可见两者一致升高且吸气时同时下降。如果心包内压力不高或右心房压和心包内压力增高不一致，则心脏压塞的诊断值得怀疑。右心室舒张中期压力升高，但没有缩窄性心包炎的“平方根符号”特征，右心室和肺动脉的收缩压常中等度增高至 35～50mmHg，严重的心脏压塞患者右心室的收缩压可以降低。根据心脏受压的严重程度，左心室收缩压和主动脉内压力可以正常或增高。在心脏压塞的患者中若抽去心包积液后如右心房压仍持续增高，应考虑渗出-缩窄性心包炎或同时存在左心室功能不全、三尖瓣病变或限制性心肌病。另外，心脏压塞的早期表现和血流动力学特点可因血管内容量减少有所改变，这称之为低压力性心脏压塞。这种综合征多见于慢性肾功能衰竭患者的透析治疗中，但在任何心包内液体增多和血管内容量减少的情况下也会发生。

三、诊断

由于对心脏压塞的诊断没有任何一项无创性检查是特异性的，因此需要综合考虑临床症状与体征，特别是可能导致心脏压塞的多种诱发因素，结合相关辅助检查予以诊断，必要时需行心导管等有创性特殊检查来明确诊断。具体而言，若临床上表现为呼吸困难、低血压、心动过速、静脉压增高和奇脉；心电图见完全性电交替，超声心动图检查有心包积液和右心室受压的征象时，应考虑存在心脏压塞；尤其是在行心包穿刺后症状迅速改善则高度提示该诊断。

四、治疗

临床上一旦明确诊断为急性心脏压塞，应在开放静脉补液扩容的支持下，尽快行心包穿刺术解除对心脏的压迫。需要注意的有以下几点：①出现血压降低，可静脉应用升压药物。②由出血性疾病导致心脏压塞，可给予止血药物。③避免使用β受体阻滞药，因心率增快可维持心排血量。④尽可能避免正压通气，因可进一步降低心排血量。⑤取半卧位使积液聚集到下面，穿刺前应行超声心动图，明确在心脏舒张期心脏前壁到心包间至少有 1cm 的无回声区；若积液量少于该标准，则穿刺过程中出现心脏穿孔的风险很大。

成功解除心脏压塞的依据有：心包腔内压降至－3～＋3mmHg；增高的右心房压下降；心排血量增加；血压回升；心跳减慢；奇脉消失。

心包穿刺的常见并发症如下：①划破冠状血管。②心脏穿孔，尤以壁薄的冠状静脉和右心室多见。③低血压。④心律失常，房性及室性均可见。⑤肺或胃肠道穿孔。

除此之外，在心包穿刺引流后有部分患者可出现肺水肿、循环衰竭、急性心功能不全及心脏压塞复发（尤其在血性积液患者中多见）。因此，在穿刺过程中及术后均应严密监护，防止并发症。

对于多数患者而言，心包穿刺可以有效地缓解心脏受压；但在部分患者中却作用有限，需要进一步的外科手术治疗。主要包括以下几种：①前心包积液量小于 1cm，以后心包为主或包裹性积液、有证据显示存在纤维蛋白与无法解除的粘连可行剑突下心包切开术或经皮球囊心包扩开术。②病因不明或为取得心包组织进行组织病理学和微生物学诊断，应行外科开放引流术。③急性创伤性心包积血，心包穿刺引流仍无法改善血流动力学状况，应考虑紧急外科开胸修补创口。④反复发生心脏压塞而病因又无法解除的患者（如肿瘤所致的恶性心包积液），可考虑部分或全部心包切除术。

（周明明）

第十一节　大咯血

咯血是指喉及喉以下呼吸道或肺组织出血经口咯出的一种临床症状。临床上常根据患者咯血量的多少，将其分为少量咯血、中量咯血和大量咯血。但三者之间国内外尚无统一的界定标准，通常认为 24h 内咯血量少于 100mL 者为少量咯血；100～500mL 者为中量咯血；大于 500mL 或一次咯血量大于 1000mL 者为大量咯血。大咯血时由于出血急骤、量多或病史诉说不清，有时不易与呕血鉴别，需要详细询问有关病史，做细致的体格检查才能做出正确诊断。

一、病因

（一）大咯血原因判断

引起咯血的原因据文献报道有 130 多种，一般较常见的是支气管疾病、肺部疾病、心脏病及某些全身性疾病。在我国临床上肺结核咯血仍是最常见的咯血原因之一，占所有咯血总数的60%~92.4%，可发生于肺结核的任何分型和分期。有学者分析123例大咯血的病因，47例为肺结核。肺结核大咯血主要原因，一是在肺结核进展时，发生干酪样坏死、组织崩溃、肺部血管受到侵蚀破坏，因支气管动脉来自体循环，血流量较小，压力较高，当其压力比肺动脉压力高出6倍时，咯血量大而迅猛。二是空洞型肺结核空洞壁中的动脉壁失去正常组织的衬托，逐渐膨出形成动脉瘤，该动脉瘤的管壁弹力纤维被破坏，脆性增加，在剧咳或过度扩胸等外因的影响下，可导致血管内的压力突然改变或空洞壁的坏死血管断裂，造成致命性的大出血。其次是支气管扩张症，可分为化脓性支气管扩张和结核性支气管扩张，咯血量多少不一，少数可出现大咯血，一般咯血常伴有脓痰；干性支气管扩张症以反复咯血为主要症状，咯血量可达300mL以上，主要是来自支气管动脉，因压力高，色鲜红而内科治疗难以止血，是手术治疗的适应证。

肺脓肿咯血的特征是咯血伴有大量脓痰，约5%的患者因肺脓肿病灶腐蚀大血管或支气管动脉而发生大咯血。支气管结石患者，当结石损伤支气管壁较大的血管时，有1/3的可发生大咯血。原发性和继发性肺癌也是原因之一。其他疾病还可以引起咯血，如肺出血型钩端螺旋病、流行性出血热、结节性多动脉炎等，但一般大咯血者较少见。

（二）诊断要点

（1）明确病因，详问病史、家族史、既往咯血情况及其他临床症状等。注意咯血与呕血相鉴别。

（2）在病情允许的情况下，应立即摄X线胸片或CT，以了解病变和判断出血的部位。

（3）记录出血流量和出血量，出血流量是指患者一次性出血量，出血量是指患者自开始咯血到记录时的总量。出血流量越快，危险性越大，病死率越高。

（4）持续出血来源不明者应尽早做纤维支气管镜检查。

二、咯血特点

仔细观察咯血的量、颜色及性状等。

（1）大量咯血见于支气管扩张、空洞性肺结核、肺脓肿、动脉瘤破裂等。

（2）持续痰中带血应警惕肺癌的发生。

（3）慢性支气管炎咳嗽剧烈时可有血性痰。

（4）支气管扩张、肺结核、肺脓肿、支气管内膜结核、出血性疾病咯血颜色鲜红。

（5）肺炎球菌性肺炎咳铁锈色痰。

（6）克雷伯菌肺炎咳砖红色胶冻状痰。

（7）烂桃样血痰为肺吸虫病典型的特征。

（8）肺阿米巴病可见棕褐色脓血样痰。

（9）急性左心衰竭肺水肿时咳浆液性粉红色泡沫样痰。

（10）二尖瓣狭窄、肺淤血、肺栓塞一般咳暗红色黏稠血痰。

三、伴随症状与体征

很多疾病都可能有咯血，但每种疾病又各有其他不同的伴随症状与体征，表7-1有助于咯血的鉴别诊断。

表 7-1 大咯血的伴随症状与体征

伴随症状与体征	所见疾病
发热	见于肺结核、肺炎、肺脓肿、流行性出血热等
胸痛	见于肺炎、肺癌、肺栓塞等
呛咳	见于肺癌、支气管异物等
脓痰	见于肺脓肿、支气管扩张、空洞性肺结核、继发感染等
消瘦	见于肺结核、肺癌等
皮肤黏膜出血	见于血液病、流行性出血热、肺出血型钩端螺旋体病、风湿性疾病等
黄疸	见于中毒性肺炎、肺出血型钩端螺旋体病、肺栓塞等
发绀	见于急慢性心肺疾病、先天性心脏病等
颈部及其他部位浅表淋巴结增大	见于淋巴结结核、转移性肿瘤、淋巴瘤等
肺部啰音	湿啰音见于肺炎、肺结核、支气管扩张、继发阻塞性肺炎等肺部炎性病变及气道血液存积、急性左心衰竭等；局限性哮鸣音见于肿瘤、支气管异物引起的支气管狭窄或不完全阻塞
胸膜摩擦音	见于累及胸膜的病变，如肺炎、肺脓肿、肺栓塞等
心脏体征	如二尖瓣面容、心律失常、心脏或血管杂音等，见于循环系统疾病
杵状指（趾）	见于支气管扩张：慢性肺脓肿、肺癌、先天性心脏病等

四、临床特点

（1）长期慢性咳嗽、吐大量脓痰，与体位变化有关，反复咯血，肺部持续存在局限性湿啰音者，应考虑支气管扩张或肺脓肿。

（2）患者有午后潮热、消瘦、乏力、盗汗等中毒症状，在锁骨上下、肩胛间区闻及湿啰音者，应想到肺结核咯血的可能。

（3）既往曾咳出结石史，最近突发大量咯血，需注意支气管结石所致的咯血。

（4）大咯血患者伴有心功能不全表现，应考虑心瓣膜病或先天性心脏病导致肺动脉高压引起咯血，心脏听诊在二尖瓣区闻及舒张期雷鸣样杂音，则可诊断二尖瓣狭窄引起咯血。

（5）咯血患者突然躁动、神情紧张、胸闷气急、发绀，应注意血块阻塞引起窒息；患者面色苍白、出冷汗、四肢厥冷、脉细速，应考虑出血性休克。

五、辅助检查

大咯血辅助检查见表 7-2。

表 7-2 大咯血的辅助检查

项目	内容
实验室检查	(1) 血液学检查：炎症时白细胞总数常增多，并有核左移。如发现有幼稚型白细胞则应考虑白血病的可能。嗜酸性粒细胞增多常提示有寄生虫病的可能。有出血性疾病时，应测定出凝血时间、凝血酶原时间及血小板计数等，必要时做骨髓检查 (2) 痰液检查：通过痰涂片和培养，查找一般致病菌、结核菌、真菌、寄生虫卵及肿瘤细胞等
胸部X线检查	对咯血的诊断意义重大，故应作为常规检查项目。要求多个体位投照，必要时还应加照前弓位、点片及断层片。X线胸片上出现沿支气管分布的卷发状阴影，多提示支气管扩张；液平面多见于肺脓肿；实质性病变多考虑肺部肿瘤。值得注意的是，在病灶大量出血时血液可被吸入邻近气道，此种吸入可导致肺泡充盈，形成血液吸入性肺炎。在早期易与肺部实质性病变相混淆，但血液吸入性肺炎常在1周内吸收，故再次摄片将有助于两者鉴别
胸部CT	是一项非侵袭性检查，对肺功能障碍者较为安全，但对活动性大咯血患者，一般应在咯血停止后进行。与普通X线胸片相比，在发现与心脏及肺门血管重叠的病灶及局部小病灶等方面，CT检查有其独特的优势。在评价稳定期支气管扩张患者方面，胸部CT已基本取代了支气管造影。受价格因素影响，目前对大咯血患者，胸部CT仍只作为二线检查项目
支气管镜检查	对大咯血病因诊断不清或经内科保守治疗止血效果不佳者，目前多主张在咯血期间及早施行支气管镜检查
支气管造影	目前，支气管造影主要用于： (1) 为证实局限性支气管扩张（包括隔离的肺叶）的存在 (2) 为排除拟行外科手术治疗的局限性支气管扩张患者存在更广泛的病变
血管造影	(1) 选择性支气管动脉造影不仅可以明确出血的准确部位，同时还能够发现支气管动脉的异常扩张、扭曲变形、动脉瘤形成，以及体循环-肺循环交通支的存在，从而为支气管动脉栓塞治疗提供依据 (2) 肺动脉造影对空洞性肺结核、肺脓肿等疾病所引起的顽固性大咯血，以及怀疑有侵袭性假性动脉瘤、肺动脉畸形存在者，应在做选择性支气管动脉造影的同时，加做肺动脉造影
同位素扫描	出血停止后行通气/灌注扫描有助于明确肺栓塞的诊断

六、治疗

(一) 大咯血治疗

目的：①防止血液凝块堵塞气道发生窒息；②维持生命体征；③阻止继续出血，保障呼吸道通畅。

1. 一般处理

(1) 患者绝对卧床休息，取患侧卧位，出血部位无法判断者暂取平卧位，大咯血时不宜搬动患者或转送其他医院。

（2）镇静　消除患者紧张、恐惧情绪，无呼吸功能不全或全身衰竭者可给镇静药，如地西泮 10mg 肌内注射，让患者处于嗜睡状态。

（3）镇咳　伴有剧烈咳嗽的大咯血，可适当给予镇咳药物，如可卡因 15～30mg，口服。禁用吗啡以防过度抑制咳嗽，而使血液及分泌物不能自气道排出发生窒息。

（4）补充血容量　持续大咯血有循环衰竭的危险，应密切监测生命体征，血容量不足时应输入新鲜血。

2. 止血药物应用

（1）垂体后叶素　为大咯血的首选药物。用法：垂体后叶素 10U 加入 10%葡萄糖溶液或生理盐水 30mL 中，缓慢静脉注射（＞15min），然后取 10～20U 加入 5%葡萄糖溶液 250mL 中，静脉滴注，每日 3～4 次。垂体后叶素的主要不良反应有头痛、面色苍白、心悸、腹痛、便意及血压升高。高血压、冠状动脉粥样硬化性心脏病（冠心病）和妊娠者禁用。

（2）普鲁卡因　有扩张血管、降低肺循环压力的作用，适合高血压病、冠状动脉粥样硬化性心脏病及妊娠患者对垂体后叶素禁忌时使用。50～100mg 加入 5%葡萄糖溶液 40mL 中，缓慢静脉注射，或 100～300mg 加入 5%葡萄糖溶液 500mL 中，静脉滴注；此药使用前应先做过敏试验。

（3）酚妥拉明　可通过降低右心室及肺血管阻力、降低肺动脉、肺静脉压力，减轻淤血而发挥止血作用。用法：酚妥拉明 10～20mg 加入 5%葡萄糖溶液 500mL 中，缓慢静脉滴注，每天 1 次，连用 5～7 天。血容量不足的患者，可致血压骤降应警惕。

（4）鱼精蛋白　对因肝素使用过量引起出血者，可用鱼精蛋白进行拮抗。用法：一般 1mg 鱼精蛋白约中和 100U 肝素，因此，在肝素使用过量时，可首先给予鱼精蛋白 50mg 加入 5%葡萄糖溶液 45mL 中，30min 以上经静脉缓慢注入，必要时可再重复给予 1 次。

（5）止血、凝血药物　抗纤维蛋白溶解药物，如氨基己酸；增加毛细血管抵抗力和增加血小板功能药物，如酚磺乙胺等；抑制毛细血管通透性药物，如卡巴克络。

（6）肾上腺皮质激素　具有抗感染、抗过敏和降低毛细血管通透作用，多用于免疫相关性疾病引起的咯血，根据病因不同，使用不同类型和剂量的糖皮质激素。

3. 支气管镜止血

药物治疗无效者可经支气管镜确定出血部位，并予止血治疗，但一般认为大咯血未终止时，不宜用支气管镜止血。

（1）镜下注射止血药物　去甲肾上腺素 2～4mg 加入 4℃生理盐水 20mL 中，注入出血部位。

（2）气囊压迫止血　可通过支气管镜放入 Fogarty 气囊导管压迫出血部位。

（3）镜下灌洗止血　可采用凝血酶或纤维蛋白原经支气管镜灌洗止血。方法为通过支气管镜向出血部位注入凝血酶溶液 4～10mL（浓度为 1000U/mL）或 2%纤维蛋白原 5～10mL，保留 5min。如未奏效可重复 1 次。出血停止后，再拔管观察。

大咯血期间，气管镜操作有很大的危险性，仅在十分必要时，由具有熟练操作经验的医师进行。

4. 支气管动脉栓塞术

大咯血多由支气管动脉或其分支血管破裂引起，此种情况可行支气管动脉栓塞术。

方法：由股动脉插管，行支气管动脉造影，确定出血部位，确认导管已进入需栓塞的动脉口，注入抗生素，然后用吸收性明胶海绵、聚四氟乙烯或金属螺圈栓子等栓塞动脉，操作中须注意防止损伤脊髓。

5. 紧急外科手术

仅用于内科综合治疗无效或有窒息危险的大咯血患者。

（1）适应证　24h咯血量超过600mL；一次咯血量＞200mL，并在24h内反复发生；曾有过咯血窒息及咯血休克史者。

（2）禁忌证　肺癌晚期大咯血、二尖瓣狭窄大咯血、有全身出血倾向者、全身情况极差或合并心肺功能代偿不全及术前未确定出血部位者。

（二）大咯血窒息与处理

1. 诱因

① 反复、大量喷射性咯血。②肺部病变广泛，心肺功能不全。③支气管扭曲狭窄引流不畅。④久病体弱无力咳嗽，血液积聚。⑤镇静、镇咳药物使用过量，抑制咳嗽。⑥大咯血过程中患者精神过度紧张或血块刺激引起支气管及喉头痉挛。

2. 窒息先兆征象

① 大咯血过程中，咯血骤然减少或终止，随即患者出现胸闷、极度烦躁及面色发绀。②患者张口瞪目、表情紧张、大汗淋漓、神志昏迷、大小便失禁或喉头作响，随即呼吸变浅或骤停。

3. 急救

（1）体位引流　使患者取头低足高45°～90°俯卧位，另一人轻托患者头部背屈曲。撬开牙齿，挖出口腔积存的血块，并用负压吸管清除口腔、鼻、咽及喉部积血。

（2）气管插管吸出血块　插管深度应达气管隆嵴，吸出堵塞的血块。

（3）经支气管镜清除积血　可采用硬质支气管镜清除支气管内积血。

在进行上述抢救时，应给予高浓度吸氧，必要时输血补充血容量。患者脱险后，应采用抗菌药物治疗，防止感染。

（牟燕飞）

第十二节　急性肾衰竭

急性肾衰竭（ARF）是指由各种原因引起肾功能在短时间内（数小时至数天）急剧进行性下降，引起水、电解质、酸碱平衡失调及血中氮质代谢产物积聚为临床特征的急性综合征。

一、病因

（一）肾前性

1. 血管内血容量减少

出血、肾脏丢失、胃肠道丢失、皮肤丢失、向细胞外液转移。

2. 心排血量减少

充血性心力衰竭、心肌病、心瓣膜病、心源性休克、肺栓塞。

3. 肾血管阻力增加

肝肾综合征，前列腺素抑制剂、阿司匹林、非类固醇类抗炎药物（NSAIDs）应用。

4. 肾血管过度收缩

环孢素、他克莫司、造影剂的应用，高钙血症。

5. 药物影响肾血流量的自身调节功能

血管紧张素转换酶抑制剂（ACEI）、血管紧张素Ⅱ受体拮抗剂（ARB）应用。

（二）肾实质性

1. 肾血管疾病

（1）肾动脉　血栓形成、动脉粥样硬化栓子、血栓栓塞、主动脉分层、大动脉炎。

（2）肾静脉　血栓形成、静脉受压。

（3）肾脏微血管病变

① 炎症：系统性微型多血管炎。

② 血栓栓塞性微血管病变：溶血性尿毒症综合征、血栓栓塞性血小板减少性紫癜、血小板减少症。

③ 血管痉挛：硬皮病、恶性高血压、先兆子痫。

2. 肾小球病变

（1）急进性肾小球肾炎。

（2）抗肾小球基底膜疾病　肺出血-肾炎综合征、抗肾小球基底膜肾炎。

（3）抗中性粒细胞胞浆抗体（ANCA）相关性血管炎　坏死性肉芽肿性血管炎、微型多血管炎、变应性肉芽肿性血管炎、局限于肾脏的血管炎。

（4）免疫复合物性肾小球疾病　急性链球菌感染后肾小球肾炎、膜增生性肾小球肾炎、亚急性细菌性心内膜炎、冷球蛋白血症、狼疮性肾炎、IgA 肾病、过敏性紫癜性肾炎。

（5）塌陷性肾小球疾病　人类免疫缺陷病毒（HIV）感染，应用帕米膦酸二钠。

3. 肾间质疾病

（1）感染　病毒、细菌、真菌。

（2）急性间质性肾炎（AIN）　抗生素、抗结核药物、利尿剂、NSAIDs、抗惊厥药物、别嘌呤醇等。

4. 急性肾小管坏死（ATN）

（1）肾脏缺血　脓毒症、休克、出血、外伤、胰腺炎。

（2）外源性毒素和肾毒性药物　抗生素、抗肿瘤药物、造影剂、中毒。

（3）内源性毒素　肌红蛋白、血红蛋白、免疫球蛋白轻链、尿酸、肿瘤溶解综合征。

（三）肾后性

1. 输尿管梗阻

（1）腔内因素　结石、血块、坏死脱落的肾乳头、尿酸或磺胺类结晶。

(2) 腔外因素　前列腺及子宫颈肿瘤、腹膜后纤维化。

2. 膀胱颈梗阻

前列腺肥大、前列腺肿瘤、膀胱肿瘤、神经源性膀胱、药物应用（如三环类抗抑郁剂、抗胆碱能药物）。

二、临床表现

(1) 尿量明显减少　尿量骤减、渐减（尿量＜400mL/d）或无尿（尿量＜50mL/d）。部分患者无少尿称为非少尿型急性肾衰竭。

(2) 进行性氮质血症　血肌酐和尿素氮进行性升高。

(3) 水、电解质和酸碱平衡失调　高钾、高磷、低钙、低钠、代谢性酸中毒等。

(4) 消化系统　恶心、呕吐、食欲下降等，重者出现肝功能衰竭。

(5) 循环系统　轻中度高血压、心力衰竭、各种心律失常、心包炎。

(6) 呼吸系统　呼吸困难、咳嗽、咳粉红色泡沫痰、胸闷。

(7) 神经系统　昏睡、精神错乱、木僵、肌痉挛、反射亢进、癫痫发作。

(8) 其他　肺部感染和尿路感染、营养和代谢异常。

三、诊断要点

(1) 有引起 ARF 的肾缺血和（或）肾中毒病史。

(2) 临床出现少尿或无尿。

(3) 体内代谢产物在短期内急剧进行性积聚。原肾功能正常者，肾小球滤过率（GFR）下降至正常值的50%以下或血清肌酐（Scr）上升超过50%；原有慢性肾病或慢性肾衰竭的基础者，GFR 较原水平下降15%或 Scr 较基础值升高 44.2μmol/L（0.5mg/dL）。

(4) 水、电解质、酸碱平衡紊乱。

(5) 尿液检查发现上皮细胞及粗大肾衰竭管型。

(6) 尿 ARF 诊断指数：滤过钠排泄分数（FeNa）＞1%；肾衰竭指数（RFI）＞1。

(7) 形态学检查显示双肾体积增大，结构基本正常。

(8) 肾活检可协助诊断。

四、诊断程序

（一）首先确立 ARF 的诊断

确立 ARF 的诊断，除患者具备 ARF 的显著特征外（注意排除 BUN、Scr 的假性升高），还必须排除慢性肾衰竭及慢性肾病病情的急剧恶化。

（二）确定是否为肾实质性 ARF

(1) 应首先排除肾后性 ARF（因及时发现并祛除导致肾后性 ARF 的因素可迅速缓解 ARF）。

（2）要明确有无导致肾前性 ARF 的病因，并注意与肾实质性 ARF 进行鉴别（二者的鉴别主要依据前述尿液诊断指数及补液试验）。

（3）确定是否为急性肾小管坏死。一般通过除外上述其他导致 ARF 的肾实质性疾病即可确诊。但对于一些无明显临床特征的复杂病例，应借助于肾活检及其他相应诊断手段来进一步确诊。

（4）进一步寻找导致急性肾小管坏死的病因。

五、鉴别诊断

（一）慢性肾衰竭

多有慢性肾病史。有夜尿、多尿，多有贫血，双肾缩小可资鉴别。

（二）重症急性肾小球肾炎或新月体性肾小球肾炎

重症肾炎早期常有明显水肿、高血压、大量蛋白尿伴明显镜下血尿或肉眼血尿和各种管型等肾小球肾炎改变。诊断有困难时，肾活检可明确诊断。

（三）急性肾间质肾炎

本病患者可有药物过敏史或感染史，可有明显的肾区疼痛。药物引起者尚有发热、皮疹、关节疼痛、嗜酸性粒细胞增高等。

（四）肾后性尿路梗阻

多有泌尿系结石、盆腔脏器肿瘤或手术史，突发性无尿或间歇性无尿（一侧输尿管梗阻而对侧肾功能不全可表现为少尿或非少尿），有肾绞痛与肾区叩击痛，尿常规无明显改变，泌尿系 B 超检查和尿路 X 线检查可较快做出鉴别诊断。

（五）肾前性少尿

可通过补液试验鉴别。一般根据中心静脉压决定补液量，如中心静脉压低，补液后尿量增多、血尿素氮下降，提示肾前性氮质血症。如补液后尿量不增加，且中心静脉压正常，可于 20min 内静脉滴注 20%甘露醇 200～250mL，如尿量不增加，亦提示为肾前性氮质血症，如尿量不增加而中心静脉压升高，提示血容量已超过正常，此时再给予呋塞米（速尿）4mg/kg 静脉注射，如尿量不增加则提示为肾小管坏死。

六、治疗

（一）祛除病因及诱因

1. 纠正病因

（1）改善肾灌注　积极防治休克，纠正血容量不足；消除肾血管痉挛，改善肾灌注。在抗休克治疗的过程中，对于升压药物的应用须加倍注意，凡是能引起肾血管强烈收缩的升压药物，特别是去甲肾上腺素，应避免应用。

(2) 停用肾毒性的药物。

2. 早期干预治疗

应用襻利尿药可能会增加尿量，有助于清除体内过多的液体。但循证医学尚未证实应用利尿药治疗能改变急性肾衰竭的临床病程。因此，应用呋塞米后若尿量增加可继续使用，否则应停用，以预防不良反应的发生。急性肾衰竭应用小剂量多巴胺治疗，经循证医学证实并不能促进肾功能的恢复，加之应用该药有增加心律失常、心肌缺血等危险，临床上已不推荐应用。

(二) 对症治疗

1. 饮食与静脉营养

液体入量应掌握“宁少勿多”的原则。每日需要量等于显性失水量加非显性失水量减去内生水量（可按前一日尿量加 500mL 计算）。

2. 纠正电解质紊乱

(1) 低钠血症　主要是限制水分，一般不予处理。

(2) 高钾血症　钙离子能对抗钾离子对心脏的抑制，有加强心肌收缩的作用，可用10%葡萄糖酸钙 50～100mL 或 5%氯化钙 50mL 分次静脉注射或静脉滴注；钠是钾的对抗剂，一般应用乳酸钠或碳酸氢钠溶液，因其除对抗钾离子的作用外，能同时纠正代谢性酸中毒，有利于高钾血症的治疗；应用高渗葡萄糖和胰岛素可使细胞外钾离子转入细胞内以减轻高钾血症；钠型或钙型磺酸聚苯乙烯树脂保留灌肠，可降低血钾。

(3) 低钙血症及高镁血症　可选用 10%葡萄糖酸钙静脉滴注治疗。

(4) 代谢性酸中毒　如血 CO_2CP<15mmol/L 可选用 5%碳酸氢钠液 100～250mL 静脉滴注。

3. 控制感染

感染是常见并发症，应尽早应用抗生素。可根据细菌培养和药敏试验结果选用对肾无毒性或毒性低的药物，并按肌酐清除率调整用量。

(三) 替代治疗

常用的血液净化方式有血液透析、血液滤过及腹膜透析。

1. 透析指征

(1) 实验室检查　①严重的水、电解质、酸碱失衡。②急性肺水肿、脑水肿，应用利尿药难以控制的水负荷过重。③血钾≥6.5mmol/L。④严重的代谢性酸中毒，CO_2CP<13mmol/L、pH<7.254。

(2) 严重氮质潴留或尿毒症症状明显　Scr≥442μmol/L、BUN≥21.4mmol/L；或内生肌酐清除率<15mL/(min·1.73m^2)。

(3) 高分解状态。

(4) 非高分解状态（无尿 2 天以上，少尿 4 天以上）。

(5) 尿毒症相关症状

① 消化道症状：恶心、呕吐、食欲缺乏及其他（如出血性胃炎、肠梗阻、大肠炎）。

② 尿毒症脑病。

③ 心包炎：是发生出血和（或）心脏压塞的高危因素，需急诊透析治疗。

④ 出血倾向：尿毒症时血小板功能障碍所致，需紧急透析治疗。

2. 透析方法

（1）血液透析　具有效率高、起效快的优点，适用于高分解型，但亦有心血管功能不稳定（尤其是症状性低血压）不良反应，且需要应用抗凝血药，对有活动性出血患者增加治疗风险。

（2）腹膜透析　其优点是设备简单，易操作，不需用肝素，对血流动力学影响不大，故适用于有活动性出血、心肺功能无法耐受血液透析的患者及儿童患者。但其透析效率较低，一般适用于非高分解状态、无多器官功能障碍的ARF。

（3）连续肾替代治疗（CRRT）　是指所有连续、缓慢清除水分和溶质的治疗方法的总称，包括连续性动-静脉血液滤过（CAVH）和连续性静-静脉血液滤过（CVVH）等。CRRT适宜于重症急性肾衰竭，尤其适宜于有多脏器功能衰竭的患者。CRRT具有血流动力学稳定，每日可清除水分10～14L，保证静脉内高营养，并溶质清除率高、能清除炎性介质等特点。但是，CRRT操作时间较长，治疗过程中应注意肝素的用量。

（牟燕飞）

第十三节　药物性肝衰竭

药物性肝损伤（DILI）和药物性肝衰竭的发生率逐年上升，越来越受到临床医师、监管部门和制药企业的重视。由于可导致严重不良反应，DILI是药物上市后再撤市的主要原因，给患者带来巨大伤害的同时也给社会带来巨大的经济损失。DILI是西方国家急性肝衰竭（ALF）的最常见原因，对乙酰氨基酚（APAP）相关的ALF疾病进展迅速，针对APAP过量所致ALF，多个国家已提议更改药物产品标签，有限地配制含APAP的麻醉性镇痛药，以降低这种可预测的、剂量依赖的肝损伤和肝衰竭风险。APAP相关的ALF与特异质性DILI（iDILI）相关的ALF相比，自发存活概率较高。由于目前缺乏对宿主易感性和发病机制的深入了解，iDILI往往不可预测，由iDILI诱发的ALF患者初期难以确诊，自发恢复可能性极低，预后更为凶险，因此也成为多个国家紧急肝移植的主要适应证。鉴于处方药和非处方药的广泛使用，DILI已成为全球主要的健康问题之一，DILI相关的ALF真实发生率在全球被严重低估。迫切需要全面认识药物性肝衰竭的临床特征，寻求新的可靠诊断方法和有效的治疗策略。

一、药物性急性肝衰竭（DIALF）的定义及临床特征

ALF是以突然发生的凝血功能障碍和肝细胞损伤为表现的临床综合征，其特点是既往没有潜在慢性肝病的个体中肝功能迅速恶化，发生肝性脑病（HE），并伴随其他器官功能障碍。仅出现凝血功能障碍或黄疸，但没有意识改变的患者则定义为急性肝损伤。重度急性肝损伤以肝损伤标志物（血清转氨酶升高）和肝功能受损（黄疸和INR＞1.5）为特点，常

先于 HE 发生。HE 的临床表现对于 ALF 的诊断至关重要，但精神改变最初可能很微弱，临床不易察觉，因此在出现 HE 的第一个迹象时必须强化筛查。对于重度急性肝损伤患者，应密切筛查 HE 的任何可能体征。

ALF 是指一种潜在的严重肝损伤，在预先没有肝脏疾病的患者中出现首发症状，8 周内出现 HE。将患者在出现黄疸后 7 天内发生 HE 称为超急性肝衰竭。患者在出现黄疸后 8～28 天出现 HE 称为 ALF；出现黄疸 5～12 周内发生 HE 称为亚急性肝衰竭；HE 发作前的病程超过 28 周被归类为慢性肝衰竭；国际肝脏学会小组将超急性肝衰竭定义为病程＜10 天，将暴发性 ALF 定义为病程 10～30 天，将亚急性肝衰竭定义为病程 5～24 周。

（一）APAP 所致急性和超急性肝衰竭

服用过量 APAP 的患者可发生意外的 DIALF，当营养状况不佳，谷胱甘肽储备减少或过量饮酒诱导细胞色素 P450 时，对 APAP 敏感性增加。其特征是血清转氨酶的极端升高（＞10000IU/L）和胆红素水平正常。代谢性酸中毒、血清乳酸升高、低血糖和急性肾损伤可能发生在临床演变的早期阶段。服用过量 APAP 的患者早期表现可能与代谢性酸中毒和乳酸升高有关，但转氨酶水平仅轻度升高，且凝血功能障碍也很轻微。这种临床综合征被认为是一种直接的药物作用，与功能性线粒体损伤有关，并随着 APAP 水平的下降而消退。这些患者应适当补充循环血容量和 N-乙酰半胱氨酸（NAC）治疗，必要时需要肾脏替代疗法治疗酸中毒。如患者进展为快速的多器官功能衰竭和 HE，可能会在数小时内从轻度 1 级昏迷发展到 4 级昏迷。有研究发现，不符合急诊肝移植标准的患者预后良好，符合肝移植标准的患者在优质的重症监护辅助下存活率为 20%～40%。

APAP 所致的超急性肝衰竭多表现为严重的凝血功能障碍，血清转氨酶显著升高，伴随早期胆红素正常或仅中度升高。尽管有明显的肝外器官衰竭，但超急性肝衰竭患者仍有机会自发恢复。

（二）非 APAP 所致 ALF

iDILI 相关的 ALF（iDIALF）临床特征不同于 APAP 相关的 ALF。iDIALF 发展更慢，可持续数天至数周，更常见的是轻度转氨酶升高和更明显的黄疸。保健品（HP）、膳食补充剂（DS）、传统中药（TCM）、天然药（NM）及其代谢产物及辅料（TCM-NM-HP-DS）或称为 HDS（以下均简称 HDS）导致的 iDILI 相关 ALF 患者从出现黄疸到 HE 的时间间隔会更长。不到 10%的 iDILI 患者会进展为 ALF，但一旦进展为 ALF，超过 80%的患者会死亡或需要紧急肝移植。iDIALF 在老年患者中更常见，尤其是＞60 岁的老年患者。肝细胞损伤型 DILI 患者通常表现为 ALF 的临床病程，而胆汁淤积性 DILI 更可能导致亚急性病程。亚急性肝衰竭通常会出现血清转氨酶轻度升高、黄疸加深和轻中度的凝血功能障碍，通常有脾肿大、腹水和肝体积缩小，一旦发生 HE，这些患者自发存活的机会非常低。

违禁药物也是导致 ALF 的原因之一，以年轻人居多。导致 ALF 的违禁药物包括可卡因、安非他明类衍生物（摇头丸）和苯环己哌啶。可卡因诱导的肝毒性通常表现为急性肝细胞损伤，类似于 APAP 诱导的肝毒性或缺血性肝炎。由于细胞色素 P450 同工酶对可卡因代谢产物的直接肝毒性或与多器官衰竭或过高体温引起的肝缺血损伤，导致小叶中心坏死和脂肪变性。约 50%的患者可自然恢复。摇头丸和苯环利定引起的 ALF，除 ALF 本身的临床表现外，还经常表现为体温过高、低血压、横纹肌溶解、肾衰竭和弥散性血管内凝血，临床医师在门急诊接诊该类患者时要注意甄别可能的违禁药物服用史。

伴嗜酸性粒细胞增多和系统症状药疹综合征（DRESS）是一种非常罕见的药物超敏表现，表现为发热、嗜酸性粒细胞增多、明显皮疹和淋巴结肿大。含硫化物、部分抗惊厥药和抗微生物药常与DRESS有关。在DRESS患者发生ALF前，应考虑大剂量类固醇治疗。与ALF相关的药物尚有抗结核药（尤其是异烟肼）、抗生素（尤其是呋喃妥因和酮康唑）、抗癫痫药（尤其是苯妥英和丙戊酸盐）、非甾体抗炎药、丙基硫氧嘧啶和双硫仑。一些患者不会主诉摄入药物史，特别是违禁药物、中草药或营养保健品等。中草药或营养保健品在亚太地区运用尤为普遍。临床医师应仔细询问服药史，尤其是过去6个月内服用的所有药物（处方药和非处方药）、HDS的情况以全面排除导致ALF的药物可能。

（三）药物性慢加急性肝衰竭（ACLF）的定义及临床特征

ACLF的定义由亚太肝病学会（APASL）首次提出，APASL对ACLF的定义是在慢性肝脏疾病的基础上，出现急性肝损伤表现，黄疸（TBil＞5mg/dL）和凝血功能异常（INR＞1.5），4周内出现腹水和/或HE。既往肝病基础上的DILI定义为氨基转移酶水平升高≥基线水平2～3倍或胆红素水平＞基线水平2倍。药物暴露ACLF（TBil＞5mg/dL和INR＞1.5以及腹水和/或HE）的近期发展存在很强的时间相关性则定义为药物相关的ACLF。需说明的是，如何更加全面定义ACLF，全球学界至今尚未达成共识，甚至提出多达13种相关理论来描述该综合征。

在已存在肝功能异常或有慢性肝病的患者中，服用药物更易发生DILI，例如非酒精性脂肪性肝病或酒精性肝病患者使用APAP（即使在治疗剂量下）后肝毒性风险增加。APASL对ACLF的研究发现，药物是导致ACLF发生的最常见原因。在亚洲ACLF患者中，药物所致的ACLF90d总病死率（46.5%）高于非药物诱导的ACLF（38.8%）。TBil、INR、乳酸水平、HE及MELD评分是慢性肝病基础上发生药物相关ACLF死亡的可靠预测指标。

二、药物性肝衰竭的诊断

目前缺乏药物诱导肝衰竭特异诊断标志物，诊断仍然基于药物暴露与临床表现之间的时间关联、肝损伤模式与相关药物之间的因果关系以及其他原因的排除。RousselUclaf因果关系评估（RUCAM）量表是DILI因果关系评估中广泛使用的工具，能够对肝损伤的临床、生化、血清学和放射影像学特征进行评分，并给出反映相关药物可能性的总体评分来判断DILI的风险大小。补充和替代药物包括中草药和保健品在内的药物在许多东方国家用于治疗各种疾病，包括中国、韩国、新加坡和印度等。这些药物的使用与肝损伤的因果关系评估存在困难，特别是当患者服用多种成分的产品时，诊断更具挑战。

肝活检不是诊断药物诱导肝衰竭的必要检查，如果有强烈的临床因果关系可确定肝衰竭的患者不需要常规进行肝活检。但是，如果怀疑自身免疫性肝炎、恶性肿瘤浸润或其他潜在的慢性肝病，在肝衰竭情况下，经临床医师充分评估肝穿刺的风险和获益后决定是否行经颈静脉肝活检。组织学上的肝损伤模式结合临床信息可能有助于识别病因。在iDILI相关的ALF中，某些组织学特征有助于判断预后。例如，广泛的肝细胞坏死、胆管反应、纤维化、微泡性脂肪变性、胆管胆汁淤积和门静脉病变已被证实与DILI发病6个月内的ALF、死亡或肝移植相关。

三、药物性肝衰竭的治疗

NAC已被证明在成人可安全、有效地治疗 APAP 相关 ALF，即使在摄入 APAP 后超过 48h 或更长时间给药。NAC 通过补给谷胱甘肽、增加携氧含量和抑制炎性细胞因子的产生而发挥作用。然而，NAC 在非 APAP 相关 ALF 中的获益仍存在争议。一项前瞻性研究显示，在 iDILI 相关的 ALF 患者亚组中，使用 NAC 后病死率降低至 28%，而对照组病死率为 53%；但另一项前瞻性试验荟萃分析显示非 APAP 相关 ALF 患者接受 NAC 治疗并未提高总生存率。由于 NAC 有较为明确的作用机制和安全性，临床上可考虑用于 iDILI 相关的 ALF，但可能无法提高总生存率。皮质类固醇激素是否能治疗 DILI 也一直备受争议，目前无临床研究证实皮质类固醇激素对 iDILI 相关 ALF 有益。ALFSG 登记的一项随机、双盲临床研究显示，皮质类固醇并未改善 DIALF 患者的总体生存率和自发生存率。因此，不建议在 iDILI 相关 ALF 患者中使用皮质类固醇激素。

肝移植可使 ALF 病死率明显下降。尽管如此，有些患者在肝移植后仍有早期死亡或发生移植排斥反应的风险，尤其在移植后第 1 年。对器官共享联合网络数据库的数据分析表明，接受肝移植的 DIALF 患者中，APAP、抗结核药物、抗癫痫药、抗生素和其他药物的 1 年预估生存率分别为 76%、82%、52%、82%和 79%，成人和儿童存活率相似；抗癫痫药引起 ALF 患儿移植后病死率显著升高，可能与丙戊酸诱导高氨血症导致更严重的 HE 有关；抗癫痫药物所致 ALF、需要高级别生命支持和血肌酐升高是移植前预测肝移植后死亡的独立危险因素。亲体肝移植可减少 ALF 患者肝源等待时间，且结果相似。

（牟燕飞）

参考文献

[1] 于世英，胡国清.肿瘤临床诊疗指南.3版.北京：科学出版社，2020.
[2] 刘宝瑞.肿瘤个体化与靶向免疫治疗学.北京：科学出版社，2020.
[3] 程向东，李德川，应杰儿.消化道肿瘤临床诊治策略.杭州：浙江大学出版社，2020.
[4] 陈莉，何松.临床肿瘤病理学.北京：科学出版社，2015.
[5] 孙建衡，盛修贵，白萍.妇科肿瘤学.2版.北京：北京大学医学出版社，2019.
[6] 卢淮武，陈勍.妇科肿瘤诊治流程.北京：人民卫生出版社，2019.
[7] 步宏，李一雷.病理学.9版.北京：人民卫生出版社，2018.
[8] 高献书.食管癌放射治疗临床规范.北京：人民卫生出版社，2018.
[9] 刘琦.妇科肿瘤诊疗新进展.3版.北京：科学出版社，2018.
[10] 戴广海，黎功，贾宝庆.消化道肿瘤多学科协作诊疗病例.北京：科学出版社，2018.
[11] 王国清，郝长青.早期食管癌和食管胃交界部腺癌诊断与治疗.北京：科学出版社，2018.
[12] 王绿化.肿瘤放射治疗学.北京：人民卫生出版社，2018.
[13] 秦继勇，郎锦义，李文辉.肿瘤放射治疗学精要.北京：科学出版社，2017.
[14] 步宏.病理学与病理生理学.4版.北京：人民卫生出版社，2017.
[15] 陶可胜，雷复华，傅光军.食管癌中西医防治.2版.北京：科学技术文献出版社，2017.
[16] 孙燕.临床肿瘤学高级教程.北京：中华医学电子音像出版社，2017.
[17] 伯洛克.现代肿瘤外科治疗学.北京：人民卫生出版社，2011.
[18] 张一心，孙礼侠，火旭东.临床肿瘤外科学.北京：科学出版社，2015.
[19] 郑和艳，吕翠红，边兴花.肿瘤科疾病临床诊疗技术.北京：中国医药科技出版社，2016.
[20] 周际昌.实用肿瘤内科治疗.2版.北京：北京科学技术出版社，2016.
[21] 万德森.临床肿瘤学.北京：科学出版社，2016.
[22] 韩俊庆.临床肿瘤学指南.济南：山东科学技术出版社，2016.
[23] 石远凯，孙燕.临床肿瘤内科手册.6版.北京：人民卫生出版社，2015.
[24] 魏于全，赫捷.肿瘤学.北京：人民卫生出版社，2015.
[25] 陈杰，周桥.病理学.3版.北京：人民卫生出版社，2015.
[26] 王若峥，尹勇.肿瘤精确放射治疗计划设计学.北京：科学出版社，2015.
[27] 丛文铭.肝胆肿瘤外科病理学.北京：人民卫生出版社，2015.
[28] 刘连科，束永前.实用食管肿瘤诊疗学.北京：科学出版社，2015.